U0339509

Steven L. Goudy / Travis T. Tollefson

Complete Cleft Care

Cleft and Velopharyngeal Insufficiency Treatment in Children

唇腭裂治疗

唇腭裂及腭咽闭合不全的治疗

主 编 〔美〕 史蒂文·L.高迪
特拉维斯·T.托尔夫森

主 译 柴 岗

天津出版传媒集团

天津科技翻译出版有限公司

著作权合同登记号：图字：02-2017-101

图书在版编目(CIP)数据

唇腭裂治疗：唇腭裂及腭咽闭合不全的治疗 /（美）史蒂文·L. 高迪（Steven L. Goudy），（美）特拉维斯·T. 托尔夫森（Travis T. Tollefson）主编；柴岗主译.—天津：天津科技翻译出版有限公司，2020.10

书名原文：Complete Cleft Care：Cleft and Velopharyngeal Insufficiency Treatment in Children

ISBN 978-7-5433-4010-7

Ⅰ. ①唇… Ⅱ. ①史… ②特… ③柴… Ⅲ. ①唇裂-诊疗 ②裂腭-诊疗 Ⅳ. ①R782.2

中国版本图书馆 CIP 数据核字(2020)第 018443 号

授权单位：Thieme Medical Publishers
出　　版：天津科技翻译出版有限公司
出 版 人：刘子媛
地　　址：天津市南开区白堤路 244 号
邮政编码：300192
电　　话：(022)87894896
传　　真：(022)87895650
网　　址：www.tsttpc.com
印　　刷：山东临沂新华印刷物流集团有限责任公司
发　　行：全国新华书店
版本记录：889mm×1194mm　16 开本　14 印张　300 千字
　　　　　2020 年 10 月第 1 版　2020 年 10 月第 1 次印刷
　　　　　定价：168.00 元

（如发现印装问题，可与出版社调换）

主译简介

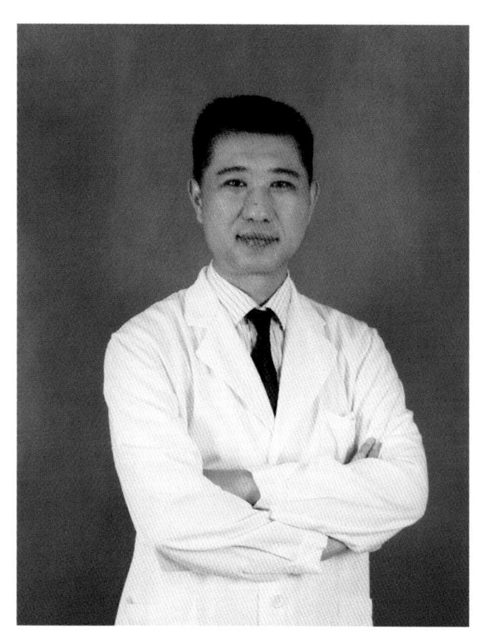

柴　岗　教授，博士研究生导师，上海交通大学医学院附属第九人民医院整复外科主任医师。现任中华医学会整形外科学分会数字化学组组长、中国整形美容协会精准与数字医学分会副会长，国内外多个杂志编委，国家自然科学基金通讯评审专家，国内首个手术机器人国家标准专家组成员。荣获中华医学科技奖、中国整形美容协会科学技术创新奖、上海市临床医疗成果奖等10余项奖项。发明专利3项并成功实现产业转化，获得SFDA二类认证2项。

副主译简介

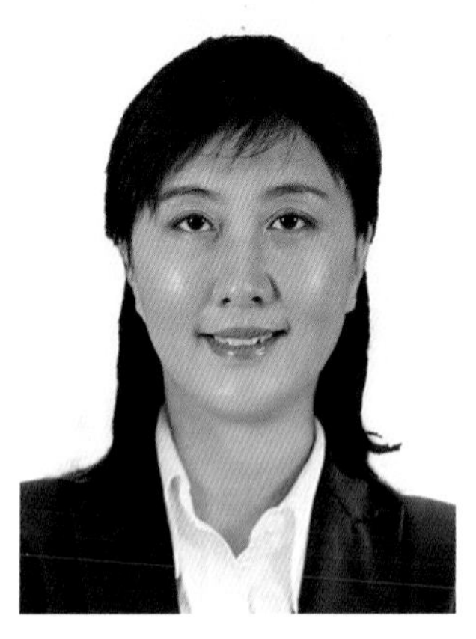

张　艳　博士，硕士研究生导师，上海交通大学医学院附属第九人民医院整复外科主任医师。中华医学会整形外科学分会数字化学组委员。发表SCI论文10余篇，其中在*Biomaterials*杂志（影响因子8）发表论文1篇。作为主要负责人获市局级以上课题2项，获得发明专利2项。

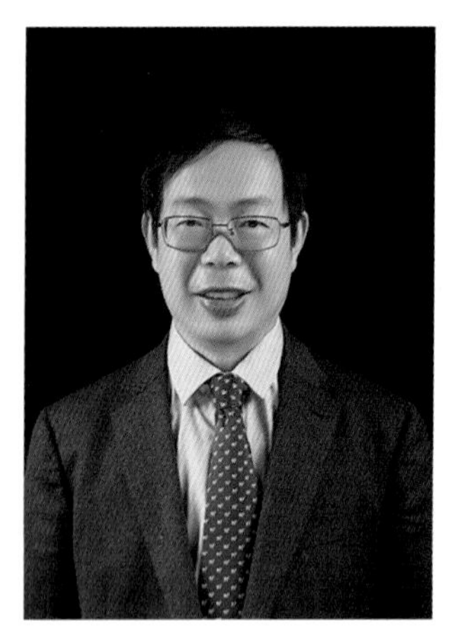

丁桂聪　博士，硕士研究生导师，深圳市儿童医院口腔科主任医师。中华医学会整形外科学分会小儿整形学组委员。长期从事口腔颌面外科疾病诊疗，尤其擅长唇腭裂的序列治疗。

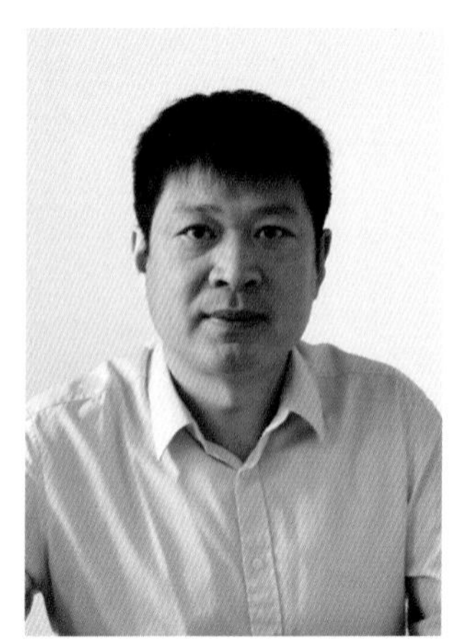

李庆阳　上海市奉贤区奉城医院麻醉科副主任医师，中国整形美容协会第一届麻醉与镇静镇痛分会委员。熟练掌握各种麻醉的操作及患者的急救，对老年患者的麻醉有较深研究，在麻醉领域较早开展了无痛麻醉下结肠镜、胃镜检查及治疗。有多年心脏手术麻醉及体外循环的经验。多年来一直从事国际微笑行动，在小儿麻醉方面有丰富的经验。

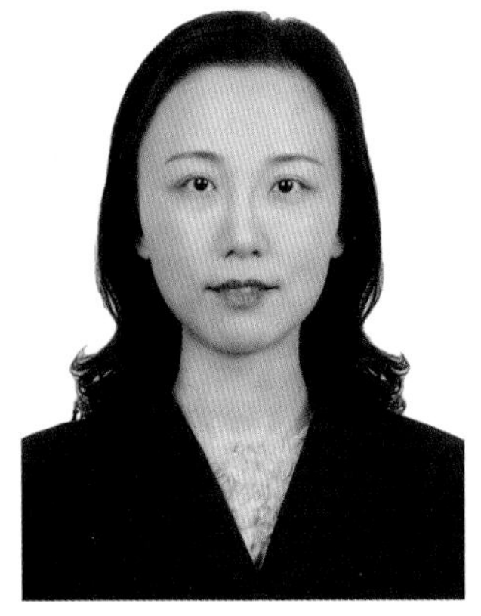

杨娴娴 上海交通大学医学院附属第九人民医院整复外科，博士，澳大利亚颅面外科中心访问学者。国际颅面外科协会会员，国际微笑行动唇腭裂整形医师，中华医学会整形外科学分会颅颌面学组、数字化学组委员。主持国家自然科学青年基金1项，发表SCI论文10篇，曾获中华医学科技奖二等奖、教育部高等学校科学技术进步奖二等奖、中国整形美容协会2015年和2017年两届科学技术奖创新奖等各级奖励。

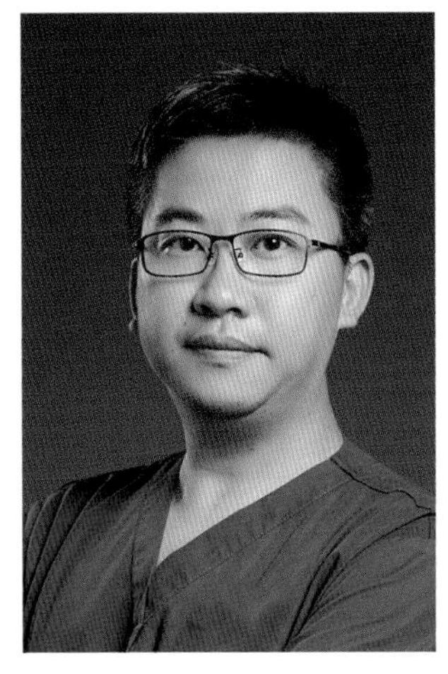

徐海淞 上海交通大学医学院与美国贝勒口腔学院联合培养整复外科学博士，毕业后留校从事严重颅面部畸形的修复重建与整形美容外科。获美国整形外科教育基金会年度访问学者(2011—2012年)、美国整形美容外科协会国际Fellow(2018—2019年)。发表论文50余篇，担任美国*Journal of Craniofacial Surgery*编委、*The Surgery Journal*编委、*Aesthetic Surgery Journal*中文版学术秘书。践行医疗慈善行动，是世界颅面基金会中国区联络员、微笑行动志愿者、中华少年儿童慈善救助基金会医疗顾问。

译者名单

主　译　柴　岗

副主译　张　艳　丁桂聪　李庆阳　杨娴娴　徐海淞

译　者　(按姓氏汉语拼音排序)

柴　岗　上海交通大学医学院附属第九人民医院　整复外科
柴元皓　美国加利福尼亚州索诺玛学院
陈骁俊　上海交通大学医学院附属第九人民医院　整复外科
丁桂聪　深圳市儿童医院　口腔科
龚　昕　上海交通大学医学院附属第九人民医院　口腔正畸科
顾　硕　海南省妇幼保健院　神经外科
韩文卿　上海交通大学医学院附属第九人民医院　整复外科
黄　楠　上海交通大学医学院附属第九人民医院　整复外科
姜莉华　上海交通大学医学院附属第九人民医院　整复外科
蒋海越　中国医学科学院整形外科医院　整形科
李　东　上海交通大学医学院附属第九人民医院　整复外科
李庆阳　上海市奉贤区奉城医院　麻醉科
卢建建　中国医学科学院整形外科医院　整形科
穆　琳　中国医学科学院整形外科医院　整形科
牛　峰　中国医学科学院整形外科医院　整形科
邱晓慧　上海交通大学医学院附属第九人民医院　整复外科
陶　凯　中国人民解放军北部战区总医院　整形外科
王晓卫　国际微笑行动大中华区总裁
徐海淞　上海交通大学医学院附属第九人民医院　整复外科
杨娴娴　上海交通大学医学院附属第九人民医院　整复外科
袁　捷　上海交通大学医学院附属第九人民医院　整复外科
张　艳　上海交通大学医学院附属第九人民医院　整复外科
钟天航　深圳市儿童医院　口腔科
周燕春　上海交通大学医学院附属第九人民医院　整复外科
Mooi Wei Jun　上海交通大学医学院附属第九人民医院　整复外科

主编名单

Steven L. Goudy, MD
Associate Professor
Division Chief, Pediatric Otolaryngology
Emory University School of Medicine
Children's Healthcare of Atlanta
Atlanta, Georgia

Travis T. Tollefson, MD, MPH
Associate Professor of Facial Plastic and Reconstructive Surgery
Department of Otolaryngology–Head and Neck Surgery
University of California, Davis Medical Center
Sacramento, California

编者名单

Gregory C. Allen, MD, FACS
Associate Professor
Department of Pediatric Otolaryngology
University of Colorado School of Medicine
Children's Hospital Colorado
Aurora, Colorado

Caroline A. Banks, MD
Department of Otolaryngology–Head and Neck Surgery
Massachusetts Eye and Ear Infirmary/Harvard Medical School
Boston, Massachusetts

Emily F. Boss, MD
Assistant Professor of Otolaryngology–Head and Neck Surgery
The Johns Hopkins University School of Medicine
Baltimore, Maryland

Lisa M. Buckmiller, MD
Children's Hospital of San Antonio, Christus Santa Rosa
San Antonio, Texas

Patrick J. Byrne, MD
Associate Professor of Facial Plastic and Reconstructive Surgery
Department of Otolaryngology–Head and Neck Surgery
The Johns Hopkins University School of Medicine
Baltimore, Maryland

Tendy Chiang, MD
Assistant Professor
Department of Otolaryngology–Head and Neck Surgery
University of Colorado School of Medicine
Aurora, Colorado

Aliza P. Cohen, MA
Department of Otolaryngology–Head and Neck Surgery
University of Cincinnati College of Medicine
Cincinnati, Ohio

Christopher M. Discolo, MD
Department of Otolaryngology
Medical University of South Carolina
Charleston, South Carolina

Judah S. Garfinkle, DMD, MS
Assistant Professor of Plastic Surgery
Oregon Health and Science University
Director of Craniofacial Orthodontics
Doernbecher Children's Hospital
Portland, Oregon

Steven L. Goudy, MD
Associate Professor
Division Chief, Pediatric Otolaryngology
Emory University School of Medicine
Children's Healthcare of Atlanta
Atlanta, Georgia

Hitesh Kapadia, DDS, PhD
Division Chief, Orthodontics
Department of Craniofacial Medicine
Seattle Children's Hospital
Seattle, Washington

Ann W. Kummer, PhD
Professor of Clinical Pediatrics and Otolaryngology
Division of Speech-Language Pathology
Cincinnati Children's Hospital Medical Center
Cincinnati, Ohio

Timothy A. Lander, MD
Pediatric ENT Associates
Children's Specialty Center
Minneapolis, Minnesota

Sofia Lyford-Pike, MD
Department of Otolaryngology–Head and Neck Surgery
The Johns Hopkins University School of Medicine
Baltimore, Maryland

Samuel J. McKenna, MD, DDS
Professor and Chairman
Department of Oral and Maxillofacial Surgery
Vanderbilt University Medical Center
Nashville, Tennessee

Lisa M. Morris, MD
Department of Otolaryngology & Communication Sciences
SUNY Upstate Medical University
Syracuse, New York

Jennifer C. Muckala, MA, CCC-SLP
Department of Otolaryngology
Vanderbilt University Medical Center
Nashville, Tennessee

Krishna G. Patel, MD
Department of Otolaryngology
Medical University of South Carolina
Charleston, South Carolina

Travis D. Reeves, MD
Department of Otolaryngology–Head and Neck Surgery
Medical University of South Carolina
Charleston, South Carolina

Andrew R. Scott, MD, FACS
Assistant Professor of Otolaryngology and Pediatrics
Co-director, Cleft Lip and Palate Team
Department of Otolaryngology–Head and Neck Surgery
Floating Hospital for Children at Tufts Medical Center
Boston, Massachusetts

Craig W. Senders, MD, FACS
Department of Otolaryngology
University of California, Davis Medical Center
Sacramento, California

Kathleen C.Y. Sie, MD
Professor of Otolaryngology
Director, Childhood Communication Center
Seattle Children's Hospital
Seattle, Washington

Scott J. Stephan, MD
Assistant Professor of Facial Plastic and Reconstructive Surgery
Department of Otolaryngology
Vanderbilt University Medical Center
Nashville, Tennessee

Jonathan M. Sykes, MD, FACS
Professor of Otolaryngology–Head and Neck Surgery
University of California Davis Medical Center
Sacramento, California

Sherard A. Tatum, MD
Professor of Otolaryngology and Pediatrics
Department of Otolaryngology, Division of Facial Plastic Surgery
Medical Director, Cleft and Craniofacial Center
SUNY Upstate Medical University
Syracuse, New York

Travis T. Tollefson, MD, MPH
Associate Professor of Facial Plastic and Reconstructive Surgery
Department of Otolaryngology–Head and Neck Surgery
University of California, Davis Medical Center
Sacramento, California

Tom D. Wang, MD
Department of Otolaryngology–Head and Neck Surgery
Oregon Health Sciences University
Center for Health and Healing
Portland, Oregon

David R. White, MD
Department of Otolaryngology
Medical University of South Carolina
Charleston, South Carolina

J. Paul Willging, MD
Professor of Otolaryngology–Head and Neck Surgery
University of Cincinnati College of Medicine
Director of Clinical Operations
Division of Pediatric Otolaryngology
Cincinnati Children's Hospital Medical Center
Cincinnati, Ohio

Sean M. Young, MD, DDS
The Vanderbilt Clinic
Nashville, Tennessee

中文版前言

对唇腭裂的标准化序列治疗的研究在专业领域内一直是科研的热点问题。整形外科的本质是以解决先天畸形、外伤、肿瘤重建为主的修复重建，随着改革开放和市场化医疗改革的广泛进行，人们对美容的需求日渐高涨，美容外科不断被强化。先天性唇腭裂是口腔颌面部最常见的畸形，唇腭裂畸形及其不良修复效果可能会影响患者的身心健康，产生相关心理问题。在一次参加唇腭裂的慈善活动中，笔者了解了唇腭裂儿童被收养以及被送至唇腭裂慈善组织获取救助的过程，同时也了解到目前国际上有众多的整形医生会定期投入慈善手术，笔者倍受感动。整形外科应回归更多的公益医疗本质，唇腭裂医疗领域内应有更多符合国际治疗先进标准的书籍以供国内学者学习参考，遂着手组织翻译本书。

由 Steven L. Goudy 和 Travis T. Tollefson 主编的《唇腭裂治疗：唇腭裂及腭咽闭合不全的治疗》，以多学科诊疗小组的综合视野、循证医学的证据为背景，按畸形分类运用流程图演示并全面展开，为唇腭裂患者诊疗提供决策制订及详细的整复手段，同时加入了人道主义及伦理的讨论章节，丰富了唇腭裂诊疗领域的经典书籍资源。

由于译者水平有限，本书翻译中有关内容不妥之处在所难免，恳请读者不吝指正，在此表示由衷感谢。

序　言

在《唇腭裂治疗：唇腭裂及腭咽闭合不全的治疗》一书中，Steven L. Goudy 和 Travis T. Tollefson 介绍了唇腭裂患者常见复杂畸形的生物学特点、评估和治疗。在关于唇腭裂的许多书籍中，这本书独一无二地以一种直接和公正的方式提供了关键信息。Goudy 和 Tollefson 医生为本书做出了极大的贡献。书中的这些章节清晰而流畅。第 1 章适当地涵盖了遗传学细节和患者咨询所需的信息。之后，书中讨论了如何解决喂养问题，具有很强的实用性。接下来的章节讨论了进行鼻-牙槽骨塑形和下颌骨牵引的术前治疗。书中关于手术治疗的章节中，特别运用流程图演示了有效的决策制订方法。

单侧和双侧唇裂修复的手术治疗章节既有实用性又有包容性。书中描述了各种技术，以使读者广泛了解为特定患者选择特定技术的选项和原理。例如，单侧唇裂修复的流程图描述了作者简单的双 Z 形唇裂修复以及更复杂的修复建议。关于原发性裂鼻整形术和牙龈骨膜成形术的论述对这两种术式的实际应用也很有帮助。

关于腭裂修复的章节同样十分精彩，临床照片和各类图表都值得推荐。关于牙槽骨移植和裂鼻成形术的章节对初期修复和二期修复进行了完整的讨论。

书中对语音评估和腭咽闭合不良(VPI)治疗的内容进行了全面和综合的描述，包括很多精美的示意图和照片。更令人欣慰的是，书中还有专门论述有关 VPI 手术并发症的章节。

全书都强调了循证医学的重要性，旨在帮助外科医生确定治疗决策。文献中缺乏高质量的循证医学是令人遗憾的。这对我们所有人都是一个挑战，不仅是要认识到这一点，还要在我们的专业领域尽可能地增加循证医学文献。

书中最后一章描述了人道主义治疗团的内容，这也许是本书中最重要的一章。在专业书籍和会议中，这一主题经常被忽视。大多数有经验的外科医生会钻研一些他们喜欢的外科修复技术，并成为这一些领域的专家。教育性的主题演讲是这些外科医生解说其手术操作的极好的场合，但他们却很少讨论成功组织人道主义治疗团所涉及的重要伦理和后勤问题。本书的部分版税将捐赠给 Global Surgical Outreach 组织，用来资助这些团队。

《唇腭裂治疗：唇腭裂及腭咽闭合不全的治疗》应成为外科医生培训必不可少的资源。它为许多选择的复杂原始文献提供了良好的理解，可以为外科医生打下坚实的基础。同时，它也为参与人道主义治疗团的外科医生提供了极好的评估和修正。对于新兴国家的外科医生来说，这也是一本理想的专业图书，因为这些国家的医学界为这些外科医生提供了大部分的外科治疗机会。值得庆幸的是，

Goudy 和 Tollefson 医生以及本书的编者为全球的许多专业人士提供了关于唇腭裂治疗的经典资源，可用于诊疗这些非常重要的患者。

Wayne F. Larrabee Jr., MD, FACS
Larrabee 中心主任
华盛顿大学临床教授
全球外科技术推广项目主管
华盛顿州，西雅图市

前言

本书的目的是给读者提供有关唇腭裂诊疗管理的专业资源。本书为经验不足的读者提供了治疗时间线的基本时间次序，而且本书作者将他们的诊断与治疗流程(决策树)、诊疗过程中的经验和教训进行了精雕细琢。同时，书中循证医学的部分为每个关键决策都提供了支持。

本书可以了解多学科唇腭裂小组如何评估从出生到成年的唇腭裂患者；还提出了多种方法来纠正唇腭裂畸形的美学和功能结果。本书为初级住院医师和实际操作的外科医生提供了很好的资源，囊括了多个医疗中心当前应用的多种临床技术。此外，各章还专门讨论了如何处理不良结果和明确的整复过程，从而解决与裂畸形相关的鼻畸形问题。

在医疗护理变革的时期，随着人们对价值和成本认识的提高，循证医学治疗变得至关重要。书中涉及治疗的章节都提供了每种治疗方式有效性的依据，以及支持这些观点的证据级别。在可能的情况下，读者可以根据循证医学快速分析优化患者诊疗的每种潜在干预措施。

随着国际出行和接触资源匮乏国家患者人数的激增，人道主义治疗团也更为常见。每一位编者都积极参与了来自世界各地唇腭裂患者的全球诊疗，并致力于确保以同样的诊疗质量和循证依据进行治疗。人道主义治疗团这一章为人道主义外科医生提供了通过评估诊疗质量、随访和安全性来衡量人道主义治疗团成功的唯一方式。总而言之，编者们提倡对于所有裂畸形的患者都能够进行高质量、以患者为中心、具有循证依据的诊疗，并且感谢本书的作者分享了我们的目标，并为这一领域做出了如此巨大的贡献。

尽管有许多关于裂畸形诊疗的著名书籍，但《唇腭裂治疗：唇腭裂及腭咽闭合不全的治疗》为唇腭裂多学科的诊疗决策提供了循证依据方法。一些长期建立的治疗方案缺乏有价值的决定性依据，这是我们在该领域寻求改善诊疗质量和改善治疗结果的动力。

致　谢

许多人为这本书的出版做出了直接和间接的奉献。首先，我的孩子们(Ben、Ava 和 Trudy)、我的父母(Larry 和 Barbara)，特别是我的妻子——Angie，他们对我的支持使该书顺利出版。那些在我们这里获得诊疗的家庭不断地激励着我们提供最好的医疗和外科护理，并将这些信息传递给下一代的裂畸形外科医生。最后，我要感谢我的导师、学生，以及那些直接或间接为本书做出贡献的人，并期待着我周围的人继续激励我前进。

——SLG

我永远感激我的父母，Dean Tollefson 和 Peggy Tollefson，为我做出的无私奉献；感激我的家庭和朋友对我一直的支持；感激我的每位导师对我的指导。我还要感谢 UC Davis 的研究员，他们为我的事业提供了最佳的平台；感谢 Lisa Yee-Isbell 和 Erin Hubbard 长达 10 年的支持，以及对这一工作及其他工作所做出的不懈努力。我很感激 Michael Gordon 博士对我始终如一和深刻的指导，他开启了我对科学的探索。最后，我要感谢 Joseph Clawson 博士和 Joseph Wong 博士，他们为改善裂畸形儿童所做的慈善和努力将继续激励着我们前进。

——TTT

我把这本书献给我的妻子——Angie,感谢她为家庭的长期付出和大力支持。

——SLG

这本书是献给孩子们的,无论他们在哪里出生,他们明亮的眼睛都激励着我去追求完美的治疗结果,不断改善诊疗过程。

——TTT

午夜过后,在厄瓜多尔基多郊外的山坡上,
我凝视着空中难以辨别的星团;
识出了其中一个,又一个;
空中突然出现了裂畸形修复的痕迹;
在取景器中成为一张缩小的二进制图像的脸;
在那里的轻微标记为重建提供了线索。

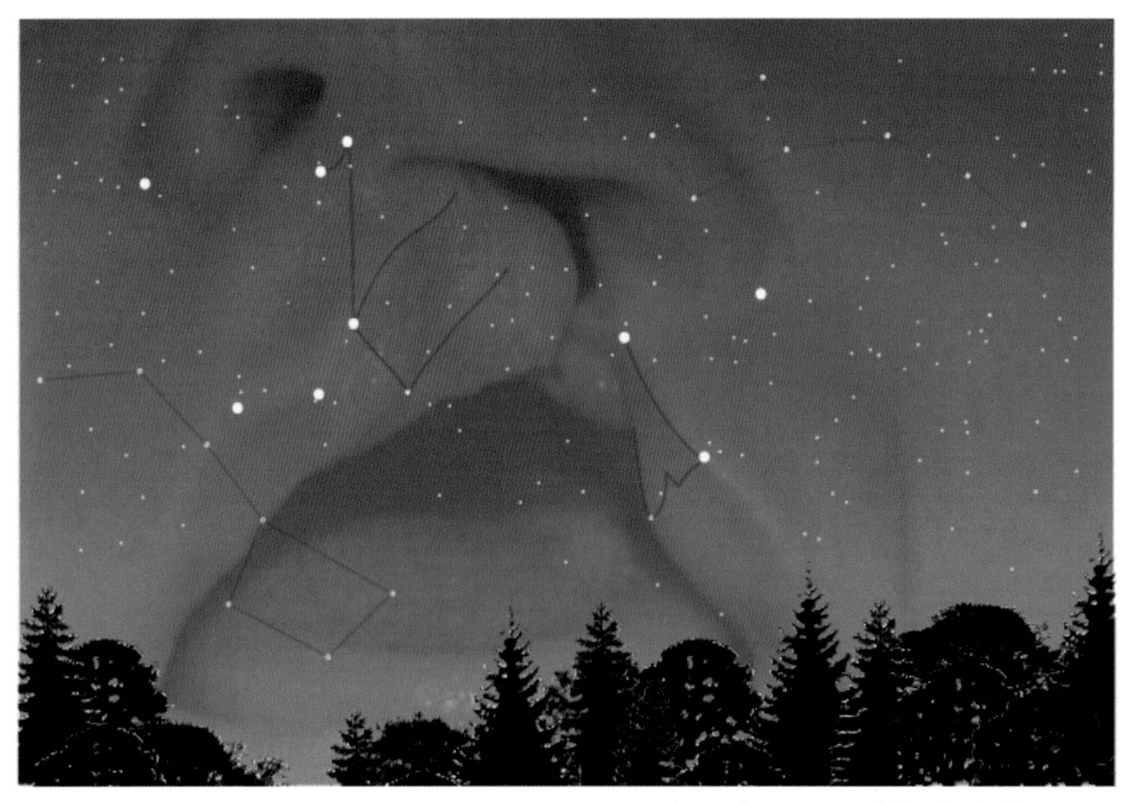

Artwork courtesy of Dr. Jamie Funamura.

目　录

第1章 遗传学、产前诊断、产前咨询和喂养

Steven L. Goudy, Lisa M. Buckmiller

■ 引言

唇裂和(或)腭裂是最常见的先天性颅面畸形,在新生儿中发生率为0.1%~0.2%。唇裂和(或)腭裂的发生受多种基因和环境的影响[1]。一个家庭可能会意识到产前诊断的意义,但也有家庭可能不会意识到这一点,并且许多家庭会被产前诊断结果中的终身治疗所压垮。出生伴有唇裂和(或)腭裂的患者可能会经历吞咽、语言、听力、牙齿咬合、外形等一系列变化。以上这些外形及功能的变化很大程度上是由唇裂和(或)腭裂发育程度所决定的。要理解唇裂和(或)腭裂发生的原因,我们必须回顾人类的早期发育过程,同时了解正常的唇腭形成过程。

■ 胚胎学

在受精后胚胎发育形成了三胚层,三胚层包括外胚层(皮肤和神经系统的起源)、内胚层(肠道和呼吸系统的起源)和中胚层(肌肉和骨骼的起源)。神经孔闭合的时间,以及前脑和中脑延伸的时间就是面部发育开始的时间。当前神经孔闭合时,外胚层细胞分层(从上皮细胞迁移形成间质),并且侵入下层的中胚层细胞形成脑神经嵴(CNC)。CNC细胞从背神经管前向额鼻突迁移,形成成对的鳃弓。多种引导信号存在于中胚层、外胚层的外层和内胚层的底层。这些信号分子一起引导CNC细胞的迁移和转化。众所周知,多种转录因子,包括Hox基因家族,在颅面区域内控制DNA的转录和翻译、生长因子的分泌。生长因子的信号传递发生于内胚层、中胚层、外胚层和CNC之间,以明确面部所有区域的细胞状态和细胞类型。任何转录因子和生长因子信号的中断都有可能导致CNC迁移异常或细胞分化方向变化,其中任何一种情况都会导致唇裂和(或)腭裂的形成[2]。

我们今天对于面部发育所了解的信息是来自以小鸡和老鼠为模型的研究中。CNC迁移进入额鼻突(FNP),促成了前额、鼻背、鼻侧和鼻中部凸起、前颌骨和人中的形成(图1.1,表1.1)。因为鸟类喙的构造有很多种,所以小鸡模型为细胞对前额鼻部的发育作用提供了非常多的观察对象。在额叶前部伸长的早期,一层非常薄的外胚层覆盖了底层的神经组织,在音猬因子和成纤维细胞生长因子8的介导下,CNC细胞迁移进入FNP。FNP发育的中断与多重基因缺陷有关,包括中线或两侧面裂(如Tessier非典型颅面裂),这也可能与脑发育畸形有潜在的关系(如前脑无裂畸形)。

上唇形成于编码的序列,随着FNP的发育,与肿胀的第一腮弓配对,上颌隆起在中线融合,CNC从背神经管移动到上颌突,使得外侧和内侧鼻突可以加入颌骨前段。中断CNC在外侧和内侧或颌骨前段的扩张,将会导致这些结构之间出现裂缝(或分离),从而导致唇裂。此外,如果外侧、内侧或颌骨前段的扩张充分,但上皮细胞没有消失,同样也会出现唇裂。现在有许多基因被确认对唇部形成有影响,我们将在下文讨论。

口轮匝肌起源于中胚层,从腮弓(而非FNP)迁移形成唇部,这种迁移模式解释了为什么双侧唇裂患者在颌骨前段或唇后段没有肌肉,因为这一段是起源于FNP。鼻外侧段和内侧段形成的失败同样也会影响下鼻翼软骨的形成,软骨将会在裂缝侧下陷(表1.2)。在唇裂侧和非唇裂侧总是保留着所有的唇

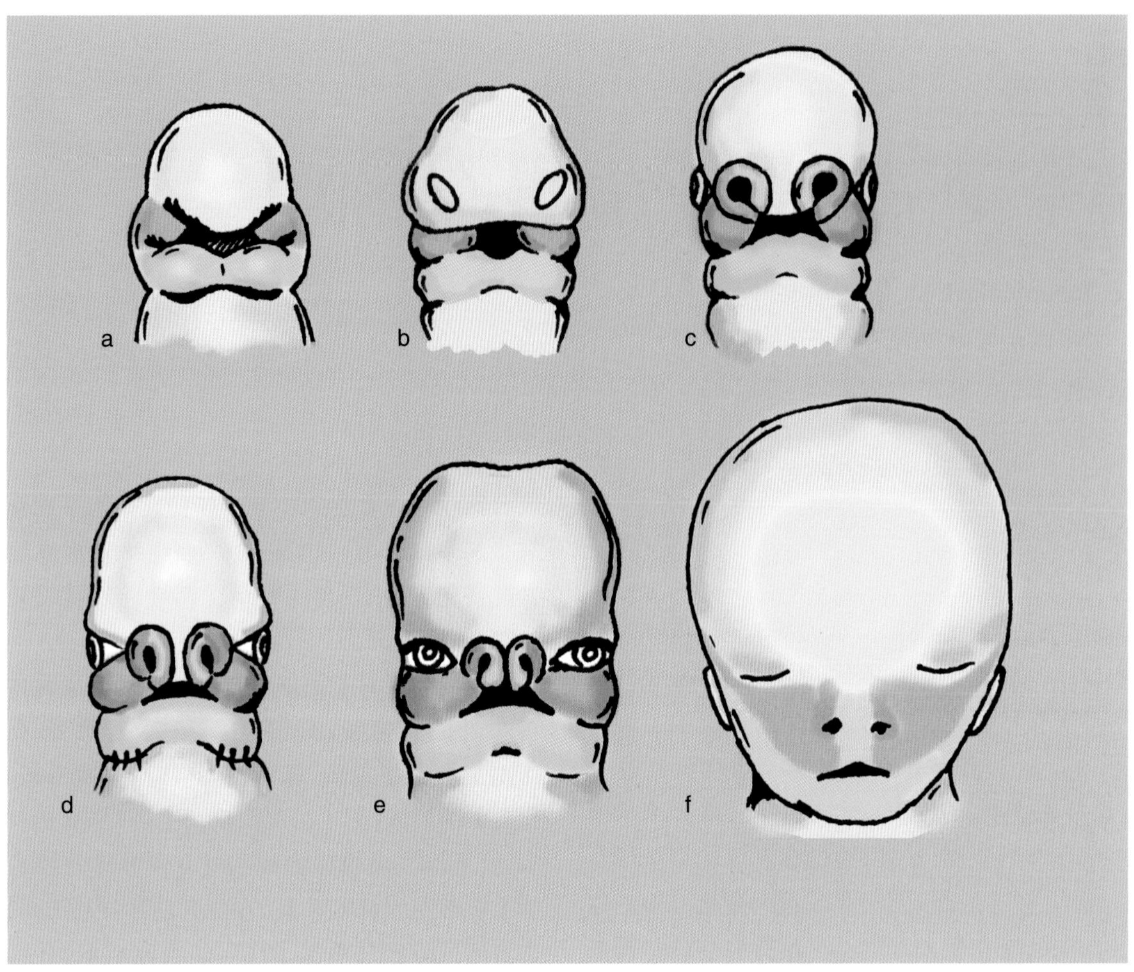

图 1.1 (a~e)胚胎面部生长发育。脑神经嵴细胞迁移到额鼻突(黄色)。上颌(橙色)和下颌(蓝色)弓在早期发育中形成面部。后来在发育过程中,内侧(绿色)和外侧(粉红色)鼻隆突的出现形成了鼻孔和人中嵴。(Courtesy of Amir Rafii,MD.)

表 1.1 面部原基的衍生物

原基	形成的结构
额鼻突	前额;鼻桥、鼻背、鼻尖;内、外侧鼻突
嗅板	嗅上皮细胞
鼻内侧	上唇人中、鼻嵴和鼻尖、前颌骨、原腭、隔膜
鼻外侧	鼻翼
嗅窝	前鼻孔、鼻腔
上颌	面颊;上唇侧部;大部分上颌骨;继发腭
下颌	下唇、颏部、下颏区

Sources: Sadler TW. Langman's Medical Embryology, 6th ed. Baltimore: Williams and Wilkins, 1990; Sedano HO, Gorlin RJ. Frontonasal malformation as a field defect and in syndromic association. Oral Surg Oral Med Oral Pathol. 1988;65:704 –710; Moore KL, Persaud TVN. The Developing Human: Clinically Oriented Embryology, 5th ed. Philadelphia: WB Saunders; 1993.

表 1.2 面部发育的时间线

	发育周数
神经嵴侵入面部原基	第 4 周
成对的鳃弓发育	第 7 周
内、外侧鼻突融合	第 12 周

部真皮(唇白线、干性红唇和潮湿红唇)和皮下(口轮匝肌纤维)的所有组织,修复唇裂就像重新连接中断的胚胎组织一样。

腭的形成是一个复杂的过程,包括成对上颌突的延伸、提升和融合。成对腭板最初从舌头两侧的上颌骨延伸,下颌骨的生长发育将舌头向前下拉,这样腭板就会在舌头的上方,一旦腭架提升至舌头上方,成对的腭将会配对。内胚层的溶解导致腭板的融合,腭板主要由前腭的 CNC 细胞组成，形成了硬腭。后方的软腭由肌肉组成，而肌肉则源自中胚层。腭板延伸、提升和融合的过程如遇中断则会导致腭裂的形成。

腭部的裂口或分离可能会有多种不同的表现形式。黏膜下腭裂是最轻微的表现，表现为一定程度的腭帆提肌中线开裂、腭垂裂和后硬腭裂。严重的腭裂表现为贯通软腭和硬腭的裂口，可能是单侧的，也可能是双侧的[3]。很多因素可以中断腭的提升和融合，其中很多是遗传因素，因此被诊断为唇裂和(或)腭裂的患者应该让遗传学家参与评估。

遗传学

唇裂和(或)腭裂的发生受多种基因及环境的影响，有超过 400 个基因与唇裂和腭裂的形成有关。有 30% 的唇腭裂患者是因综合性因素和其他身体异常导致的，这些病例多数可以通过孟德尔遗传预测。然而 70% 的唇裂和(或)腭裂患者的发生都没有相关的身体异常，无法通过孟德尔遗传预测。大多数的唇裂和(或)腭裂患者没有其他身体症状表现(非综合征型)[4]。非综合征型患者患唇裂和(或)腭裂的风险随着患病家庭成员人数的增加而增加(表 1.3)。存在其他相关异常和综合征的患者常有一个可识别或遗传的原因，如腘翼状胬肉综合征(图 1.2)。唇裂和(或)腭裂可能发生于常染色体显性遗传或常染色体隐性遗传模式(表 1.4)[5]。

产前诊断

随着医疗技术的飞速发展，以及普通民众对改善医疗服务的期望越来越高，胎儿宫内畸形的诊断不仅更为常见，而且还成了许多家庭的常见要求。现在的医生必须能够回答一个家庭关于产前超声检查的咨询，并且能根据该家庭的信念、家庭优先考虑的问题来为患

表 1.3　唇裂和腭裂的遗传性

关系	复发概率
唇腭裂患者子代	3%
唇腭裂患者的兄妹	5%
两位唇腭裂患者的兄妹	10%
既是唇腭裂患者的子代，又是唇腭裂患者的兄妹	14%

表 1.4　唇腭裂综合征

遗传	综合征
常染色体显性遗传	Van der Woude 综合征(图 1.3)、Stickler 综合征、Treacher Collins 综合征、Apert 综合征、Crouzon 综合征、外胚层发育不良
常染色体隐性遗传	外胚层发育不良
伴 X 染色体遗传	耳腭指综合征
其他	Pierre Robin 综合征、Goldenhar 综合征

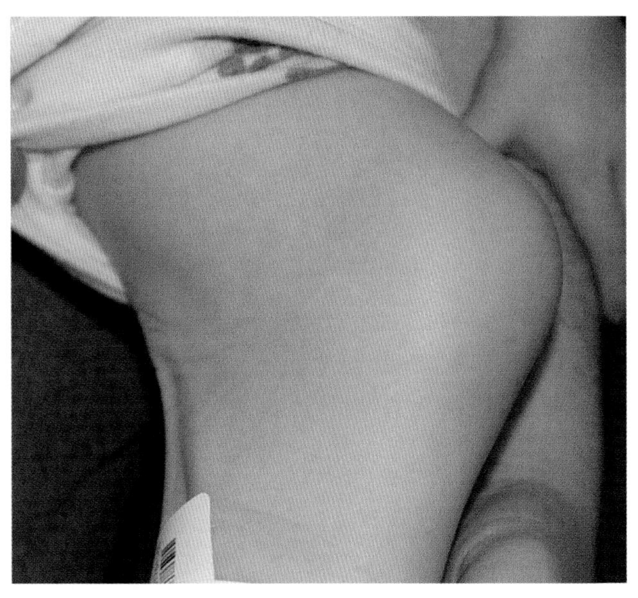

图 1.2　腘翼状胬肉综合征。儿童右膝显示了沿腿后侧的带状挛缩。

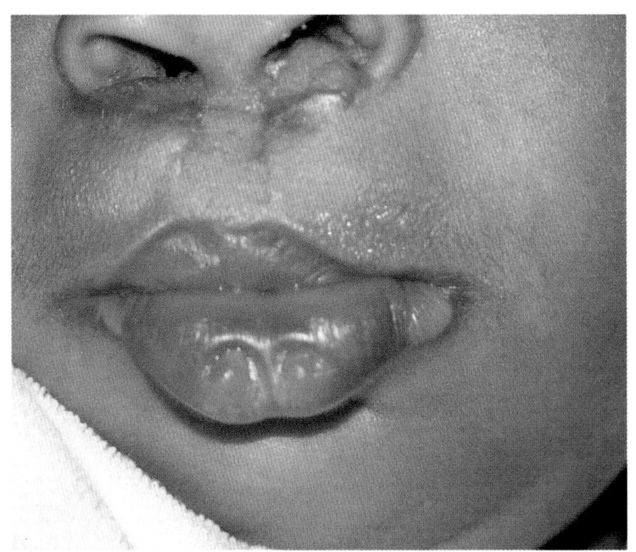

图 1.3　Van der Woude 综合征：下唇凹陷。修复双侧唇裂和下唇凹陷的患儿。

者解释检查结果。

产前诊断的方法

在21世纪的今天，产前超声扫描作为一种诊断、记录产妇和胎儿健康的方法，已经被大部分人所接受，这一诊断方法也延伸到世界各地。常规的二维(2D)超声检查通常在妊娠早期进行，以证明其具有发育能力，而妊娠中期的超声检查则更关注于胎儿的发育情况(图1.4和图1.5)。

从20世纪70年代开始，人们对改善超声检查中胎儿的面部成像越来越有兴趣。在妊娠早期的超声筛查中，由于胎儿的运动或手和手臂的阻挡使得胎儿面部成像不够充分。三维(3D)超声成像在1986年首次获得了胎儿面部影像，然而3D超声成像直到20世纪90年代中期才被广泛使用。到了2000年，3D超声多平面容积再现成了可行的技术[6]。2007年，美国超声研究所在产前超声筛查指南中写道：不需要在妊娠早期进行胎儿面部可视化检查，但胎儿面部可视化检查是妊娠中期筛查中最基础的检测。经阴道超声扫描提高了检测的准确性，但还远远不够完善。

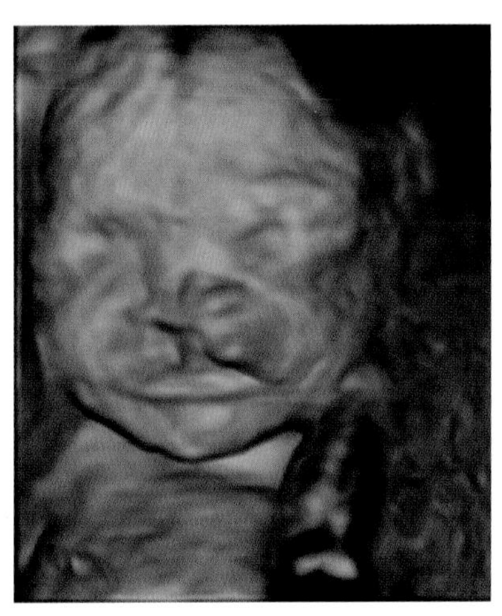

图1.4 胎儿超声诊断右侧唇裂。

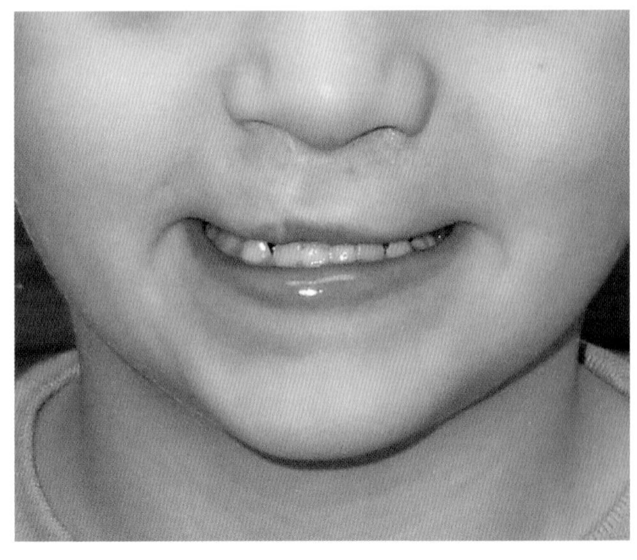

图1.5 图1.4中的患儿，唇裂修复术后的图像。

早期研究显示，产前唇腭裂的检测水平随着时间的推移有所改善[1-5]，这可能与认知的增加和超声技术的改进有关。总的来说，单纯的腭裂(CP)比唇裂+/-CP(CL+ /-CP)更难以进行成像检测。2000年，Stoll等报道称，在近20年的时间里，他们使用2D超声检测唇腭裂，检测率从5.3%提升至26.5%。应该指出的是，所有患者均为CL+ /-CP，没有单纯的CP在产前检测中被报道[7]。2000年，有另外7项研究报告了17%的检测率，如果裂口与其他异常相关联，这个检测率则会提高[8]。

最近有许多研究都报道了2D超声检测率，但这些所报道的检测率随着研究机构的不同波动十分大。对CL+ /-CP的检测，其检测率波动范围为20%~88%；对独立CP的检测率波动范围为0~10%。这些研究人员发现，随着时间的推移，他们对产前超声检测的经验有所提升，从而使得产前诊断得到改善[9-18]。这些研究也存在局限性，主要包括可能会获得许多不准确的信息，或结果为假阳性。有趣的是，只有4项研究评价了不准确的概率，概率范围为4%~68%。进行产前诊断的家庭应该被告知这种潜在的不准确性，以及产前诊断结果与新生儿出生情况不同的可能性[9,10,13,15]。

随着技术的改进，3D超声检测和四维(4D)超声检测提高了诊断的准确性，并且超声结果的捕捉照片更容易被父母所识别接受。但是对于单纯CP的诊断仍然有很多困难[19]。有许多超声文献资料描述了不同的3D或4D超声成像检测技术，然而成功检测到单纯CP的资料却很少[20]，并且可能会由于阴影导致出现假阳性结果(检测到一个并不存在的裂口)[10]。

有人建议磁共振成像(MRI)可以作为继发性CP的诊断方法[21]，尽管这可以帮助医疗团队更好地为父母分析胎儿情况，但由于成本效益的原因，现阶段并不支持使用这一方法。目前对于需要获得胎儿MRI图像的建议通常都是围绕着检测或进一步描述与以下相关的异常情况：①婴幼儿预后；②产妇管理的变化；③允许讨论胎儿手术；④计划分娩时机。这些对于单纯的CL+/–CP患儿通常都是没有问题的[22]。在诊断胎儿小颌畸形时可能会有些额外的诊断注意事项。在怀疑有小颌畸形时，气道阻塞程度和其他相关畸形应该通过3D或4D超声检测及羊膜穿刺术来评估危险因素[23-25]。

产前管理

一旦做出了CL+/–CP的诊断，通常会建议父母转诊到唇腭裂科或唇腭裂医生那里进行产前咨询。转诊来源各不相同，一般为产科医师、超声中心、母胎医学科、家庭医生和自我转诊。目前从业者缺乏一个统一的标准或资源来指导患者的产前咨询。应该同患者讨论什么，应该给予多少细节问题，如何处理孩子的预后问题，以及终止妊娠的问题，这些问题会引起医生和患者的焦虑。咨询人员的工作重点应该是为咨询家庭提供必要的信息，同时最大限度减轻他们的压力和焦虑[26]。研究表明，多数家庭希望能在产前了解唇腭裂的情况，并且产前咨询人员应由跨学科成员组队担任，这样患者的满意程度是最高的。还有很大一部分的家庭不再因此忧虑，因为畸形并不像他们最初想象得那么严重[27-30]。

医生参与产前咨询的重要性在于，在口面部裂隙畸形的产前咨询中，患者可能会咨询畸形的严重程度和终止妊娠这样的问题，一些研究表明这些问题是家庭寻求咨询的主要动力[31]。这与作者的经历形成了对比。向这些准父母所传递的最关键信息应该是，大多数单纯的CL+/–CP患者，如果没有综合征或染色体异常，都是可以进行纠正、改善的，他们最终都可以成为健康正常的个体。当存在染色体异常和多重畸形时，生存预后和未来生活质量的判断都将变得不可预测。染色体异常或多重畸形可能与频繁的自然流产或者多次人工终止妊娠有关[32]。遗传学咨询对于提供咨询的医生和面临孩子存在多重畸形的准父母来说也具有一定的价值[33]。

人类越来越重视提高诊断技术，以及尽一切医学上的可能来保证一个健康、正常的婴儿出生，但同时这也引起了许多法医学问题，我们应该倾注这么多医疗资金在产前诊断上吗？这样能降低发病率吗？能改善畸形情况吗？还是说我们应该将产前诊断限制在保障母亲和胎儿生命不受威胁的范围内？还有部分人则关心诉讼法律的问题，比如不当出生，他们认为父母应当被给予更多的信息帮助他们判断是否应该终止妊娠，不当出生诉讼涉及的一项索赔内容是对允许让孩子在恶劣条件下生存的决定提出质疑，而且在许多病例中，患者家属都会寻求赔偿，以帮助他们支付巨额医疗费用[34]。这种情况什么时候才能停止呢？幸运的是，这些法医学的考虑是比较少见的，但可能会逐渐变得常见，因为人们对产前检查和知情权的意识在逐年提高。

■ 产前咨询

咨询和初诊

在这样一个对于准父母来说非常紧张的时间段，我们推荐尽早开始预约，这样也可以最大限度为家庭提供便利。这通常意味着他们需要协调与3级超声检查的预约以及与产科医师的预约，从而可以减少出行障碍。所有的信息往往都可以在初诊时给予，准父母应该在新生儿出生前进行第二次问诊，可以交流互联网的信息来源、手册及家庭支援人员的接触等。初始访问可能进行45分钟或2小时，这取决于具体情况的复杂性和准父母的焦虑度。

咨询团队

建立咨询团队有很多种方法，有的建议整个唇腭裂团队与家庭成员面谈，而其他中心则建议提供一些更个性化的方式。咨询团队的核心成员包括：护理人员（最好是唇腭裂团队的协调员）、营养和喂养支持人员、唇腭裂外科医生。如果胎儿有多重畸形或者染色体异常表现，则需要遗传学家的加入。社会服务可以为家庭提供保险和支持性服务。

其他信息

咨询师最常被问到的是关于患儿喂养方法及手术治疗方面的内容。手写的讲义、宣传册或网页资源可增进与患病家庭间的讨论，减轻他们短时间内记忆太多内容而不知所措的压力情绪。美国唇腭裂协会发布了《唇腭裂婴儿喂养》和《出生后的4年》两本手册以指导家长。

许多家庭和咨询师都会关注婴儿出生后的呼吸能力。在产前咨询时，重要的是要向准父母传达围生期患儿出现呼吸窘迫并不常见。单纯CL+/–CP新生儿通常较少出现上呼吸道阻塞，除外合并Pierre Robin综合征

(PRS;小颏、舌下垂、+/-CP)的病例。针对最严重的小颌畸形案例,可采用特殊的分娩方式,例如产时手术。

家长应注意,患儿可能会因唾液和配方奶粉反流入鼻腔导致鼻塞,但也请家长放心,鼻塞和反流在唇腭裂患儿中是非常常见的现象。这一问题同时也引出了关于患儿喂养方式的问题。关于喂养方式的讨论包括体重增长、喂养目标,以及一系列喂养奶瓶和奶嘴的选用等,家长应当综合喂养护士、营养师和(或)语音语言病理学家的意见,可以获得很大帮助。

家长最关心的问题是如何及何时进行裂口修复手术。不同的医生对修复手术的时间可能持有不同的意见,但大部分外科医生都认可以下这个常用的修复手术时间轴:

- 术前鼻-牙槽骨塑形:2 周~6 个月;
- 唇裂修复:2~6 个月;
- CP 修复:10 ~12 个月;
- 鼻小柱延长术(仅双侧唇裂):1~3 岁;
- 鼻尖或唇尖修整:6~7 岁;
- 语言手术:3~6 岁;
- 植骨:7~10 岁;
- 正牙:7 岁至青少年时期;
- 正颌手术:骨骼成熟时;
- 鼻整形术:14~18 岁。

必须明确指出的是,这些操作可能进行得更早或更晚,或者根本就不会进行,这取决于孩子的生长发育情况。根据父母的焦虑程度,讨论可能不会包括上述的所有内容,以防止父母本已紧张的状态更加严重。一般来说,咨询团队会在婴儿出生的第 1 年为家庭提供治疗计划大纲。在这时,一本包含患者术前、术后照片的病例宣传册将有利于与家庭沟通具体方案,通常可以减轻家长的焦虑情绪。

是否讨论术前矫正步骤取决于家庭的好奇心及外科医生在治疗患儿时采用此矫正术的可能性。例如,若产前超声检查提示胎儿患有双侧唇裂合并前牙槽骨前突,应向患者家属介绍后续可能需要采用的唇粘连术或鼻牙槽骨塑形技术。

另一个重要的问题是患有 CP 的儿童通常会发展成慢性分泌性中耳炎。所以在讨论唇部修复或上腭修复时也应考虑到听力损失、耳膜是否需要置换及置换的时间等问题。儿童的语言功能发育评估同样需要考虑,重点需要关注语言功能治疗,以及二次语言手术治疗。当然,不同外科医生建议的语言手术治疗的次数也不同,准确的手术建议应根据外科医生自己的判断。

■ 唇腭裂患儿的喂养

母乳喂养

大多数的母亲都希望可以母乳喂养自己的孩子。对许多人来说,这不但是一种重要的亲子关系的建立方式,更是传统的喂养方式。新生儿的体重增长是医生和母亲最为关注的焦点。而对于先天性腭裂患儿来说,母乳喂养则会变得十分艰难,但并不是说绝无可能(参见第 4 章)。腭裂患儿因为腭部的裂隙,导致口内无法产生负压吸吮从而无法顺利进行母乳喂养,但如果父母仍坚持希望母乳喂养的话,可以采取一些适当的尝试性母乳喂养的方法。在这种情况下,家长与哺乳专家进行沟通将会得到非常大的帮助,哺乳专家不但可以帮助指导如何采取正确的方法喂养唇腭裂患儿,而且还可与其讨论如何挑选合适的乳房或乳头保护罩从而帮助试验更好地开展。一旦开始尝试母乳喂养,就要着重注意患儿出生后是否获得了足够的母乳摄取量和体重是否快速增长。因为通过这两点母亲和医生便可明确知道患儿是否能够适应母乳喂养。

唇腭裂喂奶器:奶瓶与奶嘴

现在市面上有各种可供唇腭裂患儿选择的奶瓶。医生对其中一部分产品相对而言比较熟悉,家长在挑选的过程中,如果遇到问题或不知该如何挑选时可以直接请教医生。其中一种比较常见的奶瓶是哈伯曼奶瓶(图 1.6),它有柔软的塑胶奶嘴和流量控制单向阀。家长从而可以通过指尖的压力来控制奶量大小与多少。运用挤压瓶身的方式将奶汁或婴儿食品通过奶嘴送入婴儿的嘴内。但挤压的频率要配合婴儿的吸吮速度,所以有一定的难度。许多家长担心在使用该奶瓶的时候会因自己挤压速度过快或用力过大增加孩子发生呛咳的危险。不过,一旦家长和孩子能适应该奶瓶后,就能很好地运用它了。除此之外,对于有 PRS 或者口腔较小的孩子来说,它还有配套的小号奶嘴。

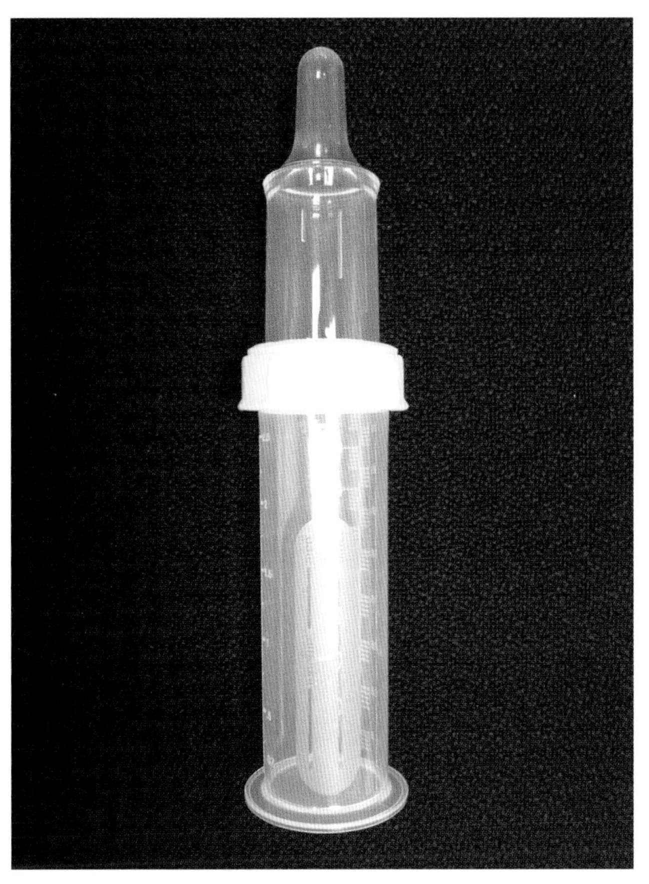

图 1.6　哈伯曼奶瓶。

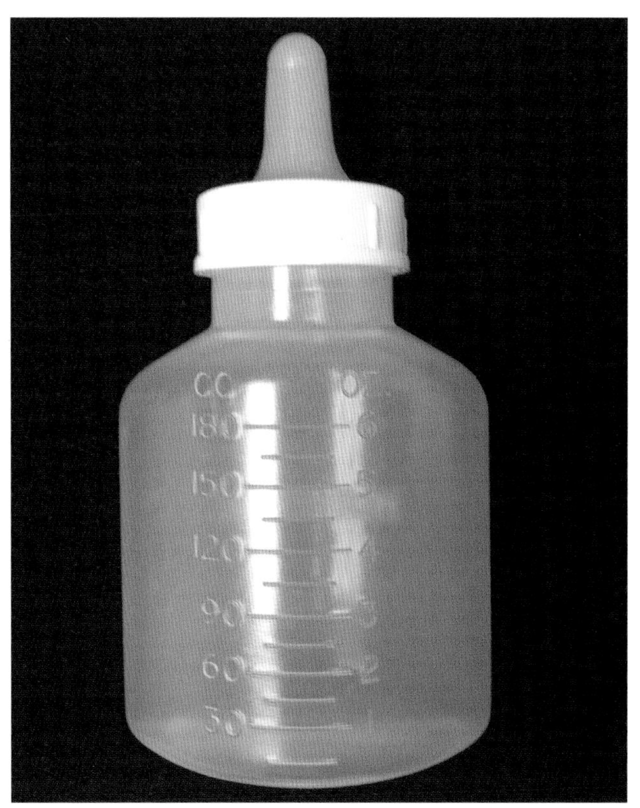

图 1.7　美赞臣奶瓶。

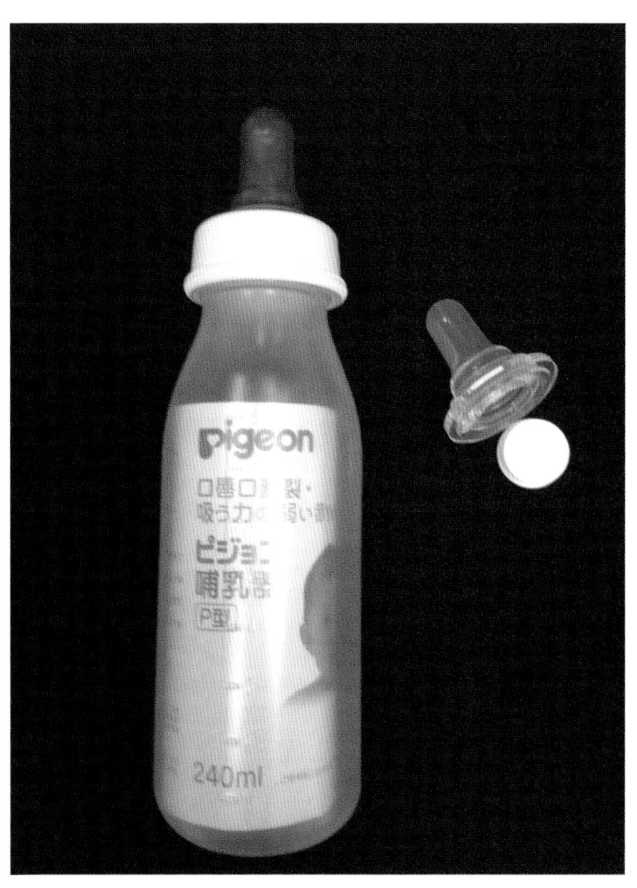

图 1.8　贝亲奶瓶。

另一种更老牌但更常用的奶瓶是美赞臣奶瓶（图 1.7），它使用软塑料瓶身搭配传统无阀门奶嘴。家长使用时有可能因为喂奶速度与婴儿吸吮速度不同步，从而发生将奶或婴儿食品直接灌入孩子嘴内的情况。此外，它在父母学习使用时存在一些小缺点，但它同时也拥有更为平民的价格，许多偏远的医院都在使用。

第三种是贝亲奶瓶，它是一款产自日本的奶瓶（图 1.8）。它有流量控制单向阀和不对称性的奶嘴，可以让婴儿在喝奶时自行调节奶量与流速。奶嘴较柔软的一侧放入婴儿的下齿槽，乳汁随着婴儿下颌的上下运动和吸吮的动作自行流入口内，从而不用像别的奶瓶一样喂奶时家长需要配合挤压瓶身。这款奶瓶的缺点是对于张口较小的婴儿来说奶嘴过大，使用起来较为困难。

由于大多数家庭都是在较远的社区医院生产，所以在产前咨询的时候，医生会在家长面前演示如何使用哈伯曼奶瓶和贝亲奶瓶，并且会赠送其中一个给家长，这样在孩子出生的时候就保证了会有一个奶瓶可供使用。大多数的新手家长不知道该如何喂养患有 CL+/-CP 的患儿，通常家长会被建议在患儿出生后立即与唇腭裂治疗团队联系，以安排第一次的会面。

鼻饲管/口饲管或胃造口管

在绝大多数情况下，唇腭裂患儿可以经口喂养。许多育儿室和新生儿重症监护室在患儿出生后会即刻留置鼻饲管或者口饲管，直至可以安全地过渡到经口喂养。这些导管可为患儿在准备拔除导管过渡到完全经口喂养之前提供营养支持。在放置胃造口管之前应先尝试性经口喂养几周。根据作者的经验，虽然放置胃造口管方便快捷，但在今后的喂养方面会有长期的副作用，其中就包括会增加口腔厌恶、口腔刺激超敏反应等影响。对患儿来说，这种副作用是非常难以处理的，需要转诊到喂养小组行进一步的治疗，治疗方法也较为复杂。

■ 小结

现在许多患儿在产前就被确诊患有唇裂和腭裂，所以清楚地了解潜在基因的影响和做好讨论儿童治疗中多个步骤的准备是非常重要的。此外，解决每对父母首先会担忧的喂养问题，以及他们的孩子一生中所需要的额外护理非常关键。孩子出生前或出生后的这些时刻将会对其一生产生深远影响。

■ 循证医学

先天性口面裂的发生是由于环境影响和基因影响共同造成的（Ⅲ级证据）[35]。环境影响包括饮食、饮酒、吸烟、肥胖和药物使用（Ⅱ~Ⅲ级证据）[36-39]。虽然目前妊娠期补充叶酸可预防胎儿神经管畸形，但还未证实该方法可预防先天性唇腭裂（Ⅰ级证据）[40]。

对于患有腭裂的患儿来说，比起定型的硬奶瓶，可以挤压的软奶瓶用起来更为方便，但小儿的成长情况与使用的奶瓶类型并无显著关系（Ⅲ级证据）[41]。在此项研究中，证明唇裂修复术后进行母乳喂养比用汤匙进行喂养会使体重适度增长的证据不足。需要指出的是，唇裂修复术后使用汤匙进行喂养并没有完全实施，并且对于大部分的腭裂患儿而言，母乳喂养并不一定是可靠的营养来源。最近的一项研究也证实了以上的发现，同时证实了腭裂患儿放置上颌板不会影响患儿体重增长（Ⅲ级证据）[42]。

（顾硕　周燕春　姜莉华　译）

参考文献

1. Murray JC, Schutte BC. Cleft palate: players, pathways, and pursuits. J Clin Invest 2004;113(12):1676-1678
2. Gong SG. Cranial neural crest: Migratory cell behavior and regulatory networks. Exp Cell Res 2014 Mar 27 [epub ahead of print]
3. Wang KH, Heikie CL, Clarkson MD, et al. Evaluation and integration of disparate classification systems for clefts of the lip. Front Physiol 2014;5:163
4. Schutte BC, Murray JC. The many faces and factors of orofacial clefts. Hum Mol Genet 1999;8(10):1853-1859
5. Brinkley JF, Borromeo C, Clarkson M, et al. The ontology of craniofacial development and malformation for translational craniofacial research. Am J Med Genet C Semin Med Genet 2013;163C(4):232-245
6. Mărginean C, Brînzaniuc K, Mühlfay G, Horvath K, Mărginean O. The three-dimensional ultrasonography of the fetal face—history and progress. Rev Med Chir Soc Med Nat Iasi 2010;114(4):1058-1063
7. Stoll C, Dott B, Alembik Y, Roth M. Evaluation of prenatal diagnosis of cleft lip/palate by foetal ultrasonographic examination. Ann Genet 2000;43(1):11-14
8. Clementi M, Tenconi R, Bianchi F, Stoll C. Evaluation of prenatal diagnosis of cleft lip with or without cleft palate and cleft palate by ultrasound: experience from 20 European registries. EUROSCAN study group. Prenat Diagn 2000;20:870-875
9. Maarse W, Pistorius LR, Van Eeten WK, et al. Prenatal ultrasound screening for orofacial clefts. Ultrasound Obstet Gynecol 2011;38(4):434-439
10. Demircioglu M, Kangesu L, Ismail A, et al. Increasing accuracy of antenatal ultrasound diagnosis of cleft lip with or without cleft palate, in cases referred to the North Thames London Region. Ultrasound Obstet Gynecol 2008;31(6):647-651
11. Johnson CY, Honein MA, Hobbs CA, Rasmussen SA; National Birth Defects Prevention Study. Prenatal diagnosis of orofacial clefts, National Birth Defects prevention study, 1998-2004. Prenat

Diagn 2009;29(9):833-839

12. Offerdal K, Jebens N, Syvertsen T, Blaas HG, Johansen OJ, Eik-Nes SH. Prenatal ultrasound detection of facial clefts: a prospective study of 49,314 deliveries in a non-selected population in Norway. Ultrasound Obstet Gynecol 2008;31(6):639-646
13. Berggren H, Hansson E, Uvemark A, Svensson H, Sladkevicius P, Becker M. Prenatal ultrasound detection of cleft lip, or cleft palate, or both, in southern Sweden, 2006-2010. J Plast Surg Hand Surg 2012;46(2):69-74
14. Liou JD, Huang YH, Hung TH, Hsieh CL, Hsieh TT, Lo LM. Prenatal diagnostic rates and postnatal outcomes of fetal orofacial clefts in a Taiwanese population. Int J Gynaecol Obstet 2011;113(3):211-214
15. Campaña H, Ermini M, Aiello HA, Krupitzki H, Castilla EE, López-Camelo JS; Latin American Collaborative Study of Congenital Malformations Study Group. Prenatal sonographic detection of birth defects in 18 hospitals from South America. J Ultrasound Med 2010;29(2):203-212
16. Paterson P, Sher H, Wylie F, et al. Cleft lip/palate: incidence of prenatal diagnosis in Glasgow, Scotland, and comparison with other centers in the United Kingdom. Cleft Palate Craniofac J 2011;48(5):608-613
17. Russell KA, Allen VM, MacDonald ME, Smith K, Dodds L. A population-based evaluation of antenatal diagnosis of orofacial clefts. Cleft Palate Craniofac J 2008;45(2):148-153
18. Gillham JC, Anand S, Bullen PJ. Antenatal detection of cleft lip with or without cleft palate: incidence of associated chromosomal and structural anomalies. Ultrasound Obstet Gynecol 2009;34(4):410-415
19. Ramos GA, Romine LE, Gindes L, et al. Evaluation of the fetal secondary palate by 3-dimensional ultrasonography. J Ultrasound Med 2010;29(3):357-364
20. Faure JM, Bäumler M, Bigorre M, Captier G, Boulot P. Prenatal diagnosis of an isolated incomplete V-shaped cleft palate using a new three-dimensional ultrasound technique investigation. Surg Radiol Anat 2007;29(8):695-698
21. Ghi T, Tani G, Savelli L, Colleoni GG, Pilu G, Bovicelli L. Prenatal imaging of facial clefts by magnetic resonance imaging with emphasis on the posterior palate. Prenat Diagn 2003;23(12):970-975
22. Costello BJ, Edwards SP. Prenatal diagnosis and treatment of craniomaxillofacial anomalies. Oral Maxillofac Surg Clin North Am 2010;22(1):5-15
23. Hsieh YY, Chang CC, Tsai HD, Yang TC, Lee CC, Tsai CH. The prenatal diagnosis of Pierre-Robin sequence. Prenat Diagn 1999;19(6):567-569
24. Luedders DW, Bohlmann MK, Germer U, Axt-Fliedner R, Gembruch U, Weichert J. Fetal micrognathia: objective assessment and associated anomalies on prenatal sonogram. Prenat Diagn 2011;31(2):146-151
25. Vettraino IM, Lee W, Bronsteen RA, Harper CE, Aughton D, Comstock CH. Clinical outcome of fetuses with sonographic diagnosis of isolated micrognathia. Obstet Gynecol 2003;102(4):801-805
26. Aspinall CL. Dealing with the prenatal diagnosis of clefting: a parent's perspective. Cleft Palate Craniofac J 2002;39(2):183-187
27. Berggren H, Hansson E, Uvemark A, Svensson H, Becker M. Prenatal compared with postnatal cleft diagnosis: what do the parents think? J Plast Surg Hand Surg 2012;46(3-4):235-241
28. Rey-Bellet C, Hohlfeld J. Prenatal diagnosis of facial clefts: evaluation of a specialised counselling. Swiss Med Wkly 2004;134(43-44):640-644
29. Berk NW, Marazita ML, Cooper ME. Medical genetics on the cleft palate-craniofacial team: understanding parental preference. Cleft Palate Craniofac J 1999;36(1):30-35
30. Davalbhakta A, Hall PN. The impact of antenatal diagnosis on the effectiveness and timing of counselling for cleft lip and palate. Br J Plast Surg 2000;53(4):298-301
31. Matthews MS. Beyond easy answers: the plastic surgeon and prenatal diagnosis. Cleft Palate Craniofac J 2002;39(2):179-182
32. Bergé SJ, Plath H, von Lindern JJ, et al. Natural history of 70 fetuses with a prenatally diagnosed orofacial cleft. Fetal Diagn Ther 2002;17(4):247-251
33. Maarse W, Rozendaal AM, Pajkrt E, Vermeij-Keers C, Mink van der Molen AB, van den Boogaard MJ. A systematic review of associated structural and chromosomal defects in oral clefts: when is prenatal genetic analysis indicated? J Med Genet 2012;49(8):490-498
34. Strauss RP. Beyond easy answers: prenatal diagnosis and counseling during pregnancy. Cleft Palate Craniofac J 2002;39(2):164-168
35. Genisca AE, Frías JL, Broussard CS, et al; National Birth Defects Prevention Study. Orofacial clefts in the National Birth Defects Prevention Study, 1997-2004. Am J Med Genet A 2009;149A(6):1149-1158
36. Block SR, Watkins SM, Salemi JL, et al. Maternal pre-pregnancy body mass index and risk of selected birth defects: evidence of a dose-response relationship. Paediatr Perinat Epidemiol 2013;27(6):521-531
37. Honein MA, Rasmussen SA, Reefhuis J, et al. Maternal smoking and environmental tobacco smoke exposure and the risk of orofacial clefts. Epidemiology 2007;18(2):226-233
38. Margulis AV, Mitchell AA, Gilboa SM, et al; National Birth Defects Prevention Study. Use of topiramate in pregnancy and risk of oral clefts. Am J Obstet Gynecol 2012;207(5):e1-e7
39. Shaw GM, Carmichael SL, Laurent C, Rasmussen SA. Maternal nutrient intakes and risk of orofacial clefts. Epidemiology 2006;17(3):285-291
40. De-Regil LM, Fernández-Gaxiola AC, Dowswell T, Peña-Rosas JP. Effects and safety of periconceptional folate supplementation for preventing birth defects. Cochrane Database Syst Rev 2010;(10):CD007950
41. Glenny AM, Hooper L, Shaw WC, Reilly S, Kasem S, Reid J. Feeding interventions for growth and development in infants with cleft lip, cleft palate or cleft lip and palate. Cochrane Database Syst Rev 2004;(3):CD003315
42. Bessell A, Hooper L, Shaw WC, Reilly S, Reid J, Glenny AM. Feeding interventions for growth and development in infants with cleft lip, cleft palate or cleft lip and palate. Cochrane Database Syst Rev 2011;(2):CD003315

第 2 章 术前矫治

Judah S. Garfinkle, Hitesh Kapadia

■ 引言

唇腭裂婴儿术前矫治的主要目标是减少最初唇腭裂畸形的严重程度，改善最初外科手术修复的结果。自17世纪以来，已开创出各种不同的术前治疗模式，统称为术前婴儿矫形(PSIO)。最初的想法是想应用口外矫治器使前突的前颌骨内收，但它们对于解决牙槽骨段的问题却收效甚微。直到20世纪50年代，McNeil首次描述了为减少腭部裂隙宽度而设计的口内塑形腭护板[1]。该矫治器有两个主要缺点：矫治器缺乏合适的固位；不能产生足够的矫治力以实现想要的结果。1975年，Georgiage 和 Latham 开发了适用于双侧唇腭裂患儿的骨内针固定矫治器，在内收前颌骨的同时扩展双侧后部牙槽骨段[2]。随后，Latham 又介绍了一款相似的骨内针固定矫治器，用于单侧唇腭裂患儿[3]。同一时期，Hotz 使用被动矫形腭护板缓慢排齐分裂的牙槽骨[4-6]，这就是大家所熟知的 Zurich 矫治器。所有的矫治器、唇粘连术[7]和上唇粘贴胶带[8]都显示能有效地重置牙槽骨段的弧段。

通过荷兰一项组间研究(Dutchcleft)的详细审查及随后公布的数据来看，这其中的很多方法在过去和现在仍然被世界各地的唇腭裂中心应用。这些研究试图分析 PSIO 用于治疗单侧完全性唇腭裂的效果。从这些研究中可以得出的结论是：PSIO 治疗对于患者的发音、营养状况、牙齿咬合关系或鼻唇美观并没有长期显著性的益处，PSIO 治疗的益处仅限于最初的几年[9-14]。必须认识到，所有的 Dutchcleft 研究只使用了 Zurich 的被动矫治器，得出的研究结果都支持以上结论，而另外的研究尽管采用了被动矫治器和主动矫治器，也得出了同样的结论[15,16]。受到多中心研究的影响，PSIO 治疗已不再受一些唇腭裂中心的欢迎。

对术前矫治所描述的共同特点是，其具有重置牙槽骨段的能力，但没有一种术前矫治方法能够解决唇腭裂引起的鼻畸形。唇腭裂伴随严重的鼻畸形通常是最引人注意的表现。患者在儿童期通常会经历很多二次手术以纠正鼻畸形。每次手术的介入，随之产生的瘢痕都将影响其周围结构的生长。

Matsuo 最早提出鼻的形态能够被改变的概念，他的研究表明婴儿的耳廓软骨能够被塑形[17]。在新生儿耳廓软骨特有的可塑性的提示下，开发出一个定制的鼻撑用以鼻软骨的塑形。这种矫治器需要完整的鼻底来固位，但患儿的鼻底因牙槽骨缺失而失去固位力，因而限制了其在临床的应用[18]。直到20世纪90年代早期，Grayson 的鼻-牙槽骨塑形(NAM)矫治技术出现了，该矫治器不仅可以有效地使上唇、牙槽骨段接近并排齐，更重要的是，它可以纠正鼻翼软骨的不对称并增加鼻小柱的长度[19-21]。自从 NAM 矫治器推广应用后，PSIO 领域再次振作起来。因为不像以往的 PSIO 矫治技术，NAM 矫治技术具有特有的改变鼻形态的功能，已经被多数的唇腭裂中心采用。关于 NAM 矫治获益的证据正在不断增加[22]，其在单侧唇腭裂(UCLP)[23]和双侧唇腭裂(BCLP)[24]的治疗中均显现出了明显的优势。

本章主要讲述了应用 NAM 对双侧或单侧唇腭裂婴儿进行术前矫治，展示了 NAM 治疗的临床优秀病例和潜在缺陷。最后，提出了一种治疗法则，用以说明在进行 NAM 治疗时，各个决策点的合理性，同时还包括应用 NAM 的循证医学说明。

■ 鼻-牙槽骨塑形治疗的目标

NAM治疗的主要目的是减少初次修复术前单侧或双侧裂隙、牙槽骨和鼻畸形的严重程度，以期获得最佳的临床结果。在单侧完全性唇腭裂病例中，鼻小柱通常偏向健侧，经过NAM治疗后，鼻小柱重新居中。同样，裂隙侧下外侧鼻翼软骨下垂凹陷，通过鼻撑的支持和塑形可获得鼻翼的凸度，对称性得到提升(图2.1)。在双侧完全性唇腭裂病例中，经过NAM治疗后，可以非手术延长鼻小柱，达到鼻尖向前突出的效果。排齐前突的前颌骨，对于获得一个更美观的结果是非常宝贵的(图2.2)。

■ NAM矫治器

NAM矫治器由口内腭板和鼻撑两部分组成。丙烯酸酯牙槽塑形腭板可以塑形断裂的牙槽骨段，使它们位置接近；鼻撑部分由丙烯酸酯和不锈钢丝组成。对于UCLP，塑形患侧歪曲的鼻翼软骨并达到对称性，使其和健侧对称；对于BCLP，则塑形双侧鼻翼软骨并达到对称性。固位柱是丙烯酸酯在矫治器前部的延长部分，结合固位胶带，确保矫治器在口内固位。矫治器每周调整，UCLP患者疗程为3~4个月，BCLP患者疗程为4~6个月(图2.3)。

■ 决定接受NAM治疗

NAM治疗对于有唇腭裂新生儿出生的家庭来说是个劳动密集型的工作。在他们的生活中这是一段悲痛不已的时间，唇腭裂团队在此期间提供的支持是至关重要的。如果在子宫内就被确诊为唇腭裂，这些家庭最好在产前或者在婴儿出生后不久就预约唇腭裂团队的成员，这将使患儿家庭得到护理唇腭裂婴儿的帮助，此外，还能建立NAM治疗的信心。这包括常规的每周1次或两周1次的复诊，进行矫治器的调整；还包括父母在家里应履行的责任：清洗矫治器和按要求粘贴固位胶带。为了在NAM治疗过程中提供一个广泛的、切实可行的看护者的角色，唇腭裂团队应该为有唇腭裂新生儿出生的家庭和已经有孩子正在接受NAM治疗的家庭之间的接触提供方便。一旦这些家庭意识到NAM治疗需要履行的职责及可供选择的机会，他们会做出是否接受治疗的决定。对于决定不接受NAM治疗的家

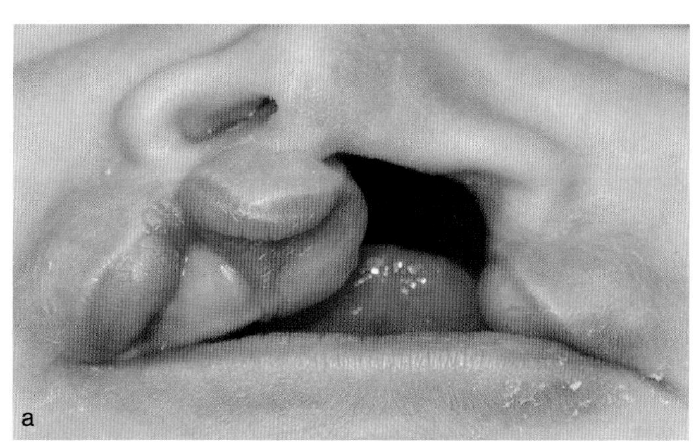

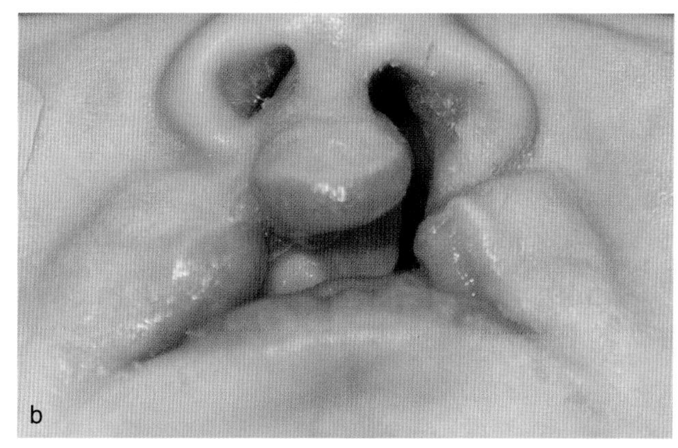

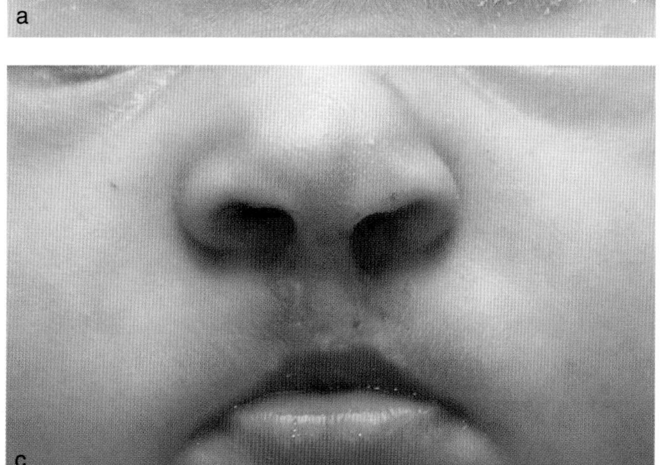

图2.1 NAM用于UCLP。(a)初诊诊断患儿为左侧完全性唇腭裂，右侧不完全性唇裂。进一步诊断发现，患儿右侧为不完全性唇裂，左侧为完全性牙槽骨裂和唇裂，因此，为这位患儿佩戴了单侧NAM矫治器。上唇断裂，鼻底宽，鼻尖呈最低程度地突出，鼻小柱偏向右侧。下外侧鼻翼软骨下垂导致左侧鼻翼边缘凹陷，同时，大块牙槽骨段的中部呈现出垂直向发育不足且位置靠上。(b)NAM治疗后，鼻尖突出度增加，左侧鼻小柱长度增加。伴随鼻翼基底宽度的减少和鼻翼边缘凸度，提升了鼻的对称性。裂开的牙槽骨和唇接近。(c)患儿行唇成形术和鼻整形术后的照片。

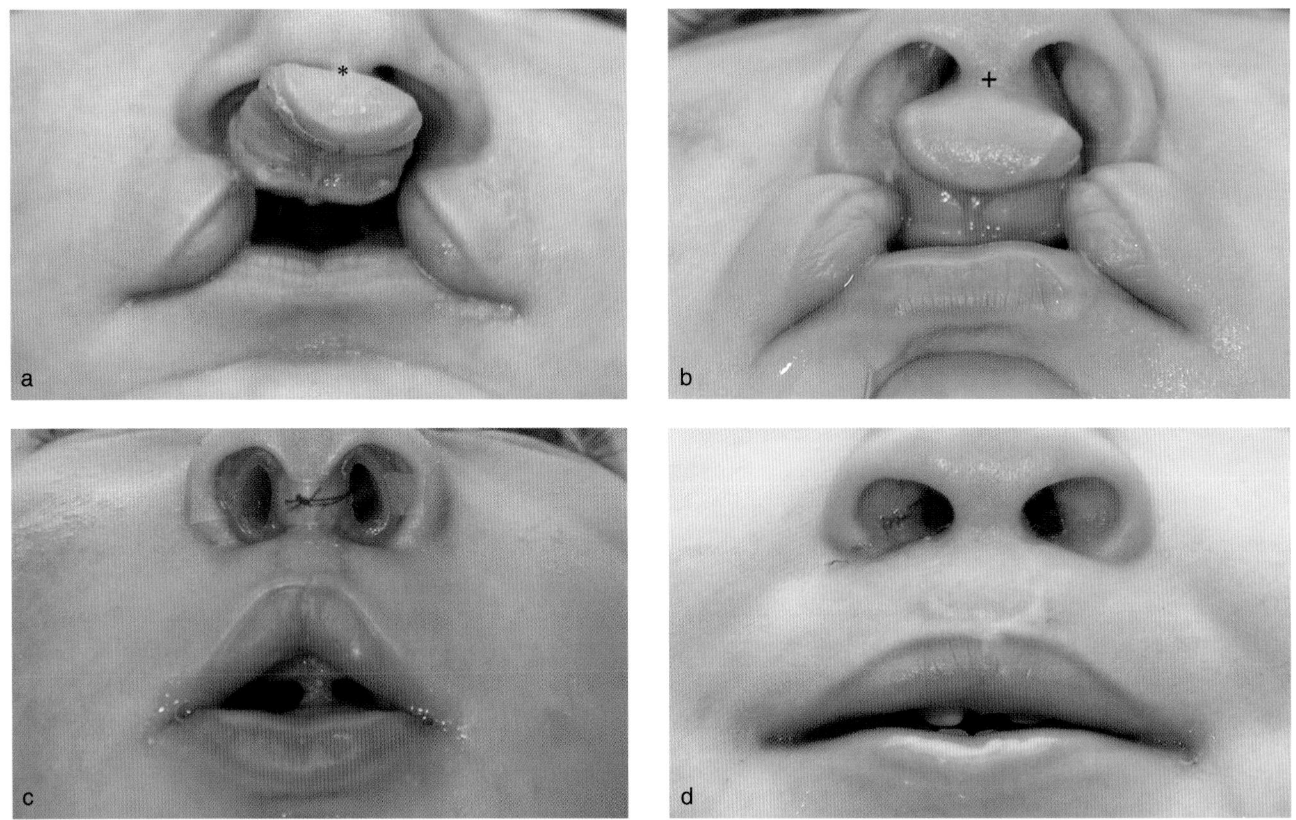

图 2.2 NAM 用于 BCLP。(a)初诊诊断患儿为双侧完全性唇腭裂。鼻小柱严重发育不足,前颌骨、前唇异位于口外。星号显示鼻小柱缺失。(b)NAM 治疗后,鼻小柱长度增加(+所示),前颌骨内收进入口腔,裂开的唇更加接近。(c)患儿行唇成形术和鼻整形术后的即刻状态。硅胶鼻膜保持器常规被缝合在鼻内(蓝色缝线),其作用是减少术后鼻孔的塌陷。(d)患儿 12 个月时行腭裂修复术前的照片。鼻结构的对称性和鼻小柱的长度得以维持。

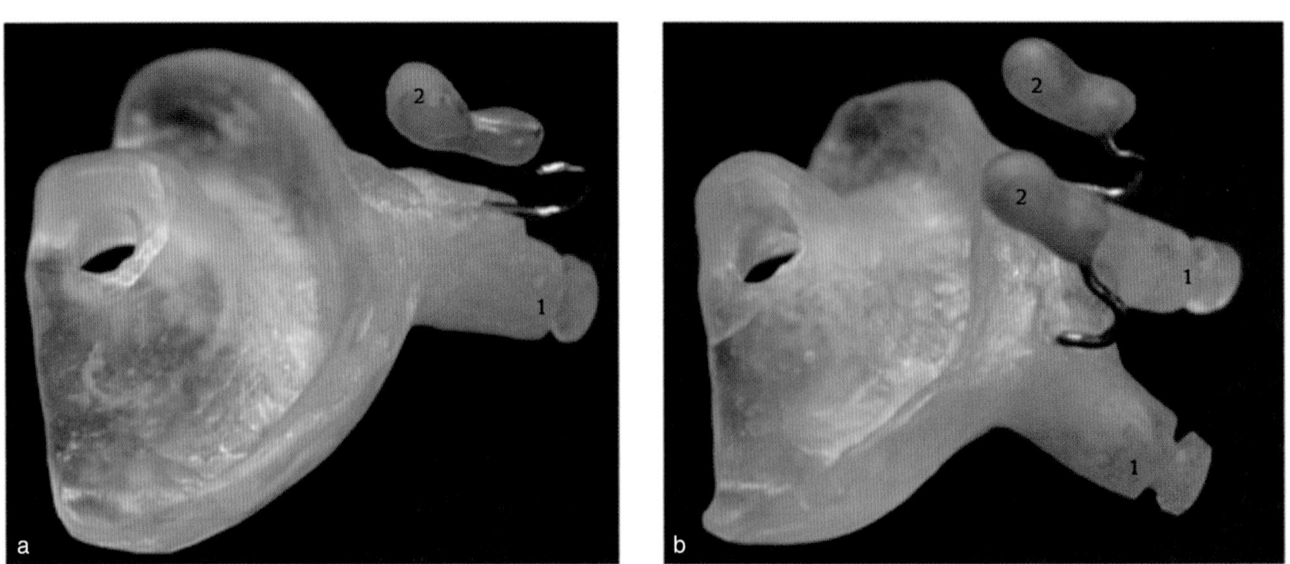

图 2.3 NAM 矫治器。(a)单侧 NAM 矫治器,固位柱(1)和鼻撑(2)。(b)双侧 NAM 矫治器,两个固位柱(1)和两个鼻撑(2)。注意两个鼻撑通过添加的水平鼻小柱带连接在一起。

庭,也应鼓励他们经常使用颊部横向胶带。Sischo 等最近发表的一篇文章中报道,超过 1/3 的美国唇腭裂组织可提供 NAM 治疗[25]。

■ 诊断和治疗计划

由外科医生、正畸医生对婴儿进行全面检查,同时团队的其他成员根据具体情况制订一套个性化的治疗目标。婴儿的年龄、裂开的类型和严重程度、是否存在 Simonart 带、裂隙边缘牙蕾的萌出,以及其他一些异常的发现都会影响治疗的结果。开始 NAM 治疗的理想时间是在新生儿期(出生后 1 个月内),此时婴儿易于接受矫治器且有利于鼻软骨的塑形。当婴儿年龄超过 3 个月时,组织的塑形就变得困难了,婴儿也会抗拒矫治器。父母们会发现相较于早期治疗,越晚开始治疗越会有更多潜在的困难。

唇腭裂的类型会影响治疗的顺序。对于前颌骨前突相当明显的严重 BCLP 患者,最好是在取模制作矫治器前先粘贴胶带。当不完全性唇腭裂存在同样严重的鼻畸形时,只要病例适合,也应该进行 NAM 治疗。Simonart 带的存在通常是利于实现 NAM 治疗目标的,但是偶尔出现 Simonart 带的附着点与使牙槽裂隙减小的作用力相反时,则必须切除 Simonart 带。如果新生牙没有骨支持或在裂隙边缘萌出时,为了减少吸入的可能性,或干扰牙槽骨段的靠拢,建议将其拔除。广泛细致的检查,配合个性化的治疗计划,建立阶段性的治疗目标,才能获得最佳的治疗结果。

唇部胶带(NAM 治疗前)

在应用 NAM 矫治器前,鼓励父母们先开始粘贴唇部胶带。开始应用矫治器前有两处需要注意:①它可以减小牙槽骨裂和上唇裂开的间隙;②患儿和家长应该要开始习惯于使用胶带,因为在整个 NAM 治疗过程中必须自始至终使用唇部胶带。无论是 UCLP 还是 BCLP,都可以应用水状胶质的基础胶带粘贴于双侧颊部。对于 UCLP,两条 1/4 英寸(1 英寸≈2.54cm)宽的 Steri-Strips 胶带(3M;St.Pau,MN)通过正畸牵引圈连接在一起。制作好的胶带先粘在非裂侧,然后拉紧粘向裂隙侧,牵引圈位于唇的裂隙处。对于 BCLP,两个牵引圈连接中间的 Steri-Strip 胶带,另外一侧的 Steri-Strip 胶带则粘贴在两边的脸颊上。中间的 Steri-Strip 胶带被基础胶带环绕着,位于前唇之上。这一操作参见图 2.4a(UCLP)和图 2.4b(BCLP)。

NAM 矫治器的制作:取模

一旦患儿家庭决定进行 NAM 治疗,并且患儿没有与治疗有关的医学禁忌证,诸如喂养困难、成长障碍等,则需要制取上颌和鼻部的印模。有可能的话,可采集面部三维图像(例如 3dMD,Atlanta,GA)。在患儿清醒状态下制取上颌印模,并且准备好呼吸道紧急情况下的处理。最好现场有外科医生或其他经过专业训练的医生来保证患儿的呼吸道通畅,协助正畸医生和助手制取上颌印模。首先在患儿口内试一下印模托盘,确认是否合适;然后在托盘上放置重体硅橡胶材料(ColtèneR-

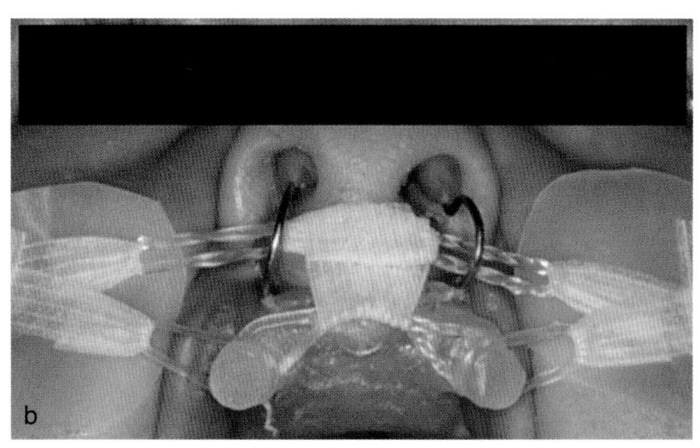

图 2.4 面部胶带和 NAM 矫治器。(a)UCLP 的胶带粘贴法。基础胶带先粘贴于两颊,戴入矫治器,固位胶带确保位于固位柱上。拉紧牵引圈以利于牙槽骨裂隙的缩窄,同时配合唇部水平胶带利于唇部裂隙的减小。(b)BCLP 的胶带粘贴法。基本与 UCLP 相似,除了固位胶带位于各自的固位柱上,每侧的固位胶带施力可以不同,以矫正偏斜的前颌骨。增加的前唇胶带有利于非手术延长鼻小柱,唇部水平胶带可进一步增加前颌骨的内收。

apid 软油泥；Coletene，Altstätten，Switzerland)，在托盘的前部多放些材料。束缚并颠倒抱住婴儿，放入托盘并加压。对于前颌骨明显异位的BCLP，在放置托盘前应先把前颌骨推向中线。用口镜柄轻压舌背表面，以保持呼吸道通畅，这时可以清楚地看到咽后壁。当印模材料硬固后，取出托盘，检查口鼻腔，确认无任何印模材料残余。在获取最初的腭部印模后，用轻体硅橡胶材料[Memosil 2(乙烯基聚硅氧烷)；Heraeus Kulzer，Hanau，Germany]配准鼻子的形态。取模时患儿应保持闭眼状态，因为取模范围包括内眦(图2.5)。

NAM 矫治器制作

用牙科石膏灌注上颌和鼻部印模，然后修整上颌模型，用多用途蜡填塞倒凹，涂分离剂。矫治器用自凝丙烯酸酯制成，厚度均匀(2~3mm)，结构完整。或者采用2mm厚的Biocryl(Great Lakes Orthodontics，Tonawanda，NY)或相似的材料制作矫治器。如果使用丙烯酸酯，就可解除上颌唇系带的附着点，调整矫治器边缘的高度，使其边缘和上唇前庭沟底有2mm的间隙。在NAM矫治器腭部中央调磨一个直径5~10mm的洞，距离后边缘8~10mm。一旦矫治器向后脱落而阻塞口腔气道时，此孔可保持患儿气道的通畅。用浮石抛光矫治器，确保其光滑。这时矫治器可以交给临床医生，初戴时可做进一步修改。

矫治器的佩戴

矫治器的佩戴常规需要60~90分钟，包括矫治器

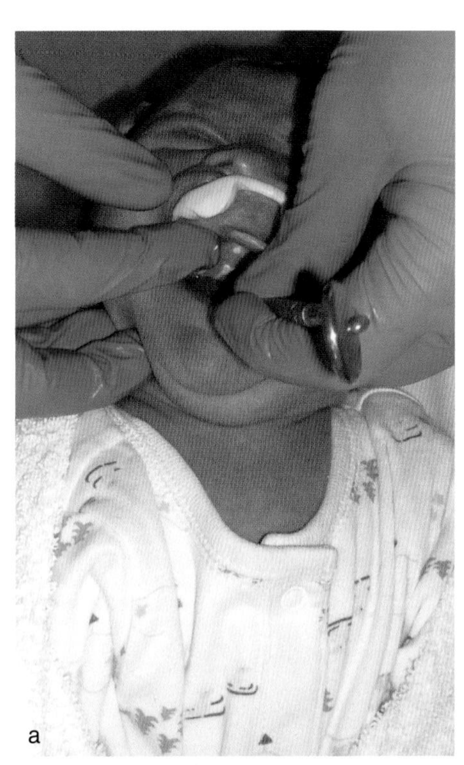

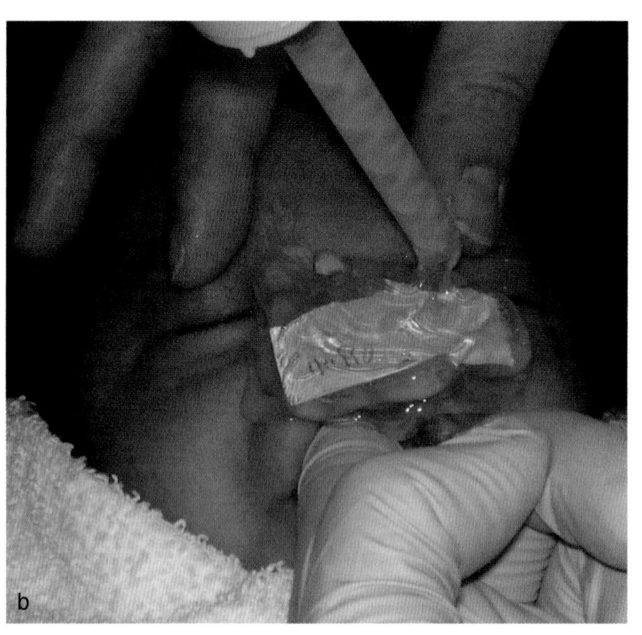

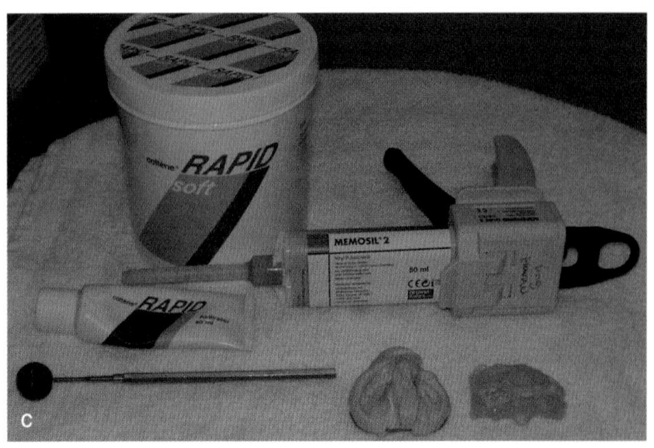

图2.5　印模技术。(a)婴儿被束缚住且处于颠倒位置，口镜柄用来保持气道通畅，使咽后壁清晰可见。(b)用轻体硅橡胶材料制取鼻子的印模，包括内眦，一张写有患儿姓名和日期的小纸条包埋在印模中。(c)上颌印模用Coltène Rapid软油泥，鼻部印模用Memosil 2。

的试戴、指导家长粘贴胶带和护理矫治器。建议患儿家长向护士或喂养专家咨询,确保患儿能戴着 NAM 矫治器顺利喂养。把患儿初诊时拍摄的照片交给家长,在照片上标记相关的解剖结构并和看护者一起检查, 有了照片和对局部解剖结构的了解,便于医生在治疗过程中与家长进行讨论与沟通。更重要的是,万一发生炎症或疼痛时,家长可以通过电话有效地与医生进行沟通。

为了佩戴矫治器和随后调整的方便,婴儿被放置于专门的护理枕中,还可以把护理枕放在检查桌上或完全后倾的牙科椅位上。看护者站在婴儿的头侧,握住婴儿的双手紧靠婴儿的耳朵。把矫治器放入患儿口内,检查矫治器是否贴合,边缘有无压迫或伸展过度。最常见的不易贴合的部位是颊侧前庭的高度和唇系带附近处,必须仔细检查这些部位,用记号笔标记出来,以减轻这些部位的压力。

同时标记固位柱的安放位置。UCLP 病例只需一根固位柱,位于唇裂隙处,稍偏向非裂侧,这样可以在治疗过程中使非裂侧向裂隙侧移动,应避免压迫下唇。BCLP 病例有两根固位柱,分别位于两侧的裂隙处。标记好位置后,添加丙烯酸酯固位柱。固位柱的长度取决于不遮挡唇组织粘贴胶带及牵引圈,并提供矫治器的固位力。为达到最大限度的固位,固位柱与咬合面呈 30°~40°。

NAM 固位胶带粘贴

NAM 治疗过程中主要使用两种类型的胶带:1/4 英寸的 Speri-Strips 胶带和水状胶质基础胶带(例如, DuoDERM,超薄型;Bristol Myers,New York. NY)。配合使用正畸牵引圈[1/4 英寸或 3/16 英寸,4.5 盎司(1 盎司≈28.35g)]通过 Steri-Strips 胶带产生主动的张力。

基础胶带粘贴于面颊部以避免反复粘贴和去除 Steri-Strips 胶带引起的皮肤刺激。基础胶带剪成长方形,粘贴在鼻唇沟旁和眼睛下方,稍做倾斜,胶带中部比胶带外侧位置稍低。基础胶带尽可能地长时间保留, Steri-Strips 胶带则应每天更换。

用 1/4 英寸的 Steri-Strips 胶带包住牵引圈,然后粘贴在基础胶带上, 牵引圈拉伸至近似静止状态的 2 倍,放入固位柱的凹槽内。UCLP 有两条固位胶带放入一个固位柱的凹槽内(图 2.4a)。BCLP 亦有两条固位胶带,每条胶带放入它们各自对应的固位柱凹槽内(图 2.4b)。

如果关闭牙槽裂隙存在困难,在 NAM 主动治疗期间可以增加唇部水平胶带,以加大张力,协助裂隙的关闭。

为了在 BCLP 病例中达到鼻塑形的效果,需要粘贴一个前唇胶带。用一小段 Steri-Strips 胶带包住两个打结在一起的牵引圈,然后把牵引圈套入固位柱的凹槽内。在胶带下面的皮肤上涂抹皮肤胶水(例如,Mastisol; Ferndale,Laboratories,Ferndale,MI)以帮助固位(图 2.4b)。

■ 牙槽骨塑形

单侧唇腭裂

在 UCLP 病例中,最初着手调整的是 NAM 矫治器的口内部分,目的在于减小牙槽骨裂隙的宽度,使其≤5mm。通过选择性地增加或磨除丙烯酸酯同时增加牙科软衬材料(例如,Perma Soft;Perma Laboratories, Millersburg,Ohio)来完成。通过对腭护板的连续调整结合由固位胶带产生的拉力,使两块牙槽骨段靠近。因而产生的矫治器向后移位及旋转会最终压迫舌腭弓或咽喉软组织,为避免这些情况的发生,塑形腭护板的后部应逐渐缩短。在 UCLP 患儿中,小块牙槽骨段经常会向内侧塌陷,通过选择性地磨除腭护板颊侧硬丙烯酸酯,在腭侧添加牙科软衬来扩展小块的牙槽骨段。为了避免在治疗过程中限制牙槽嵴的唇腭向宽度生长,必须注意,在增加软衬的同时要相应地磨除丙烯酸酯以维持本身牙槽嵴的宽度(图 2.6)。

对于 UCLP, 通过减少大块牙槽骨段前端的突度,而不是通过移动小块牙槽骨段来使裂开的牙槽骨段靠拢,有计划地磨除丙烯酸酯和添加软衬,配合固位胶带,通过生物力学的控制引导这些改变。

双侧唇腭裂

在 BCLP 病例中, 最初的治疗目标是使前突的前颌骨居中,扩展向内侧塌陷的双侧牙槽骨段。前颌骨的居中调整是通过磨除想要移动侧的丙烯酸酯及在对侧添加软衬实现的。前颌骨居中后,磨除前颌骨后部的丙烯酸酯,并在前颌骨的前部添加软衬,加上固位胶带和牵引圈的向后牵引力,内收前颌骨。为了防止 NAM 矫治器向后移动时对组织的压迫,必须适当磨除 NAM 矫治器后边缘的丙烯酸酯(图 2.7)。最终,前颌骨居中并位于适度向外扩展的两侧牙槽骨段之间。在内收前颌

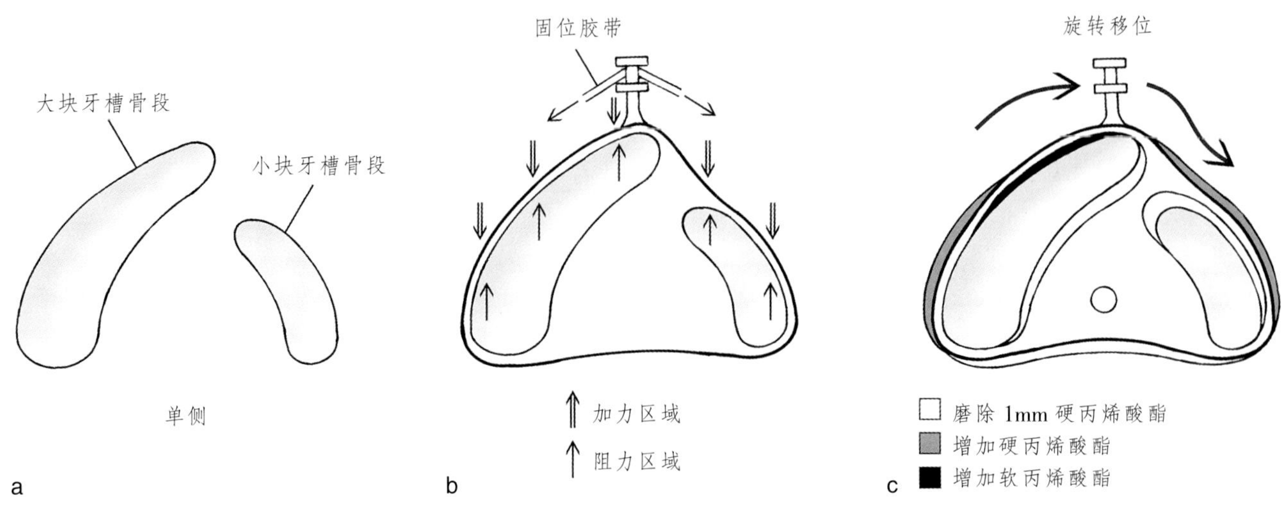

图 2.6 单侧唇腭裂(UCLP)鼻-牙槽骨塑形(NAM)的生物力学。(a)插图显示的是 UCLP 大块和小块牙槽骨段的咬合面观,大块骨段的前部较直且前突,小块骨段的前部向内侧塌陷。(b)牙槽骨的塑形力来源于固位胶带向后方的拉力,注意加力区域和相对应的阻力区域。(c)硬丙烯酸酯磨除的区域是为了消除阻力(例如,引导小块牙槽骨段)或提供牙槽骨塑形的空间(例如,大块牙槽骨段腭侧部分)。增加软的丙烯酸酯是为了提供牙槽骨的塑形力;增加硬的丙烯酸酯是为了维持矫治器的适当厚度。注意,随着大块牙槽骨段的塑形,NAM 矫治器不仅向后移位,同时还向裂隙侧旋转。

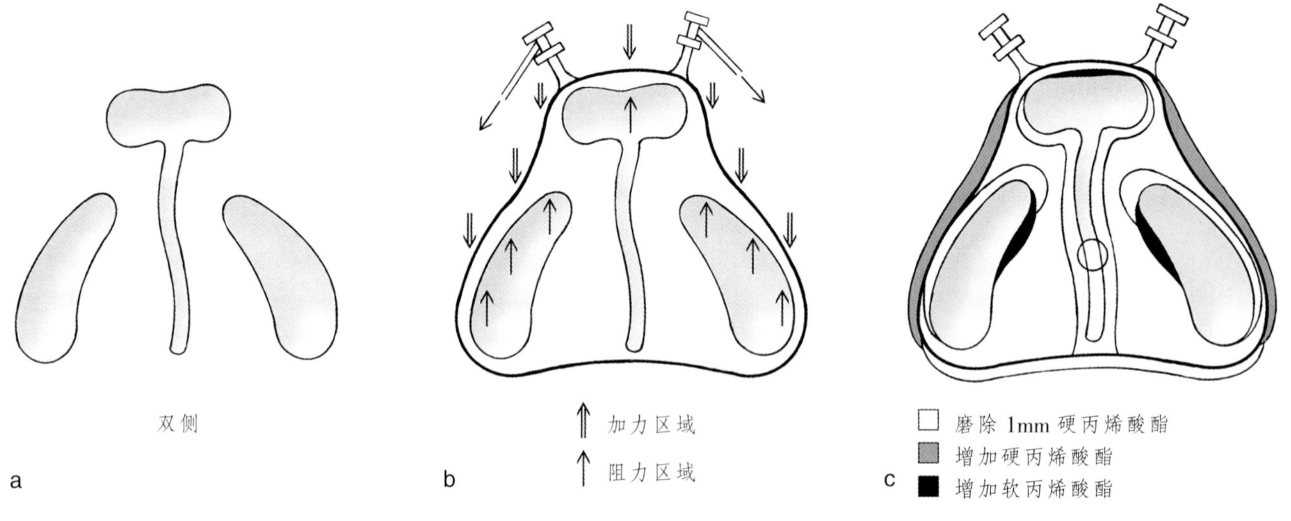

图 2.7 双侧唇腭裂(BCLP)鼻-牙槽骨塑形(NAM)的生物力学。(a)图中显示的是 BCLP 的前颌骨和两侧牙槽骨段的咬合面观。前颌骨明显向前突出于两侧牙槽骨段,两侧牙槽骨前端向内塌陷。(b)牙槽骨塑形的力量来源于固位胶带向后的拉力,注意加力区域和相对应的阻力区域。(c)磨除硬丙烯酸酯的区域是为了消除阻力(例如,引导两侧牙槽骨段的边缘)或提供牙槽骨塑形的空间(例如,前颌骨的腭侧部分)。添加软丙烯酸酯是为了提供牙槽骨塑形力,添加硬丙烯酸酯是为了维持矫治器合适的厚度。

骨时经常不可避免地会导致鼻中隔的偏离,这或许是由于 NAM 治疗,或者是唇部胶带的粘贴,还可能是最初唇修补术的结果。

为了适应 BCLP 和 UCLP 病例的上颌牙弓横向宽度的增加,矫治器必须每个月增宽约 1mm。另外,牙槽骨塑形调整的程度必须限制在每周≤1mm,变化过大会导致疼痛、矫治器的不稳定,或有时出现多余的前庭组织增生,若组织增生陷入塑形板后会降低治疗的效果。

鼻塑形

鼻塑形的目的是增加鼻尖的突度，使下外侧鼻翼软骨对称，增加鼻小柱的长度。建议在牙槽骨裂隙缩窄至 5mm 之内时添加鼻撑，此时裂隙侧鼻孔的内侧和外侧点靠近，减小横跨鼻孔的张力。这样可以减小使鼻孔直径增大的潜在风险。增加鼻撑的精确时间取决于最初鼻重建术的手术方法和整体治疗目标。

UCLP 有一个鼻撑，BCLP 有两个鼻撑。鼻撑的制作：常规用直径 0.036 英寸圆形的不锈钢丝弯制，在硬丙烯酸酯上覆盖软衬。钢丝的形态大体上像字母“S”，位于鼻内的部分像字母“R”，弯制好的钢丝用硬丙烯酸酯包埋在固位柱旁，与矫治器成为一体。同时用硬丙烯酸酯在鼻内部分“R”形钢丝处成型鼻撑，类似四季豆呈两瓣状，表面覆盖软衬，鼻撑放入鼻孔，上部的圆形突出部分放置在鼻穹隆和鼻尖，下部的圆形突出部分支持鼻顶点。

对于 BCLP 病例，用软衬连接两个鼻撑，形成水平鼻小柱带，延长鼻小柱。鼻撑加力的程度以鼻尖组织变白后，几分钟后消失为宜。如果皮肤组织变白持续存在，说明力量过大，会引起脆弱的鼻黏膜疼痛。为了便于矫治器的戴入，建议在鼻撑上涂抹少量黏膜润滑剂（如杆菌肽软膏）。

每周调整鼻撑，通过增加鼻撑表面覆盖的软衬和（或）弯制钢丝以达到想要的改变。在鼻撑的上部圆形突出部分添加软衬可以使鼻尖向前突出和增加鼻内侧黏膜的面积。在两个突出部分之间增加软衬，可以提升鼻孔的顶部位置。

对于 BCLP，NAM 治疗是唯一可以非手术延长鼻小柱的方法，为了达到这一目标，通过增加软衬水平带连接左右两个鼻撑的下部圆形突出部分（图 2.8），并横跨在鼻小柱的底部，称为水平鼻小柱带。鼻小柱带位于鼻唇连接处，确定鼻唇角。为了实现这个作用，由前唇胶带所产生的一个向下的力作用在鼻小柱上，这个向下的力与由鼻撑作用于鼻尖产生的向上向前的力方向相反，这组力系的结合可以延长鼻小柱及垂直向发育不足的前唇。术后鼻畸形复发的潜在可能性[26,27]可以通过过度矫正及使用术后鼻膜保持（图 2.2c）。

一些唇腭裂中心选择在最初唇裂修补术时同期修补牙槽骨裂，这一技术称为牙龈骨膜成形术（GPP）。虽然对于 GPP 的获益和缺陷的观点还存在争论，但是必须认识到评价 NAM 和 GPP 各自的技术和目标的价值是非常重要的。

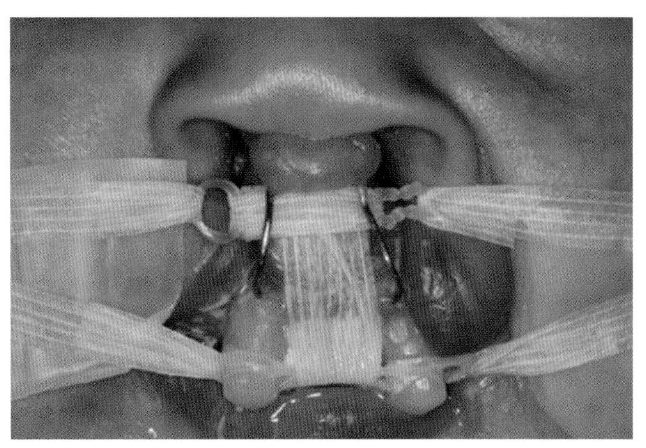

图 2.8　非手术延长鼻小柱是 NAM 治疗 BCLP 病例的一个目标。通过增加水平鼻小柱带及随后连续地增加软衬，产生组织扩张力而达到非手术延长鼻小柱的目标。

经验与教训

• 矫治器固位差，可以通过以下措施解决：改变固位柱的长度和（或）角度；改变固位胶带的角度和（或）拉力；和（或）使用少量牙科黏结乳（例如，无锌牙科黏结乳）。

• 指导婴儿看护者用温水清洗矫治器（必要时可以使用中性肥皂），避免使用开水、微波炉、洗碗机或其他化学制剂清洗矫治器，因为会使矫治器变形或损坏。

• 口内最常见的疼痛部位位于前庭的顶点和系带附近，所以必须确认丙烯酸酯在这些部位进行适当的缓冲。

• 如果 NAM 矫治器必须取下，而不能马上复诊时，必须粘贴唇部水平胶带维持已取得的接近牙槽骨段的治疗效果。

• 如果面颊部皮肤出现斑疹，可以使用以下一个或几个方法：保证局部区域的皮肤经常彻底地清洁并保持干燥、保湿；尝试使用替代的基础胶带材料；改变基础胶带的粘贴部位，使炎症区域有时间愈合；对于那些皮肤不能忍受任何胶带的极端病例可单独使用 Steri-Strips 胶带或牙科黏结乳。

• NAM 矫治器取出后，父母应确保矫治器远离家庭宠物。因为像正畸保持器一样，矫治器的气味会吸引宠物,致使矫治器严重变形而无法使用。

- 一旦发现口内压疮,父母要及时通知临床医生。如果决定在预约下次复诊前不再佩戴矫治器,矫治器也必须在复诊前佩戴半天时间,以便显现局部压疮,并清楚确认矫治器的施压区域。
- 如果婴儿想呕吐,说明矫治器的后边缘过长。
- 如果婴儿能够把 NAM 矫治器用他/她的舌头推出口外,则在矫治器的后缘中线处添加丙烯酸酯。
- 在最初唇腭裂修复术后佩戴 4~6 个月鼻撑,有利于保持 NAM 的矫治效果。

■ 循证医学

临床应用 PSIO 是存在争议的。争论来源于存在多种 PSIO 技术,治疗结果的评估在已发表的科学文献中存在差异,总体上,对定义应用 PSIO 矫治成功的意见较难达成一致。Uzel 和 Alparslan [15]以及 de Laderia 和 Alouso [16](Ⅱ级证据)的系统综述阐明,那些声称能改善上颌牙弓形态、面部生长、咬合、母亲满意度、婴儿喂养、营养状态,以及在接受 PSIO 治疗后语言等方面并没有被证实。然而,NAM 并不在这些研究的评价之中,PSIO 治疗后的这些评估结果也并没有出现负面的影响。NAM 是 PSIO 治疗的一种类型,具有独一无二的改善裂隙侧鼻畸形的作用。Abbott 和 Meara[22](Ⅲ级证据)提供了关于 NAM 的证据概述,并推断:"有证据显示,对单侧唇腭裂患者,NAM 可以帮助其改善鼻的对称性和形态。"唇腭裂人群的对照临床研究是固有的挑战,大量的文献(Ⅱ~Ⅴ级证据)支持应用 NAM 治疗单侧和双侧唇腭裂,值得注意的是,并没有研究报道 NAM 的负面影响。面对临床的不确定性,分析获得的证据可以引导这些作者并支持把 NAM 作为单侧或双侧唇腭裂患儿治疗计划的一部分,一方面可以增加支持 NAM 治疗的证据,Ⅰ级或Ⅱ级证据缺乏则强调需要随机对照的试验组,以及多中心合作验证以循证为基础的临床实践的治疗形式。

NAM 治疗的方案概述见图 2.9。

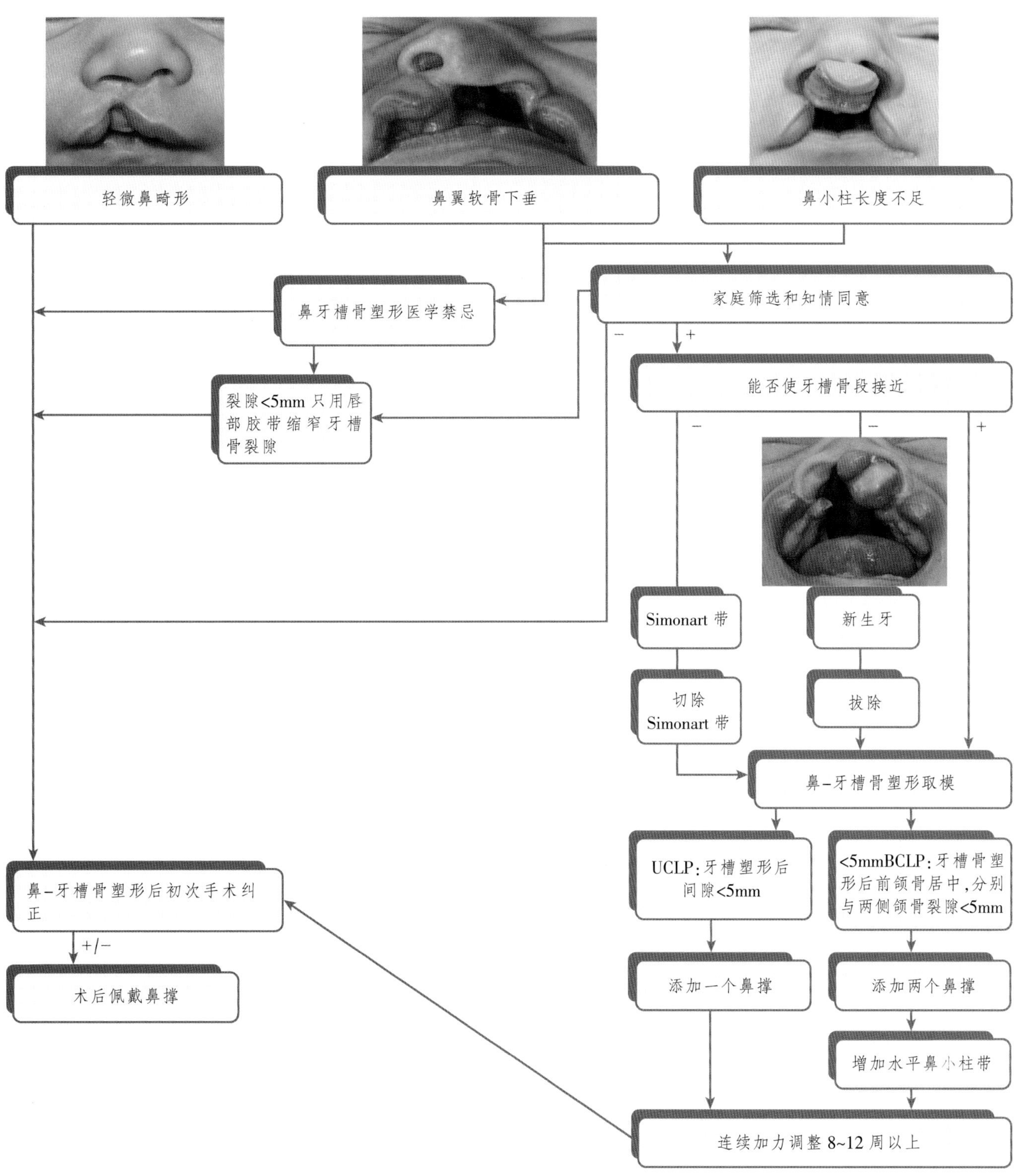

图2.9　鼻-牙槽塑形治疗流程图。BCLP,双侧唇腭裂;UCLP,单侧唇腭裂。

（龚昕　译）

参考文献

1. McNeil CK. Congenital oral deformities. Br Dent J 1956;101: 191–198
2. Georgiade NG, Latham RA. Maxillary arch alignment in the bilateral cleft lip and palate infant, using pinned coaxial screw appliance. Plast Reconstr Surg 1975;56(1):52–60
3. Latham RA. Orthopedic advancement of the cleft maxillary segment: a preliminary report. Cleft Palate J 1980;17(3):227–233
4. Hotz MM. Pre- and early postoperative growth-guidance in cleft lip and palate cases by maxillary orthopedics (an alternative procedure to primary bone-grafting). Cleft Palate J 1969;6: 368–372
5. Hotz MM. Aims and possibilities of pre- and postsurgical orthopedic treatment in uni- and bilateral clefts. Trans Eur Orthod Soc 1973;553–558
6. Hotz M, Gnoinski W. Comprehensive care of cleft lip and palate children at Zürich university: a preliminary report. Am J Orthod 1976;70(5):481–504
7. Meijer R. Lip adhesion and its effect on the maxillofacial complex in complete unilateral clefts of the lip and palate. Cleft Palate J 1978;15(1):39–43
8. Pool R, Farnworth TK. Preoperative lip taping in the cleft lip. Ann Plast Surg 1994;32(3):243–249
9. Konst EM, Prahl C, Weersink-Braks H, et al. Cost-effectiveness of infant orthopedic treatment regarding speech in patients with complete unilateral cleft lip and palate: a randomized three-center trial in the Netherlands (Dutchcleft). Cleft Palate Craniofac J 2004;41(1):71–77
10. Prahl C, Kuijpers-Jagtman AM, Van 't Hof MA, Prahl-Andersen B. Infant orthopedics in UCLP: effect on feeding, weight, and length: a randomized clinical trial (Dutchcleft). Cleft Palate Craniofac J 2005;42(2):171–177
11. Prahl C, Kuijpers-Jagtman AM, Van 't Hof MA, Prahl-Andersen B. A randomized prospective clinical trial of the effect of infant orthopedics in unilateral cleft lip and palate: prevention of collapse of the alveolar segments (Dutchcleft). Cleft Palate Craniofac J 2003;40(4):337–342
12. Prahl C, Prahl-Andersen B, van 't Hof MA, Kuijpers-Jagtman AM. Infant orthopedics and facial appearance: a randomized clinical trial (Dutchcleft). Cleft Palate Craniofac J 2006;43(6):659–664
13. Bongaarts CA, Prahl-Andersen B, Bronkhorst EM, et al. Infant orthopedics and facial growth in complete unilateral cleft lip and palate until six years of age (Dutchcleft). Cleft Palate Craniofac J 2009;46(6):654–663
14. Severens JL, Prahl C, Kuijpers-Jagtman AM, Prahl-Andersen B. Short-term cost-effectiveness analysis of presurgical orthopedic treatment in children with complete unilateral cleft lip and palate. Cleft Palate Craniofac J 1998;35(3):222–226
15. Uzel A, Alparslan ZN. Long-term effects of presurgical infant orthopedics in patients with cleft lip and palate: a systematic review. Cleft Palate Craniofac J 2011;48(5):587–595
16. de Ladeira PR, Alonso N. Protocols in cleft lip and palate treatment: systematic review. Plast Surg Int 2012;2012:562892
17. Matsuo K, Hirose T, Tomono T, et al. Nonsurgical correction of congenital auricular deformities in the early neonate: a preliminary report. Plast Reconstr Surg 1984;73(1):38–51
18. Matsuo K, Hirose T. Nonsurgical correction of cleft lip nasal deformity in the early neonate. Ann Acad Med Singapore 1988;17(3):358–365
19. Grayson BH, Cutting C, Wood R. Preoperative columella lengthening in bilateral cleft lip and palate. Plast Reconstr Surg 1993;92(7):1422–1423
20. Grayson BH, Santiago PE, Brecht LE, Cutting CB. Presurgical nasoalveolar molding in infants with cleft lip and palate. Cleft Palate Craniofac J 1999;36(6):486–498
21. Grayson BH, Cutting CB. Presurgical nasoalveolar orthopedic molding in primary correction of the nose, lip, and alveolus of infants born with unilateral and bilateral clefts. Cleft Palate Craniofac J 2001;38(3):193–198
22. Abbott MM, Meara JG. Nasoalveolar molding in cleft care: is it efficacious? Plast Reconstr Surg 2012;130(3):659–666
23. Barillas I, Dec W, Warren SM, Cutting CB, Grayson BH. Nasoalveolar molding improves long-term nasal symmetry in complete unilateral cleft lip-cleft palate patients. Plast Reconstr Surg 2009;123(3):1002–1006
24. Garfinkle JS, King TW, Grayson BH, Brecht LE, Cutting CB. A 12-year anthropometric evaluation of the nose in bilateral cleft lip-cleft palate patients following nasoalveolar molding and cutting bilateral cleft lip and nose reconstruction. Plast Reconstr Surg 2011;127(4):1659–1667
25. Sischo L, Chan JW, Stein M, Smith C, van Aalst J, Broder HL. Nasoalveolar molding: prevalence of cleft centers offering NAM and who seeks it. Cleft Palate Craniofac J 2012;49(3):270–275
26. Liou EJ, Subramanian M, Chen PK, Huang CS. The progressive changes of nasal symmetry and growth after nasoalveolar molding therapy: a three-year follow-up study. Plast Reconstr Surg 2004;114(4):858–864
27. Liou EJ, Subramanian M, Chen PK. Progressive changes of columella length and nasal growth after nasoalveolar molding in bilateral cleft lip and palate patients: a 3-year follow-up study. Plast Reconstr Surg 2007;119(2):642–648

第 3 章
下颌骨牵引

Timothy A. Lander，Andrew R. Scott

■ 引言

Pierre Robin 序列征(PRS)，是一种小颌畸形、舌后坠和腭裂的三联征，临床典型表现基本为上呼吸道阻塞与腭裂的结合。虽然 Robin 一开始的描述没有包括腭裂，但在他后来所有的 PRS 描述中，都将腭裂纳入其中[1-3]。而且，临床上显著的由舌后坠引起的上呼吸道阻塞，很少在不合并腭裂的非综合征性小颌畸形中发生[4]。因此，将 PRS 定义为小颌畸形、腭裂和舌后坠的三联征似乎更为适当，也更具临床意义。其他综合征形式的 PRS 包括下颌骨颜面发育不全(Treacher Collins 综合征)、眼-耳-脊柱发育不良综合征(Goldenhar 综合征)和 Stickler 综合征。这些婴儿常见的临床特征就是上呼吸道阻塞，主要是由于舌根部坠入口咽(如舌后坠)引起。腭裂可能存在，也可能不存在。在 Treacher Collins 综合征的情况下，可能并发有后鼻孔闭锁，影响气道的通畅性。

■ 产前评估

现代产科学的发展和高质量的产前超声检查能够鉴别婴儿是否患有下颌骨发育不良以及分娩时上呼吸道阻塞的风险[5,6]。但有临床研究表明，对于严重的、单纯小颌畸形婴儿，并不推荐分娩期子宫外的治疗[7]。然而，对于产科医生来说，需要告知小儿耳鼻喉科医生。如果是高危情况，必要时，应进行多学科诊治来提供气道支持治疗[8]。

初始通气评估和管理

小颌畸形的新生儿患有不同程度的上呼吸道阻塞。通常需要新生儿科医生和小儿耳鼻喉科医生会诊，共同对患儿进行气道管理(图 3.1)。在分娩室，气道阻塞的严重度可从最轻微到危及生命。气道阻塞的典型临床特征包括鼻翼扇动、胸骨下和(或)肋间凹陷、胸部听诊散发或缺少呼吸音、氧饱和度低、发绀、心动过缓和血气分析 CO_2 含量过高等。

> 仅仅通过简单观察，临床医生很容易低估患儿上呼吸道阻塞的程度。对于存在明显上呼吸道阻塞的新生儿，其氧饱和度下降幅度可能较小，且外观上近似正常呼吸；但通过胸部的听诊，能发现散发存在的空气流动。仔细听诊 30~60 秒，就会发现存在间歇爆发的通气，患儿以此来维持其接近正常的氧饱和度。因此，记得使用你的听诊器！

如果产前已确诊 PRS，那产房或新生儿苏醒室应配备一套无菌的气管切开术设备(真正的急诊室一般都会配一套最小的镊子、剪刀和手术刀)、婴幼儿喉镜(Parsons 1 和 2)、小的气管内导管(2.0~3.5mm)、小的喉罩、新生儿口腔导气管和一个带光源的超薄光纤支气管窥镜。数字可视化喉镜正越来越普及，也可以使用儿科的可视喉镜，然而，即使借助可视喉镜，有时用小号气管插管仍可能较为困难。

推荐操作以逐步建立充足气道的方式进行，小颌畸形的患者通常需要按照下面的气道管理方法进行治疗：

- 让患者侧躺；
- 之后可采取俯卧位；
- 如果改变体位无效，放置鼻咽导气管或鼻喇叭管；
- 如果放置鼻咽导气管不成功，那么采用面罩通

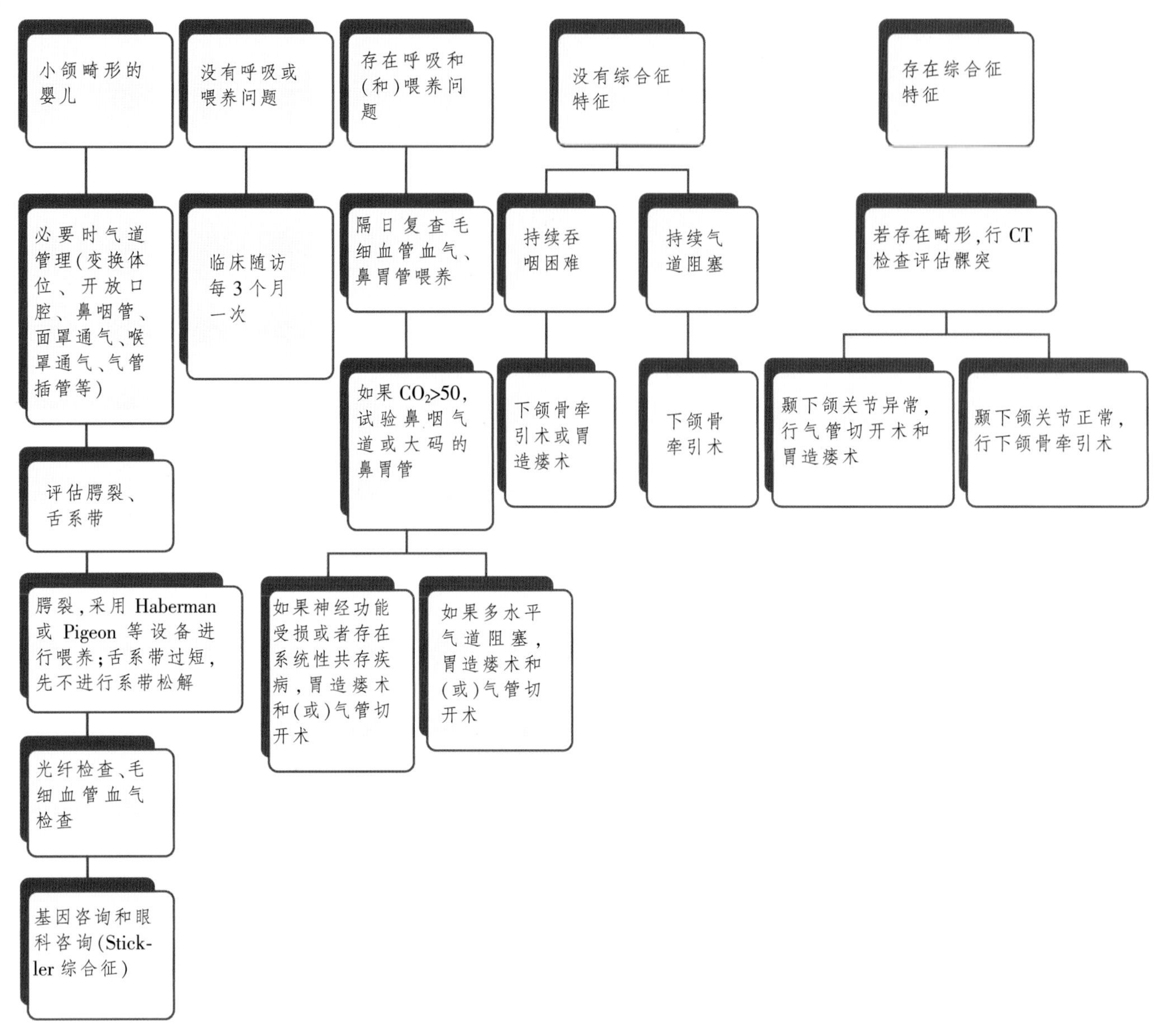

图 3.1 小颌畸形患儿的治疗流程图。

气的口腔导气管;

- 之后应该尝试喉罩通气(LMA),从 1 号开始;
- 然后可尝试纤维镜或可视喉镜插管;
- 最后应用气管切开术。

初始的气道管理应该包括侧躺后俯卧。如果体位改变无效,下一个选择就是鼻咽导气管(NPA),要小心确保 NPA 的顶端在舌根部的下方。NPA 的位置合适与否可以通过从该侧或对侧鼻孔内插入弹性软镜进行确认。

对那些确实通气困难的新生儿,可能需要应用更具有创伤性的治疗手段。下一步的干预措施应该从放置用面罩通气的口腔导气管开始。如果口腔导气管无法插入,应尝试 LMA。1 号的 LMA 对于 PRS 的新生儿可能是一个救命的装置。近期两个机构对 10 余年间治疗的 123 例新生小颌畸形的患儿进行了研究,研究指出,所有患儿都可以使用 LMA,作为后期插管或者气管切开的过渡[7]。小儿插管的 LMA 设备也可成功应用。然而,少数小颌畸形会合并颞下颌关节强直(先天性多发关节弯曲),同时会有张口受限,可能导致 LMA 不能插入。当 LMA 不能顺利插入或者插入 LMA 后仍不能保证足够的通气,那应该尝试用一个小的直的喉镜或者电子可视喉镜(Parsons 1 或者 2,小儿喉镜)经口气管内插管。然而,在大部分情况下,如果前面的操作失败,经口插管一般也不会成功。因此,在接下来尝试弹性软镜的过程中应尽可能减少浪费的时间。这项操作的成功与否通常取决于插管者的经验和患儿通过自己的努力能维持一定程度通气量的能力。由于腭裂引起的鼻底缺损可能会导致插管时方向辨别的困难。让一位助手用巾钳、小 Allis 钳或者舌头上的缝线抓取舌头的前端,将舌头拉伸出来也是极其有用的,这也是气管插管成功与否的关键。另一侧鼻孔同步的吸氧可能有利于成功地经鼻气管插管[9]。

如果经鼻插管失败了,应当进行紧急气管切开术。与成年紧急建立气道通气不同,由于严重的医源性声门和声门下狭窄的风险,儿科紧急建立气道通气并不推荐环甲膜切开术。环甲膜切开术与快速正式的婴儿气管切开术相比,并没有明显的优点。而快速正式的婴儿气管切开术大多数经验丰富的医生可以在 1~2 分钟内完成。

气道和喂养的关系

舌下坠的患儿一个主要的问题是气道阻塞和喂养效率之间的因果关系。正常口咽解剖的婴儿能够同时呼吸和进食(这也是为什么有时年龄稍大的个体,同时呼吸和进食会导致窒息、喘气和吸入)。这种能力至少与婴儿喉的两个特征有关,包括:①与成年人相比,婴幼儿喉头的位置更靠近头部;②腭垂和软腭交错接合。这种关系使得鼻腔、喉部和喉部气管支气管树、口腔上段消化道、口咽、下咽和食管后方和侧面发生空气交换时可以有效分离。

在前几个月,头颈部的生长和相应的喉部下降会导致婴幼儿失去同时呼吸和进食的能力。然而,这通常发生在婴幼儿的口部运动能力已发育得足够协调之后,以保证不呼吸时能进行有效吞咽。临床经验表明,出生时不存在这么高的协调程度。而那些舌头、软腭和喉部缺乏正常关系的婴儿就会有不同程度的喂养困难。

出生伴有舌头、软腭和喉部异常的婴儿经常会有喂养困难,并且有不能茁壮成长的风险。而更严重的异常会导致更严重的喂养困难。非综合征性小颌畸形婴儿的喂养困难可以用舌头、软腭和喉部之间的异常解剖关系来解释,而不是固有的喂养异常或神经肌肉障碍。这些患儿神经发育是正常的,但通常会由于气道阻塞而不能茁壮成长(不只是巧合)。

评估进一步干预的必要性

因为舌后坠患儿气道阻塞的程度有很大不同,出生后进一步气道干预的需求也有很大不同。极小或基本无可检出气道威胁的婴儿往往只需评估其进食能力,并且在生后头几个月监测其体重增加情况。反之,那些在生后头几个小时或几天内就需要建立人造气道(例如 LMA、气管内管或气管切开术)的患儿,在家中风险较大,需要通过手术建立适当的气道进行预防。在这两个极端之间,是一个广泛的气道和喂养协调的范围,治疗原则主要基于临床判断和经验。

气道阻塞

小颌畸形的患儿在面临气道阻塞时可选择多种管理方法。前文已简述 PRS 新生儿面临急性气道阻塞情况下的管理方法,但对于那些不大严重或慢性气道阻塞的新生儿,所采取的管理方法是不同的。新生儿提示慢性上气道阻塞时,应从保守治疗开始。采取干预前,应先行床边喉镜检查评估气道并排除其他病变,主要包括后鼻孔闭锁(可见于 Treacher Collins 综合征)、喉软骨软化、声门喉蹼伴或不伴声门下狭窄(可见于腭心面综合征)等。若存在多个部位的气道阻塞,则存在干预的必要性,甚至可选择手术干预。若存在严重的多级阻塞,最佳处理方法是行气管切开术,以保证气道通畅直至阻塞问题逐一得到解决。

轻中度气道阻塞或间歇性梗阻(临床表现通常为血氧饱和度在休息或进食时逐渐下降、毛细血管血气分析提示慢性呼吸性酸中毒、进食不足等)的患者,一般认为可以先通过侧卧位进行处理。若侧卧位无法改善,可通过鼻咽导气管绕过舌底阻塞,改善口咽部舌和咽后壁之间的阻塞。也可通过定制各种口腔矫治器来缓解阻塞症状[10–12]。也有其他研究人员描述了简单定制鼻气管内管缓解阻塞症状的方法[13]。上气道阻塞的 PRS 患儿通常以非手术治疗为主,大量病例研究显示非手术治疗对一半以上的 PRS 婴幼儿有效[4,14–19]。但手术干预的指征仍存在争议,目前主要基于客观证据,包括血氧饱和度的变化趋势、二氧化碳含量的变化趋势、喂养和睡眠的变化趋势等,必要时可行多导睡眠监测。外科干预及气道干预与 PRS 新生儿喂养困难的首选方法将在本章中讨论。

喂养困难

PRS 婴幼儿普遍存在气道阻塞和喂养困难,而这些婴幼儿的健康生长极大地取决于其呼吸和喂养的情况。目前临床上最大的挑战是如何确认这些患儿气道阻塞和喂养困难的发展趋势。有些 PRS 婴幼儿看似不存在喂养困难，但起初的几个星期内并不能保持足够的体重增加。反之,一些婴幼儿虽然周期性地出现喂养困难和体重增长缓慢,但总趋势来看,还是得到了充足的喂养和足够的体重增长。多年来,对数百名 PRS 婴幼儿进行观察研究的结果提示：大多数情况下，任何 PRS 婴幼儿都应进行 7~14 天的住院观察,以确定喂养趋势。

喂养指南、策略和评估

PRS 婴幼儿的喂养情况需要先观察 7~14 天,并借助一些客观指标评估是否需要额外干预。本机构主要通过喂养趋势、气道阻塞、二氧化碳潴留和体重增加情况进行评估。我们认为通过配方奶或辅食喂养,腭裂患儿可以在 2 周内恢复正常体重。毛细血管血气分析(清晨,无长时间刺激、哭闹或剧烈活动下采集)在 40 秒内能显示 pCO_2。当 pCO_2 水平在 50 秒内升高,且碳酸氢盐水平升高(提示慢性呼吸性酸中毒代偿)时,应更多地考虑慢性气道阻塞。如果患儿临床症状较重,这些客观指标是给予及时干预的证据。当然,我们也可以借助多导睡眠监测,但新生儿期多导睡眠图难以解释,并不总是可靠。

喂养趋势

PRS 婴幼儿必须克服先天性腭裂所导致的喂养困难以及舌后坠所引起的气道阻塞。PRS 婴幼儿的喂养原则与其他腭裂患儿的喂养原则相同,主要包括:绝对避免直接母乳喂养;建议用吸奶器抽取母乳,采用奶瓶喂奶;应用特制奶瓶或奶嘴喂奶,因为特制奶瓶或奶嘴不需要有效吸吮即可有效输送母乳或配方奶（如哈伯曼奶瓶、美赞臣奶瓶、贝亲奶嘴;详见第 1 章)。

PRS 患儿的发育迟滞主要由于两个互不排斥的机制所致:能量摄入与呼吸耗能。每个存在喂养困难的新生儿家庭都应向有经验的喂养治疗师(职业治疗师、语言治疗师或喂养护理专家)进行咨询。在某些情况下,有经验的喂养治疗师可以成功喂养这些患儿，但有些患儿,喂养结果并不尽如人意,他们很少能达到正常儿童同样的进食量。能量摄入不足是一个常见问题,尽管可以通过补充高热量配方饮食或延长进食时间来弥补，但这些举措也容易导致渐进性疲劳，降低进食效率。有时可通过放置鼻咽导气管来缓解气道阻塞,从而改善喂养困难。但有时气道装置的存在会对喂养产生负面影响,在进食时需要将其去除。从长远来看,如果不能将正确的喂养策略教授给患儿的直接照顾者,容易导致患儿发育迟滞,从而不得不采取外科干预措施。喂养专家对 PRS 患儿家庭进行喂养辅导是必要的。

有些患儿即使获取了足够能量，也可能表现出发育迟滞。这种情况下需要重新评估其克服上呼吸道阻塞进行呼吸所做的耗能。克服上呼吸道阻塞使得呼吸耗能增加,从而导致发育迟滞。虽然这种情况可通过强化母乳或配方奶粉暂时缓解，但这并不解决其潜在的上呼吸道阻塞问题,换言之,这不是一个可持续性的长期方法。

必须再次进行强调的是,PRS 患儿的喂养问题绝大多数是由于气道阻塞引起的,而非固有的进食障碍。

喂养管

口胃管或鼻饲管的辅助通常会使存在喂养问题的患儿获益。针对这些辅助措施,有许多的管理策略,使其在提供充足营养的同时,不影响患儿口腔进食的能力和欲望。建议保持正常的口服喂养计划,并争取有规律地进行。不足的部分可以通过胃管喂养。口服喂养的时间应加以限制,防止患儿过度疲惫。常见的喂养计划如:每隔 3~4 小时进食 60mL,每次进食时间不超过 20~30 分钟。如果患儿在规定时间内完成进食,则不需要胃管喂养。然而,如果患儿只口服了 20mL,那么剩下的 40mL 需要在该进食期间通过鼻饲管打入。重复上述步骤,每次相应地调整鼻饲管打入的饮食量。

这种喂养策略可提供充足的能量摄入,也不会影响患儿经口进食的能力,可以确保患儿有规律地进食,避免持续饱腹。遵循这种计划性的喂养策略也提供了足够的数据来评估喂养趋势,使临床医生可以客观评估患儿的发育情况。护理小组可以构建一个直方图,记录每天的摄入量,并标注出口服和鼻饲管进食的量,这有助于医护人员与家长之间的沟通。在一些缺乏 PRS 喂养经验的机构中,我们还发现存在过早放弃口服进食,通过胃造瘘进行喂养的案例,但对于气道通畅、喂养困难的患儿,直接给予胃造瘘喂养,可导致患儿长期厌恶口服进食。

住院与门诊的治疗方法

如果婴儿没有表现出持续性上呼吸道阻塞（由血

氧饱和度情况、是否存在呼吸暂停和 pCO_2 水平确定)，并基本可正常喂养，在通过体位改变或单纯使用鼻喇叭管即可保持通气稳定的情况下，可以门诊处理。这种情况下，必须建立一个可靠和有效的门诊监测策略。部分患者在出生后2~6周，呼吸道阻塞症状会逐渐加重，伴有喂养困难。如果医生认为社区资源不足或家属不可靠，出生后4~6周以前，患儿都应留院观察，后续可转诊到特定的看护所或类似的机构继续观察，或在满足合适门诊监测流程的情况下门诊随访，以确保患儿的正常体重增长。

体重增加

体重增加是评估喂养情况最重要的客观指标。我们将腭裂患儿的体重标准同样应用于PRS患儿。与大多数的正常婴儿相比，PRS患儿在出生后的1周内会经历体重减轻的过程，但在出生后14天内可恢复出生体重，此后每周体重增加至少为115g。门诊随访的患儿每周应在相同的体重测量器上进行称重，若连续3周以上不能达到体重增长的目标，应住院重新评估喂养与气道阻塞情况。

■ 外科干预

支持性气道干预

虽然很多PRS患儿能通过变换体位或使用口腔矫治器稳定通气情况，但有些患儿不能耐受口咽或鼻咽气道支架，同样的，这些设备的管理对于家长而言可能过于烦琐。对于那些已经成功使用气道矫治器的患儿，确保矫治器在位的情况下，他们可以出院回家，但必须保持密切的门诊监测。气道通畅能维持数周至数月，然后需要逐步适应，从常规使用到只在晚上使用再到最终弃用。而对于那些使用非侵入性措施失败的患儿，可采取各种手术干预措施以解决舌阻塞问题。目前有多种舌固定的术式可供选择。可采用舌-唇粘连术(TLA)，同时可行口底骨膜下松解或环下颌骨缝合[20]。通常先分离下颌骨和颏舌肌，再将舌底缝合至下颌骨颏部，可以通过舌腹侧和唇龈沟的黏膜瓣完成粘连[21]。该粘连可维持到出生后1年，待腭裂修复术时再行松解。

据文献报道，该气道干预措施的有效率高达89%[21]，但舌头固定会加重患儿吞咽困难，需要长期通过鼻饲管或胃造瘘以补充肠内营养[15,16,21]。1998年的一项调查显示，超过80%治疗PRS的儿科机构已放弃这一技术[22]；然而，少数保留了TLA治疗的中心认为这是值得的，且满意其预后效果[16,21]。TLA的支持者们认为：相比复杂且昂贵的正颌手术，TLA手术具有操作相对简单、术后不会产生明显瘢痕、可避免潜在的神经和牙胚损伤，以及不需要专业手术设备的优势。反对者们认为TLA疗效不确切，且会加重吞咽困难，迫使患儿需要进行长期鼻饲管或胃造瘘喂养。此外，环下颌骨缝合容易引起医源性下牙槽骨裂，影响下颌中切牙。依照作者的经验，那些可以通过TLA稳定通气情况的患儿，也可采用鼻咽气道通气，辅以或不辅以鼻饲管喂养。因而，我们通常不采取这种干预措施，仅适用于那些拒绝下颌骨牵引成骨术和气管切开术的患儿，作为他们可供尝试的一种备选方案。

传统气道管理方案中，气管切开术是那些应用TLA治疗无效PRS患儿的最后选择，因为对于上气道阻塞的患者，气管切开是确保气道通畅最直接的方法。然而，虽然气管切开能有效绕过舌阻塞的部位，但这一长期过程容易引发其他疾病，甚至死亡[23,24]。气管切开的并发症主要包括拔管时或黏液分泌引起的突发性气道阻塞以及气道感染、出血、吻合口维持问题、气道狭窄和影响正常语言和吞咽功能发育等。此外，施行了气管切开的患儿需要专业的护理、监测和抽吸设备等。尽管如此，一项大型调查显示仍有约52%的PRS患儿选择气管切开来解决气道阻塞问题[22]。

下颌骨牵引成骨

PRS新生儿气道阻塞的另一种治疗方法是下颌骨牵引成骨术(MDO)。这种手术方法可使下颌骨逐渐前移，使舌根往前，从而缓解声门上气道阻塞(图3.2)。当下颌骨延长到理想的长度后，要经历一个稳固期，使得延长的骨段在前移的位置稳固。“不成熟”的骨骼(也可认为是“新生”的骨骼)在这一阶段骨重塑，之后方可取出延长器(图3.3)。该术式目前在美国和一些发达国家广泛应用于小颌畸形和严重气道阻塞的患儿。大多数医生已接受下颌骨牵引术这一治疗方案，但有些医生持反对意见，认为应用该术式多次手术风险大及并发症(如牙胚、面神经和软组织损伤)发生率

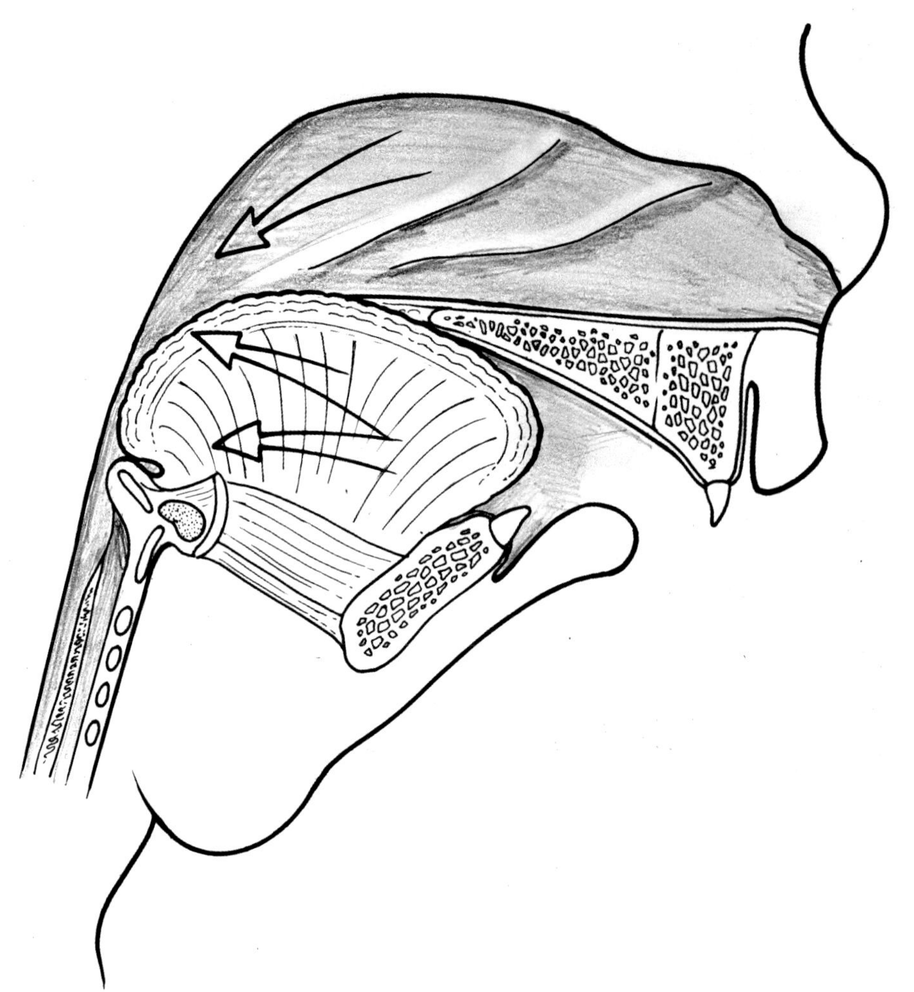

图 3.2 小颌畸形和舌后坠。与上颌骨相比,下颌骨明显短缩。同时,舌后坠影响了口咽部。

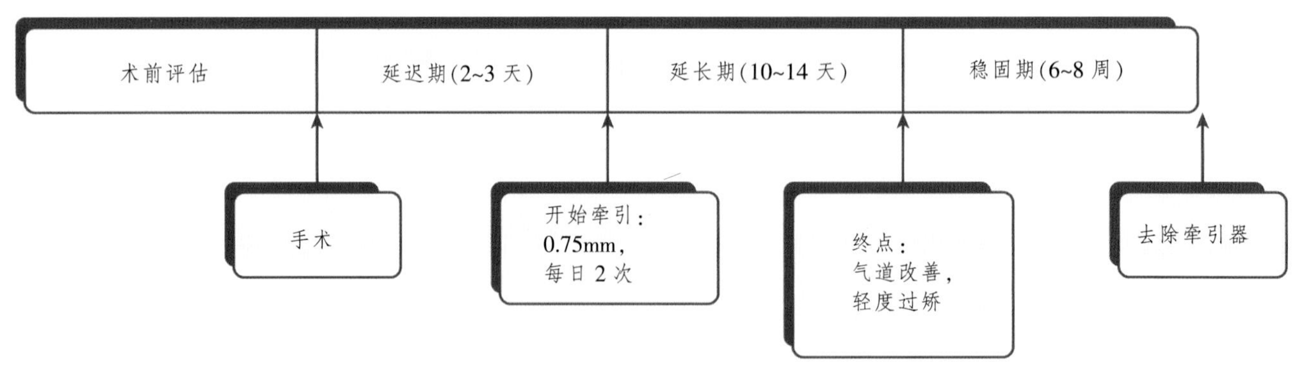

图 3.3 新生儿下颌骨牵引成骨时间表。

高。观察发现,采用下颌骨牵引成骨术的患儿喂养情况一般优于应用 TLA 的患者,且大多数情况下可以避免气管切开和饲管喂养[25-28]。下文将具体阐述患者选择、手术方法、术后随访以及术后早期和长期手术并发症情况。

术前准备

在进行下颌骨牵引术前,需要进行一系列的术前准备工作。首先,患儿体重需达到 2kg,体重不足的患儿下颌骨骨量可能不足以放置牵引器。因此,在手术的前几天或前几周内应提供足够的营养支持。之前门诊诊断为发育不良的患儿，应进行一段时间的鼻饲管喂养，直至体重达标。术前也应对各种急性呼吸窘迫（例如肺炎）或严重的慢性呼吸系统疾病（例如支气管肺发育不良）进行处理和评估。有一些机构的新生儿重症监护室会选择在手术前一晚为患儿完成插管，以减少在手术室花费的时间。

手术设计

若采用内置式线型或曲线型牵引装置，建议在术前行计算机断层扫描（CT）。可以采用模型公司或牵引器公司提供的专利软件进行手术设计，以模拟手术，并可用于指导术中下颌骨截骨。手术设计的一个重要考虑部分是手术时下颌骨的下移量以及牵引结束后下颌骨的过矫量。当使用内置式牵引器时，术前对牵引长度的规划显得尤为重要，因为这将决定使用哪种类型的牵引器。此外，还可以借助真人大小的下颌骨模型辅助进行手术设计，该模型可用于牵引器的塑形。根据作者的实践经验，若使用多向的外牵引装置，那么术前的影像学检查和模型并非必要。这类外牵引装置可以让医生在牵引阶段及时地调整牵引的方向，从而矫正不对称畸形和开畸形。因此，在使用多向外牵引装置时，术前并不需要精确的矢量设计（如计算机模拟或模型应用）。

定位

婴幼儿应行经鼻插管。直的气管导管是首选，因为Rae 管难以进行抽吸，同时难以保持患儿术后气管插管期间的肺部洁净。

手术台的方向主要取决于麻醉师，头可以在 0°的位置，也可以旋转 180°。由于手术涉及双侧下颌角，其他的角度不适合手术。如果选择 0°的位置，那么经鼻的气管插管应向后弯曲，超过额头平面，并且应加以支撑，以防止气管插管弯曲。如果选择的是 180°的位置，那么应将气管插管和呼吸机放到面中线的位置。

肩垫是必要的，一个肩垫有利于获得清晰的截骨视野。

器械

除了软组织和口腔手术的标准器械外，还需要一些外科手术的专用设备，如单极电凝和双极电凝、器械商供应的牵引器、带有小的侧切钻的电钻（直径 0.8~1.2mm）、小的手持电钻、1cm 薄的骨凿、较大的骨凿、神经拉钩、榔头、可伸展牵开器、手动冲洗器、Freer 骨凿、9 号骨凿、刀片等。

手术操作

下文描述的是双侧下颌骨截骨术及外置式多向牵引器植入术的手术方法，该方法已被作者应用于超过 100 例新生患儿，并已证实在正常操作下，很少有术中或术后并发症发生。该术式是内置式单向牵引器植入术和改良版外置式多向牵引器植入术的基础。

采用下颌骨体部 1cm 下的横向切口暴露下颌角，切口长度为 3~4cm。新生儿下颌缘神经的位置基本是固定的，其下拐点通常就位于下颌角的外侧。通过钝性分离皮下组织暴露下颌下腺，再深入分离下颌下腺筋膜，显露下颌角，锐性分离下颌角区咬肌纤维，并使用双极电凝止血，以尽可能避免热损伤下颌缘神经。

然后沿着下颌骨下缘锐性分离骨膜，从骨膜下分离下颌角内侧和外侧，直至两侧露出约 1cm 的下颌骨皮质。内部下颌角是通过伸入一个神经拉钩或其他钝性的下颌缘剥离探针，沿着下颌骨内侧曲线从一侧钝性分离至另一侧确定的。这一步减少了将髁突和喙突间乙状切迹误认为内侧下颌角，错误施行截骨术的可能。

> 新生儿下颌骨中，下颌内角和乙状切迹很容易混淆，容易造成错位的，甚至是破坏性的截骨，不仅无法进行适当的牵引成骨，还可能破坏下颌骨的生长中心。

应用钝性探针为引导，有助于标记截骨线。截骨线通常是下颌骨内角到下颌角前缘的一条连线。必须注意，直接通过下颌角的截骨线容易破坏下颌骨本身的解剖结构，破坏其美观性。细心的外科医生可以发现，下颌骨外侧缘有一个双层的豁口，截骨线应置于这个豁口前方（图 3.4）。

接下来，应用薄的带有侧切钻的电钻（0.8~1.2mm）进行下颌骨外侧皮质截骨术：应先在外侧皮质骨上做刻痕，再逐步加深，直至离断下颌骨外侧皮质骨，而不累及中间的松质骨，以防止下齿槽神经损伤。在截骨过

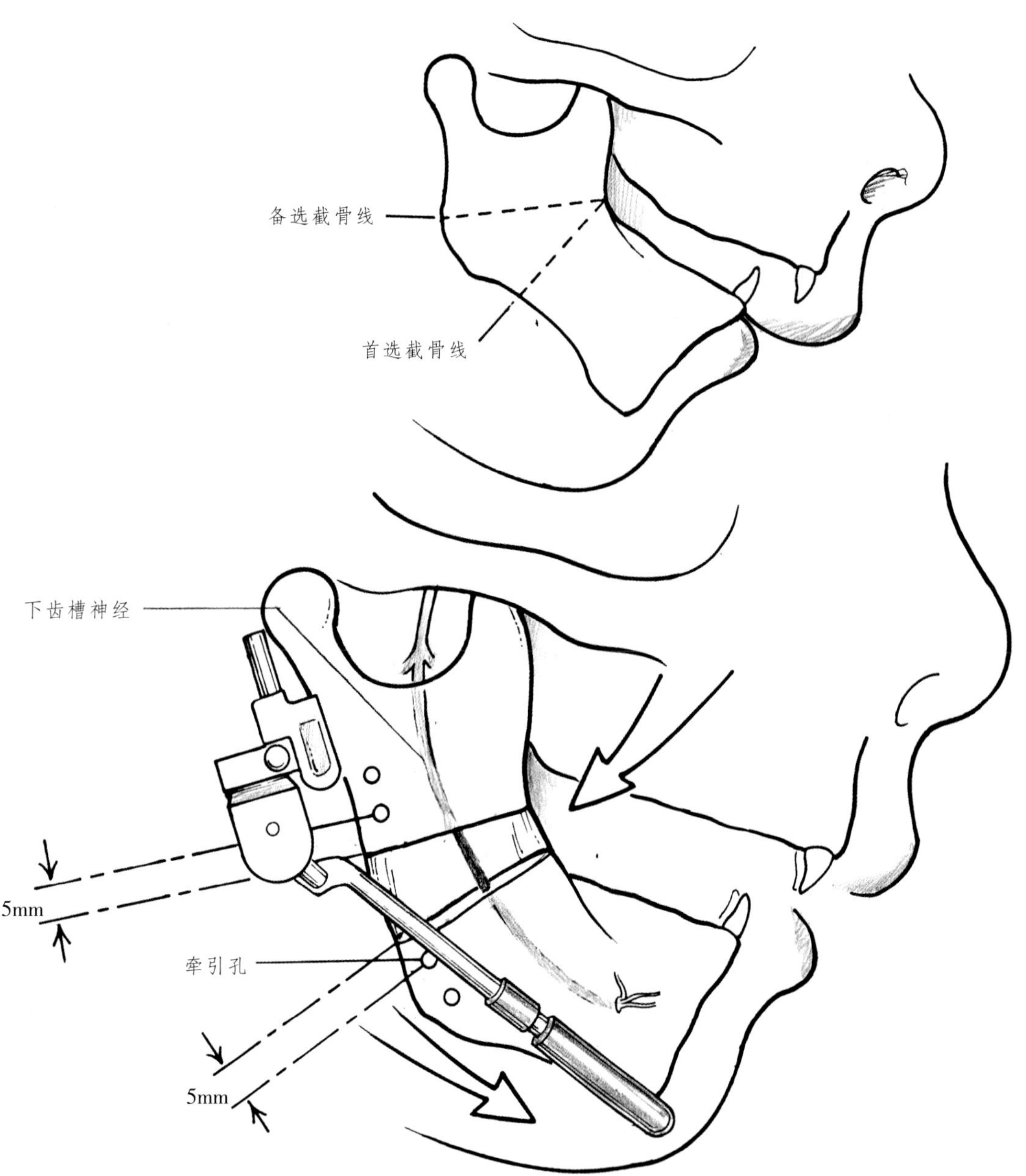

图 3.4 下颌骨外牵引器植入位置。外牵引器应放置在截骨线附近，而牵引针应放置在离截骨线至少 5mm 处。同时应注意保护牵引区下齿槽神经。

程中，应大量冲洗，以防止热损伤，热损伤可能会影响后续骨生成。在这一阶段，必须沿着下颌骨的外表面完成截骨，因为一旦牵引器放入，就无法再放入电钻了。由于这边没有损伤下颌缘神经的风险，这一步可以大胆操作。我们也应该记住，在这里，下颌骨上下径大于其内外径。

一旦外侧皮质截骨术完成，确定了最终截骨的位置，就可以放置牵引针了。一般牵引器的供应商会提供一个套管针以辅助放置外牵引针。这些外牵引针都是经皮放置的。皮肤穿刺的位置是通过定位器（如 1.5 英寸、27 号的注射针）来确定的。定位针穿过脸颊，模拟外侧骨皮质截骨线外牵引针的插入轨迹。一般截骨线两侧应各放一对外牵引针，外牵引针的位置应离截骨线至少 5mm。一旦确定了两侧牵引针的位置，应在面颊部皮肤上做标记。每个位置都有刺穿切口，止血器应沿着面神经的方向穿过皮下组织，形成两个狭窄的通道与颈部伤口相连。

之后将套管针塞入该通道，以辅助放置外牵引针。

无论是近端还是远端,哪端先固定都是可以的。远端的牵引针应靠近下颌骨下缘,以避免损伤牙胚和下齿槽神经。一般来说,婴幼儿下颌骨体部下缘1~2mm范围内即可放置牵引针。而近端牵引针应放置在离截骨线至少5mm的位置。远端牵引针的位置是由套管针决定的。应最先放置离截骨线近的牵引针,以防下颌骨骨折。在这种情况下,牵引针可以放置在离截骨线较远的地方。

近端牵引针应放置在下颌骨角部和升支区域。婴幼儿下颌骨可能骨量不足,不足以沿下颌角下缘放置近端牵引针。下颌角的骨质可能很薄。也可以调整牵引针的方向,使牵引针更垂直地固定在下颌骨升支上。

年龄较大的患儿可以用电钻打入牵引针,但婴幼儿下颌骨比较软,因此作者们建议手工钻入牵引针。钻入牵引针时,医生应将一根手指放在下颌骨内侧面,大多数情况下,当牵引针突破内侧皮质时,可触及其尖端(这是手工钻入牵引针的另一个理由,使用电钻有伤害到医生手指的风险!)。这一方法可确保牵引针穿过两层骨皮质,因为仅穿过一层骨皮质不足以提供足够的强度完成牵引。同时,注意两组牵引针应垂直于同一平面,正中矢状面较为理想。

两组牵引针完成放置之后,应将外牵引装置连接到牵引针上,进行必要的调整,以消除牵引针的扭矩。在多数情况下,牵引针都需要进行调整(无论是成角牵引还是直线牵引)以使牵引针和牵引轴排成一行。如果牵引针和外牵引装置之间存在过大的张力,截骨全部完成后会导致下颌骨错位。应用手术标记在牵引针上标记外置牵引装置的位置,并移除外置牵引装置。

此时,应再用带有小的侧切钻的电钻完成下颌骨内侧面的截骨。应注意保持内外侧截骨线的平行一致,以最好地完成截骨术。一旦完成内侧截骨术,可以从骨皮质下缘插入一个大骨凿,并轻轻地向两侧扭动。如果轻轻扭动就可以离断,那么提示截骨术取得了成功。但如若不行,医生不能贸然使用更大的力量。医生此时应使用薄骨凿,沿着外侧或内侧的截骨线插入,探索未截开的区域,并用锤子轻轻凿开,直到轻轻用力即可分离下颌骨。在这个阶段,最容易犯的错误是未能完全截开下颌骨上缘,且必须确认下颌骨已完全剥离。这个阶段末,应根据之前的标记将外置牵引装置重新放到牵引针上,并尝试线性牵引,确认下颌骨骨段可以沿着截骨线牵引开来。当牵引开几毫米后,应用神经拉钩或其他钝性器械探查牵引开来的缺损中是否保留有下齿槽神经。

最后,将外置牵引装置牵引回未牵引前的状态。应确认下颌骨段复位,然后分两层缝合颈部切口。用4-0或5-0可吸收线缝合皮下组织,再用5-0或6-0可吸收线连续缝合皮肤。在开始另一侧手术前,应用湿海绵裹住脸颊上的牵引针和外置牵引装置。

在两侧手术均完成后,应用敷料缠绕每根牵引针,以防止引流液从牵引针流入外置牵引装置。

术后处理

双侧下颌骨截骨术是痛苦的。可使用麻醉药做相应的疼痛处理,但这要求婴儿术后保持至少48小时以上的气管插管。如果患儿术前不需要插管做气道管理,那么通常术后3天即可拔管。如果患儿术前即需要插管,那么通常至少需要7~10天才可以拔管。针对这种病例,可使用床旁纤维喉镜检查以确保拔管前有足够的气道通气。

术后第2天可去除局部敷料,并对牵引针部位进行常规护理。牵引针部位应用过氧化氢加抗生素软膏(杆菌肽)进行消毒包扎,每日2次。还要应用全身性抗生素(头孢唑啉、头孢氨苄或克林霉素),直至牵引完成为止。

牵引开始

对于大多数患儿,36~48小时的延迟期似乎足以预防骨骼提前愈合,也不影响骨骼新生。无论手术在当天什么时候进行,术后第二天通常就可以开始牵引。

牵引过程

一般采用每天1.0~1.5mm的速率进行牵引,有利于骨骼新生(作者一般每天牵引2次,根据牵引器器械的不同,每次牵引延长0.50~0.75mm)。牵引速率大于每天2mm可导致纤维性骨不连。而牵引速率小于每天0.5mm可导致骨骼提前愈合。大多数研究表明,每天1mm的牵引速率是最理想的。

牵引通常需持续到上颌骨和下颌骨牵引全部完成或下颌骨轻微覆盖为止(图3.5)。大多数病例在稳固期可发生一些回缩。然而,过度牵引会增加稳固期回缩的可能性,因为过度牵引会导致牵引针的张力过大,从而减少外固定装置的稳定性。

小颌畸形患儿的术前评估中,侧面的评估是相当重要的,可用于评估下颌骨的缺少量,也可借助于术前 CT 扫描判断(图 3.6 至图 3.8)。患儿在放置牵引针后可以正常进食(图 3.9)。而牵引完成后,稳固期即可去除牵引针。作者通常采用患儿延长期 3 倍的时长或 6 周这两个指标,取其长者作为稳固期的时间。我们常规术后也不拍摄任何影像。当然,也可以通过术后 CT 扫描评估患儿骨骼的新生情况(图 3.10 和图 3.11)。术后牵引针伤口愈合的美观情况也是可以接受的(图 3.12)。

内置式牵引

单向牵引也可以选择内置式牵引器来完成(图 3.13 至图 3.19)。是否选用内置式牵引完全取决于个人喜好,但需要注意内置式牵引器一旦固定,牵引矢量就无法更改。类似外置式牵引器,该方式采用下颌下切口行下颌骨截骨术(图 3.13)。术前可利用头颅模型和牵引设计软件规划牵引方向、长度和选择将要使用的牵引器,并可在术前完成牵引器塑形(图 3.14 和图 3.15)。通过下颌骨下的切口,下颌骨模型可显示下颌骨体部后面的截骨线以及牙胚和齿槽神经的位置(图 3.16)。在规划内置式牵引器时,必须注意牵引的矢量。内置式牵引器是通过一个柔性的牵引杆来完成牵引的,该牵引杆可以前置,也可以后置,但后置时要注意避免损伤面神经(图 3.17)。两种牵引方法的牵引速率是相同的。内置式牵引器完成牵引后,可拆除牵引杆,进入稳固期,但稳固期后无论经口外切口还是口内切口,都必须行二次手术拆除内置式延长器。此时可评估牵引后骨骼的新生情况(图 3.18),最终面部瘢痕情况也是可以接受的(图 3.19)。

稳固期

延长完成后,一般需要稳固 5~6 周,以确保新生骨骼长成。外牵引针可以通过门诊手术在较短时间内拆除,只需要拆除外牵引装置,将牵引针从下颌骨上卸下即可。

■ 经验与教训

鉴别哪些 PRS 患儿适合 TLA 和 MDO,哪些患儿

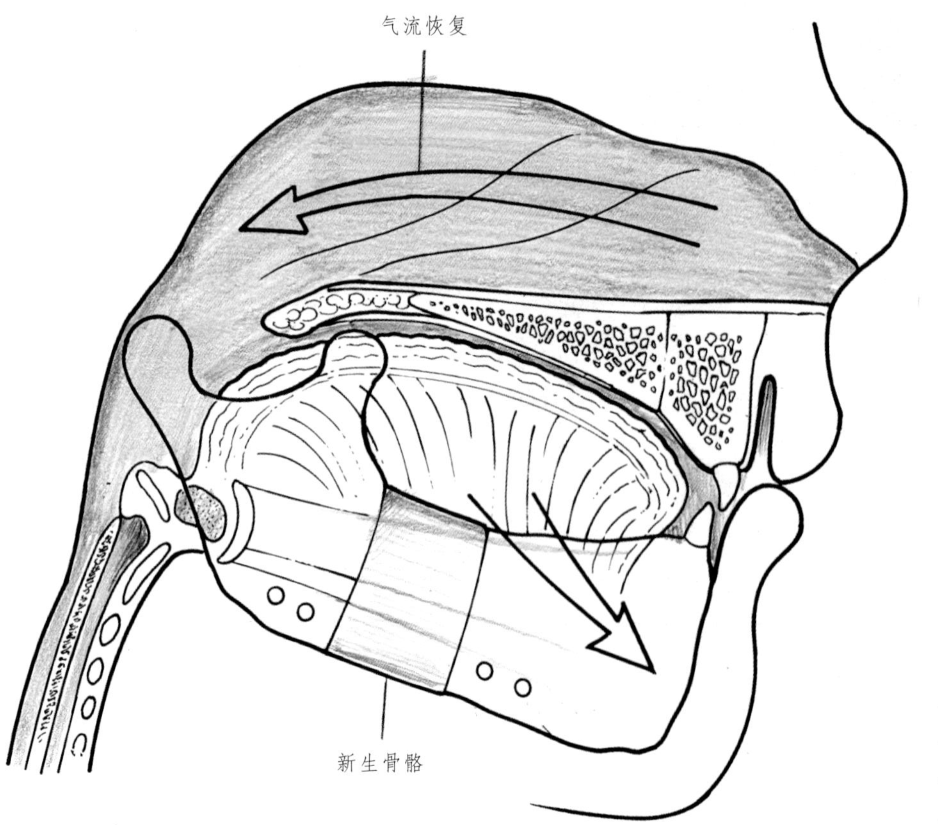

图 3.5 稳固期后牵引完成。上颌骨和下颌骨实现 I 类咬合关系。下颌骨中有一段新生骨,后坠的舌头被从口咽中带出,缓解了气道阻塞。外牵引器的牵引针已去除。

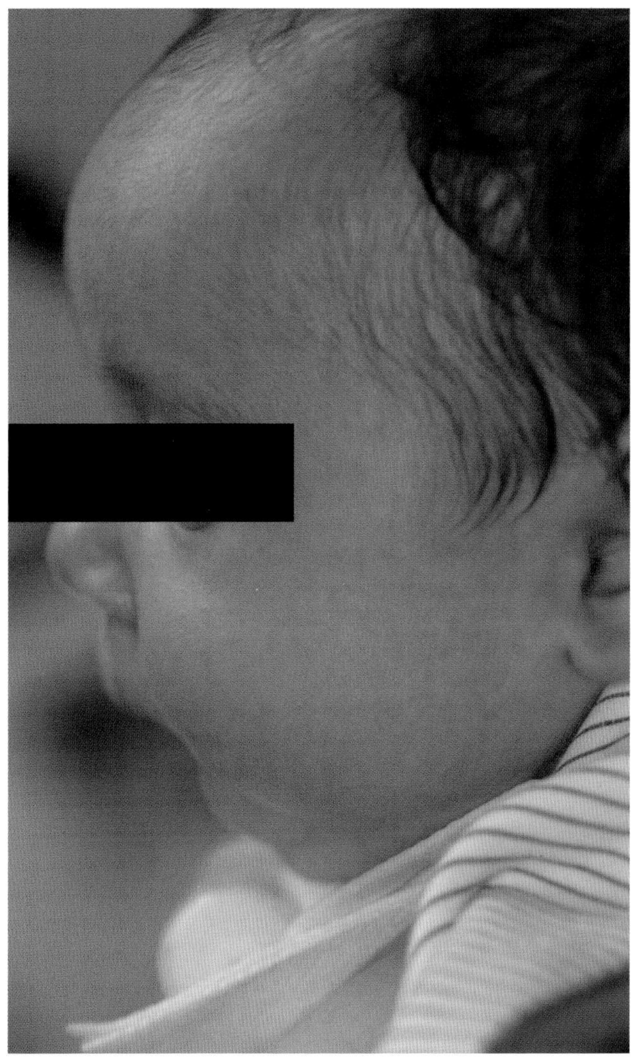

图 3.6 小颌畸形患儿气管造口术后侧面观。

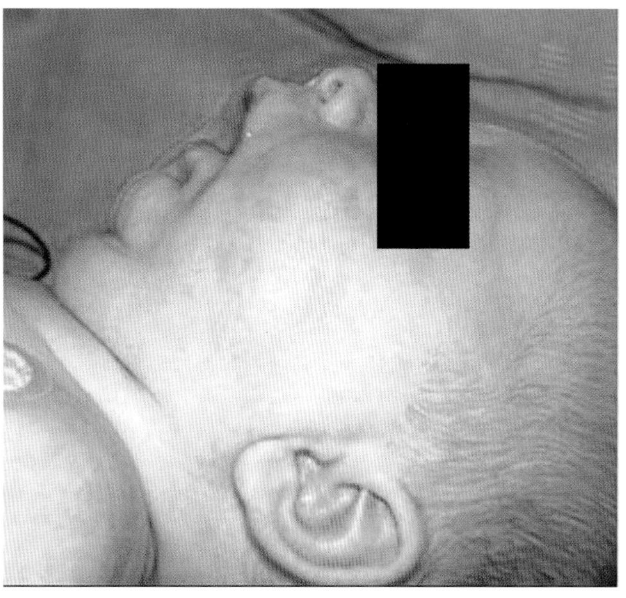

图 3.7 小颌畸形患儿仰卧位观。(Senders CW, Kolstad CK, Tollefson TT, Sykes JM. Mandibular distraction osteogenesis used to treat upper airway obstruction. Arch Facial Plast Surg 2010;12(1):11–15)

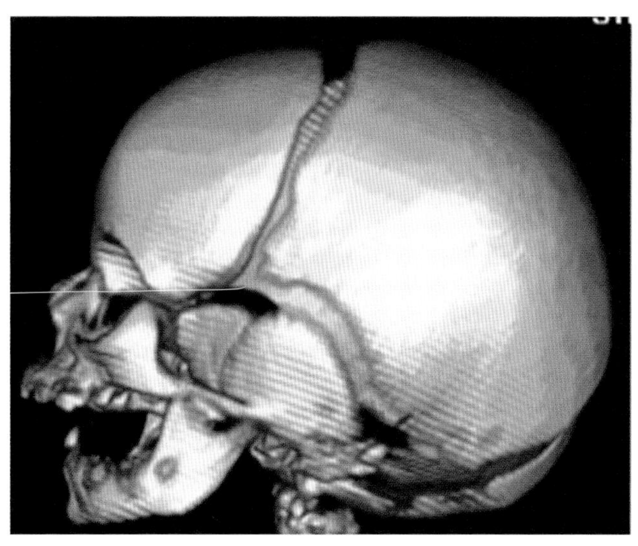

图 3.8 小颌畸形患儿术前 CT 扫描侧面观。(Senders CW, Kolstad CK, Tollefson TT, Sykes JM. Mandibular distraction osteogenesis used to treat upper airway obstruction. Arch Facial Plast Surg 2010;12(1): 11–15)

不适合,是至关重要的。某些患有 PRS 的患儿有较高的 TLA 或 MDO 的失败率，只能选择气管切开术和胃造瘘术[14-16,21,28]。曾有研究试图根据 PRS 患儿术前的临床特点来预测哪些患儿不适合 TLA 和 MDO 的手术治疗。Rogers 等人曾提出 GILLS 评分,用来判断哪些 PRS 患儿行 TLA 手术时会有较高的失败率。GILLS 是五个英文单词的首字母缩写,G 代表胃食管反流、I 代表术前气管插管、L 代表晚期手术（即手术年龄大于 2 周龄)、L 代表低出生体重(即出生体重低于 2.5kg)、S 代表合并综合征。该评分满分 5 分,当得分≥3 分时,提示 TLA 手术的失败率高达 40%以上[21]。一项小型研究通过长期随访发现早期行 MDO 的 PRS 患儿（手术年龄小于 3 月龄)中,合并有神经系统损伤的患儿(如癫痫发作、肌张力减退、慢性吸气障碍)预后较差,最终需要行气管切开术和(或)胃造瘘术[27]。这两项研究结果提示，非综合征型的 PRS 患儿往往在 TLA 或 MDO 术后有较好的预后。而某些特定的无神经认知障碍的综合征型(如 Stickler 综合征)的患儿预后与非综合征型

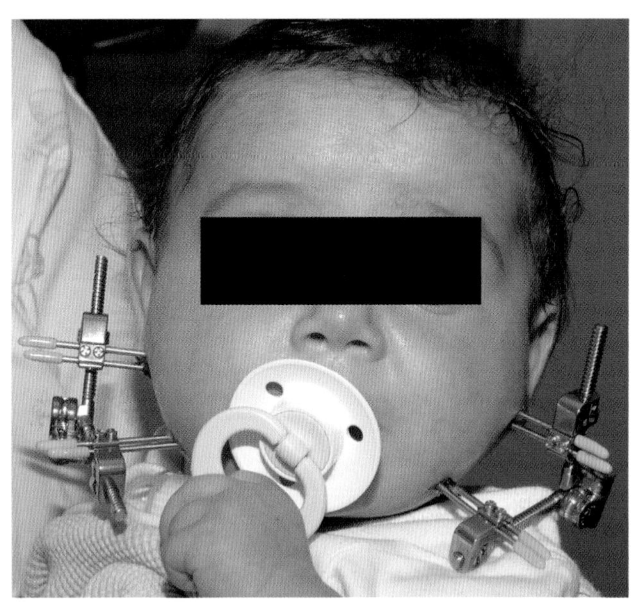

图 3.9 牵引期牵引针的放置位置。

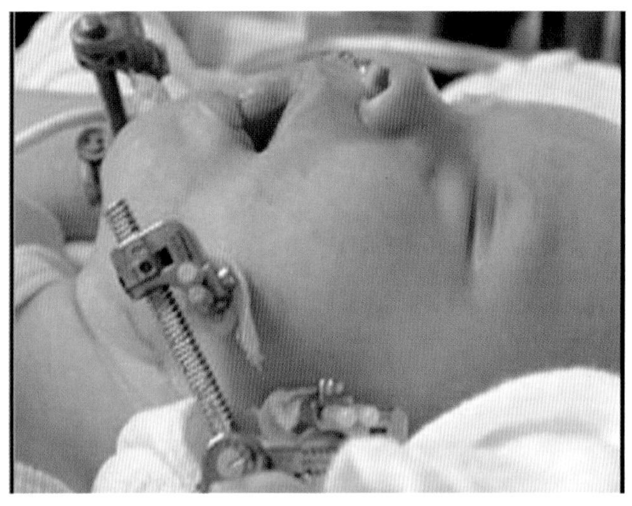

图 3.10 稳固期后的牵引针侧面观。(Senders CW, Kolstad CK, Tollefson TT, Sykes JM. Mandibular distraction osteogenesis used to treat upper airway obstruction. Arch Facial Plast Surg 2010;12(1): 11-15)

患儿相似[16,21,27]。预后有区别的可能是那些下颌骨发育不良的患儿,如眼-耳-脊柱发育不良(OVAS)、Treacher Collins 综合征或 Nager 综合征。这些患者中,下颌骨髁突下方的生长中心可能受累,抑制下颌骨的生长发育,即使早期行下颌骨牵引术,下颌的生长发育依然会受限。

此外,下颌骨髁突缺如、喙突缺如、颞下颌关节窝异常(Pruzansky 3 级)[29]的患儿不适合早期牵引[30]。这样的患儿在牵引过程中,下颌骨后段无法与颅底恰当接触,只能向后往乳突区域的软组织内移动,无法使下颌骨有效前移。对于这部分患儿,作者选择先行气管切开,后在儿童期行肋软骨移植,重建颞下颌关节。在这

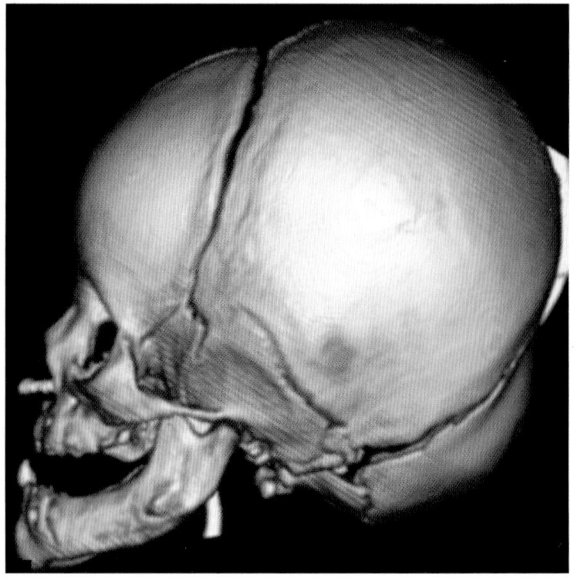

图 3.11 小颌畸形患儿下颌骨牵引术后 CT 扫描侧面观。(Senders CW, Kolstad CK, Tollefson TT, Sykes JM. Mandibular distraction osteogenesis used to treat upper airway obstruction. Arch Facial Plast Surg 2010;12(1): 11-15)

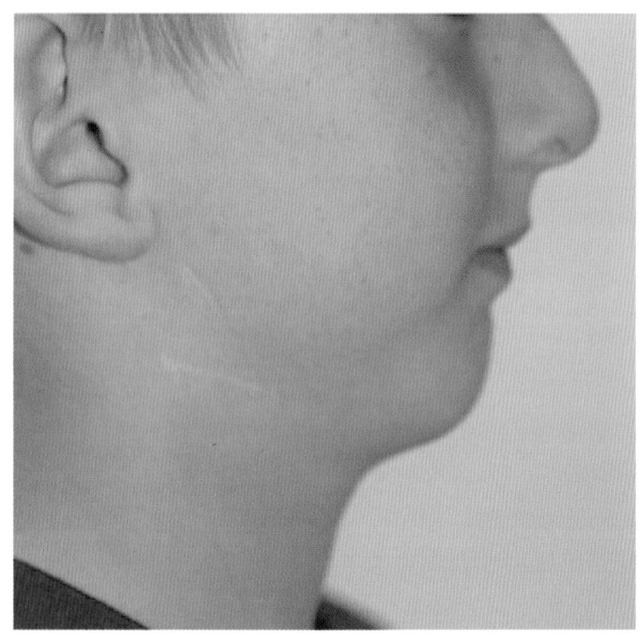

图 3.12 下颌骨牵引术后形成的针道瘢痕。

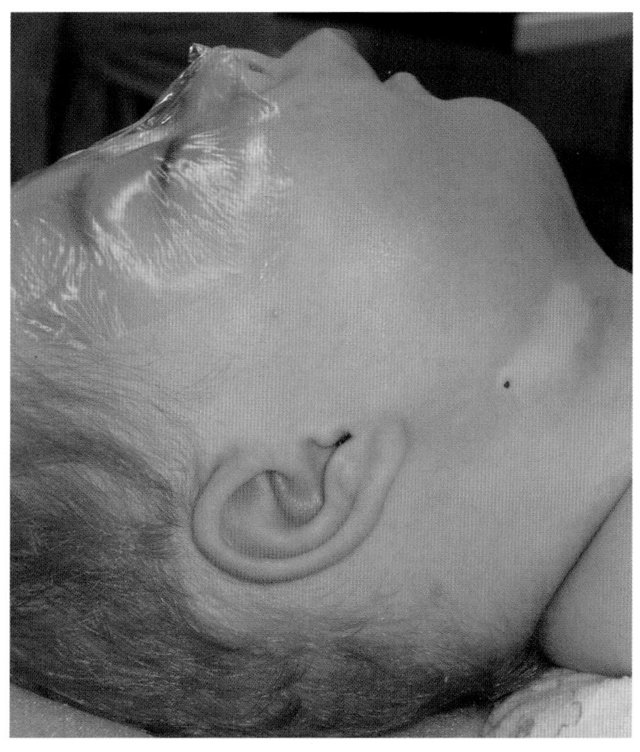

图 3.13　Pierre Robin 序列征的患儿术前照片。

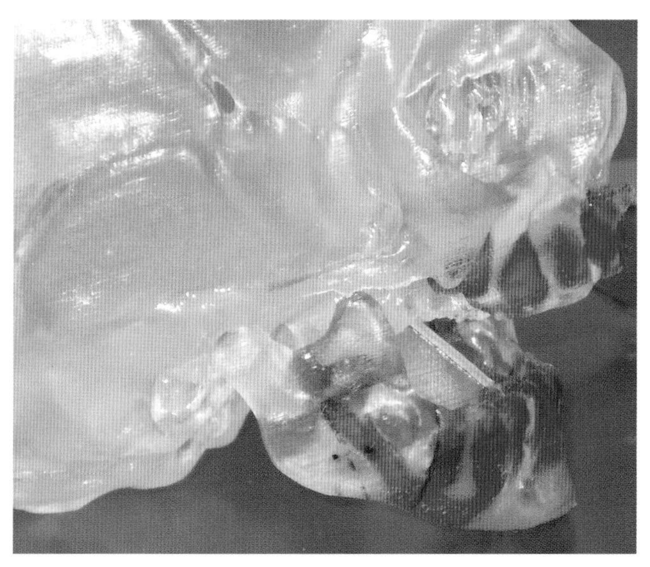

图 3.14　标注了牙齿和下齿槽神经的手术模型(侧面观)。

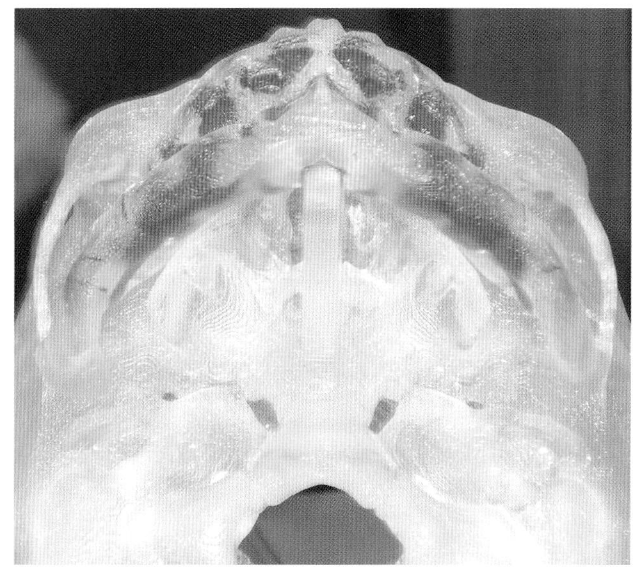

图 3.15　手术模型的下面观,显示了上下颌骨之间的差异。

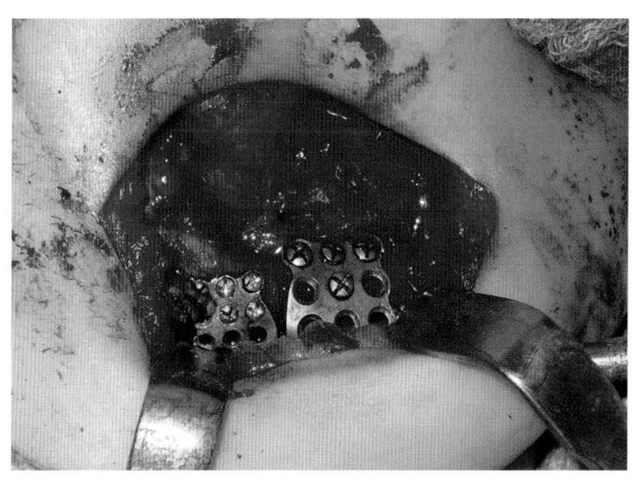

图 3.16　经颈入路行截骨术,经颏下皮肤穿出内置式牵引器的牵引杆(右侧),该牵引杆也可后置。

些手术之后,如果有需要,可再行牵引肋骨部分。

合并有神经系统受损的 PRS 患儿,其气道阻塞的风险不仅仅来源于舌后坠[16-19,22,27]。因此,这类综合征型 PRS 患儿,仅仅采用舌固定术或牵引术治疗舌底阻塞是不合适的,因为这些手术干预并不能治疗其张力减退、协调性差或慢性吸气障碍的问题。对于这些合并其他疾病的患儿,可采取气管切开术和胃造瘘术,这些治疗有利于绕过上气道阻塞部位、改善肺部洁净、维持肠内营养。若采用 TLA 或 MDO 治疗这类患儿,易产生额外花费以及原本可避免的各种手术并发症。

最后讨论一下各种 MDO 术式的潜在缺点。牵引器植入手术可选择颈部入路或口内入路。无论是外置式牵引器还是内置式牵引器都有其固有的优缺点(表 3.1)。对于新生儿期的牵引,无论是选择外置式牵引器还是内置式牵引器,大多数外科医生会选择口外切口。内置

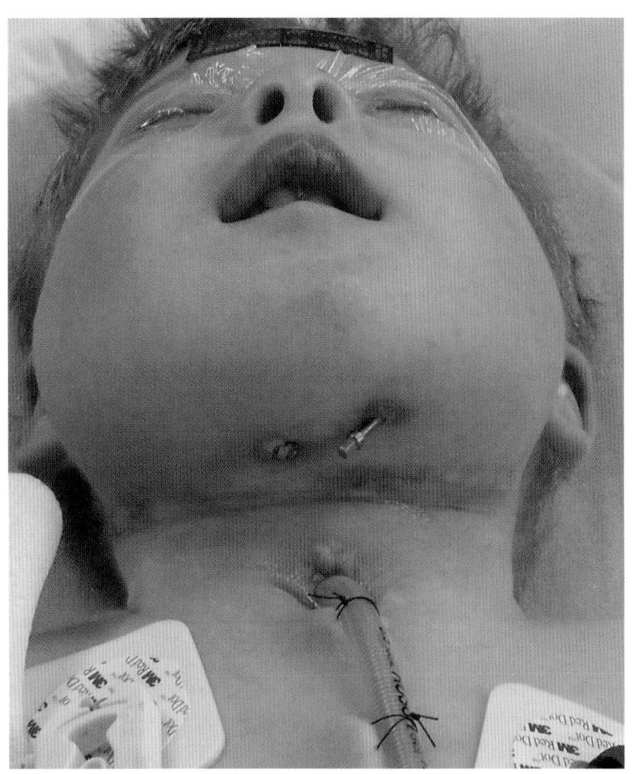

图 3.17 颏下延长杆。

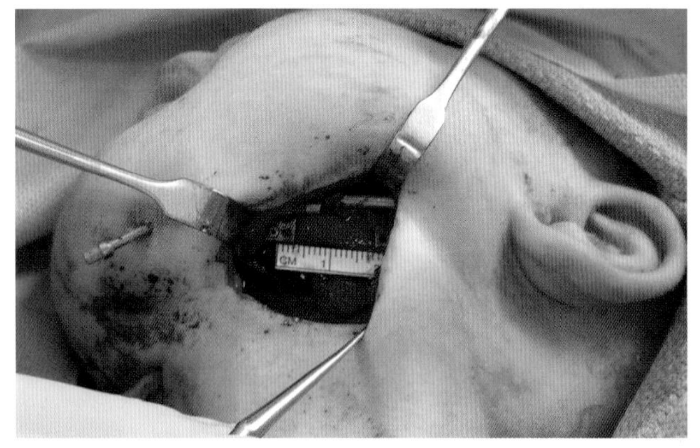

图 3.18 牵引器间新生骨形成。

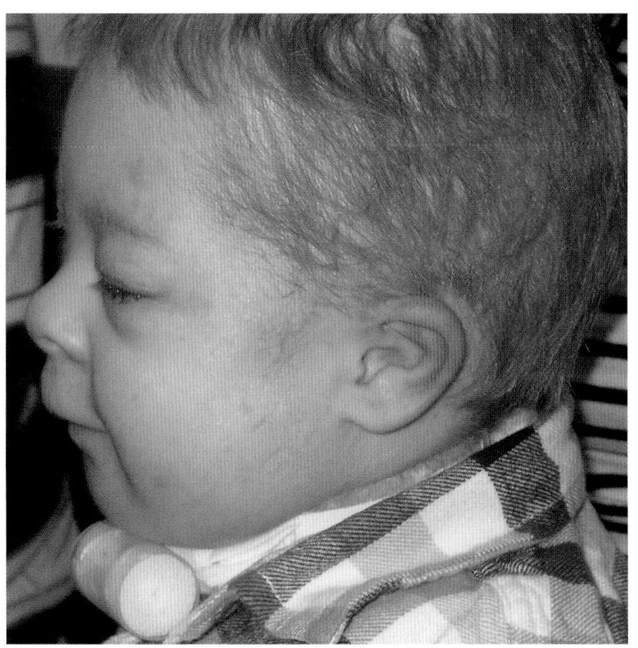

图 3.19 牵引术后上下颌关系矫正。

表 3.1 内置式和外置式下颌骨牵引成骨的优劣比较

	内置式牵引器	外置式牵引器
优势	牵引器体积小	可实现多矢量牵引
	稳定,不存在牵引针松脱	不需二次手术就可去除牵引针
不足	牵引器取出需要二次麻醉	装置笨重
	曲线或单向牵引	牵引针移位、松脱
	牙胚损伤风险	皮肤瘢痕增生
	两次面神经损伤风险	牙胚损伤风险大
		下齿槽神经损伤风险
		面神经损伤风险

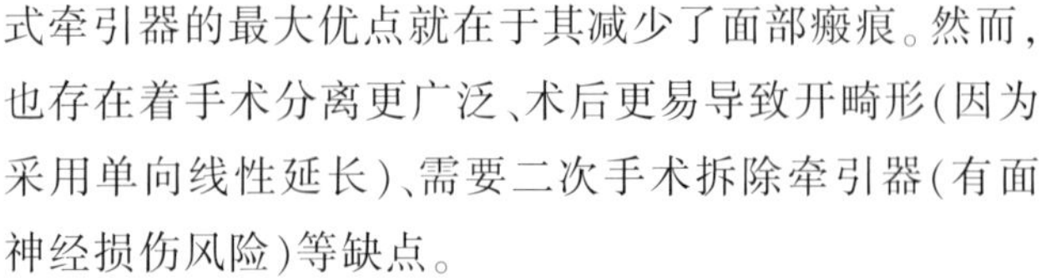

式牵引器的最大优点就在于其减少了面部瘢痕。然而,也存在着手术分离更广泛、术后更易导致开畸形(因为采用单向线性延长)、需要二次手术拆除牵引器(有面神经损伤风险)等缺点。

作者更倾向于使用多向外置式牵引装置。虽然除了下颌下的切口外,外置牵引针还会在面颊部留下小瘢痕(图 3.12),但是所有切口都可以愈合良好(图 3.19),后期也可再行瘢痕修复[25]。更重要的是,一旦发现开畸形,多向外置牵引器可以及时进行纠正。最后,外置式牵引器便于拆除,面罩通气下,小剂量镇静,经皮拔除牵引针即可,不需要二次分离,也没有面神经损伤或新增瘢痕的风险。

■ 循证医学

事实上，所有支持早期MDO的文献都是回顾性的，且大多数研究都是病例报道和单中心研究。除了专家意见以及单中心对于PRS新生患儿诊断、治疗和长期预后的评估外，几乎没有其他证据[31]。而由于PRS的相对罕见性以及影响下颌骨牵引这一临床决策的变量较多（如PRS患儿的区域差异、外科医生和父母对治疗的选择），难以提升目前Ⅳ级的证据等级。已建议采用标准化的诊断和治疗方案开展多中心研究，为PRS新生儿的诊断和治疗提供依据[31]。

（柴岗 陈骁俊 Mooi Wei Jun 译）

参考文献

1. St-Hilaire H, Buchbinder D. Maxillofacial pathology and management of Pierre Robin sequence. Otolaryngol Clin North Am 2000;33(6):1241-1256, vi
2. Robin P. A fall of the base of the tongue considered as a new cause of nasopharyngeal respiratory impairment: Pierre Robin sequence, a translation. 1923. Plast Reconstr Surg 1994;93(6):1301-1303
3. Robin P. Glossoptosis due to atresia and hypotrophy of the mandible. Am J Dis Child 1934;48:541-547
4. Handley SC, Mader NS, Sidman JD, Scott AR. Predicting surgical intervention for airway obstruction in micrognathic infants. Otolaryngol Head Neck Surg 2013;148(5):847-851
5. Paladini D, Morra T, Teodoro A, Lamberti A, Tremolaterra F, Martinelli P. Objective diagnosis of micrognathia in the fetus: the jaw index. Obstet Gynecol 1999;93(3):382-386
6. van der Haven I, Mulder JW, van der Wal KG, Hage JJ, de Lange-de Klerk ES, Haumann TJ. The jaw index: new guide defining micrognathia in newborns. Cleft Palate Craniofac J 1997;34(3):240-241
7. Tonsager SC, Mader NS, Sidman JD, Scott AR. Determining risk factors for early airway intervention in newborns with micrognathia. Laryngoscope 2012;122(Suppl 4):S103-S104
8. Morris LM, Lim FY, Elluru RG, et al. Severe micrognathia: indications for EXIT-to-Airway. Fetal Diagn Ther 2009;26(3):162-166
9. Marston AP, Lander TA, Tibesar RJ, Sidman JD. Airway management for intubation in newborns with Pierre Robin sequence. Laryngoscope 2012;122(6):1401-1404
10. Pielou WD, Allen A. The use of an obturator in the management of the Pierre Robin syndrome. Dent Pract Dent Rec 1968;18(5):169-172
11. Oktay H, Baydaş B, Ersöz M. Using a modified nutrition plate for early intervention in a newborn infant with Pierre Robin sequence: A case report. Cleft Palate Craniofac J 2006;43(3):370-373
12. Bacher M, Sautermeister J, Urschitz MS, Buchenau W, Arand J, Poets CF. An oral appliance with velar extension for treatment of obstructive sleep apnea in infants with Pierre Robin sequence. Cleft Palate Craniofac J 2011;48(3):331-336
13. Parhizkar N, Saltzman B, Grote K, et al. Nasopharyngeal airway for management of airway obstruction in infants with micrognathia. Cleft Palate Craniofac J 2011;48(4):478-482
14. Meyer AC, Lidsky ME, Sampson DE, Lander TA, Liu M, Sidman JD. Airway interventions in children with Pierre Robin Sequence. Otolaryngol Head Neck Surg 2008;138(6):782-787
15. Evans AK, Rahbar R, Rogers GF, Mulliken JB, Volk MS. Robin sequence: a retrospective review of 115 patients. Int J Pediatr Otorhinolaryngol 2006;70(6):973-980
16. Kirschner RE, Low DW, Randall P, et al. Surgical airway management in Pierre Robin sequence: is there a role for tongue-lip adhesion? Cleft Palate Craniofac J 2003;40(1):13-18
17. Pasyayan HM, Lewis MB. Clinical experience with the Robin sequence. Cleft Palate J 1984;21(4):270-276
18. Caouette-Laberge L, Bayet B, Larocque Y. The Pierre Robin sequence: review of 125 cases and evolution of treatment modalities. Plast Reconstr Surg 1994;93(5):934-942
19. Tomaski SM, Zalzal GH, Saal HM. Airway obstruction in the Pierre Robin sequence. Laryngoscope 1995;105(2):111-114
20. Argamaso RV. Glossopexy for upper airway obstruction in Robin sequence. Cleft Palate Craniofac J 1992;29(3):232-238
21. Rogers GF, Murthy AS, LaBrie RA, Mulliken JB. The GILLS score: part I. Patient selection for tongue-lip adhesion in Robin sequence. Plast Reconstr Surg 2011;128(1):243-251
22. Myer CM III, Reed JM, Cotton RT, Willging JP, Shott SR. Airway management in Pierre Robin sequence. Otolaryngol Head Neck Surg 1998;118(5):630-635
23. Gianoli GJ, Miller RH, Guarisco JL. Tracheotomy in the first year of life. Ann Otol Rhinol Laryngol 1990;99(11):896-901
24. Wetmore RF, Handler SD, Potsic WP. Pediatric tracheostomy. Experience during the past decade. Ann Otol Rhinol Laryngol 1982;91(6 Pt 1):628-632
25. Tibesar RJ, Scott AR, McNamara C, Sampson D, Lander TA, Sidman JD. Distraction osteogenesis of the mandible for airway obstruction in children: long-term results. Otolaryngol Head Neck Surg 2010;143(1):90-96
26. Lidsky ME, Lander TA, Sidman JD. Resolving feeding difficulties with early airway intervention in Pierre Robin Sequence. Laryngoscope 2008;118(1):120-123
27. Scott AR, Tibesar RJ, Lander TA, Sampson DE, Sidman JD. Mandibular distraction osteogenesis in infants younger than 3 months. Arch Facial Plast Surg 2011;13(3):173-179
28. McCarthy JG, Schreiber J, Karp N, Thorne CH, Grayson BH. Lengthening the human mandible by gradual distraction. Plast Reconstr Surg 1992;89(1):1-8, discussion 9-10
29. Pruzansky S, Richmond JB. Growth of mandible in infants with micrognathia; clinical implications. AMA Am J Dis Child 1954;88(1):29-42
30. Kaban LB, Moses MH, Mulliken JB. Surgical correction of hemifacial microsomia in the growing child. Plast Reconstr Surg 1988;82(1):9-19
31. Bookman LB, Melton KR, Pan BS, et al. Neonates with tongue-based airway obstruction: a systematic review. Otolaryngol Head Neck Surg 2012;146(1):8-18

第 4 章
单侧唇裂修复

Travis T. Tollefson, Jonathan M. Sykes

■ 引言

唇腭裂是颅面发育过程中最常见的先天性畸形。在美国,每年有多达 7000 名新出生唇腭裂患儿[1]。外科手术只是弥补了唇腭裂患儿的表面缺陷，而多学科联合治疗为这类患儿提供了综合治疗手段。美国唇腭裂协会治疗指南建议唇腭裂治疗需要一支多学科联合的团队,包括麻醉学、听力学、放射学、遗传学/畸形学、神经外科、护理、眼科、口腔颌面外科、口腔正畸学、头颈外科、儿科、儿童牙科、体质人类学、整形手术、假牙修复术、精神病学、心理学、社会工作、语言语音病理学[2]。当然，不是每一个治疗团队都能囊括以上所有的专业人员。个人的专业知识通过成员间的合作和讨论得到扩展,从而提高了团队治疗的效率和能力。这样的团队能够诊断及治疗唇腭裂及相关病症,包括遗传分析、听力和语音康复、牙科及正畸治疗、植骨以及正颌外科。

一位唇裂儿童出生后的治疗计划，可以时间表的形式来呈现,从产前开始,并至少持续到少年晚期和成年早期(图 4.1)。治疗计划流程图的每方面都应用最好

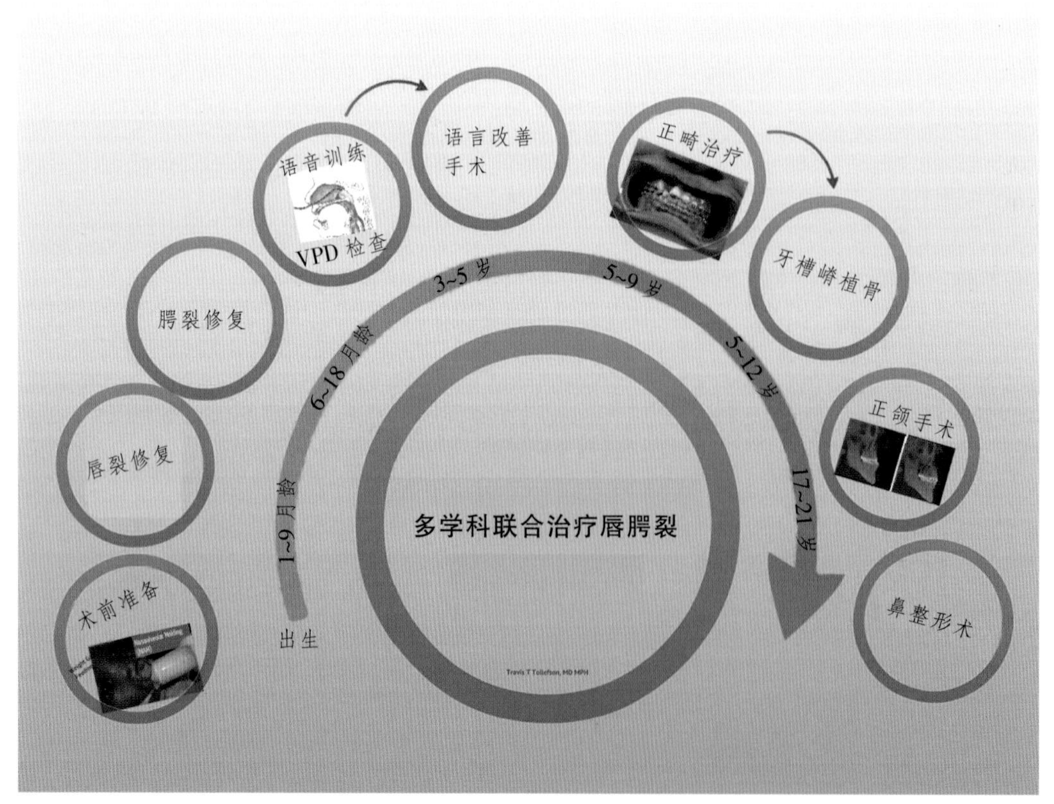

图 4.1 治疗单侧唇裂或腭裂的时间轴。出生不久就开始进行喂养干预,通过跨学科团队来协助青少年时期的管理。VPD,腭咽功能障碍。

的证据级别来呈现和支持。治疗流程图的临床决策点应当采取循证医学的原则[3]。本章的主题为唇裂修补术,从历史的角度出发,引出作者偏爱的手术方法。本章还概述了唇腭裂的分类、流行病学、跨学科的护理概念、体格检查发现、唇裂修补的术前准备以及术后的处理原则。

■ 历史回顾

对于首次唇裂的描述，许多人认为是中国在公元前 390 年的关于唇裂修复的文献[4],而另一些人则认为是 Celsus 在公元 1 世纪的记载[5]。16 世纪的法国外科医生 Ambroise Pare 宣称,外科手术旨在“消除多余部分,重建错位组织,分离粘连结构,连接分裂组织,修复自然缺损”[6],在 1564 年,他描述了如何削去唇裂边缘,并用 8 型亚麻或丝线包绕的针将散口对接。

到 1844 年,Mirault 首次描述了皮瓣技术，他将唇外侧部旋转交叉至唇内侧[7]。大致来说,唇裂修复设计的三大流派包括直线缝合、几何学方法及旋转推进技术。许多改良的方法都是由这几种方法交叉延伸而来,但其理念的发展值得讨论。正如 Mark Twain 所写:“新想法不可能存在,我们只是将大量的旧观念进行转化。通过改变融合它们,将它们形成全新的组合。我们不停地改变、创造新的组合,但它们始终是原有部件的重新组合。”[8]

手术的革新是唇裂修复唯一的改进。现在外科医生有了更安全的环境、更充足的时间、更现代的麻醉技术、更完善的手术器材及更新式的缝合材料[9]。

直线设计

1881 年,Rose 首次对直线缝合进行了描述,其中包括从鼻底延伸到唇红缘的对接切除设计(图 4.2a)[10],并引入了使用肠线及细线的分层闭合。Thompson 在 1912 年对这种方法进行了改良[11],并将其称为 Rose Thompson 法[12]。最近一项在美国开展的调查研究了 269 个北美唇腭裂治疗团队,Demke 及 Tatum 发现仅 1%的外科医生使用直线缝合技术[9]。直线唇裂修复已经有了更多的改进,包括 Delaire 技术(1975 年)。为了获得足够的唇部高度,需要在唇裂内侧的顶端将外侧三角插入回切部位。Delaire 唇裂手术原则中最广为人知的是其对骨膜下组织分离,及其口周肌肉复位重建[13]。

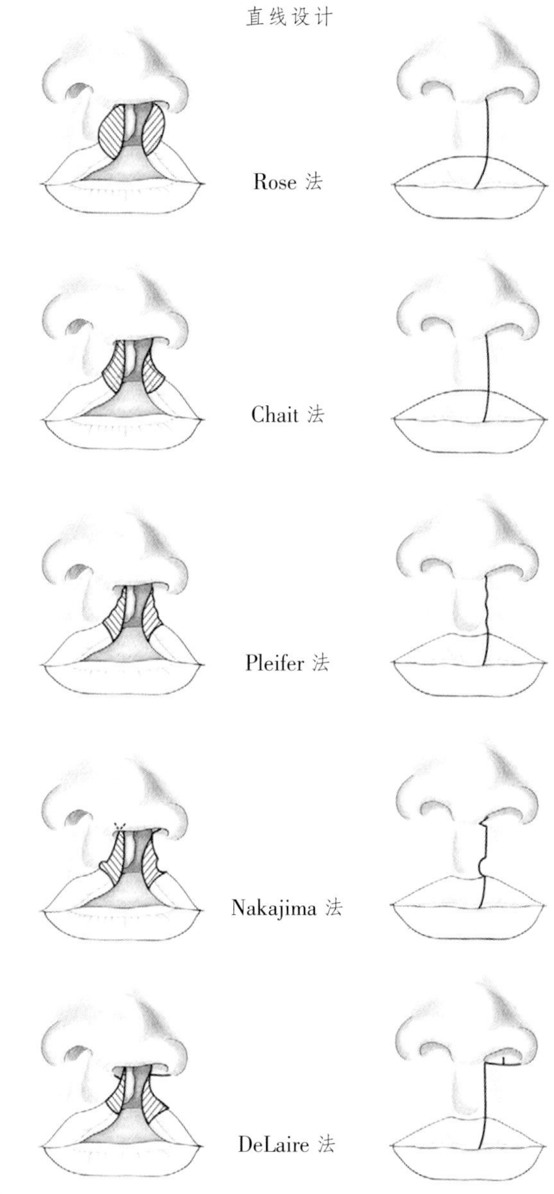

图 4.2 单侧唇裂修复的设计演变。(a)直线设计。(待续)

几何设计

1955 年,LeMesurier 在 Hagedorn 所描述的外侧四边形唇瓣的基础上,重新引入了几何唇瓣修复术(图 4.2b)[14]。Tennison 皮瓣修复包括唇部外侧下部的三角形皮瓣,而 Randall 在 1959 年对其进行了改良,并沿用至今[16,17]。Tennison 对于弯线模型提出新的使用方法,改良了皮瓣设计的数学准确性[18]。1958 年,Skoog 从唇部外侧取出两块更小的三角形皮瓣，以此增加更多的唇部长度。这些三角形被置入人中基底及皮肤-唇交界处[19]。在 Demke-Tatum 的调查中,只有 9%的人使用了

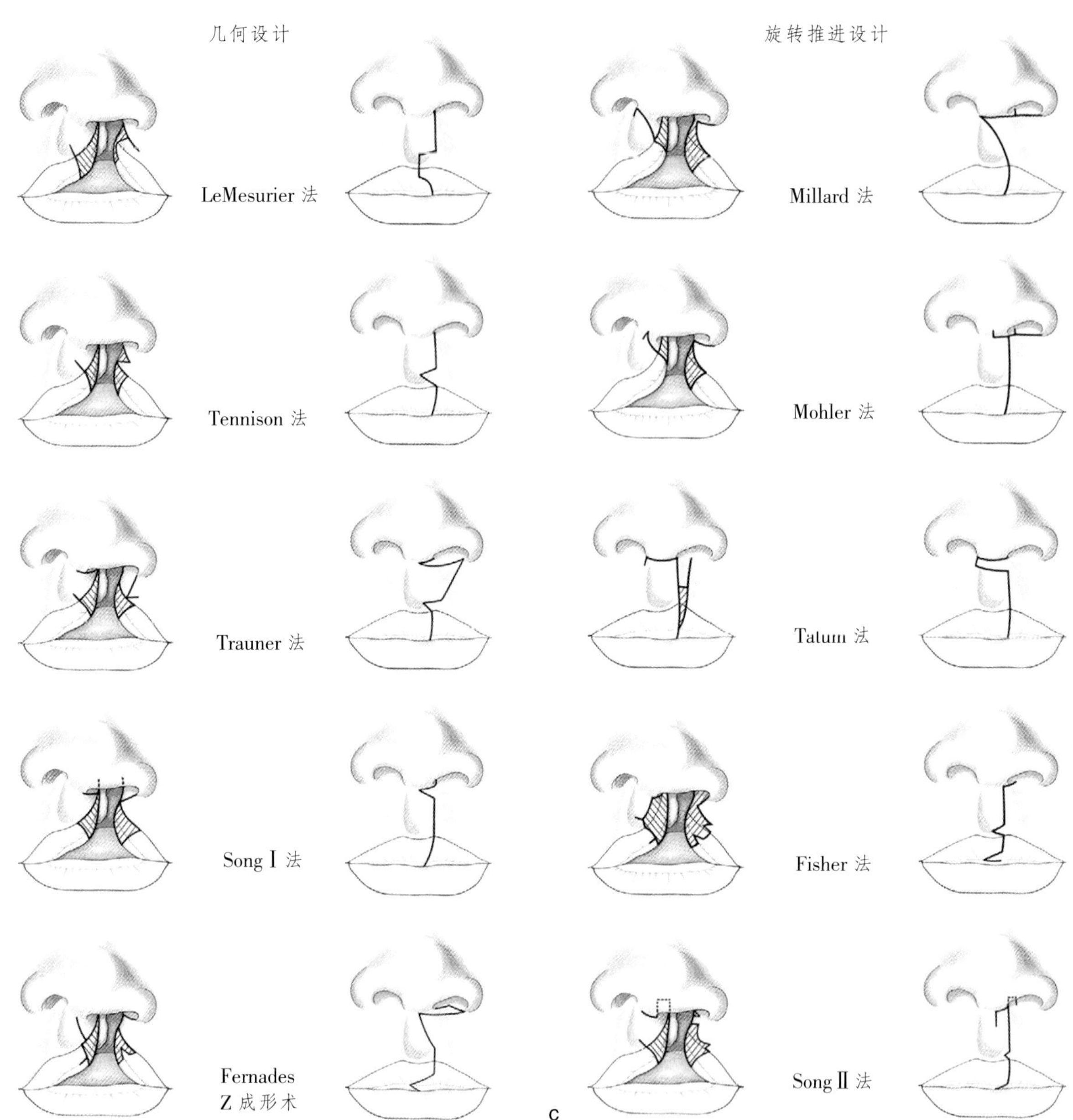

图 4.2(续) (b)几何设计。(c)旋转推进设计。(Used with permission from Demke JC, Tatum SA. Analysis and evolution of rotation principles in unilateral cleft lip repair. J Plast Reconstr Aesthet Surg 2011;64:313–318.)

三角形皮瓣技术来进行单侧唇裂修复,主要包括 Fisher 亚单位技术(28%)、Randall-Tennison 技术(48%),Nakajima 技术(4%)及 Davies 的 Z 成形术(12%)[9]。

旋转推进设计

在 1955 年,Ralph Millard 描述了他在朝鲜战争服役时发展的旋转推进技术(图 4.2c)[20,21]。设计的关键在于健侧(内侧)唇上的曲线,可以用它来消除唇裂内侧及外侧的高度差异[22]。在健侧设计的曲线,可以伸展来增加唇高。应当通过设计来使唇高、人中嵴宽度及鼻底更对称[23]。

1987 年,Mohler 描述了一种 Millard 技术最有效的改良方法[24]。其将鼻小柱皮瓣(C 形皮瓣)旋转接入鼻小柱而非从外侧旋转接入鼻翼基底的切口。旋转皮瓣切开可以延展到鼻小柱,这就能利用鼻小柱的皮肤来增加唇部的长度。通过将 C 形皮瓣旋转接入到鼻小柱,裂侧的鼻孔便不再狭窄。Cutting 等发现,扩大 Mohler 改良法能成功预防唇部过短[25,26]。

当代最普遍的技术是 Millard 法、Mohler 改良术及三角形皮瓣的设计。在先前提到的调查中,46%的美国外科医生主要应用 Millard 法,而另外 38%则使用了旋转推进改良技术[9]。

Noordhoff 将唇部干-湿唇的交界处定义为“红线”(图 4.3)[27]。仔细观察这个区域会发现,沿着唇裂边缘,干性唇内侧会逐渐变细。这是许多资历尚浅的外科医生常会忽略的一个关键区域。Noordhoff 利用从唇外侧

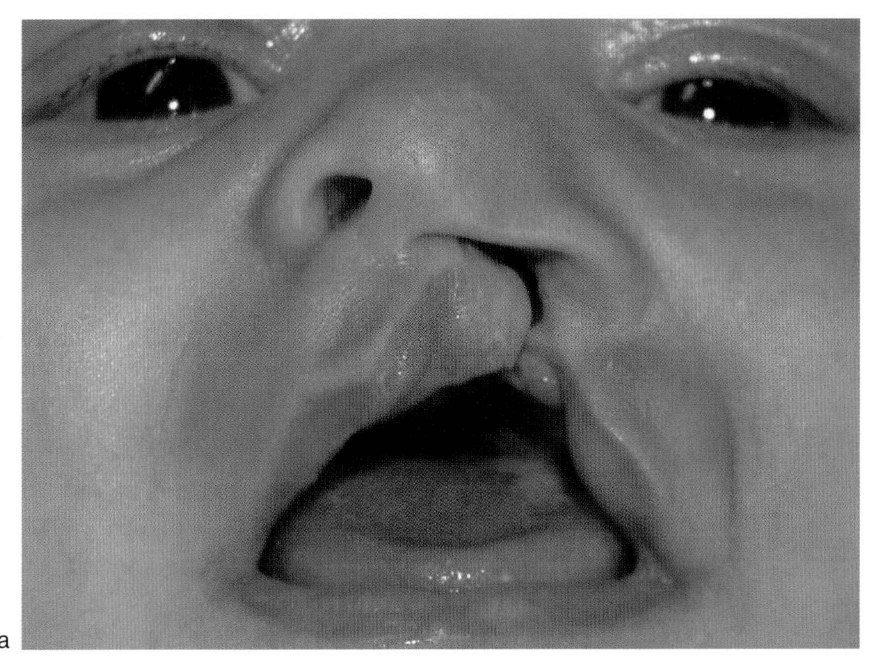

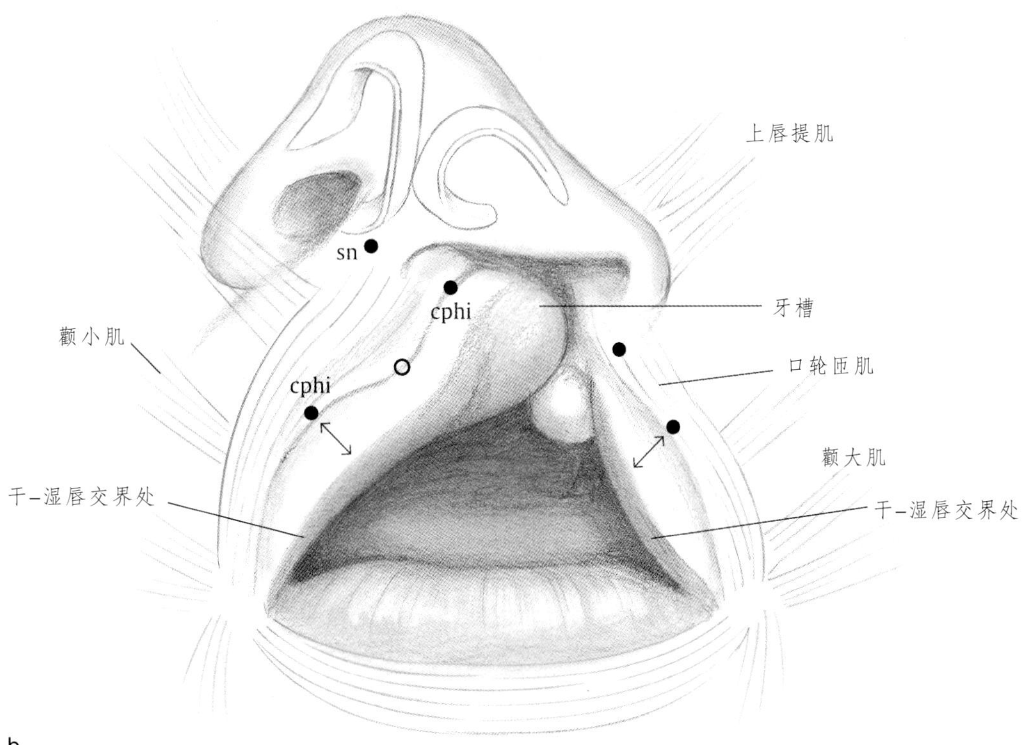

图 4.3 (a)婴儿单侧唇腭裂照片。(b)同一婴儿左侧单侧唇腭裂示意图,显示上颌前牙槽从左侧鼻孔下方突出。左侧鼻孔显示典型鼻翼牵拉、扁平及鼻基底的异位(与对侧相比向后、向外、向下)。下外侧软骨变形,左侧鼻尖下移。在鼻尖处,对上唇干-湿唇交界处(Noordoff 红线)进行标记,并描绘出相关的口周肌肉。黑点代表鼻下点(Sn)及唇峰高点(cphi)。

干性唇黏膜的外侧三角,将其接到唇内部的干性黏膜下方。此后,他又进一步将旋转推进技术加以改良,利用了第二块三角形皮瓣。将外侧三角形皮瓣精确设计,并将其接入内侧唇珠,从而增加唇内侧的垂直高度[27,28]。

手术原则

1938 年,Victor Veau 医生提出了关于肌层重建的基本原则。首先,修复的基础是肌层的松解及重建。其次,他强调了在底部肌层的基础上修复鼻底及鼻孔。此外,他和其他唇腭裂专家一致提出在修复时保留唇腭裂组织。我们强烈赞同这个观点,即尽可能多地保留组织[29]。

有了以上这些原则,异常的口轮匝肌就可以从唇裂边缘进行广泛分离重建。附着在上颌肌的鼻底就可以在骨膜下平面被松解,从而减少口轮匝肌的闭合张力。鼻底在黏骨膜下平面被松解并闭合,这种修补方式可以通过逐层闭合鼻棘前骨膜松解下来的口轮匝肌及鼻旁肌来加强。异常的口轮匝肌纤维在鼻棘前健侧的插入点常会使中线结构变形到健侧,同时伴有鼻中隔尾状隔的变形。然而,一些外科医生也提醒,这些较为广泛松解的做法可能会加重继发性面部发育畸形。

分类

口面裂包括典型的唇裂伴或不伴腭裂。唇部、鼻孔、牙槽骨及腭的异常开口可以发生在一系列的单侧或双侧联合畸形中。口面裂的病因尚不明确,但如第 1 章所描述的,它通常以一种颅面部发育中复杂通路缺损的形式出现。唇腭裂可能以完全或不完全的形式出现,取决于受累的结构。根据命名法,口面裂分为微小型口面裂、隐形口面裂、小型口面裂或不完全型口面裂。

专家在过去几十年提出了很多分类体系,但 Veau 分类自 1938 年沿用至今。Veau 将 A 类描述为仅软腭缺损;B 类为硬腭及软腭缺损,但未向前累及至切孔;C 类为延伸至整个腭板和牙槽骨的单侧唇裂;D 类为完全双侧唇裂[29]。这种分类简洁明了,利于医疗人员及随访人员之间的沟通。随着对口面裂异常发育通路理解的不断加深,分类体系已向更精细的解剖结构扩展。

合适的分类法对于唇腭裂个性化综合治疗是非常有必要的。原发腭及继发腭的受累(尤其是鼻唇部畸形)相比完全性口面裂较少。首先,需要判断口面裂是典型还是非典型的。Paul Tessier 在 1976 年对非典型颅面裂进行了非常经典的描述,他也对口面裂分类体系中的不典型类型进行了描述。他的口面裂命名学包括了编号系统,描述了构成颅面部软组织及缺损相关骨骼的结构。例如,Tessier 7 号裂包括了唇部接缝处导致的面横裂(图 4.4)[30]。这些颅面裂能延伸到上颌、眼眶及颅底。与典型口面裂相似,其严重程度可编排成谱。

对典型口面裂特征的分类包括以下内容:

- 外侧性(左、右、不对称或双侧对称);
- 完全(图 4.3)、不完全(图 4.5)或微小型(图 4.6);
- 宽度严重程度;
- 有否出现异常组织(如 Simonart 带)(图 5.6b)。

唇裂的外侧性值得注意,但有时双侧腭裂会伴单侧唇裂。牙槽骨裂可以是完全型或伴有切迹。不管唇裂是什么类型,腭裂可以是单侧(一侧腭板附着在鼻中隔)或双侧的。

完全的唇裂从唇部延伸到鼻孔。不完全唇裂通常定义为口轮匝肌及皮肤受累,但唇部组织仍有部分相连。一个经常引起争论的问题是出现在鼻基底侧的 Simonart 带。Simonart 带是一个网状组织,在鼻孔处从腭裂侧向非腭裂侧延伸,与不完全唇裂并不相同,通常包括间质结构(口轮匝肌及滤泡腺体)。

Veau 将微小型唇裂表述为不完全型,但其唇裂部分可在子宫腔内部分“愈合”的理论很快被推翻了。Mulliken 将微小型唇裂的特点归纳为:①一条人中沟;

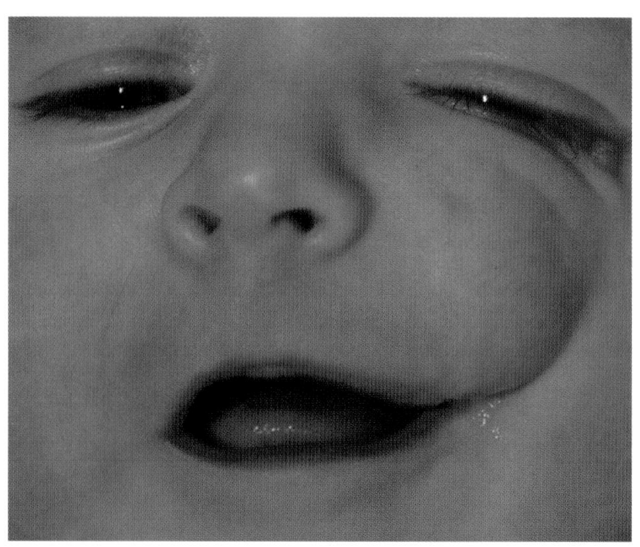

图 4.4 Tessier 描述的不典型颅面裂[30],单侧左侧 Tessier 7 号唇裂,也被描述为巨口症。这与眼耳椎骨综合征相关,其包括了小耳症、眼睑及下颌骨的畸形。

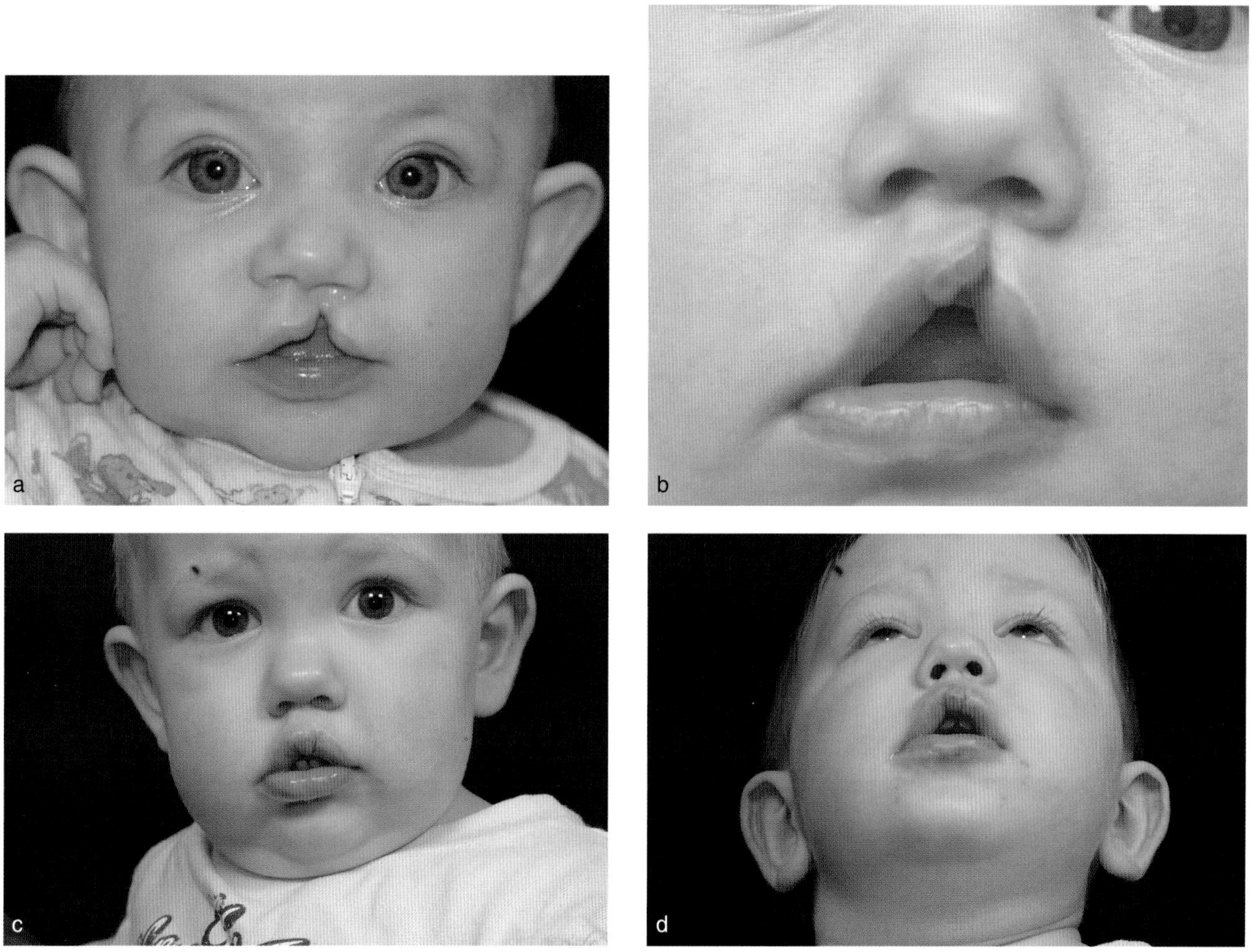

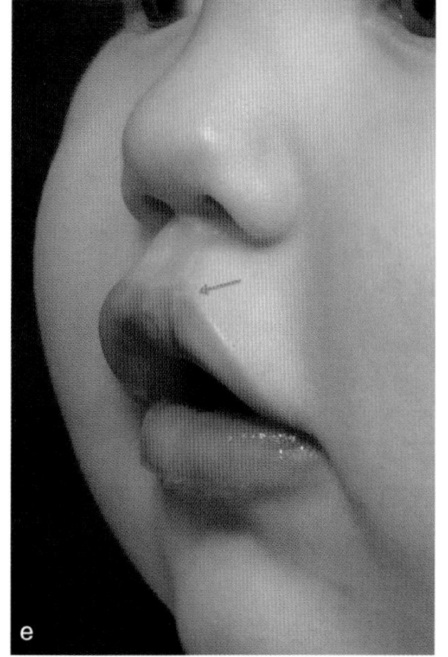

图 4.5　术前左侧不完全唇裂的婴儿。(a)4 月龄，前面观。(b)1 月龄，底面观；6 个月后进行了手术。(c)前面观。(d)基底观。(e)外侧观，注意唇-皮肤交界处的处理及对于唇部体积对称性及干性红唇的构建。通过 Fisher 亚单位技术进行修复。

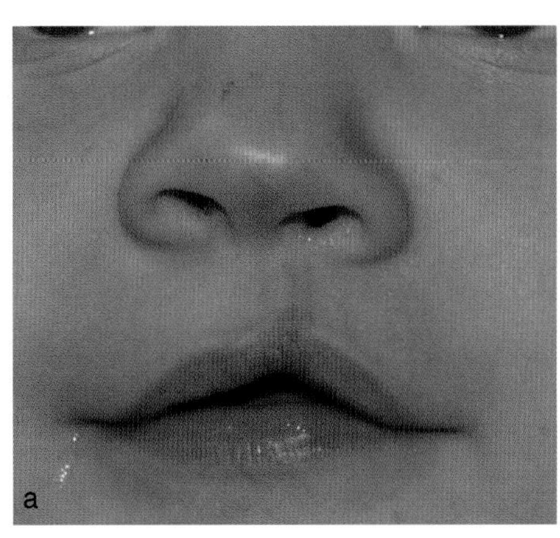

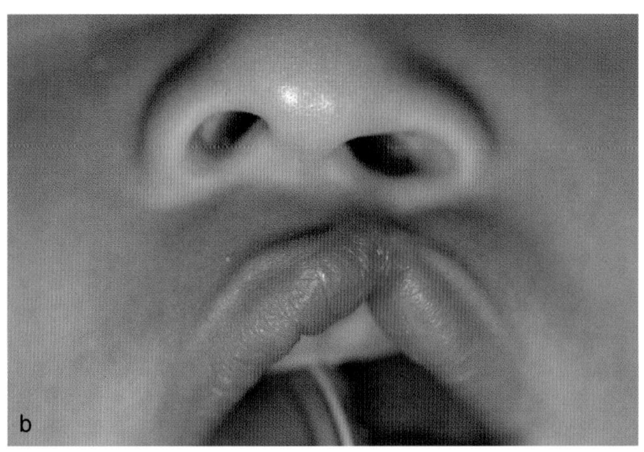

图 4.6 3 月龄婴儿左侧单侧小型唇裂前面观(a)和底面观(b),可见:①黏膜切迹;②唇峰上移;③人中嵴切迹;④较薄的内侧干性唇;⑤鼻翼增宽,鼻孔牵拉;⑥口轮匝肌发育不良。

②微小鼻畸形;③口轮匝肌不连续;④皮肤-唇交界处有不超过 1/4 唇部高度的缺损(红白唇唇弓至鼻孔之间测量的上唇最高处的连接)[31]。

流行病学

口面裂通常是一系列严重程度及发生率均显著不同的异质性缺损,是最常出现的先天性或发育性颅面部异常,在最常见的出生缺陷中位列第四(在先天性心脏疾病、脊柱裂及肢端畸形之后)。口面裂的发生率因地理、种族及性别而有所不同。唇腭裂的发生率在不同人种之间存在明显的差异,印第安人及亚洲人发病率较高,而非洲人的发病率则最低[1]。

据报道,美国所有面裂的发生率为 0.13%~0.16%。在解释这些发现时,必须考虑出生缺陷登记和数据库的质量及准确性,以及统计模型所做的评估。面裂发生率在特定季节或时间趋势中没有固定的模式,但还需要进一步的调查[32]。唇裂伴或不伴腭裂在美国的患病率趋势有所上升(7.75/10 000 初生儿),在国际上呈轻微下降趋势(7.94/10 000 初生儿)[33]。

大约有 300 种综合征与口面裂相关。最常见的综合征包括腭心面综合征(常染色体显性,22Q11.2 缺失,心脏缺损程度不同,鼻根宽,颅底、腭咽结构异常)、Van der Woude 综合征(常染色体显性、腭裂、唇凹陷),以及眼-耳-椎体综合征[包括 Golderhar 综合征(常染色体显性,伴不同程度的椎骨异常、眼皮样囊肿、半侧颜面发育不全及耳部异常)]。

唇腭裂的病因是多因素的,环境因素及遗传易感性的相互影响尚未明确。对于母亲而言,基础的预防措施包括产前补充复合维生素(叶酸补充)、戒烟[34]、减少产前酒精(乙醇)摄入。对于神经管缺损的预防推荐母亲补充叶酸,但对于预防口面裂发育的有效性,叶酸的作用有相互矛盾的证据。2010 年,Cochrane 的随机临床试验并未证实产前补充叶酸能降低唇腭裂发生的风险,只证实了叶酸对于神经管缺损有预防作用。

■ 跨学科护理

跨学科护理团队应当包括以下学科人员:听力学、基因学、护理学、口腔颌面外科、正畸科、耳鼻咽喉头颈外科、儿科、儿童口腔科、面部整形外科、社工、语音语言病理科[2]。唇裂伴或不伴腭裂的新生儿可有相关的畸形。通常而言,团队中的儿科医生可以与社区儿科医生一起工作,从而辨识心脏杂音、肢体畸形、神经或发育迟缓。团队中的基因学医生应对新生儿进行全面检查,测量人体指标,并进行额外的染色体分析。应进行微阵列测试。荧光原位杂交技术(FISH)能发现染色体 22q11.2 的缺失,在儿童同时有肢体特征时,提示腭心面综合征。

听力评估应在新生儿出生后立刻进行。听力学家通过传统的听力-鼓室压图来评估婴儿先天性感音神经性或传导性听力受损;在婴儿 7~8 月龄时可以进行行为学听力图测试。结果可疑或异常的婴儿需要进行听力脑干反应测试。所有的唇腭裂新生儿均需要进行听力图筛查,因为他们可能存在与腭裂中异常腭帆肌相关的咽鼓管功能障碍。

耳鼻喉科医生的任务之一是评估听力，并判断有无中耳病变或渗出。鼓膜导管的常规使用能够避免慢性耳道渗出及相关的传导性听力损失，但目前这一做法仍具有临床争议。Ponduri 等对于腭裂儿童常规或选择性放置鼓膜导管进行了系统回顾性分析。他们发现可用的随机对照试验很少，且新生儿期常规放置鼓膜导管并非必须[36]。这与许多唇腭裂团队的处理方式不同，他们更倾向于在修复唇裂时就放置鼓膜导管[37]。还需要有更多的研究来解决这个复杂的临床矛盾点。

产前手术咨询现在更加普遍。产前超声对于母亲有提示意义。这可以帮助家庭提前进行喂养和手术治疗计划，从而缓解父母焦虑，并使其能够了解喂养策略。若父母单方或双方，或直系亲属有唇腭裂，则应在受孕前进行基因咨询。现在普遍认为，相比同时有唇腭裂或者是单纯唇裂的婴儿而言，有腭裂的婴儿更容易并存畸形。一项在法国进行了 17 年的研究报道中，腭裂合并其他畸形的比例为 46.7%，唇腭裂为 36.8%，唇裂为 13.6%[38]。

出生后，医生的首要任务是确保婴儿体重的增长，并对合并的心脏或其他缺陷进行评估。家长应当学习喂养方法，了解手术修复方案，参加团队护理，并做好相关准备。社工和国家资助项目会一起提供帮助。团队成员也要判断患者家属的意愿，他们是否愿意开始随访治疗，并协同做好术前准备，如手术前的鼻-牙槽骨塑形（参见第 2 章），而这需要频繁的门诊纠正及家长的配合。

口腔颌面团队成员包括儿科口腔医生、牙齿矫正医生及口腔颌面外科医生。早期的口腔护理应每两年进行一次。在 5~7 岁时预约矫正牙齿，制定扩弓、正齿、牙槽骨移植准备（若需要）的治疗方案。口腔颌面外科医生可以为牙槽骨移植、上颌下颌面部发育及患儿是否适于手术扩弓提供新思路。随着青少年骨骼逐渐发育，需要准备进行牙齿矫正手术或牵引成骨治疗，一些团队认为在这以后需要儿科耳鼻喉头颈外科医生、面部整形重建外科医生、整形外科医生及口腔颌面部外科医生之间的合作。

■ 单侧唇裂/腭裂检查

新生儿应在出生后立刻检查是否发生唇裂伴或不伴腭裂。医务人员必须通过训练及积累经验来识别微小型唇裂及黏膜下腭裂时较不明显的肌肉异常，可以通过触诊及视诊来判断上唇、牙槽及鼻孔的连续性。口面裂（唇裂、牙槽裂及腭裂）的不同表现需要分别评估。唇腭裂的分类根据单侧唇裂-腭裂最典型的特征为指导，但有一些特殊病例。比如，单侧完全性唇腭裂可以通过对侧微小型唇裂及完整的牙槽来进行修补，这就应当归类为双侧不对称型口面裂或单侧伴对侧微小型口面型。

儿童平躺在父母膝盖处，小心伸展颈部有利于检查软腭（图 4.7）。新生儿常会自行张口、吐舌，因此能提供一个较好的视野。有需要的时候，可以用压舌板及头灯来观察软腭的移动及是否有腭垂裂。可以用手指来感受硬腭切迹，触诊可能存在的黏膜下腭裂。应当观察下唇有无唇凹陷（Van der Woude 综合征）。对于口周、眼睑、鼻孔也应检查是否有不典型裂口。对于眼-耳-椎骨的检查包括观察耳的形状及位置（小耳症）、半侧颜面发育不全的征象及眼睑是否有缺损或切迹。

单侧唇腭裂的严重程度有很大不同。完全唇裂是唇、鼻孔、牙槽及腭的分离（图 4.8）。不完全唇裂延伸超过 1/4 唇部高度（图 4.5）。观察者可能会忽略微型唇裂的畸形特征（图 4.6）。最近提出了“微小型裂”[39]的概念，这是唇裂最小的一种类型。微小型唇裂的特点包括人中嵴不连续、唇部口轮匝肌纤维缺损、皮肤-唇处的切迹（延伸不超过唇部高度的 1/4）及微小鼻基底不对称伴鼻翼不对称[31]。

由于异常口轮匝肌的附着，裂侧鼻翼基底在微笑时会外展。出于完整性的考虑，唇裂两侧被定义为裂侧（外侧）及非裂侧（内侧）。非裂侧唇表皮的垂直高度很短。另一个可观察到的特点是唇内侧没有干唇（图 4.8b），

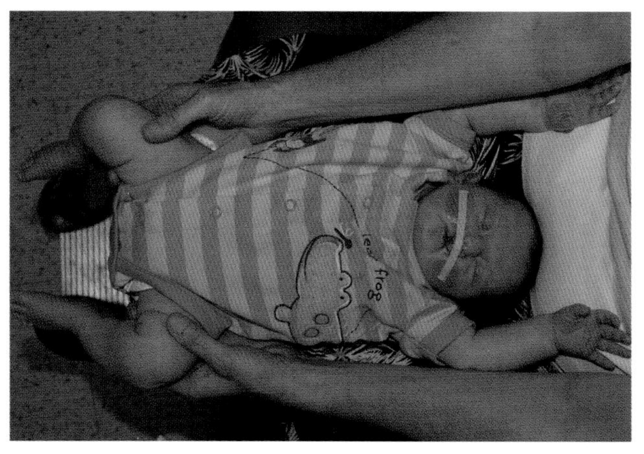

图 4.7 对婴儿的检查可在家长的协助下进行，家长使婴儿在其手臂内侧保持仰卧位，使口内视野清晰，并能帮助鼻-牙槽骨塑形器具的使用或进行唇胶布粘连。

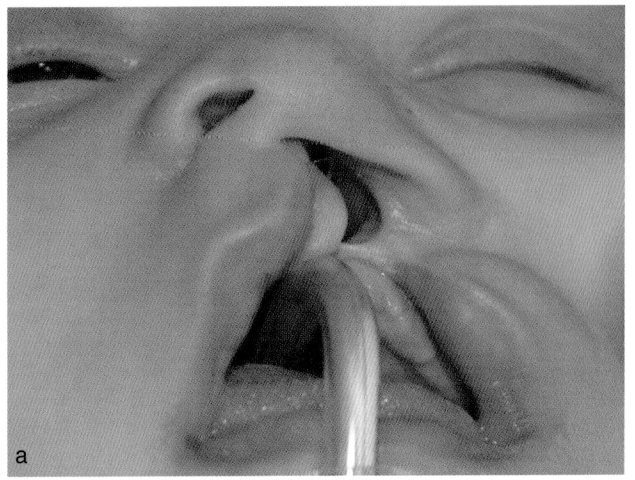

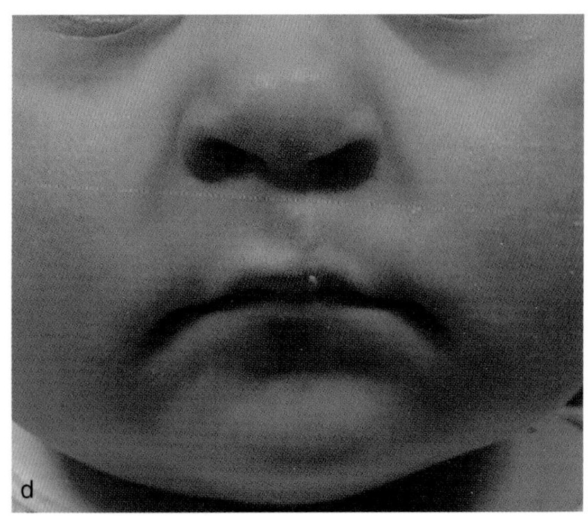

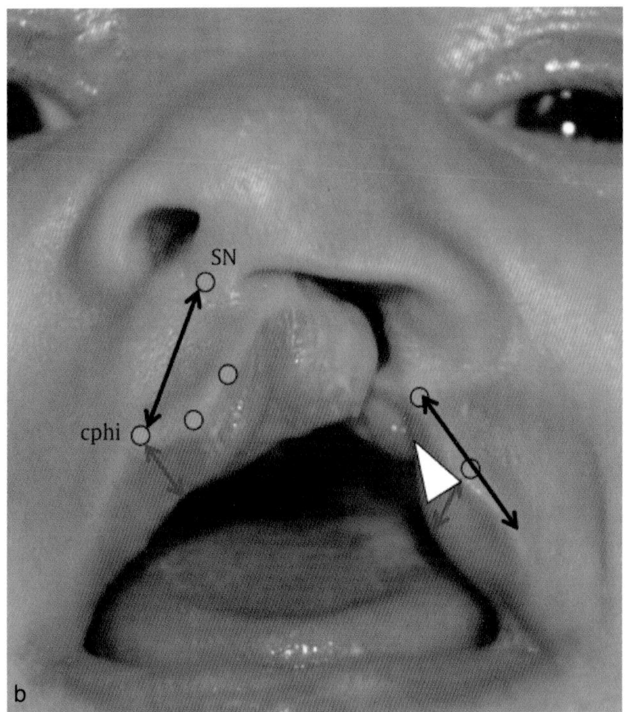

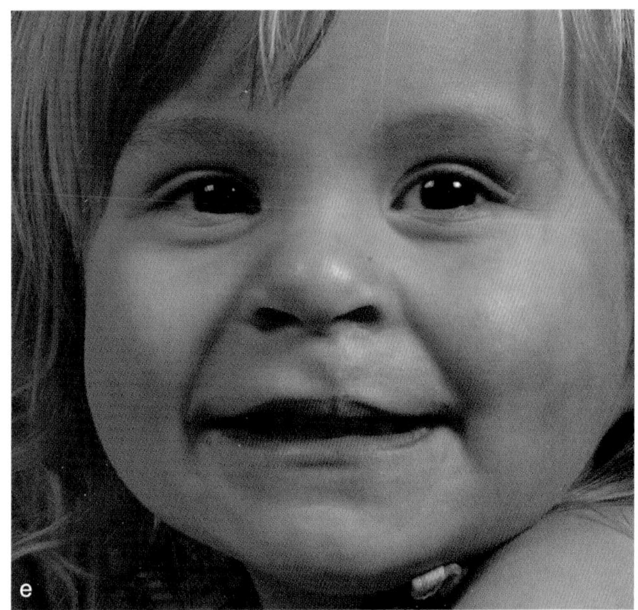

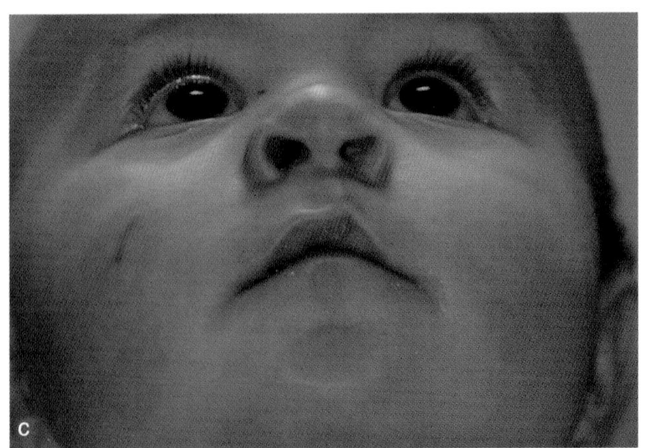

图 4.8 (a)3 月龄婴儿左侧单侧完全性唇腭裂照片，底面观。(b)左侧(非裂侧)唇裂人中嵴(鼻下点,SN)到唇峰(cphi)的手术标记。右侧黑色箭头与左侧长度相同。白色三角代表了唇裂干性唇宽度越接近鼻底越小。在三角底端用红箭头标记了 Noordhoff 点,箭头向下示健侧干性唇的总高度,在修复过程中,需要与裂侧对称。(c)术后 3 个月底面观(鼻基底宽度被过度矫正)。(d)前面观。(e)术后 4 年,患儿微笑时可见唇部饱满轻微不足,但鼻基底对称性和鼻翼牵拉修复已足够。

以及尾状隔偏曲到非裂侧。对于唇裂鼻部畸形应当关注有无以下情况:①裂侧鼻翼塌陷;②鼻尖部的发育不良及不对称(继发于变形的下外侧软骨);③因为骨性结构(上颌牙槽裂)及组织(异常插入的口轮匝肌及皮肤或黏膜缺损)缺损所致的鼻基底偏位。

相关解剖

单侧唇裂中,最常提到的肌肉是口轮匝肌,这是一块复杂的环形肌纤维层,通常在解释中会有所简化。口轮匝肌的边缘部是位于黏膜皮肤线(即唇缘弓)水平的线性肌肉带。边缘部延伸到两个连接处之间(图4.9)。当它们收缩时,会对人中产生更大的向下压力,并能构成唇弓的外围结构[40]。

边缘部是口轮匝肌的括约肌部分。复杂的唇部运动由协同收缩构成,构成了对抗食物或其他结构的折叠力及唇间压力。插入口部周围的面部肌肉互相协同,形成说话及表情所需的复杂运动。口周肌肉包括大小颧肌、提上唇肌、提上唇鼻翼肌、笑肌、鼻孔的横向收缩肌。Delaire描述了从鼻中隔到唇连接处的鼻唇斜带,他对这些肌肉带如何与口周肌肉相互交织进行了描述。与更多水平的肌肉带(唇部肌肉)协同,这些斜肌能够使唇部凸向前,并使前庭开口变窄[13]。

口周肌肉的正常解剖可以解释完全单侧唇裂。在单侧唇裂畸形中,线性及斜形肌肉组成的网络延伸到鼻小柱基底、鼻梁及尾状隔。这些异常肌肉纤维的持续收缩被认为是单侧唇裂畸形中使鼻棘及尾状隔偏移到非裂侧的原因[13]。这在单侧唇裂畸形的常规检查中可以见到。裂对侧的口轮匝肌及口周肌肉异常插入鼻底。在未修复的单侧唇裂儿童中这很容易被观察到,裂侧鼻翼基底部也因异常肌肉插入而张开。

未修复的单侧唇裂鼻部畸形的典型描述包括不同程度裂侧鼻孔的拱起或塌陷。裂侧鼻翼基底部通常向外、向后、向下移位。向下移位通常继发于骨骼异常,因为外侧上颌的发育在牙槽骨裂的形成中也受损(图4.10)。

Park等尝试研究裂侧鼻软骨是否伴发育不良,还是只是单纯的畸形。在唇裂鼻成形术时,操作者仔细测量了35例成人及儿童唇裂患者下外侧软骨的宽度、长度及厚度。他们将裂侧下外侧软骨的大体及组织形态学与非裂侧对比,发现软骨体积相似,但前者形态是变形的。与非裂侧的下外侧软骨相比,裂侧的下外侧软骨变形成线性且弯曲更少[41]。鼻尖尚无定义。额外的纤维脂肪组织位于下外侧软骨穹隆之间。

一些手术医生倾向于在初期鼻成形术时,从外侧

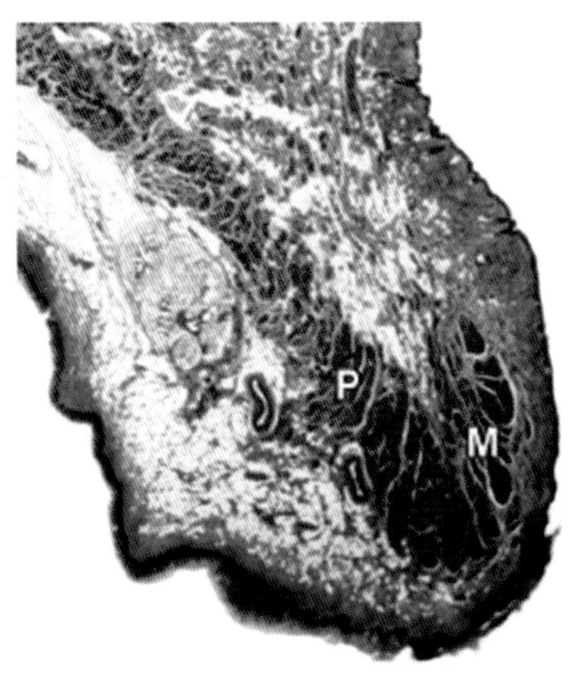

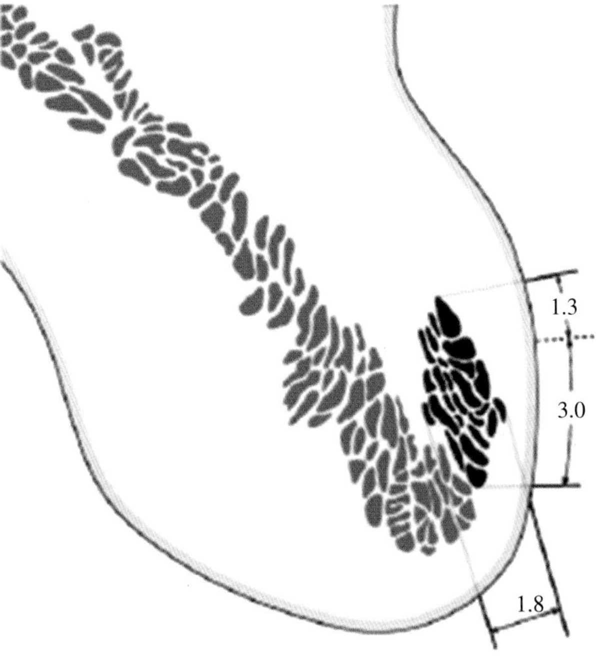

图4.9 唇弓处唇部横截面组织图,可见口轮匝肌边缘部(M)及外周部(P)(三色染色法;单位为毫米)。(Used with permission from Hwang K, Kim DJ, Hwang SH. Musculature of the pars marginalis of the upper orbicularis oris muscle. J Craniofac Surg 2007;18:151–154.)

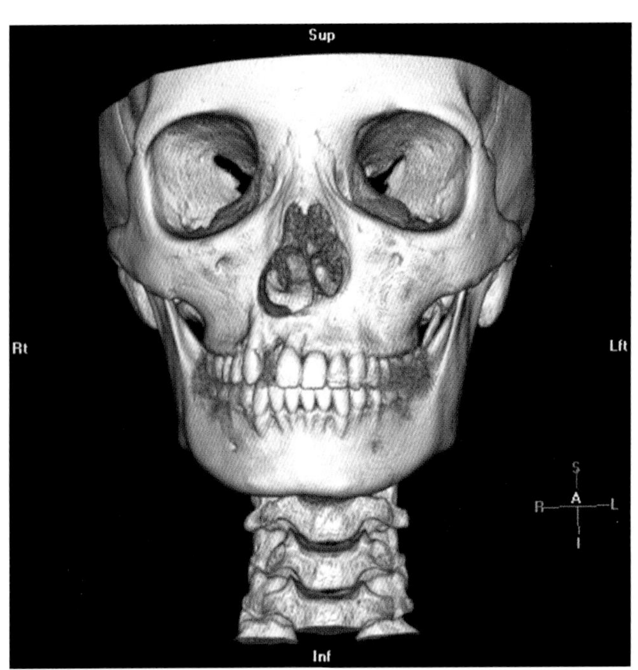

图 4.10 三维 CT 扫描显示，右侧完全唇腭裂的青少年患者经不完全牙槽骨移植后梨状孔缺如和牙槽骨缺损。

鼻翼及鼻翼基底处移除软组织。异常的间质残余为裂侧鼻翼增加了完整性,并为鼻孔形状提供材料。是否应当移除这种组织残余仍存在争论。隔侧及鼻棘向非裂侧偏移的典型问题可以通过在初期手术时将尾隔缝合悬到中线来解决,但对生长的影响尚不清楚。

唇裂畸形的标准解剖描述参见图 4.8。皮肤-唇交界处、干-湿唇交界处是唇部修补的基础解剖成分。解剖标记可以从上往下,包括鼻小柱基底的鼻下点、延伸到黏膜皮肤线(常称为唇缘弓)的人中嵴、皮肤-唇交界处(红-白唇交界处)、干唇、干-湿唇交界处(Noordoff 红线)。上唇口轮匝肌的横截面显示了外周部及边缘部的不同(图 4.9)。

唇裂修复的设计主要基于对正常皮肤黏膜连接处的正确解剖认知,同时需要注意组织的质量。唇裂边缘的皮肤通常不含毛囊,该处常被用作切口线。唇部修复时不应对发育不成熟的皮肤进行处理，因为这些部分对于男性面部毛发生长非常重要。Mulliken 对于口面裂边缘正常及不正常的差异进行了清晰描述:“正常皮肤有胎毛,会散射光,并且有可见的腺开口;而异常、发育不全的皮肤是光滑的(没有细小毛发)、薄的、有光泽的(没有腺开口)”[31]。

手术医生必须分清层次,以处理上颌、骨膜上、骨膜下的唇部及颊部软组织。Delaire 假设从骨膜上破坏上颌骨软组织可能会对骨性发育有不良影响，而从骨膜下抬高(如他所言)则不会。这项理论的解剖基础是骨膜的双层膜结构:外层(纤维层)及内层(细胞层)。外层为成骨细胞组成的内层提供了良好的血供。他建议保留外部纤维层的血供，这就是他为什么反对骨膜上分离的原因。

■ 治疗

对于初期唇裂修复，大多数手术医生会评估全身麻醉对于患儿的适应性,他们会进行完整的术前评估,包括体重增加或喂养、相关的先天异常(如心脏)及合适的气道条件,此外还必须考虑发育或神经疾病。术前气道通气不畅或喂养困难可能在发育延迟或神经受损儿童中发生。可能会引起并发症的心脏缺损必须在术前得到评估,特别要注意是否存在心脏杂音、氧饱和度水平及发育停滞情况。

母乳喂养对于完全单侧唇腭裂而言较为困难,我们的唇腭裂团队推荐使用哈伯曼或贝亲品牌的唇腭裂专用奶瓶输送吸奶器泵出的母乳。我们的喂养师也使用补充营养配合高卡路里方案。出生后 2 周每天应有 1 盎司的体重增长(这段时期通常有最多 10%的出生体重的下降)。很少有患儿需要鼻饲管及胃造口管来喂养。发展中国家唇腭裂手术团队的经验包括母亲能够为新生儿进行人工母乳喂养。即使是新生儿不能进行足够吸吮时,母乳喂养也是有可能的,这对于增进母子关系也是有益的。新生儿应当保持直立体位,并需要注意婴儿在喂养时是否疲劳及是否吸入过多的空气。有许多专业奶嘴能够控制流速，从而能够很好地改善儿童的摄入量。

治疗时间轴

多学科的唇腭裂治疗团队治疗时间轴如图 4.1 所示。治疗评估及手术从出生到青少年晚期是有所交叠的。通常在出生后,首先要进行的是儿科及喂养护理专家的评估。在保证了足够的喂养及体重增加之后,大约 3 月龄时可考虑行唇裂修复术。唇裂修复需要等到患者 3 月龄才能进行,其原因之一是保证足够的时间来增加上唇的长度。Clifford 及 Pool 发现,上唇的长度每 3 个月增加 10~12mm,在 1 岁时仅有 13mm[42]。除此之外,

"10 定律"(10 周时,血红蛋白为 10g/dL,体重约 10 磅)是另一个选择在 3 月龄时进行唇裂修复的原因。在一些机构,新生儿的修补会在 4~6 周时进行。

对于有单侧唇腭裂的患者,在首次进行唇裂修复或腭成形术时会行双侧鼓膜切开术或鼓膜造孔置管术[37]。腭成形术可以避免严重的经管耳瘘,并能为在 7~8 月龄时进行行为学听力图争取时间。关于耳管放置尚无共识。本中心倾向于在唇裂修复时放置第一根压力平衡管(小的 Shepard 型),在腭成形术时将其替换成更长效的 T 管。其他学者认为有更多的形式,这需要进一步的研究来明确[36]。

术前准备:单侧唇裂修复

术前关于裂宽及牙槽骨位置的调整包括许多因素,如患者的整体健康状况、患者或监护人对于治疗的依从性及意愿,以及医生是否认为介入治疗可以改善手术治疗的效果。术前治疗的目标包括:①使裂宽变窄;②牙槽骨的排列及复位;③提高双侧畸形的对称性;④延长鼻小柱软组织。理论上,这些治疗的优势都是能够减少裂修复的张力,从而改善手术的最终结果。

应用术前治疗来辅助唇腭裂的结果是主观性的,依赖于治疗团队的理念及可利用的资源。当牙槽骨的分隔>1cm 时,裂隙边缘的软组织变小,有很多方法可以减少围术期伤口张力、提高对称性,以及减少出现瘢痕或伤口断裂的可能性。术前的选择包括:①唇粘连胶带;②术前婴儿口腔矫治器(Latham 矫治器);③鼻-牙槽骨塑形(参见第 2 章);④两期唇粘连修复术。

每天使用唇粘连胶带就像唇部软组织的延展性活动,并且有可能减少唇部修复的伤口张力[44]。皮肤保护剂及 DuoDERM(ConvaTEC,Skillman,NJ)可用于面颊上,从而防止皮肤皮疹及其他机械刺激(图 4.11)。正畸治疗对于牙槽突裂的复位及减少骨性裂宽均有帮助。

术前婴儿正畸治疗的相关内容在第 2 章有所介绍。对使用术前矫治器持反对意见的人认为,牙槽突裂的复位会限制并改变上颌生长,造成骨骼发育不良[45]。Grayson 及 Cutting 引入了鼻-牙槽铸模的理念,这在第 2 章中有详细描述,恒定的低水平压力可以缩短上颌部与裂边缘的距离。鼻撑的应用可以扩大鼻小柱软组织,并改善鼻尖的对称性[46]。父母依从非常重要,因为他们需要根据口腔专科医生的要求定期随访来调整器具。

分期的唇裂修复是多家机构修复的主要模式[9]。在唇粘连手术的描述中,Randall 提出将完全唇裂转变为不完全唇裂。裂边缘的软组织被松动,从而除去其与黏膜和皮肤相接的张力。为了防止额外瘢痕的产生,不要将口轮匝肌完全切除。在宽唇裂中应用唇粘连技术,使得"上颌牙弓处于更正常的位置,鼻翼复位,松解唇部

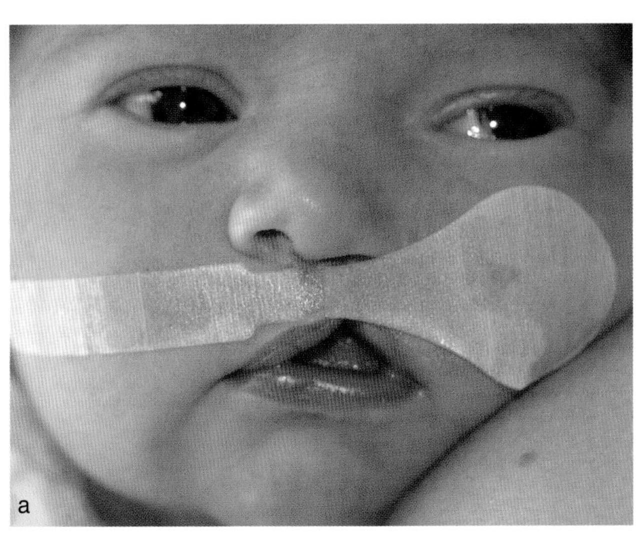

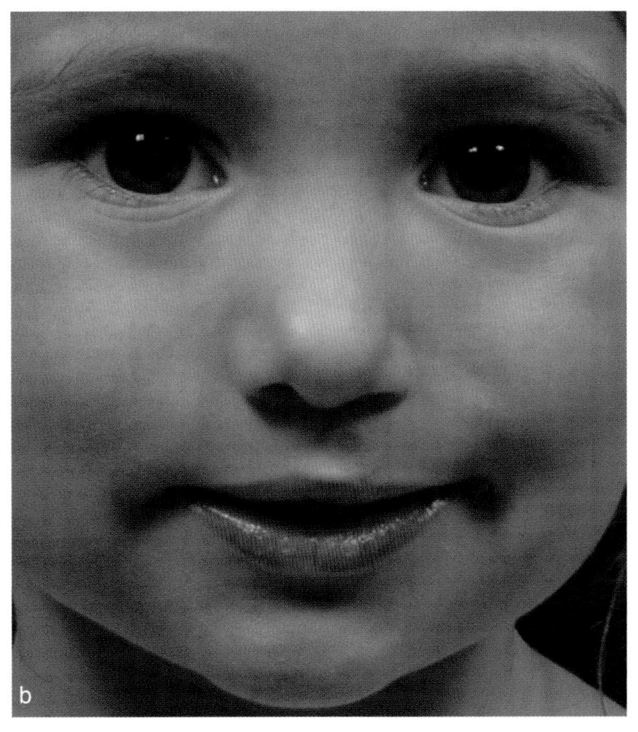

图 4.11　(a)尽早开始应用唇粘连胶带。图中使用的胶带为 Dynacleft (Canica, Almontoe, Canada)。唇部软组织的扩张和上颌前段的压力使唇部修复的张力减小。(b)术后 3 年前面观。

压力，从而使唇修复术能在更理想的条件下完成”[47]。

然而，分期修复方法优于单期修复方法的理论还没有被证实。唇粘连术的潜在问题是裂开，这可能会导致唇部瘢痕，且并没有可以缩窄裂宽的优势。也没有证据证实唇粘连术能够改善鼻孔及鼻翼的对称性。基于作者们的经验，唇粘连术通常被认为是过宽唇裂患儿的治疗方法。在多数疑难唇裂的病例中，推迟唇裂修复，使用唇粘连胶带及鼻–牙槽骨塑形相比唇粘连术是更好的方法。

单侧唇裂修复手术方法

所有初期唇裂修复术都是在气管插管的全身麻醉下进行的。将气管插管粘贴在颏中线处以防止破坏口腔软组织。用 Tegaderm(3M，St.Paul，MN)保护眼睛。对眶下神经组织进行局部神经浸润麻醉（0.5%~1%利多卡因，配 1:100 000 肾上腺素；最大剂量约 0.7mg/kg）。对于术后即刻进行的麻醉，可以用丁哌卡因或罗比卡因配 1:200 000 肾上腺素[48,49]。对上颌骨的骨膜上板、梨状孔及鼻棘或鼻中隔区分别注射浸润麻醉。颊沟及口角也要注射浸润麻醉。对鼻部皮肤或软组织及下外侧软骨也应进行麻醉。浸润麻醉时要防止唇裂边缘重要唇部标志的消失，这一点非常重要。

唇部标志及皮瓣设计

精确的唇部标志对于保证准确的皮瓣设计至关重要。可以使用 30 号针及亚甲蓝进行标记，这种标记相当于手术医生的路标，因为组织会因血液及术中的水肿而变形。可以在鼻下点及鼻翼基底外侧进行标记(图 4.12)。鼻小柱外侧与上唇的连接处应进行标记。皮肤–唇交界处的人中嵴中线应进行标记。另一个确定中线的实用标记是沿着正中切牙到唇黏膜中线的上颌系带。在裂侧(点 3)及非裂侧(点 2)标记唇峰(中线外侧约 2~3mm)。使用乙醇棉片干燥唇部能够帮助识别外侧及内侧唇部结构的干–湿唇交界处。

在 Mohler 改良的旋转推进式唇部修复中，对鼻小柱旋转推进皮瓣切除的最上点(点 5)、鼻下点上 1.0~1.5mm、向裂侧偏移 2/3~3/5 人中嵴宽度处进行点染(图 4.12b)[24,25]。鼻小柱皮肤的额外长度增加了传统 Millard 设计中的旋转部分。在旋转切迹的顶端做回切，可在非裂侧鼻小柱基底部形成切口，从而延长旋转皮瓣的长度。

在裂侧鼻小柱皮肤的最外侧点点染 C 形皮瓣。沿着异常裂边缘和鼻黏膜边缘与正常皮肤的交界处进行标记。取裂边缘的内侧前唇及外侧鼻黏膜处的皮瓣，来修补鼻底及鼻孔。

在裂侧设计外侧推进皮瓣，其尺寸可以使唇–皮肤高度对称。使用卡尺测量鼻下点到非裂侧唇峰的距离。图 4.13 是一张 4×4 的表格(列记录左、右；行记录鼻、唇)，是测量记录方法的一种。对鼻下点到唇峰的距离再次进行测量，但这次测量是到裂侧唇峰的距离，需观察其与中线及非裂侧唇部标志的关系。

寻找裂侧唇峰的方法包括：①选择干性唇开始消失的点；②明确唇缘弓位置，并在它变得不那么明显时进行标记；③将裂侧及非裂侧干性唇高度进行比较，并标记(裂侧的)唇弓，注意覆盖尽可能多的干唇(图 4.3b)；④沿着上唇系带(的中线)向中部唇部标记，测量裂侧及非裂侧唇弓标记的距离。

可以联合使用旋转推进的手术设计及增加三角形皮瓣的技术，来测量裂侧与非裂侧的唇部高度，根据旋转推进和(或)小三角形皮瓣从外侧唇部插入皮肤–唇交界处内侧最下处(非裂侧)。

接下来是外侧唇部标记(图 4.14)。推进皮瓣可从鼻前庭内侧取道，即唇部皮肤变为鼻腔衬里的地方，它在皮肤边缘(尽可能保留更多的鼻底皮肤)的最内侧部分。以非裂侧唇部高度为准，向下延伸至皮肤–唇交界处的外侧，以此来标记推进皮瓣(唇峰)的最低点。通常，这个点可能会造成唇部被过多地连到闭合处，使得裂侧唇部外侧亚单位不尽如人意(见图 4.8b，从连接处向最下标记推进皮瓣)，通常需要一定调整。

在裂侧，干性唇红开始沿着干性唇部逐渐变细(呈三角形)。标志点是干性唇部在裂侧与非裂侧等宽的地方。推进皮瓣的高度应与非裂侧唇部高度的距离相当。有时这会向连接处下缘和外侧延伸得太远，也可能会牺牲过多的外侧唇部。关键点在于寻找外侧唇部及非裂侧干–湿唇的连接处。裂侧的干性唇红高度比非裂侧多出 1mm 的缺损(图 4.12b)，因此可在外侧唇部的干性唇红处做一三角形皮瓣，并将其插入唇部内侧干–湿唇红连接处(Noordoff 红线)。

抓住唇缘，向下缩回，可以了解旋转皮瓣的高度。如果旋转皮瓣高度不够，可用位于白唇上方的三角皮瓣修整成为推进皮瓣。如 Noordhoff、Fisher 及其他人所

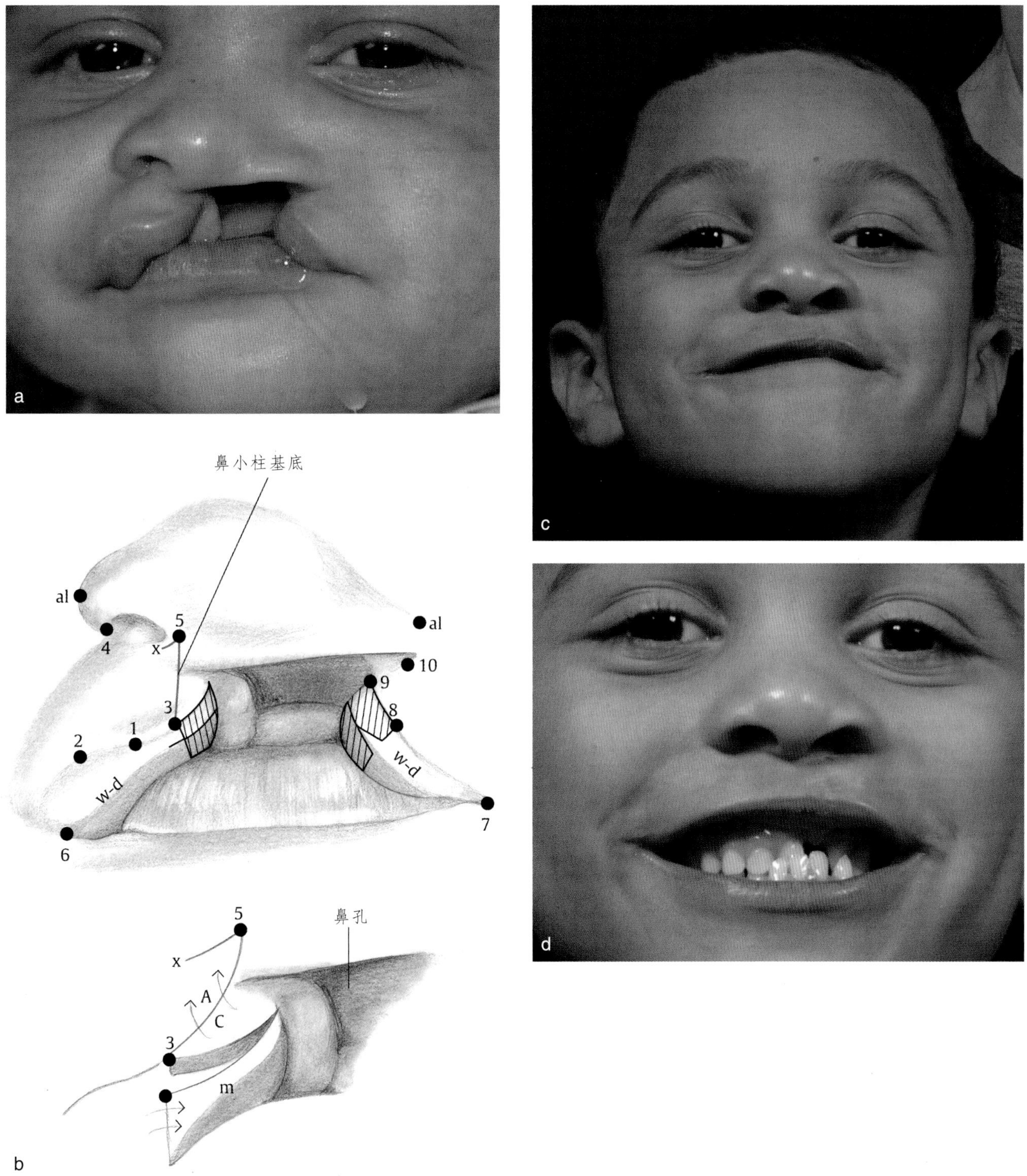

图 4.12 (a)左侧单侧完全唇腭裂的 3 月龄婴儿照片。(b)同一位婴儿的唇裂修复手术标记示意图。鼻翼端(al)为鼻翼最宽处。点 1 指唇弓中点,点 2 是非裂侧唇峰点,点 3 是裂侧唇峰点。鼻下点指上唇和鼻小柱连接处。点 5 选取鼻下点 2~3mm 上外侧作为旋转皮瓣切口线。点 X 作为点 3 到点 5 切口线延长的回切点。点 6 和点 7 是口角点。点 4 和点 9 是鼻翼和鼻小柱在鼻孔内的交接点。点 8 和点 9 是推进皮瓣的高度,与线 3-5-X 匹配。插图:鼻小柱皮瓣(C)翻起深度达皮下,旋转推进插入旋转皮瓣(A)。内侧(m)及外侧黏膜皮瓣和口轮匝肌分离翻起。术后 3 年正面观(c)和微笑时(d)照片。可见牙槽裂及咬合不正。

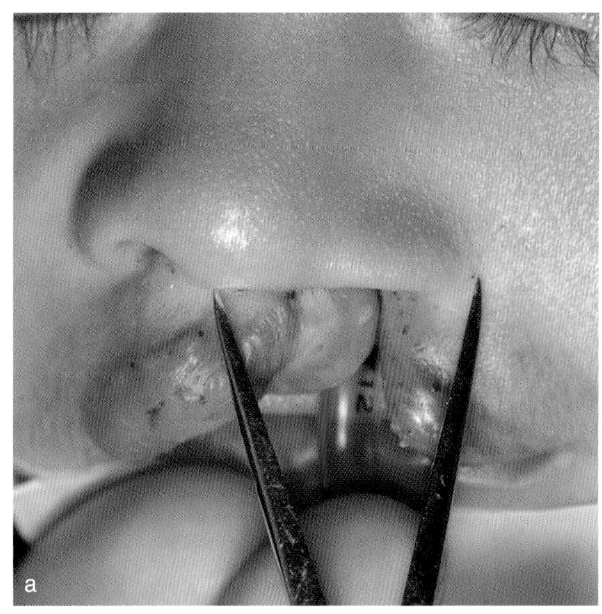

b

	右	左
唇		
Cp–Sn	13mm	8mm
鼻		
Sn–Al	15mm	28mm

图 4.13 (a)左侧单侧唇裂的术中图片,用卡尺测量鼻翼至鼻下点的距离。(b)裂侧及非裂侧鼻(鼻底宽度)及唇高度[鼻下点(sn)到唇峰(cp)的距离]简易测量表。裂侧与非裂侧唇部高度的区别以毫米计,需要减少这种差异,以构建唇部高度的对称性。4~5mm 的差异可以通过旋转皮瓣来弥补,而>5mm 的差异则需要应用额外的唇外侧的三角形皮瓣。

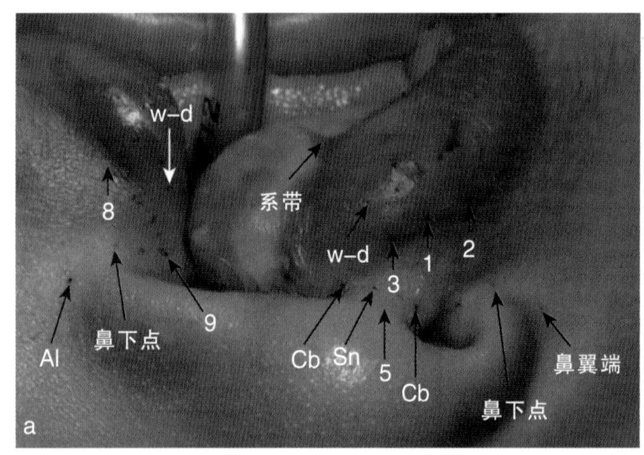

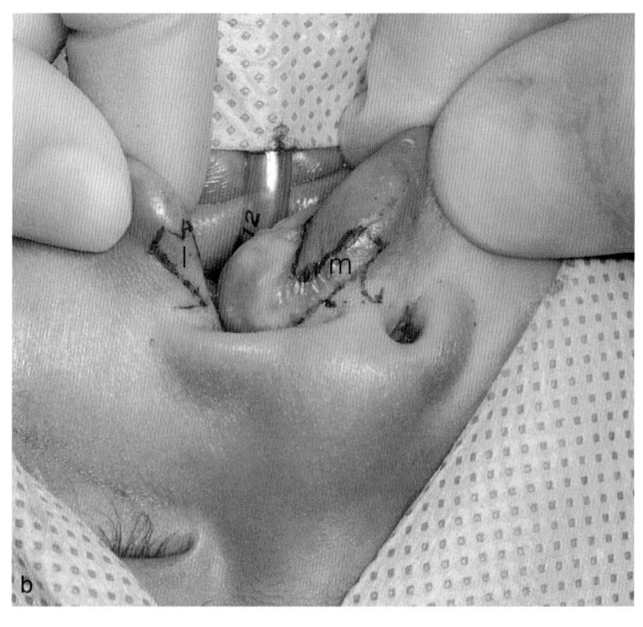

图 4.14 (a)左侧单侧唇裂用亚甲蓝点染,以应用 Mohler 改进的旋转推进技术。(b)从连接点及提起的唇部来获取皮瓣,并检测旋转及推进高度。若旋转皮瓣长度不够,则将点 5(鼻下点)往鼻小柱移动 2mm,并从裂侧的中心转向非裂侧和(或)向(裂侧)推进皮瓣增加一个白唇处小的三角形皮瓣(注意:左侧的干性唇三角形皮瓣会被置入右侧唇部干湿交界处的回切口处)。

描述的那样,唇部外侧三角形皮瓣能够增加推进皮瓣的高度[12,28]。外侧三角形皮瓣可放在白唇的上方,或上方一点点,但相应的内侧唇部的回切口必须准确放置。皮瓣需插入唇部内侧的切口,这可以增加 1.5~3mm 的唇部高度。三角形皮瓣的边建议不大于 3mm,因为它会使正常唇部亚单位外部形成异常的斜形瘢痕。

切口及皮瓣

准确的皮肤切除需要联合软组织的牵拉辅助手术。这个操作是由手术医生使用非惯用手抓住外侧唇部,助手使用双爪拉钩来形成对侧张力。非裂侧唇黏膜的 L 形皮瓣用 11 号刀切除。唇外侧部的表皮部分用

15C 号刀切除(轻微卷曲能增加长度)。L 形皮瓣黏膜边缘的切除能延伸到颊沟及外侧，从而在上颌上进行骨膜上切除。骨膜上切除应行锐性切除,并小心完全松解裂侧鼻翼基底部向梨状孔的附着。鼻翼基底的完全制动能使术后双侧复位成为可能。使用棉棒或用纱布覆盖的手指就已足够。L 形皮瓣可在口轮匝肌抬高到梨状孔。鼻翼基底的组织应从下方梨状孔完全分开(烧灼对于近前下鼻前庭非常有用)。可以向内侧牵拉鼻翼基底组织来测试张力,根据需要行进一步扩创操作。

口轮匝肌应从覆盖的黏膜和真皮处进行切除。使用双爪拉钩,皮缘会回缩,用 Brown 钳拉住肌层(见图 5.15)。较宽的唇裂需要在唇裂边缘外侧进行长达 5~7mm 的肌肉分离,而较窄的唇裂则需要扩创 3~4mm。

在旋转皮瓣的皮肤切口处进行相似的牵拉。将双爪拉钩放置于鼻翼边缘,并将边缘向上提。在切除旋转皮瓣时向下施力,从鼻小柱向下延伸到裂侧的唇弓峰。使用 11 号刀,从干性红唇切 M 形皮瓣。将 M 形皮瓣从口轮匝肌纤维分离至黏膜下板。沿系带切除颊沟,从上颌前松解唇部。口轮匝肌的纤维可从鼻棘处游离。

在鼻小柱基底,可使用 11 号刀做回切(5-x),从而可做向下的旋转。使用 15C 号刀切开 C 形皮瓣,并在皮肤下切开。接着在皮肤与下外侧软骨内侧脚之间的鼻小柱处进行分离。严重鼻畸形患者可使用外侧唇切口从皮肤软组织三角区切开下外侧软骨(图 4.15a)。这种切除的目的是为了制动下外侧软骨，从而在鼻部成形术时改善鼻尖的对称性和鼻尖投影。

为了在鼻底创造足够的组织,可沿着鼻中隔向后切除 C 形皮瓣。沿着鼻中隔黏膜的下侧向后切除 C 形皮瓣。尾隔黏膜在黏膜软骨膜板下进行保留性钝性分离(图 4.15b)。鼻中隔黏膜皮瓣向外旋转,以收缩外侧唇或鼻底。鼻小柱内侧及鼻翼外侧交界处是应用 5-0 可吸收缝线引导鼻底闭合的位置。

可使用卡尺对非裂侧鼻翼基底进行测量,裂侧鼻底可与非裂侧的相匹配。使用卡尺测量鼻翼-鼻下点在每一侧的差异。在术前使用 4×4 形式的表格分别记录这种差异。在裂侧鼻翼基底中进行“折叠”缝合(图 4.16)。将这种缝合悬吊至鼻梁附近的相对位置，并用 3-0 不可吸收缝合连接至鼻中隔侧最尾段。这种缝合可能需要多次尝试来构成与非裂侧对称的鼻翼基底。这种深度缝合对形成鼻翼基底的三维对称性非常重要。可以用卡尺来构成鼻翼基底宽度的对称性,而直尺或其他的直线物体可以使外科医生直接观察到裂侧鼻翼基底的高度(及其与非裂侧鼻翼基底的相对位置)。卡尺可以用来测量从鼻下点到鼻翼基底标记点的距离。鼻底的闭合对于预防鼻唇瘘非常重要。L 形皮瓣可以调换到前唇,置入颊沟,或旋转到下鼻甲区。

初期鼻成形术

新生儿期,母体内循环的激素对于软骨软化很重要,理论上被认为是构成新生儿鼻软骨可塑性及再成型性的基础[48]。唇裂修复时进行的不同程度的鼻成形术是有效的,因为未治疗的唇裂鼻畸形会随着时间而恶化。在复位后,作者倾向于使用经皮支撑物置入或行三角形固定物来固定软骨。使用缝合或手术钳进行裂侧鼻穹隆的头侧复位时,完整的三角形固定缝合可以从鼻内、鼻翼褶皱外开始,再回到皮肤穿刺的相同部位,然后在鼻内打结。可溶性缝合线，如 Monocryl(Ethicon, Somerville,NJ)或 polydiaxone,相比 Vicryl(Ethicon)或铬制缝合线,更少引起炎性反应。

对于大龄儿童,可以通过软骨内切除进行下外侧软骨的再定位手术。裂侧下外侧软骨的头端可用 5-0 polydiaxone 缝合至上外侧软骨及鼻中隔背侧。这与 Skoog 的描述是相似的[19]。

唇部缝合

将裂侧及非裂侧的唇黏膜使用 5-0 铬制肠线连接在一起,超过上颌前黏膜,若浅表唇部缝合变形,则需要进行调整。通常只需要少量缝合就可将唇外侧部上提到上颌前端。颊沟最外侧的切除不需要闭合。为了在红唇处充分形成对称性,口轮匝肌肌层的皮瓣闭合可从旋转侧缝合至推进侧,在水平侧折叠,用 4-0 polydiaxone 缝合、包埋(图 4.16)。皮肤-唇交界处的口轮匝肌可用垂直褥式进行重建，使唇结节区外翻。肌层可增加 3~6 个缝合,以达到充分外翻。

唇部皮肤缝合可从皮肤-唇交界处的关键部位开始(图 4.17)。白唇连接可用 P2 针及皮下 6-0 Monocryl 缝合来重建,这能使真皮准确复位。如果设计了唇外侧三角形皮瓣，则可将其插入三角形皮瓣最下端垂直位置的镜像回切口处(常在白唇上方)。皮下缝合向上延续。用深 5-0 Monocryl 缝线,确保将 C 形皮瓣置于旋转皮瓣供体的缺损处。修剪 C 形皮瓣的远端,使之轮廓对称。要确保皮肤边缘真皮高度正好合适。唇红的重建可

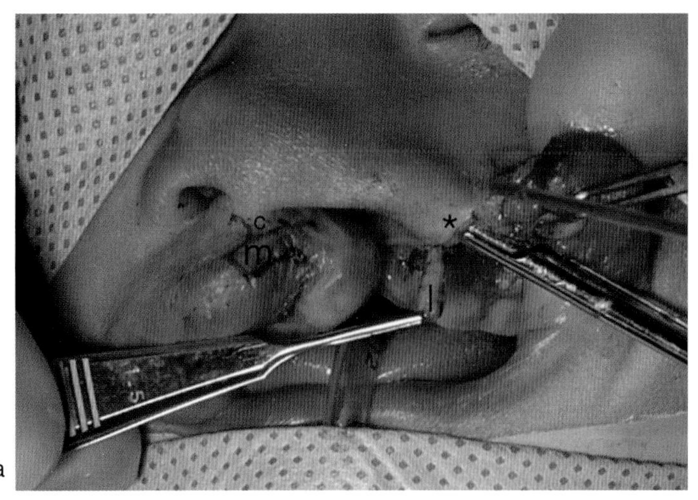

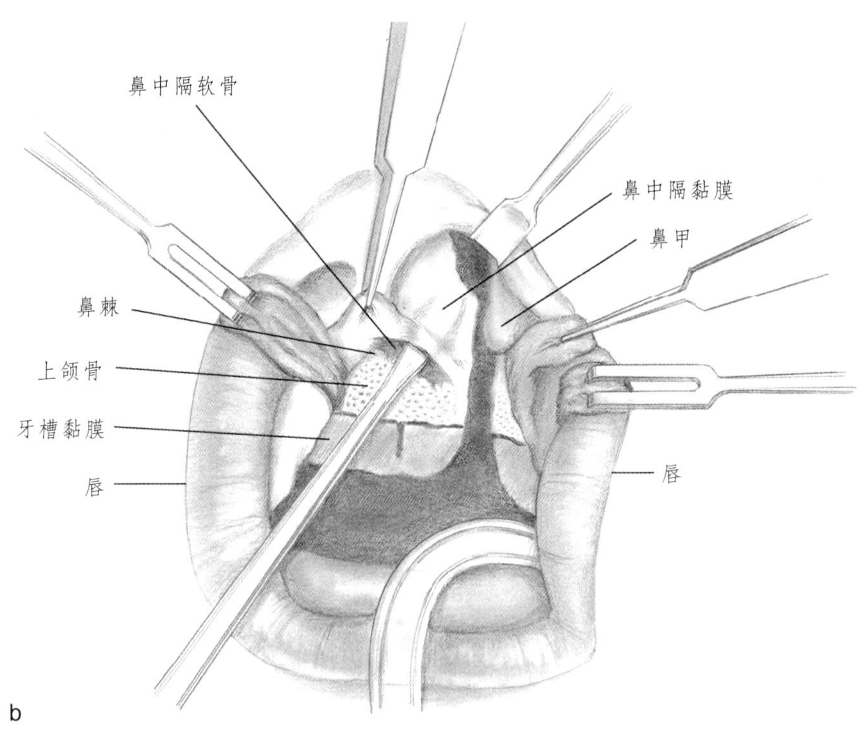

图 4.15 (a)左侧 L 形皮瓣(l)的照片,唇外侧缩向右侧,分离剪刀可将下外侧软骨从鼻部皮肤软组织解离出来(*)。鼻翼内侧脚软骨及鼻尖的相似分离可以通过在内侧黏膜皮瓣(m)及鼻小柱皮瓣(c)之间将鼻小柱旋转皮瓣切除来完成。(b)Freer 抬高解离鼻中隔黏膜骨膜皮瓣技术示意图,用于构建鼻底。

从包埋 5-0 Monocryl 开始,使之接近干性唇三角形皮瓣,并将其从唇外侧放置于唇内侧的回切口处。用 5-0 铬制缝线闭合黏膜边缘,并注意保持干-湿唇交界处的对称性。唇皮肤边缘可用手术胶封边。可用 4-0 聚丙烯缝线或连续 5~7 天使用铬制缝线来确保硅胶鼻模的置入。

■ 术后护理

唇裂患者的术后护理包括疼痛控制、确保足量的进食饮水、防止唇裂伤口张力过大或受到感染。术后管理有许多原则,其中一部分是经验性做法,而另一些有循证支持。

建议在术后最多使用 2 周的手臂束具("No-No"),以防止患儿破坏修复好的唇裂。美国 85%~95%的唇腭裂治疗团队会在术后常规使用手臂束具[49]。1993 年,Jiginni 进行的研究并未发现应用手臂束具与未应用手臂束具在发生术后并发症方面的差异[50]。Huth 等对 94 例患者进行研究,该 94 例患者随机分为应用手臂束具

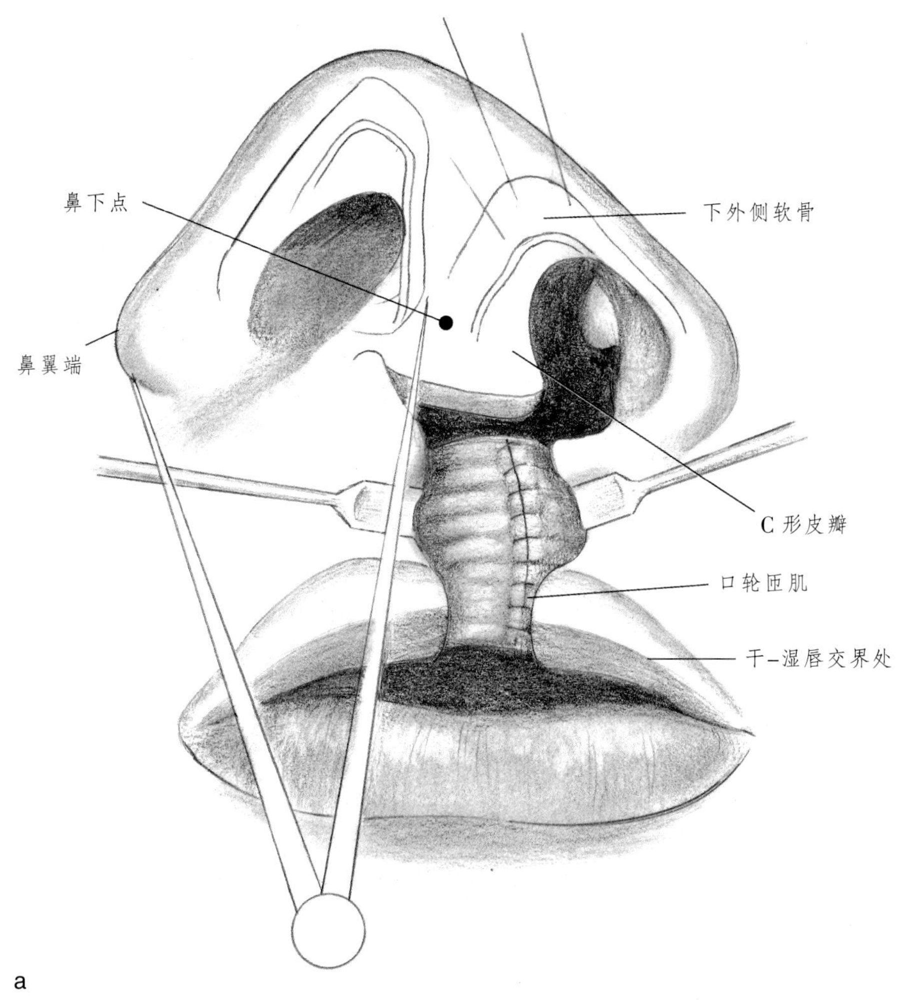

a

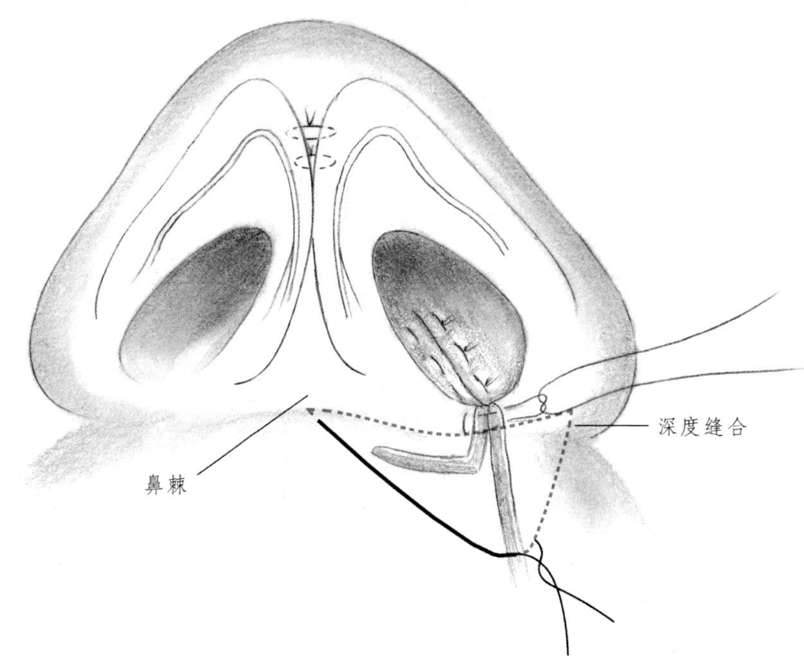

b

图 4.16　(a)口轮匝肌在手术修复时需要重建,用以建立唇部动态结构及体积。用卡尺测量健侧鼻翼基底，与图 4.12b 中的测量结果进行比较。裂侧鼻翼基底宽度基本与非裂侧对称或略窄于非裂侧宽度(鼻底的重建需要应用黏膜和上皮以防止鼻孔瘢痕挛缩导致的狭窄)。(b)裂侧下外侧软骨复位后用缝线固定至正常解剖学位置。鼻翼基底处固定缝线位于鼻棘附近的骨膜与鼻翼基底后部的软组织之间。

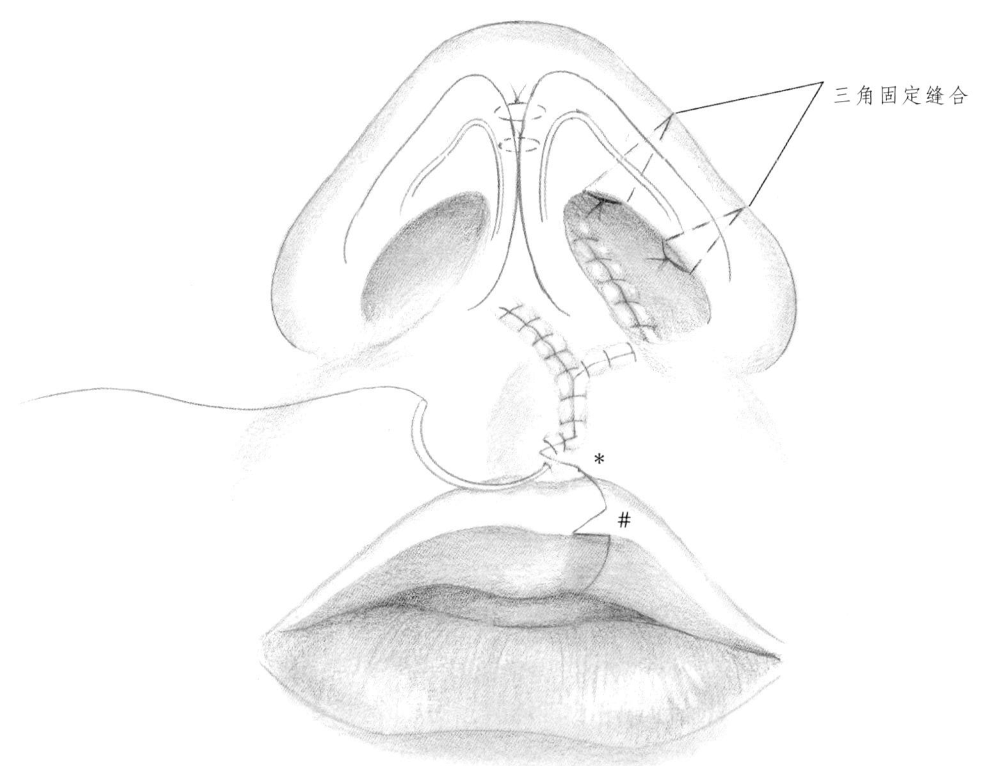

图 4.17 最终缝合示意图。三角形皮瓣位于白唇(*)和 Noordhoff 红线(#)上(红唇干-湿唇交界处)。皮下缝合通常用于减少瘢痕印记。

组和对照组，研究发现，是否使用手臂束具对于唇裂修复的预后与腭瘘的发生并无影响，两组的死亡率、吸吮大拇指的发生率与预后参数也都相似[51]。我们机构的原则是，若家属直接照看患儿，则无须使用 No-No。另一种方法是，可将软袜子套在患儿指尖，从而防止其指甲或其他因素破坏唇裂修复。

术后的喂养原则因不同医疗机构而异。若合并腭裂，则可将导管套在针筒前，并教会家长如何喂养母乳或配方奶。单纯唇裂病例中，婴儿如果能学会吮吸，则可进行母乳喂养，这对于营养及修复前后的免疫系统发育有益[52]。几项研究已经证实，术后即刻进行母乳喂养并不会增加伤口并发症的发生[53]。2011 年，Cochrane 的系统性回顾纳入了 5 项随机对照研究，研究了喂养原则对于体重增加的影响，改良的奶瓶或奶嘴及上颌矫治器未能显示体重增加方面的差异性；然而，母乳喂养对于术后体重增加有弱正相关的效果[54]。

推荐在术后使用鼻部支架或鼻模来塑形鼻孔，但支持的证据水平较低[55]。必须保持鼻孔清洁使喂养效果最好，并保持鼻气道的稳定。这个年纪的婴儿常需要保持鼻通气。可用棉签及盐水来保证鼻模的清洁及气道开放。一旦出现气道阻塞或呼吸困难的症状，可移除鼻模并进行清洁(图 5.21)。术后最多可使用 6 周的鼻尖胶带来固定鼻模。其他的护理包括在黏膜闭合处薄涂凡士林或抗生素软膏，但要注意，如果使用了过多的抗生素软膏，则手术胶水可能会永久性溶解。

这些患儿的术后疼痛管理最近正在改变，目前更关注效果和安全性。比较这些操作的最佳模型是扁桃体切除术疼痛管理的最新变化。由于最近扁桃体切除后使用可待因临床实践指南的发表，操作流程已发生改变，我们机构现倾向于使用对乙酰氨基酚，而不是定期定量给予可待因[56]。由于细胞色素 p450 酶 CYP2D 大段基因的改变，扁桃体切除后使用可待因效果并不是太好。可待因被这种酶代谢成其活性代谢物——吗啡。有这种基因多态性的儿童是“超快速代谢者”，这可能导致镇静剂使用过量[57]。

布洛芬已经成为唇腭裂修复术后最常使用的药物，并有证据表明其并不会增加出血风险。最近，Cochrane 的系统回顾研究对 NSAID 类药物进行了报道，与安慰剂或其他镇痛药相比，NSAID 并没有显著增加术后出血(比值比 1.46，95%置信区间 0.49~4.40)[58]。除非有禁忌，这些指南也可以指导唇腭裂手术的疼痛管理(直到相关研究完成)。在这项回顾中,扁桃体切除术后的出血发生率在应用酮咯酸(Toradol;Janssen 制药,Beerse,Belgium)时升高,因此,我们不建议在唇腭裂修复中使用它。静脉注射吗啡滴定法可用于突发疼痛[59,60]。

术中眶下神经阻滞可以应用长效罗哌卡因或丁哌卡因来改善疼痛[61]。术前静脉使用抗生素(头孢唑林25mg/kg),并用一支地塞米松(0.5mg/kg,最多10mg)[62]。术后随访时可移除硅胶鼻模,并需要教会家属如何清理、替换这些鼻模。术后6周要使用鼻模,应对家属强调其对于鼻孔最终定型的重要性。检查鼻尖的皮肤来判断缺血情况非常重要。

■ 并发症

单侧唇裂的处理需要适当的准备、时机、技术、营养、伤口护理及随访护理。如果这些情况都没有得到足够的重视,可能会发生并发症。唇部开裂尽管少见,但在营养不良或感染患者中的发生率有所增加,应当进行额外的气道管理及指导,从而防止腭裂修复的软组织损伤。为了防止伤口张力过大,需要从上颌骨充分制动唇部及皮瓣,从而使伤口逐层闭合。尽管开裂很少发生,但一旦发生则需立刻实施伤口护理,并考虑使用唇部胶带来去除唇部额外的张力。需要进行清创,并合用抗生素来最大限度实现愈合,一直用到唇部二次手术。

也可能发生与未经诊断的心脏发育异常或神经畸形相关的并发症。有唇腭裂的儿童更易发生心脏缺损。如果在术后发现,则需请儿科心脏病学会诊,进行氧疗支持,并偶尔间断地改变喂养方法。

唇腭裂手术修复的预后由于客观因素不同而不同[63]。可通过摄像、三维摄像[64]及动态摄影技术来记录[65]。唇腭裂修补效果不理想与唇部高度及体积相关,而这可能由于修复设计和技术不佳、伤口张力或瘢痕相关。包括如下因素。

- 变形唇:皮肤与红唇的连接对于唇裂修复非常重要。即使一开始有足够的唇高度,收缩和瘢痕也会导致唇弓移向上。皮肤-红唇交界处会扭曲,并因旋转或高度不够而向上收缩。
- 口哨畸形:红唇的缺损会导致口轮匝肌再建不全,在噘嘴时就会形成切迹。唇体积不够可能会导致龅牙。
- 口轮匝肌中断:口轮匝肌切除或再建不全可能导致口轮匝肌不连续,伴人中及表皮部的瘘管。
- 更多不明显的畸形可以因湿性红唇体积过多或皮肤-红唇交界处不匹配而被发现。一些小三角形皮瓣处的红斑性瘢痕或鼻小柱的皮瓣可因过多的瘢痕而被发现。

计划修正时必须考虑入学时儿童的外观。外科医生在初期唇部修复及大型修正手术之间至少要等1年时间。鼻孔及鼻部的修复会导致鼻翼基底过宽或过窄、鼻孔缺损或缺失、鼻孔边缘有残余畸形(裂侧与非裂侧相比,鼻翼向下移位)。过渡期鼻成形术常会延期开展,除非有严重的鼻部阻塞。

唇裂修复常见的不良后果是唇裂垂直高度较短(代表裂内侧旋转不充分)。旋转推进皮瓣联合或不联合应用外侧三角形皮瓣可修正唇长度。皮肤-唇不匹配可用三角形皮瓣来修正,这可以使表皮的体积更偏向下。这些临时应用的技术可能是Tennison-Randall技术、Fisher亚单位方法或单肢反向双Z成形术(唇裂修复的微形式)中的三角形技术的混合。即使是静态改良,如增加真皮移植或人中嵴口轮匝肌的交错接合也被认为能改善上唇轮廓。

唇裂修复的成像分析并不能提示噘嘴或撇嘴时的动态变化。经修复的口轮匝肌在动态检查时可能会在红唇或人中处分开,比如在让孩子发"A""E""O"音时。若发现人中沟或口哨畸形时,则需要进行完整的唇部分离。需要移除肌肉周围的中央型瘢痕。将有功能的肌肉从覆盖它的表皮结构分离,这能为向心性口轮匝肌及皮肤区的外周或边缘部轮廓的再建创造条件。

口轮匝肌缺损的常见部位是鼻孔内,若没有进行鼻底重建,则常会发生鼻唇瘘。有直接的修正技术能解决鼻孔问题,且无须打开唇部,但鼻唇瘘及修复不完全(唇高缩短)可以通过唇部完全分离、鼻底重建、口轮匝肌修复及鼻唇瘘修复来解决。鼻底唇部肌肉的无张力修复能使鼻翼基底对称性地复位,包括鼻中隔尾部的复位。唇部高度的修复可通过旋转皮瓣或三角形皮瓣技术来完成(图4.18)。

■ 经验与教训

- 通过使用旋转皮瓣或将外侧三角形皮瓣(一块或两块)置入回切口,可使内侧唇部有足够高度,并使之对称。
- 鼻翼基底的解剖切除是不必要的,但若进行了这项操作,外科医生必须防止只用深部缝合来进行针刺标记,这不美观。
- 唇裂修复最优先考虑的是通过对唇部真皮到口

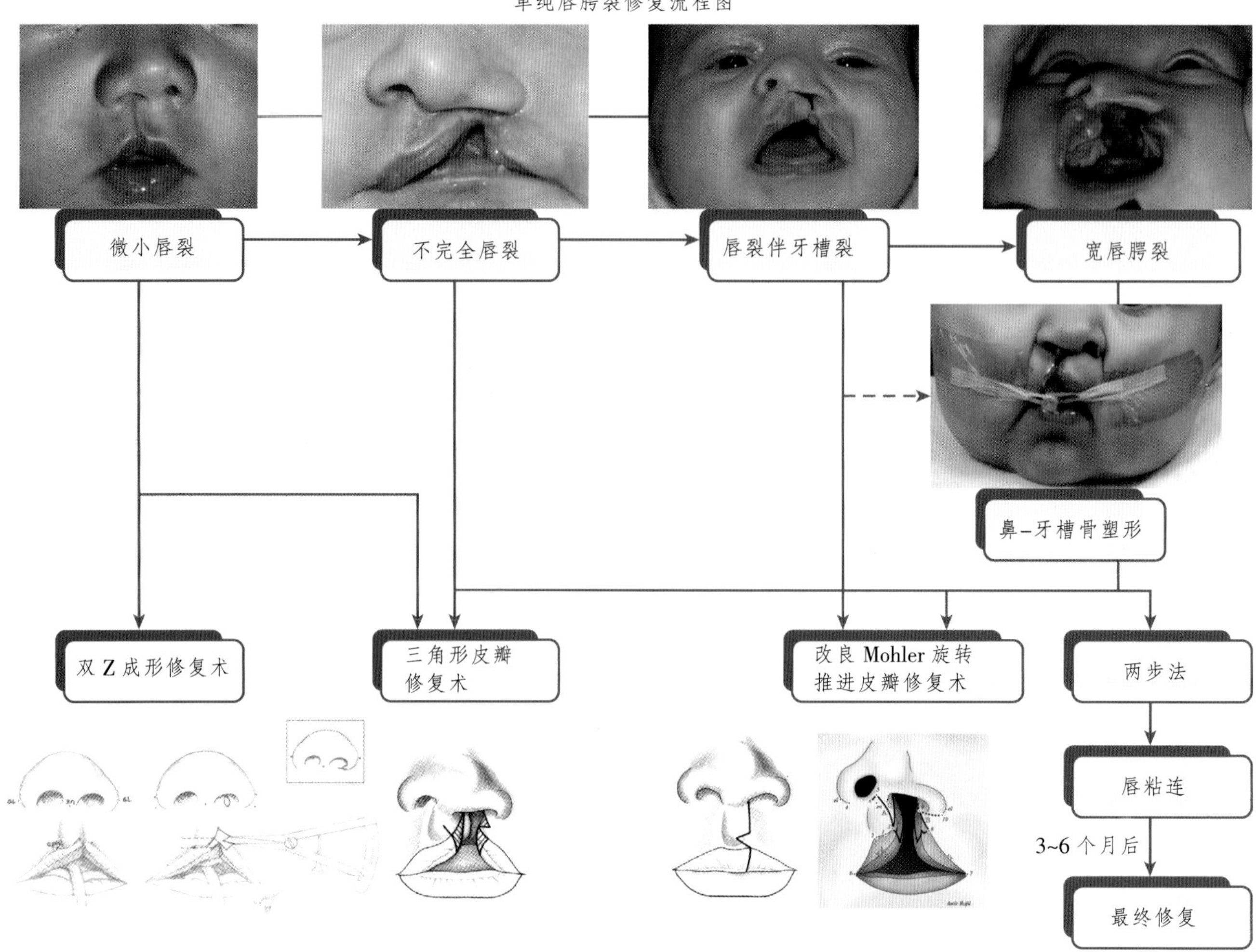

图 4.18 治疗流程图。(Left illustration from Mulliken JB. Double unilimb Z-plastic repair of microform cleft lip. Plast Reconstr Surg 2005;116 (6):1623 - 1632, with permission; middle illustration from Demke JC, Tatum SA. Analysis and evolution of rotation principles in unilateral cleft lip repair. J Plast Reconstr Aesthet Surg 2011;64(3):313 - 318, with permisison.)

轮匝肌的破坏,来使伤口张力最小化,并为逐层重建创造可能。尽可能减少内侧唇部的切除来改善中央的人中沟外观。

• 最后,鼻底必须在初期修复操作中进行重建。鼻中隔黏膜的切除及从梨状孔松解的外侧鼻黏膜皮瓣可接入鼻底。缝合口轮匝肌及鼻孔肌肉复合体来支撑鼻孔。

■ 循证医学

术前准备及麻醉

基于现有证据,单侧唇腭裂患儿的初始处理包括确认是否有其他的先天异常或综合征的存在,因为这些异常能对围术期及术后管理带来破坏性的影响(Ⅱ级证据)[66]。唇裂修复通常等到婴儿3月龄时才进行,以确保术前对于其他畸形的评估,从而保证足够的体重增加(Ⅴ级证据)[23,43],并保证上唇有足够的时间来增加高度[3个月时高度为10~12mm,但到1岁时几乎没有增长(13mm)(Ⅳ级证据)][42]。

喂养

术后喂养原则并未广泛达成共识,但如果可能,还是推荐母乳喂养(Ⅳ级证据)[52,53]。2011年,Cochrane的系统性回顾表明母乳喂养对于术后体重增加有弱正相关的效果,而专用的奶瓶及上颌矫治器则没有这种效果(Ⅰ级证据)[51]。

唇胶带粘连

推荐使用唇胶带粘连作为非手术的唇粘连方法(Ⅴ级证据)[44]。

唇粘连

唇粘连的好处在于唇部对上颌施加矫形压力，会使得唇裂在最终的闭合中变得更窄(Ⅴ级证据)[17,47]。这种获益并无强大的证据支持，并且可能会出现额外的瘢痕或需要二次麻醉(Ⅳ级证据)[67]。

鼓室造口管置入

在腭裂中，有人反对在早期唇裂修复术中常规使用压力平衡管(Ⅱ级证据)[36],但在唇裂修复或腭成形术时常会放置鼓室造口管(Ⅲ级证据)[37]。

外科方法

许多外科医生习惯在修复单侧唇裂及鼻畸形时应用联合方法以适应不同的患者。任何一种方法都可能有很好(或不好)的结果。合适的外科操作包括用储备的组织进行黏膜、口轮匝肌、唇部皮肤的三维修补,并进行解剖标志及亚单位的标记(Ⅴ级证据)[63]。对于解剖标志,如鼻孔、皮肤-唇交界处、白唇及干-湿唇交界处必须进行保护,并关注对称性及比例的协调(Ⅲ级证据)[24,25]。

初期鼻成形术

由于新生儿早期鼻软骨的可塑性，美国一些外科医生赞同进行初期鼻成形术(Ⅳ级证据)[48]。支持这一做法的证据级别较低,鼻系统及外观的永久性改善尚未证实(Ⅲ级证据)[67]。

抗生素使用

有证据支持对清洁污染区的唇腭裂患者预防性应用抗生素(头孢唑林25mg/kg或克林霉素)。应在手术切除前使用,但不推荐连续口服抗生素超过24小时(Ⅰb级和Ⅳ级证据)[62]。

类固醇

围术期用地塞米松有利于减少术后呼吸窘迫，对于伤口愈合则没有明显效果(Ⅱ级证据)[68,69]。

疼痛管理

眶下神经阻滞适合应用更长效的局部麻醉药物,如罗哌卡因或丁哌卡因,对于术后即时麻醉是安全有效的(Ⅲ级证据)[61,66]。有证据支持布洛芬及对乙酰氨基酚在扁桃体切除疼痛管理中的有效性。没有证据支持非甾体消炎药[除外酮咯酸(Toradol)]会增加发生出血并发症的风险(Ⅰ级证据)[58]。最近的证据表明,不建议婴儿使用可待因,这就进一步支持在术后可口服对乙酰氨基酚及布洛芬(Ⅱ级证据)[56,57]。静脉注射吗啡对于突发疼痛是有效的(Ⅱ级证据)[59,60]。

鼻模成形术

对于术后使用鼻撑,没有直接的随机对照试验，证据级别较低(Ⅳ级证据)[55]。

手臂束具(No-No)

对于术后使用手臂束具没有Ⅰ级或Ⅱ级证据支持,但许多中心仍然推荐常规应用(Ⅴ级证据)[49]。随机对照试验显示其对于术后并发症发生的影响没有差异(Ⅰ级证据)[50,51]。

(徐海淞 译)

参考文献

1. Wyszynski DF, Beaty TH, Maestri NE. Genetics of nonsyndromic oral clefts revisited. Cleft Palate Craniofac J 1996;33(5):406-417
2. American Cleft Palate-Craniofacial Association. Parameters for the evaluation and treatment of patients with cleft lip/palate or other craniofacial anomalies. Revised edition, November 2009 (accessed May 27, 2013 at http://www.acpa-cpf.org/uploads/site/Parameters_Rev_2009.pdf)
3. Chung KC, Swanson JA, Schmitz D, Sullivan D, Rohrich RJ. Introducing evidence-based medicine to plastic and reconstructive surgery. Plast Reconstr Surg 2009;123(4):1385-1389
4. Sykes JM, Tollefson TT. Management of the cleft lip deformity. Facial Plast Surg Clin North Am 2005;13(1):157-167
5. Marelzat WL. Medicine in history. Celsus (AD25), Plastic Surgeon: On the Repair of Defects of the ears, lips, and Nose. J Dermatol Surg Oncol 2013;8(12):1012-1019
6. Malgaigne JF. Surgery and Ambroise Pare. Norman, OK: University of Oklahoma; 1965
7. Mirault G. Deux lettres sur l'operation du bec-de-lievre. J Chir (Paris) 1844;2:257
8. Paine AB. Mark Twain, A Biography, vol III, Part 1: 1900-1907. Whitefish, MT: Kessinger Publishinger; 2003

9. Demke JC, Tatum SA. Analysis and evolution of rotation principles in unilateral cleft lip repair. J Plast Reconstr Aesthet Surg 2011;64(3):313-318
10. Rose W. Harelip and cleft palate. London: HK Lewis; 1891
11. Thompson JE. An artistic and mathematically accurate method of repairing the defect in cases of hairlip. Surg Gynecol Obstet 1912;14:498-504
12. Fisher DM. Unilateral cleft lip repair: an anatomical subunit approximation technique. Plast Reconstr Surg 2005;116(1):61-71
13. Delaire J. General Considerations regarding Primary Physiologic Surgical Treatment of Labiomaxillopalatine Clefts. Oral Maxillofac Surg Clin North Am 2000;12(3):361-378
14. Lemesurier AB. The quadrilateral Mirault flap operation for harelip. Plast Reconstr Surg (1946) 1955;16(6):422-433
15. Still JM, Georgiade NG. Historical review of management of cleft lip and palate. In: Georgiade NG, ed. Symposium on Management of Cleft Lip and Palate and Associated Deformities. Vol. VIII. St. Louis, MO: C.V. Mosby Co., 1974:13-21
16. Randall P. A triangular flap operation for the primary repair of unilateral clefts of the lip. Plast Reconstr Surg Transplant Bull 1959;23(4):331-347
17. Randall P. A lip adhesion operation in cleft lip surgery. Plast Reconstr Surg 1965;35:371-376
18. Tennison CW. The repair of the unilateral cleft lip by the stencil method. Plast Reconstr Surg (1946) 1952;9(2):115-120
19. Skoog T. A design for the repair of unilateral cleft lips. Am J Surg 1958;95(2):223-226
20. Millard DR. A primary camouflage in the unilateral harelip. In: Skoog T, ed. Trans 1st International Congress Plastic Surgery. Baltimore: Williams & Wilkins; 1957
21. Millard DR Jr. Complete unilateral clefts of the lip. Plast Reconstr Surg Transplant Bull 1960;25:595-605
22. Millard DR Jr. Refinements in rotation advancement cleft lip technique. Plast Reconstr Surg 1964;33:26-38
23. Millard DR Jr. Cleft Craft. The Evolution of its surgery. I: The unilateral deformity. Boston: Little, Brown, & Co.; 1976
24. Mohler LR. Unilateral cleft lip repair. Plast Reconstr Surg 1987; 80(4):511-517
25. Cutting CB, Dayan JH. Lip height and lip width after extended Mohler unilateral cleft lip repair. Plast Reconstr Surg 2003; 111(1):17-23, discussion 24-26
26. Mulliken JB, Martínez-Pérez D. The principle of rotation advancement for repair of unilateral complete cleft lip and nasal deformity: technical variations and analysis of results. Plast Reconstr Surg 1999;104(5):1247-1260
27. Noordhoff MS. Reconstruction of vermilion in unilateral and bilateral cleft lips. Plast Reconstr Surg 1984;73(1):52-61
28. Noordhoff MA. The Surgical Technique for the Unilateral Cleft Lip-Nasal Deformity. Taipei: Noordhoff Craniofacial Foundation; 1997
29. Veau V. Bec-de-Liévre; Formes Cliniques-Chirurgie. Avec la collaboration de J Récamier. Paris, France: Masson et Cie; 1938
30. Tessier P. Anatomical classification facial, cranio-facial and latero-facial clefts. J Maxillofac Surg 1976;4(2):69-92
31. Mulliken JB. Double unilimb Z-plastic repair of microform cleft lip. Plast Reconstr Surg 2005;116(6):1623-1632
32. World Health Organization (WHO). Global Strategies to Reduce the Health-care Burden of Craniofacial Anomalies. Report of WHO meetings on International Collaborative Research on Craniofacial Anomalies. Geneva, Switzerland: WHO; 2002
33. Tanaka SA, Mahabir RC, Jupiter DC, Menezes JM. Updating the epidemiology of cleft lip with or without cleft palate. Plast Reconstr Surg 2012;129(3):511e-518e
34. Zeiger JS, Beaty TH, Liang KY. Oral clefts, maternal smoking, and TGFA: a meta-analysis of gene-environment interaction. Cleft Palate Craniofac J 2005;42(1):58-63
35. De-Regil LM, Fernández-Gaxiola AC, Dowswell T, Peña-Rosas JP. Effects and safety of periconceptional folate supplementation for preventing birth defects. Cochrane Database Syst Rev 2010; (10):CD007950
36. Ponduri S, Bradley R, Ellis PE, Brookes ST, Sandy JR, Ness AR. The management of otitis media with early routine insertion of grommets in children with cleft palate – a systematic review. Cleft Palate Craniofac J 2009;46(1):30-38
37. Klockars T, Rautio J. Early placement of ventilation tubes in cleft lip and palate patients: does palatal closure affect tube occlusion and short-term outcome? Int J Pediatr Otorhinolaryngol 2012;76(10):1481-1484
38. Källén B, Harris J, Robert E. The epidemiology of orofacial clefts. 2. Associated malformations. J Craniofac Genet Dev Biol 1996;16(4):242-248
39. Tollefson TT, Humphrey CD, Larrabee WF Jr, Adelson RT, Karimi K, Kriet JD. The spectrum of isolated congenital nasal deformities resembling the cleft lip nasal morphology. Arch Facial Plast Surg 2011;13(3):152-160
40. Hwang K, Kim DJ, Hwang SH. Musculature of the pars marginalis of the upper orbicularis oris muscle. J Craniofac Surg 2007;18:151-154
41. Park BY, Lew DH, Lee YH. A comparative study of the lateral crus of alar cartilages in unilateral cleft lip nasal deformity. Plast Reconstr Surg 1998;101(4):915-920
42. Clifford RH, Pool R Jr. The analysis of the anatomy and geometry of the unilateral cleft lip. Plast Reconstr Surg Transplant Bull 1959;24:311-320
43. Wilhelmsen HR, Musgrave RH. Complications of cleft lip surgery. Cleft Palate J 1966;3:223-231
44. Pool R. Tissue mobilization with preoperative lip taping. Oper Tech Plast Reconstr Surg 1995;2:155-158
45. Berkowitz S. A comparison of treatment results in complete bilateral cleft lip and palate using a conservative approach versus Millard-Latham PSOT procedure. Semin Orthod 1996;2(3):169-184
46. Maull DJ, Grayson BH, Cutting CB, et al. Long-term effects of nasoalveolar molding on three-dimensional nasal shape in unilateral clefts. Cleft Palate Craniofac J 1999;36(5):391-397
47. Hamilton R, Graham WP III, Randall P. The role of the lip adhesion procedure in cleft lip repair. Cleft Palate J 1971;8:1-9
48. Matsuo K, Hirose T. Preoperative non-surgical over-correction of cleft lip nasal deformity. Br J Plast Surg 1991;44(1):5-11
49. Katzel EB, Basile P, Koltz PF, Marcus JR, Girotto JA. Current surgical practices in cleft care: cleft palate repair techniques and postoperative care. Plast Reconstr Surg 2009;124(3):899-906
50. Jigjinni V, Kangesu T, Sommerlad BC. Do babies require arm splints after cleft palate repair? Br J Plast Surg 1993;46(8):681-685
51. Huth J, Petersen D, Lehman JA. The use of postoperative restraints in children after cleft lip or cleft palate repair: a preliminary report. ISRN Plastic Surgery 2013;540717:1-3
52. Mei C, Morgan A, Reilly S. Benchmarking clinical practice against best evidence: An example from breastfeeding infants with cleft lip and/or palate. Evidence-based Communication Assessment & Intervention 2009;3:48-66
53. Reilly S, Reid J, Skeat J; Academy of Breastfeeding Medicine Clinical Protocol Committee. ABM Clinical Protocol #17: Guidelines for breastfeeding infants with cleft lip, cleft palate, or cleft lip and palate. Breastfeed Med 2007;2(4):243-250
54. Bessell A, Hooper L, Shaw WC, Reilly S, Reid J, Glenny AM. Feeding interventions for growth and development in infants with

cleft lip, cleft palate or cleft lip and palate. Cochrane Database Syst Rev 2011;2(2):CD003315
55. Nakajima T, Yoshimura Y, Sakakibara A. Augmentation of the nostril splint for retaining the corrected contour of the cleft lip nose. Plast Reconstr Surg 1990;85(2):182–186
56. Baugh RF, Archer SM, Mitchell RB, et al; American Academy of Otolaryngology-Head and Neck Surgery Foundation. Clinical practice guideline: tonsillectomy in children. Otolaryngol Head Neck Surg 2011;144(1, Suppl):S1–S30
57. Ciszkowski C, Madadi P, Phillips MS, Lauwers AE, Koren G. Codeine, ultrarapid-metabolism genotype, and postoperative death. N Engl J Med 2009;361(8):827–828
58. Cardwell M, Siviter G, Smith A. Non-steroidal anti-inflammatory drugs and perioperative bleeding in paediatric tonsillectomy. Cochrane Database Syst Rev 2005;(2):CD003591
59. Fenlon S, Somerville N. Comparison of codeine phosphate and morphine sulphate in infants undergoing cleft palate repair. Cleft Palate Craniofac J 2007;44(5):528–531
60. Bremerich DH, Neidhart G, Heimann K, Kessler P, Behne M. Prophylactically-administered rectal acetaminophen does not reduce postoperative opioid requirements in infants and small children undergoing elective cleft palate repair. Anesth Analg 2001;92(4):907–912
61. Bateman MC, Conejero JA, Mooney EK, Rothkopf DM. Short-stay cleft palate surgery with intraoperative dexamethasone and marcaine. Ann Plast Surg 2006;57(3):245–247
62. Russell MD, Goldberg AN. What is the evidence for use of antibiotic prophylaxis in clean-contaminated head and neck surgery? Laryngoscope 2012;122(5):945–946
63. Fisher DM, Sommerlad BC. Cleft lip, cleft palate, and velopharyngeal insufficiency. Plast Reconstr Surg 2011;128(4):342e–360e
64. Da Silveira AC, Martinez O, Da Silveira D, Daw JL Jr, Cohen M. Three-dimensional technology for documentation and record keeping for patients with facial clefts. Clin Plast Surg 2004;31(2):141–148
65. Trotman CA, Barlow SM, Faraway JJ. Functional outcomes of cleft lip surgery. Part III: Measurement of lip forces. Cleft Palate Craniofac J 2007;44(6):617–623
66. Liau JY, Sadove AM, van Aalst JA. An evidence-based approach to cleft palate repair. Plast Reconstr Surg 2010;126(6):2216–2221
67. Salyer KE, Genecov ER, Genecov DG. Unilateral cleft lip-nose repair: a 33-year experience. J Craniofac Surg 2003;14(4):549–558
68. Senders CW, Di Mauro SM, Brodie HA, Emery BE, Sykes JM. The efficacy of perioperative steroid therapy in pediatric primary palatoplasty. Cleft Palate Craniofac J 1999;36(4):340–344
69. Antony AK, Sloan GM. Airway obstruction following palatoplasty: analysis of 247 consecutive operations. Cleft Palate Craniofac J 2002;39(2):145–148

第5章 双侧唇裂修复

Travis T. Tollefson，Craig W. Senders

引言

双侧唇腭裂(BCLP)儿童的护理最好是由跨学科合作的唇腭裂团队来进行管理[1]。患有BCLP的婴幼儿在任何术前准备前都必须确保持续的体重增长，这些术前准备包括唇部胶带粘贴、婴幼儿矫形术术前准备或鼻-牙槽骨塑形(NAM)(参见第2章)。进食困难和体重增加欠佳可能是心脏、肌肉骨骼或神经畸形的相关迹象，这些都应该由儿科医生在手术前进行评估。

双侧唇裂和鼻部畸形的初始修复仅仅是长达数年治疗的开始；然而，这一步骤是对最终呈现结果的重要预测指标[2]。双侧唇裂修复尤其需要注重细节，在婴儿期，手术中出现毫米为计的误差都是难以纠正的，并且有可能使患儿受永久性唇裂红斑困扰。唇部和鼻小柱长度、鼻软骨位置以及牙和骨骼畸形的治疗从婴儿期到成人期按顺序进行。

接下来治疗计划的核心及调整如下：①婴儿期双唇修复以及延后鼻小柱延长[3-11]；②一期唇裂修复+/-鼻成形术(+/-牙龈骨膜成形术)[12-14]；③数月内进行唇部支持固定伴延迟唇部修复[15-18]。术前婴儿期矫形术和(或)NAM可以与这些途径任何一个协同使用(图5.1)。

本章旨在使读者明确BCLP类型并提出我们首选的治疗方法。支持证据如下所列：术前婴儿期矫形是BCLP独有的、双侧唇裂修复和鼻成形术的技术和时机，以及术后管理指导。

历史回顾

Ridgway和Mulliken指出了重建人中的重要性，及其重建的困难性。他们注意到这个词来源于希腊语“phitron”，意为“爱情药水”。在民间传说中，人们认为人中是上帝手指留下的一个凹痕，或者是天使对孩子嘘声示意的一个地方[19]。解剖学研究显示，人中窝可能是与口轮匝肌的交叉纤维及人中嵴下深入真皮的嵌入物有关[20]。个体之间的特征有很大的差异，其中包括人中的形状、大小、外表，以及人中窝的深度。这种复杂性使得手术修复唇裂是最难以控制的一种，对资深外科医生来说，终生学习并进步已成为一种常态。在手术设计和实施中，必须考虑中唇部亚结构的重建以及唇部的生长。

目前对术前婴儿期矫形术、NAM，以及双侧唇裂按序修复手术的效果仍有争议。Chen等人说：“双侧唇裂手术矫正的目的是重建一个匀称的唇和具有良好长度的鼻小柱[21]。”在过去的几十年里，双侧唇裂的手术治疗已经成形。尽管鼻和鼻小柱的治疗已经发生了巨大的变化，但其核心原则仍被保留[21]：

- 保留术前鼻小柱长度；
- 在不影响血液供应的情况下，保持中央唇部的宽度；
- 预先上提鼻小柱前唇复合体使得前唇后的口轮匝肌能够重建；
- 从梨状缘中解除鼻翼软骨附着连接，并使用下鼻甲皮瓣提供更多的软组织缺损的额外覆盖；

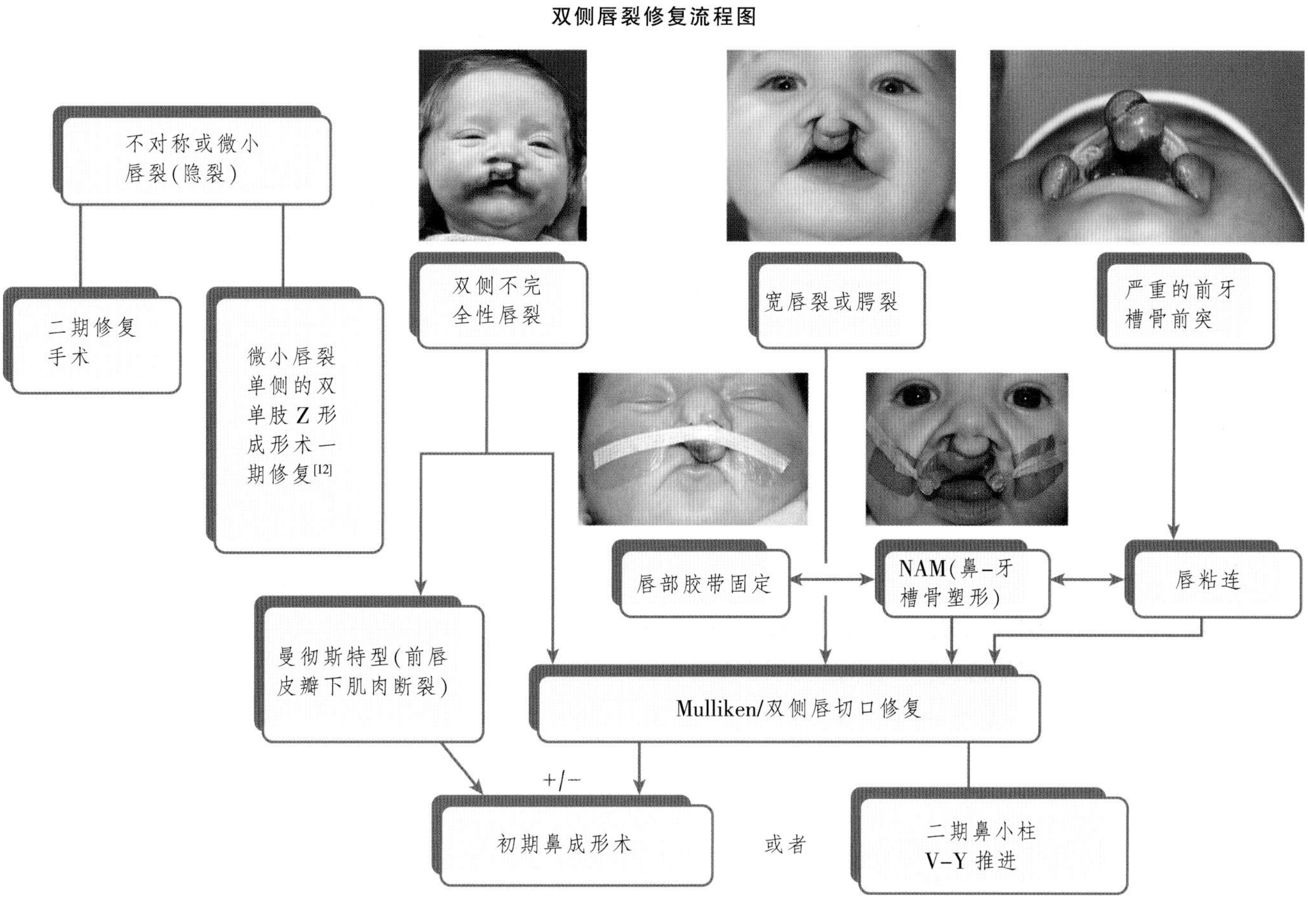

双侧唇裂修复流程图

不对称或微小唇裂(隐裂)

二期修复手术

微小唇裂单侧的双单肢Z形成形术一期修复[12]

双侧不完全性唇裂

宽唇裂或腭裂

严重的前牙槽骨前突

唇部胶带固定

NAM(鼻-牙槽骨塑形)

唇粘连

曼彻斯特型(前唇皮瓣下肌肉断裂)

Mulliken/双侧唇切口修复

+/-

初期鼻成形术

或者

二期鼻小柱V-Y推进

图 5.1 双侧唇裂或腭裂治疗流程图。

- 释放并重置下外侧软骨；
- 在上颌骨骨膜上方适当解剖；
- 通过局部的黏膜皮瓣重建鼻腔；
- 用前唇的组织重建唇颊沟；
- 重建轮匝肌及括约肌并将其拉到鼻前棘；
- 用外侧唇组织重建一个新的唇弓、中心红唇和唇珠；
- 保持鼻翼周围没有任何切口并维持术前鼻唇角来平衡两侧的唇高度。

从20世纪50年代起，双侧唇裂已在婴儿期开始进行修复，若在最初几年鼻小柱有二次伸长则可能进行分期手术[3-11]。创造出一种自然的鼻唇(唇-鼻小柱)关系一直是难以达到的目标(图5.2)，也因此产生了一系列从唇部借用组织来延长鼻小柱的手术。不论患儿术前是否进行了矫形术，外侧基部的叉形皮瓣可以在二次手术中以V-Y的方式推进（例如Latham装置)[7]。Mulliken提出了初期鼻成形术方法，通过在近侧覆盖下外侧软骨圆顶后从鼻孔借取皮肤来增加鼻小柱长度[22,23]。鼻尖部的初期鼻成形术附加手术已经证明是成功的，包括开放性鼻尖成形术，以鼻小柱和前唇皮瓣为单位进行提升[24]，或从尾部隔膜解除内侧软骨连接，以便在NAM后能够进入鼻尖[14]。第2章中讨论的这种术前准备已经得到普及，并且与初期鼻成形术技术一起引起了一种哲学上和技术上的转变，即不再使用前唇组织延长鼻小柱这种二次延长鼻小柱的方式。

■ 解剖结构

对一个患有BCLP的新生儿进行检查首先要评估唇部、前颌骨、前唇、上颌骨齿槽、鼻小柱、鼻尖、鼻翼以及上腭的对称性和受损程度(图5.3)。双侧唇裂呈现的典型模式已经推动了各种分类方案。在Veau分类中，双侧唇裂被分为第Ⅳ组或D组。在Kernahan条纹Y分类系统中，将一系列数字标签分配给受唇裂影响的区域[25,26]。这种方法允许使用统一的数值方法来进行唇裂类型的研究沟通，但这一方法难以教学。

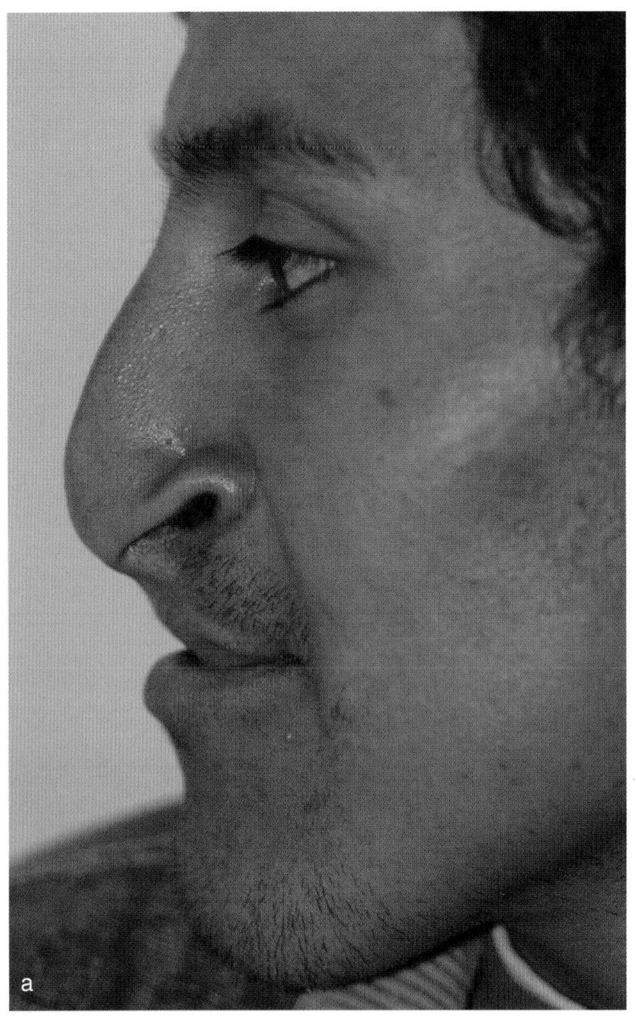

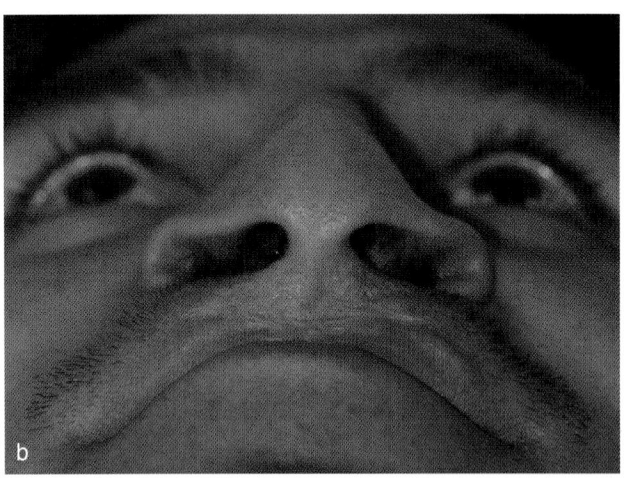

图 5.2 双侧唇裂修复不良的成年患者。(a)侧面图显示鼻唇角不足,鼻小柱短,上颌发育不良,鼻尖突出不良。(b)基底视图显示了在唇前组织下的扩大的鼻翼基底部、短的鼻小柱和肌肉修复缺乏(注意唇前没有胡须)。

双侧唇裂、牙槽骨裂和(或)腭裂划分为由 9 个数值代表的亚单位,组合而成的一个 Y 形结构(图 5.4):

- 区域 1 和 4 分别代表右侧鼻底和左侧鼻底;
- 区域 2(右)和区域 5(左)代表唇部;
- 区域 3(右)和 6(左)代表成对的牙槽骨段;
- 区域 7 为原发腭;
- 区域 8 和 9 为次生腭。

应首先要说明严重程度(宽的、典型的或狭窄的)、类型(完全性、不完全性或微小型)和结构(鼻底、唇、牙槽骨、原发腭和次生腭)。唇、鼻或牙槽的不对称,出现 Simonart 带,以及上颌骨突出程度均应注意。前颌骨移位严重程度的估算(由此潜在的唇修复的张力)是测量上颌弓外侧缘正中处与前颌骨之间的距离。轻度病例其前颌骨和上颌弓之间仍有连接,然而重度病例该处的距离≥1cm 距离(图 5.5)。

双侧唇裂畸形通常是最严重的类型,并且通常伴完全性双侧腭裂。严重程度不同的唇裂可分为严重不对称型(图 5.6)、不完全型和微小型。不对称的双侧唇裂畸形可能是单侧或双侧都有不完全性或微型唇裂(最微小的唇裂畸形)(图 5.7)。单侧腭裂伴双侧唇裂的情况较为罕见。双侧唇裂的上颌骨段外侧面与单侧唇裂相似,但常伴有上颌收缩。在双侧唇腭裂患者中,前颌骨与颌骨外侧段分离并常常前突。

前唇是由成对的内侧鼻突胚胎起源形成的软组织,组成中心唇。与单侧畸形不同,在完全双侧唇裂的情况下,前唇皮下没有肌肉。在不完全的双侧唇裂中,经常会发生肌肉向唇中央迁移。鼻小柱过短常伴双侧鼻翼覆罩以及宽大球状的鼻翼。

上颌骨外侧段和中央前颌骨之间的距离可用来评估唇裂的严重程度或宽度。缝隙距离超过 1cm 可以被认为是“宽”,而这种情况下通常需要一个更复杂的前期准备阶段,包括唇部胶带粘贴、术前 NAM、分期唇部手术、延迟外科手术治疗,或者最糟糕的情况下,需要进行犁骨截取术。

双侧唇裂患者的前唇尺寸有很大的差异,一些假说认为这与独立的前颌骨或前唇段的血供有关。即使有足够大小的前唇,但如果在设计过程中忽略了美学单位和亚单位原则,唇部修复的效果也会很差(图 5.8)。外科医生力图能够构建一个足够高度的人中嵴,使得它即使在完全生长发育后也能在正常范围之内。在一例

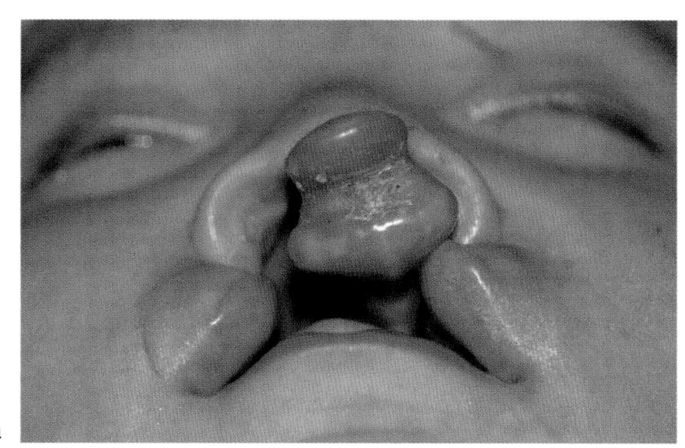
a

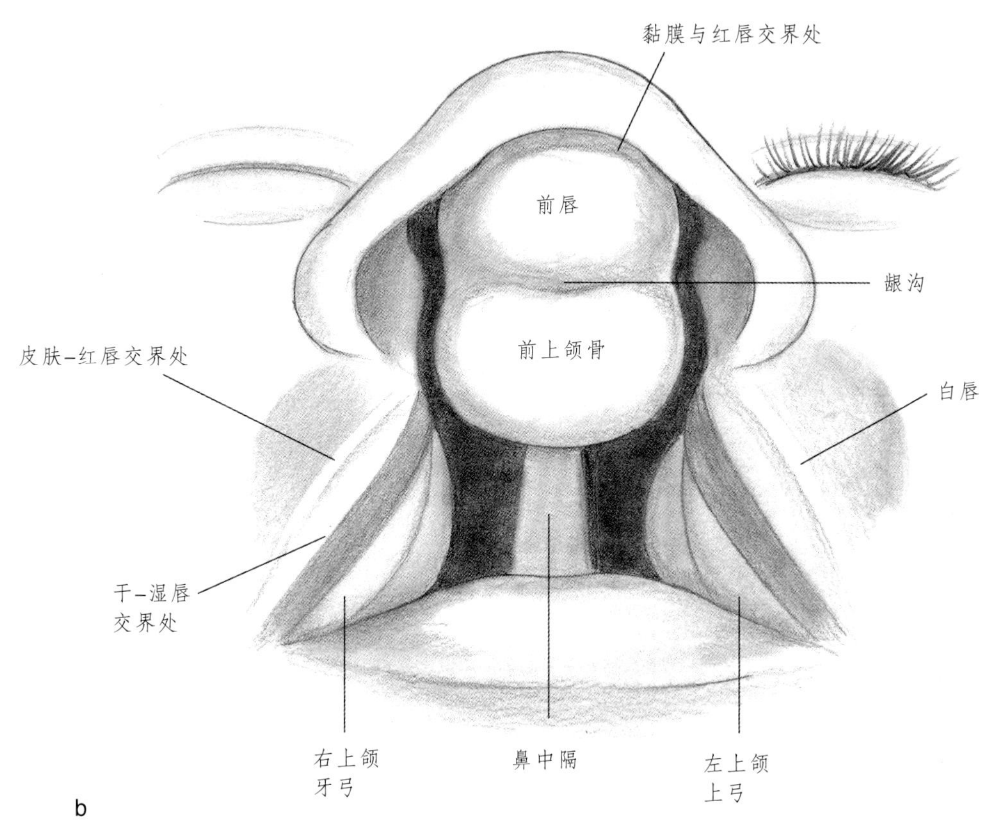

b

图 5.3 (a)双侧唇腭裂的基底视图。(b)上颌骨上的前唇双侧裂部分图解(由中央唇部黏膜、皮肤和软组织组成)。

存在小型前唇(前唇垂直高度 6mm;图 5.5)[27]的患者中,可使用的唇部皮肤高度比特定年龄的人体测量标准要短得多[28]。

1960 年,Johanson 和 Ohlsson 首次描述了使用唇粘连术来缩小牙槽裂缝,减轻二次修复时裂隙的严重程度,并使口轮匝肌的厚度增加(经超声测量)[2,29]。双侧唇裂进行粘连术可以增加前唇的大小,使得最后决定性手术能够更加简单[18](图 5.9)。双侧唇粘连术通常在患儿 1~3 月龄时进行,最终决定性手术在此后 3~4 个月进行,是为了让唇部粘连术的手术瘢痕成熟,有助于最终的唇部修复。在显著不对称的双侧唇裂患儿中,NAM、单侧唇粘连术或双侧唇粘连术有着不错的效果。唇部粘连术技术在第 4 章单侧唇裂中已做了描述,在双侧唇裂中进行双侧操作即可。

■ 外科治疗时间线

对患有唇裂的新生儿进行全身麻醉的必备条件包

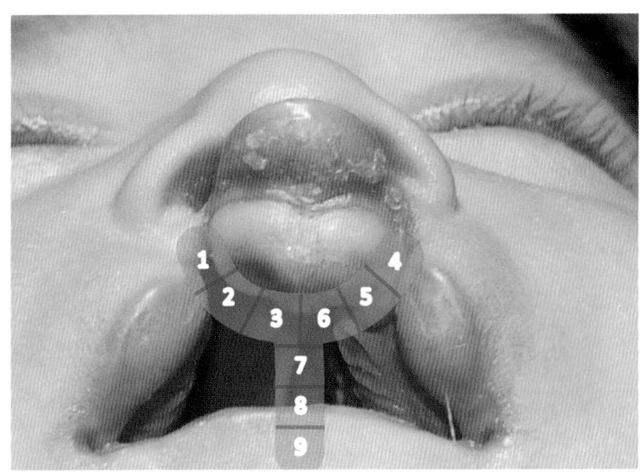

图 5.4 叠加条纹 Y 分类方案的照片。区域 1 和 4 分别代表右侧鼻底和左侧鼻底；区域 2(右)和 5(左)代表唇部；区域 3(右)和 6(左)代表配对的牙槽骨段；区域 7 为原发腭；区域 8 和 9 代表次生腭。

括充足的体重增长、无气道阻塞，以及对心脏及其他畸形的病情检查。外科医生和儿科医生也必须考虑到心肺先天性畸形可能导致患儿无法茁壮成长。1969 年，Wilhelmesen 和 Musgrave 提出了"'10'原则"的建议，作为对唇裂修复适当时机的建议，该原则为年龄 10 周、血红蛋白 10dg/mL、体重 10 磅[30]。一些治疗唇裂的团队和外科医生更愿意在患儿出生第 1 个月的时候就进行唇部修复，而不是选择延迟 3~6 个月再进行手术。在出生后，婴儿的体重会有所下降(≤出生体重的 10%)，但是这部分下降的体重会在 2 周内增长恢复。每天增重约 1 盎司的关键在于充足的营养供给。

BCLP 患者治疗各个步骤的典型时间线与第 4 章所示类似。双侧唇裂在患儿 3~5 月龄时修复，可延迟手术的术前准备(如，NAM)和生长，以限制双侧唇裂修复后常出现的鼻塞。建议在腭裂患儿中使用双侧鼓膜切开术和鼓膜管置入术，但系统性回顾对适当的时机或适应证没有证据支持[31]。作者根据鼓室导抗图和显微镜检查结果，在唇部修复初期或腭成形术的基础上应用压力平衡管。行为听图可以在患儿 8 月龄后完成。语音语言病理学评估和治疗在出生后前两年进行(参见第 11 章)。

根据语音评估和鼻内镜检查结果，在患儿 3~5 岁时可能需要进行二次语音手术(参见第 12~14 章)。在上颌尖牙萌出前(7~10 岁)，矫正牙槽骨为牙槽骨移植做准备(参见第 9 章)。根据外科医生的经验，牙咬合错位

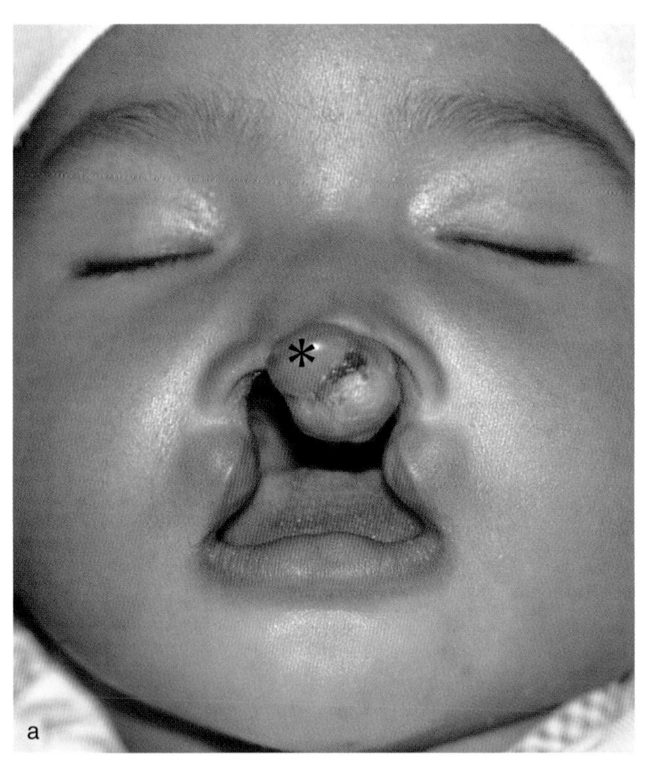

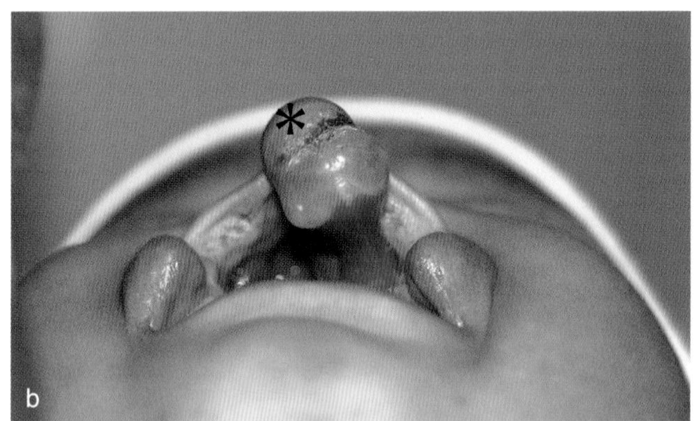

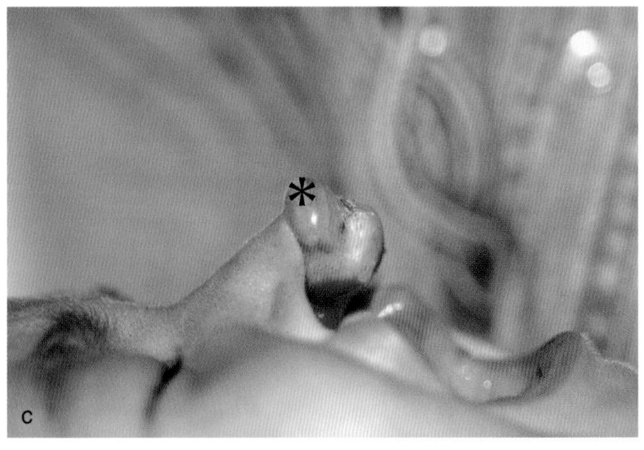

图 5.5 年龄较大的婴儿严重前颌骨突起的照片。(a)正面视图。(b)基底视图。(c)侧面视图。(* 注意患儿非常小的前唇，由于潜在的高度不足使得上颌骨重建的设计变得困难。)

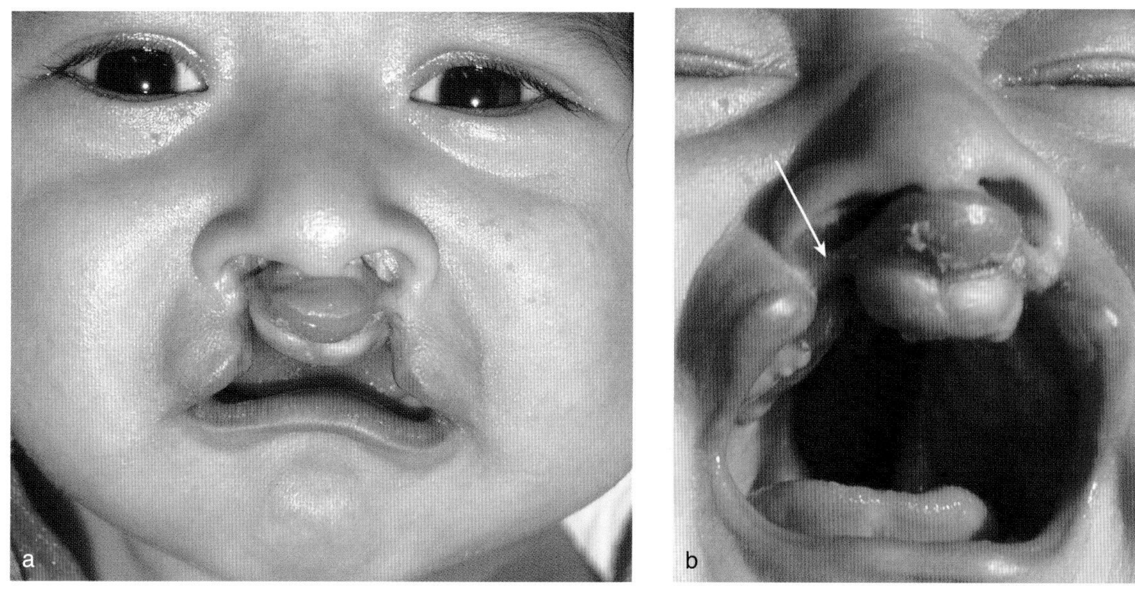

图 5.6　(a)双侧唇裂(左侧不完全唇裂,右侧完全唇裂)与 Simonart 带正面视图。(b)基底视图照片显示效果最佳。

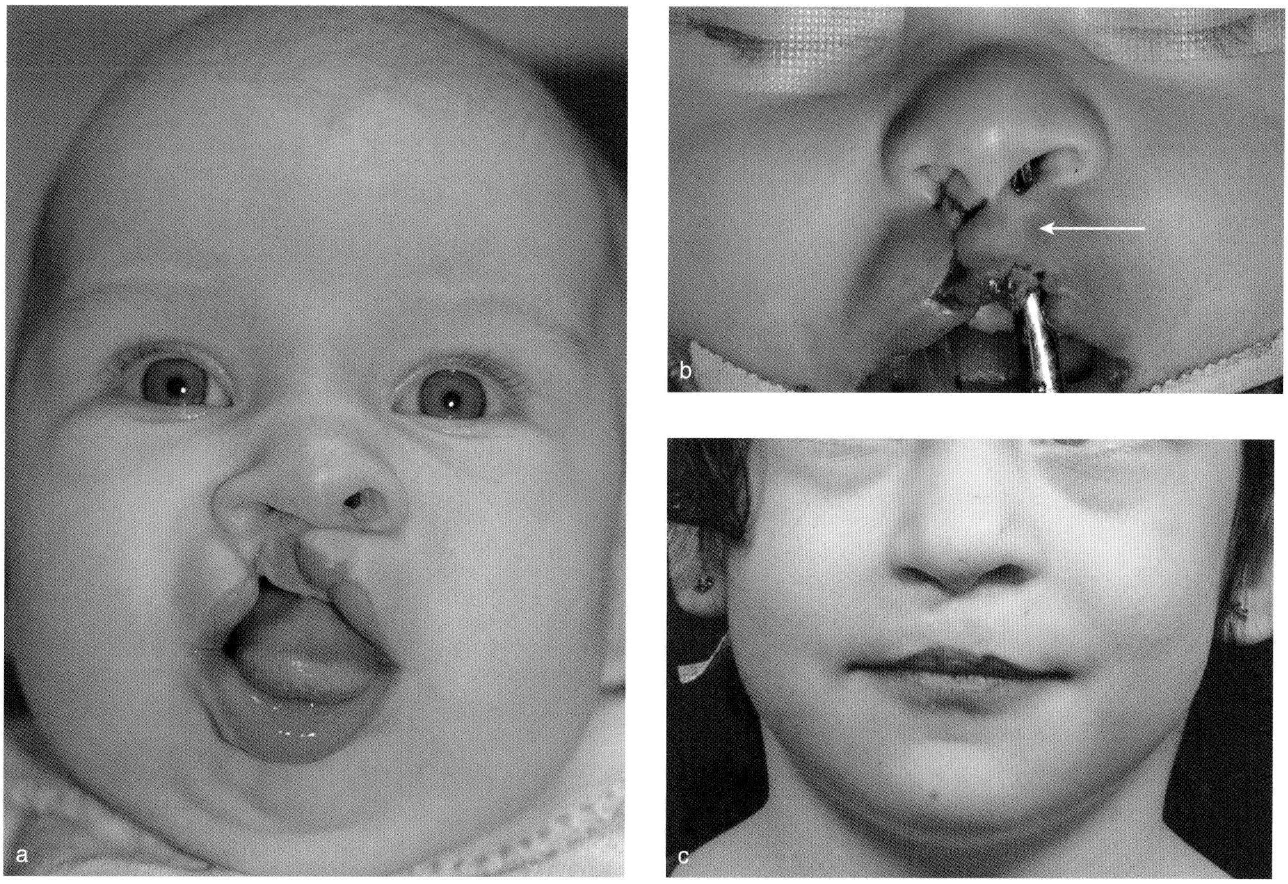

图 5.7　(a)左侧微型唇裂、右侧不完全唇裂的照片。(b)应用单肢 Z 形成技术修复微型裂侧(左)(箭头所示)的术中照片,显示经过左侧人中皮肤下的剪刀,从皮肤松解口轮匝肌。左侧肌肉接近右侧肌肉进行同心肌修复。(c)术后照片。

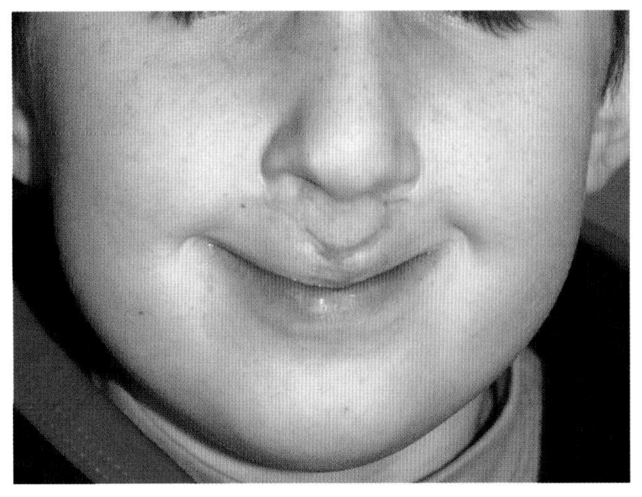

图 5.8 双侧唇裂修复照片,显示初期修复后在外部应用改良的 Veau 技术。人中处存在外观欠佳的不规则瘢痕形状和圆形形状。

的颌面矫正术中有 40%的病例都是在骨骼完全生长后才进行的[27]。最终的鼻中隔成形术被推迟到正颌手术和全部骨骼成熟之后才进行(参见第 10 章)。

不同的机构对一期或二期双侧唇裂或鼻部修复的支持程度以及初期鼻成形手术的时机存在差异。对近 40 年的经验进行回顾,Salyer 支持完全对称性双侧唇裂的患儿在 3 月龄时进行一期双侧唇裂的唇部或鼻修复[27]。在不对称或不完全的双侧唇裂,或“极小前唇(垂直高度<6mm),或前颌骨移位或预估严重的情况下建议进行二期唇部闭合术[27]。Marsh 和其他人支持这种二期修复法,他们倾向于在 6~8 个月内进行早期双侧唇粘连固定,然后进行最终的唇修复(曼彻斯特型)[16,17]。在最严重的上颌骨前突情况下,早期进行前颌骨挫顿手术也是合理的[17,32]。

■ 术前准备

宽唇裂(通常从侧唇到前唇的距离≥1cm)可以从术前准备工作中受益。这些术前准备包括:①唇部胶带粘贴(图 5.10);②术前婴儿矫形(PSIO)的口内矫形器(例如 Latham 装置);③被动的 PSIO,例如 NAM(图 5.11);④从唇裂粘连术开始的两个阶段修复[18];⑤极端的病例中,前上颌骨行犁骨切开术。每天应用唇部胶带扩张唇部软组织并将矫形压力应用于前颌骨。唇边用

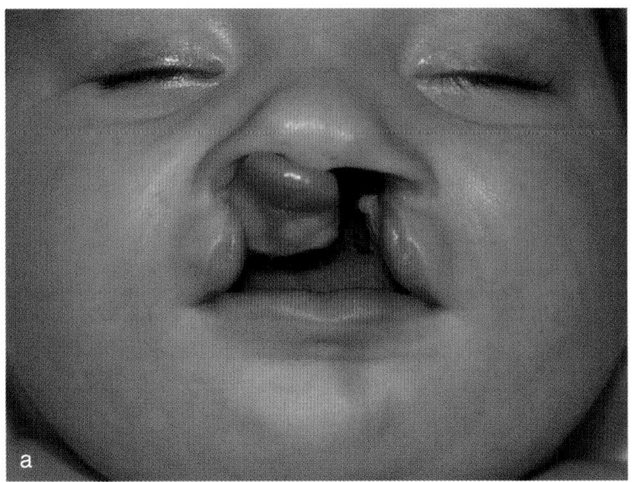

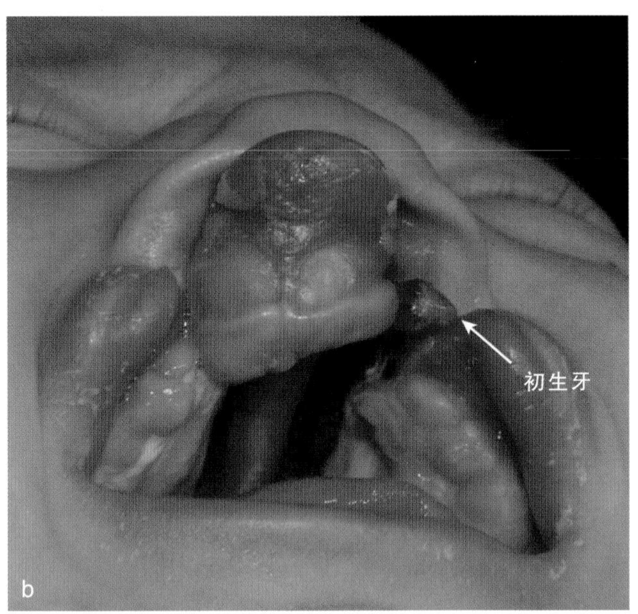

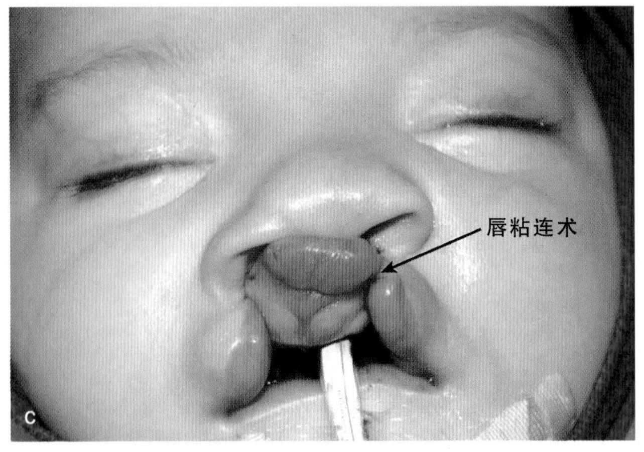

图 5.9 (a)不对称双侧唇裂照片。左上颌弓与前颌间裂隙>1cm。(b)患儿基底视图。注意左前上颌的初生牙。(c)用唇部粘连术治疗,照片显示左侧完成后的情况。(* 注意这也可以用鼻-牙槽骨塑型完成。)

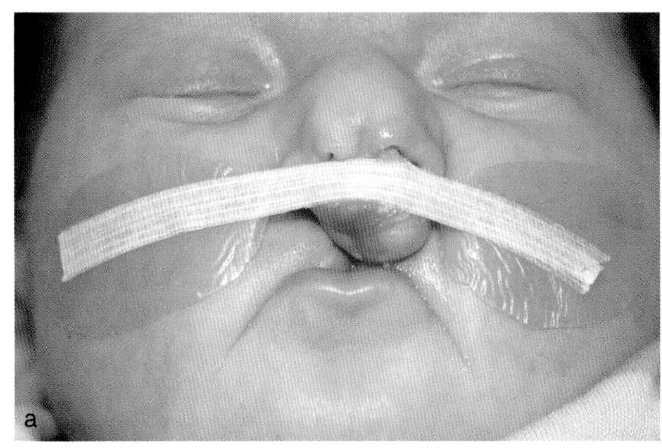

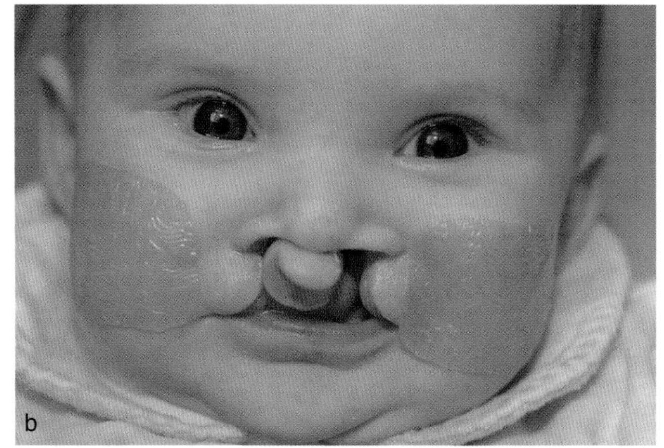

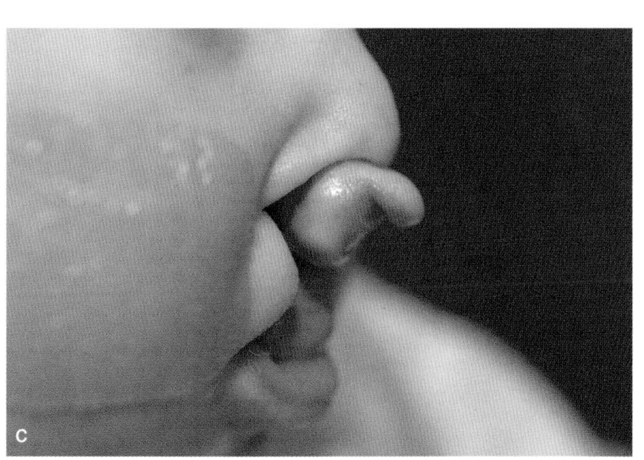

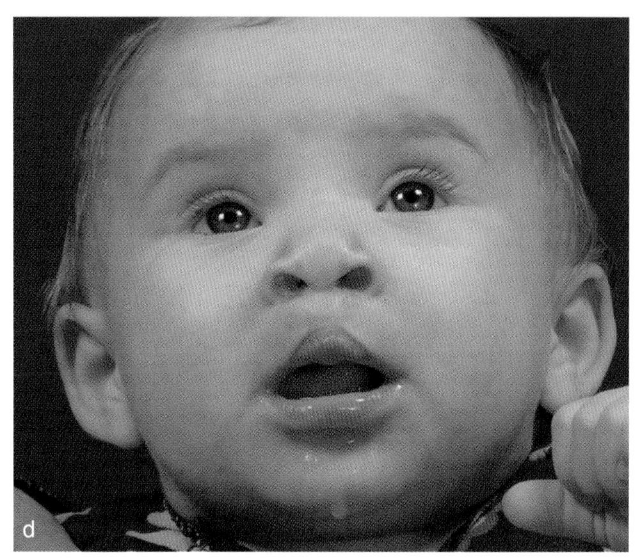

图 5.10 (a)双侧唇腭裂的婴儿应用唇部胶带重新定位前上颌骨的照片。(b)另外一名双侧唇腭裂婴儿的正面视图。(c)b 图中的婴儿在应用唇部胶带期间以 DuoDERM 贴于面颊从而保护皮肤,照片为侧面视图。这种术前准备将使外科手术更容易。(d)初期鼻成形术 Mulliken 型修复术后 3 个月后的效果。

Steri-Strip(3M,St. Paul,MN)或胶带贴在脸颊上固定,可用皮肤保护剂或 DuoDERM 层(ConvaTec,Princeton,NJ)来保护皮肤(图 5.10b)。人们关于手术前的前上颌定位对上颌生长的潜在负面影响的担忧,继续引发了关于是否应使用 PSIO 的争议[33,34]。

唇部粘连技术将前唇、外侧唇部、黏膜和唇部皮肤连接在一起,而不需要对口轮匝肌进行剥离,二期阶段则在数月后完成。Perlyn 等人主张常规使用唇部粘连以缩小宽唇裂,在上颌和前上颌弓上应用矫形压力,并在最后修复后数月减轻伤口张力[17]。荷兰国际研究中心的研究发现,单侧唇裂患者的长期颌弓关系并没有从 PSIO 中明显获益,但这不包括 NAM 中的鼻塑形部分[35]。

在正常的颅面发育中,完整的唇部会对前颌骨施加压力。这有助于维持正常的牙槽弓形态。其他的组织也会伸展以适应底层的骨骼结构。这使得鼻小柱有正常的长度。BCLP 患者的前上颌骨是前突的,而鼻小柱长度不足(通常是非常短的),此外,上唇动脉的供血不足可能会导致轻微的前唇短小。

■ 前上颌骨后退术:罕见指征

大多数前颌骨前移的患者都需要以下的选择:PSIO(不论是否进行 NAM)[13,14]、唇部粘连手术[18]、延迟手术修复或分期手术修复[17]。在严重的宽唇裂病例中,患儿在 2~10 岁时唇裂仍未被修复及出现唇裂表现(例如,某些病例中儿童的表现较晚,这种情况在跨国领养

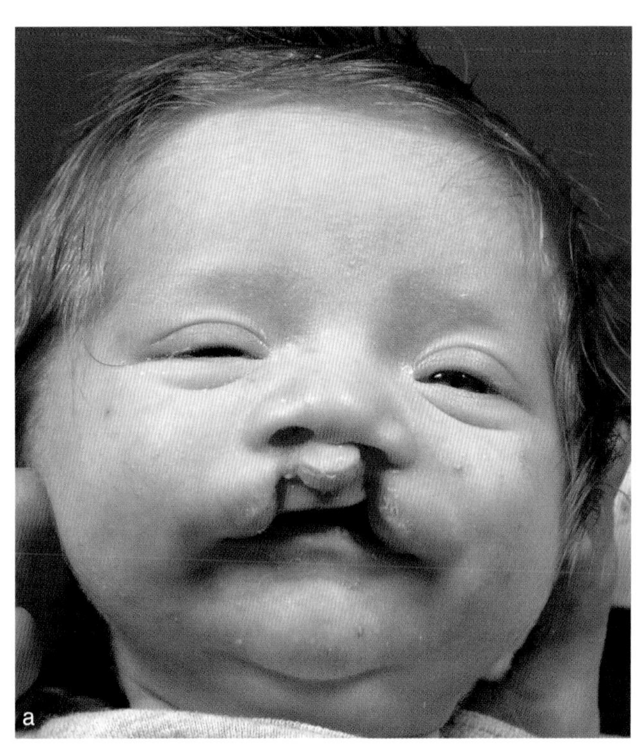

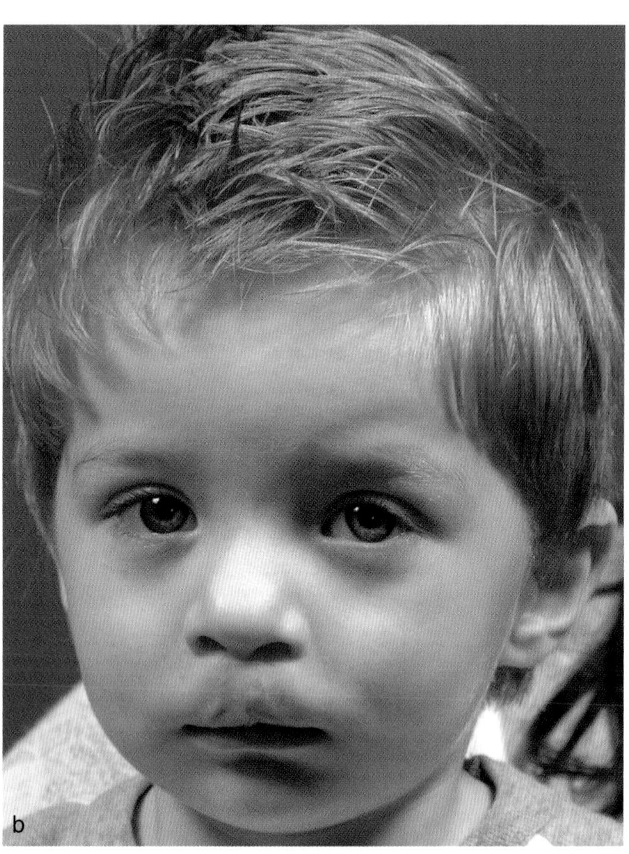

图 5.11 双侧不对称唇裂(a)术前照片和(b)唇闭合、腭裂修复及初期鼻成形术后照片。

中更为普遍)时,PSIO 对前上颌犁骨的骨缝成熟无效。在这些病例中,前上颌骨突出可能造成长期的副作用,最严重的是面中部的生长障碍。如果唇部修复或唇部粘连术的附着力过紧,则会开裂(图 5.12)。

在这些极端的情况下,可以通过上颌骨犁骨前突和后退来完成对前颌骨的复位(图 5.13)。鼻骨刀被放置在抬高的鼻中隔黏膜皮瓣下,以分隔开犁骨。用夹钳小心地移动前颌骨犁骨,然后用手术缝线、金属丝线或正畸支架固定。在前上颌骨后退手术之后可能有明显的生长抑制[36],但是对前上颌骨段同时使用骨移植、牙线、

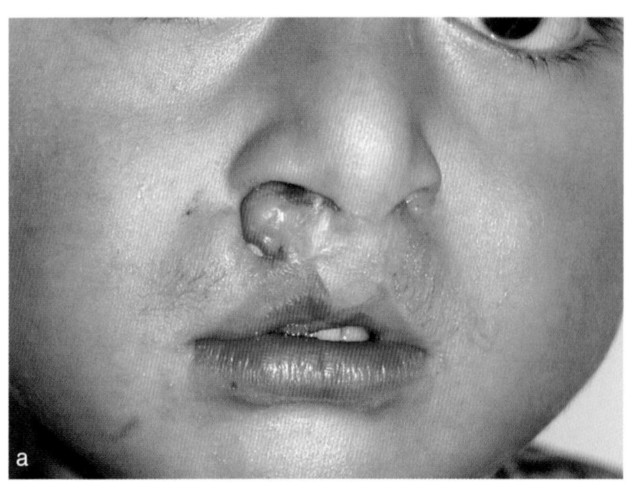

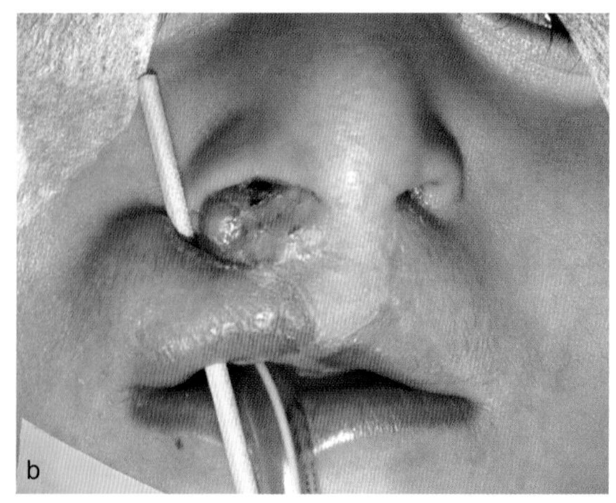

图 5.12 患有双侧唇裂的儿童在进行手术修复后唇瓣右侧出现术后开裂,需要行第二次外科手术。(a)正面视图。(b)用棉球棍穿过大唇瘘的照片。创面张力过大和前颌突起是导致修复失败的主要原因。

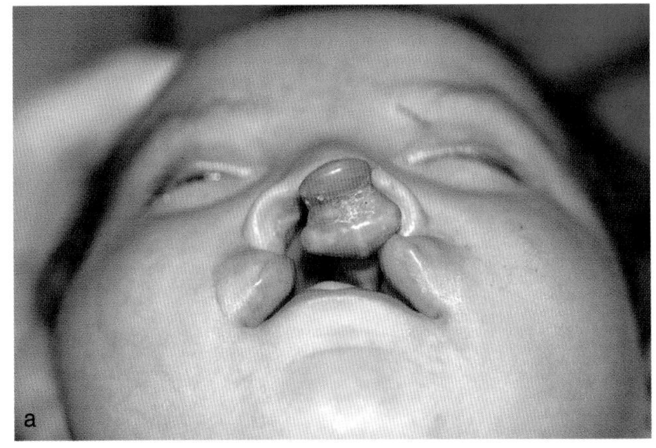

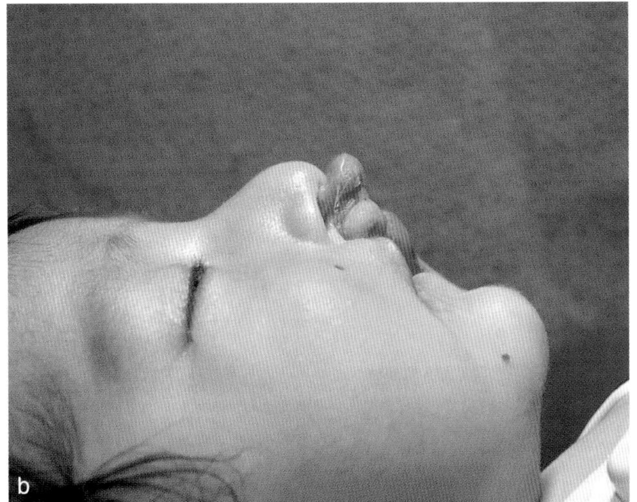

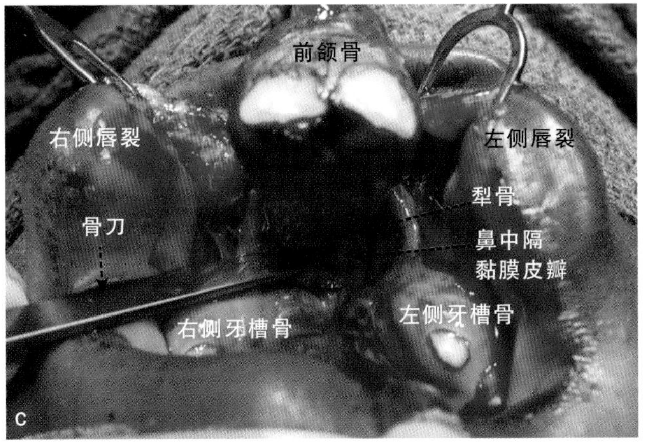

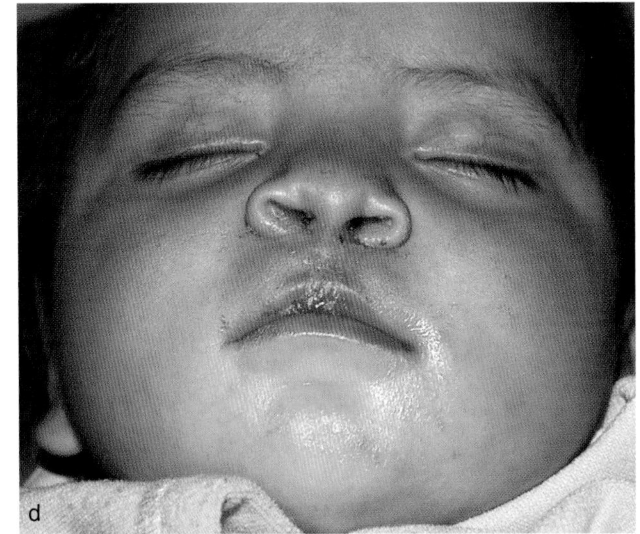

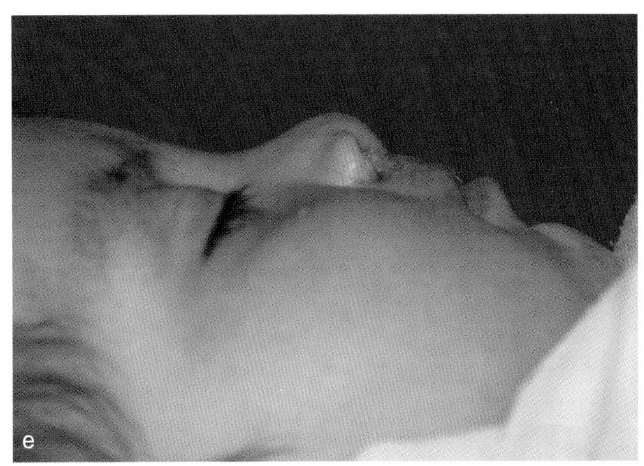

图 5.13 (a)一名 11 月龄婴儿的术前正面视图。(b)术前侧面视图显示对唇部胶带无反应的严重前颌骨突起。选项包括鼻-牙槽骨塑形(如果年龄小于 4~6 个月)、唇部粘连,或在极少数情况下,行前颌骨犁骨截骨术。(c)术中照片(这种截骨术仅在术前婴儿矫形或唇部粘连不成功时才选择)。(d,e)术后正面视图和侧面视图,显示使用边缘切口和软组织三角 Tajima 逆向 U 形切口的初期鼻成形术使得鼻小柱长度增加。

正畸支架或永久性缝合线等手段可有助于维持愈合过程中的稳定[37]。前上颌骨血运受阻和肌肉坏死是最令人担心的并发症,再次警示不要常规使用前上颌骨截骨术[2]。历史上,进行前上颌骨切除术是可以使唇部闭合,但却可能会发生可怕的牙颌面畸形,这种畸形是难以令人接受的[38]。

Aburezq 等人认为,实施前上颌骨后退术最理想的时机是在牙槽骨移植时,“上颌骨截骨术应该与继发性(混合牙)骨移植一同进行,这主要基于上颌骨恒牙的牙根发育阶段”[32]。这并不包括那些前上颌骨突出严重的年龄更小的儿童,他们无法在传统的术前婴儿矫形手术中移动。一旦完成了截骨术,前上颌骨必须在 5~6 周内被夹附或连接到指定位置上。使用齿间线或正畸支架,可将前上颌骨固定在上颌弓外侧。Aburezq 等人制作了一种牙科夹板,它被连接到外侧段的正畸矫治器上,而前上颌骨则被28号线固定在夹板上[32]。同时从髂嵴上进行牙槽骨移植。在牙齿还没有萌出的婴儿中,可以将线放置在前上颌骨周围,并轻轻固定在上颌弓外侧。Aburezq等人认为前颌骨后退术的禁忌证包括:①之前外科手术切口形成的黏膜瘢痕,可能会影响血管的形成;②前上颌骨被狭窄的上颌弓禁锢,应该首先进行牙科正畸扩大;③无法创建术后夹板(无法固定前上颌骨会损害骨愈合);④牙齿萌出不充分,会限制支架和牙线对上颌骨的固定[32]。

一项临床试验可以帮助外科医生确定患者是否需要在唇部修复前进行手术,这是一项简单的挤压试验。在临床中,通过将唇部的外侧部分挤压在一起,可以确定是否可以在没有很大张力的情况下达到关闭的程度。如果不能将侧段拉到前唇,那么就很难构建同心的口轮匝肌(图5.14)。曼彻斯特双侧唇裂修复仅仅将口轮匝肌的肌肉边缘拉到前唇边缘,但会留下一个没有肌肉的人中[16]。另一方面,如果侧段很容易就能到达前唇,就可以预测在手术过程中,嘴唇的部分会更容易移动。一般来说,与唇部粘连固定相比,笔者更喜欢行NAM,因为唇粘连术需要麻醉并可能会有唇瘢痕组织,这些可能使得最终的修复更加困难。

Greyson和Cutting介绍并发展了NAM原则(参见第2章),包括在传统的口内牙槽骨塑形装置上增加鼻撑[13,14,39]。NAM会将上颌骨牙槽段与前颌骨连接。NAM的进一步目标是使唇裂更靠近,扩大鼻小柱鼻黏膜和皮肤,改善鼻尖部对称性。牙槽段可以重新定位,可在唇瓣关闭前连接,进行牙龈骨膜成形术有可能使牙槽骨裂闭合(参见第6章)[40]。

其他区域的争议

当唇裂较宽时,从上颌骨松解唇裂的软组织可以减少闭合的张力,但也有一些人告诫说,由于对上颌骨生长抑制的潜在长期副作用,切除的部分应该是有限的[17,21]。只有低级别的证据支持是由于广泛的骨膜下剥离导致上颌骨生长抑制,而且其中大多是轶事[41,42]。从上颌骨和梨状孔的表面分离附着于面部异常肌肉的深度和数量仍然有争议。Delaire强烈建议对上颌骨进行骨膜下剥离,延伸至眶下神经血管束[41,42]。另一些人则认为,维持骨膜上状态以确保生长中上颌骨的血管供应[17,21]。作者们更倾向于通过延伸骨膜上高度将这种剥离最小化,因为当唇裂的边缘被广泛分离以及在皮肤和肌肉闭合时,伤口的张力将会过大。

另外,外科医生不同意Millard技术、Mulliken技术或Cutting技术中口轮匝肌被置于前唇下以形成同心肌

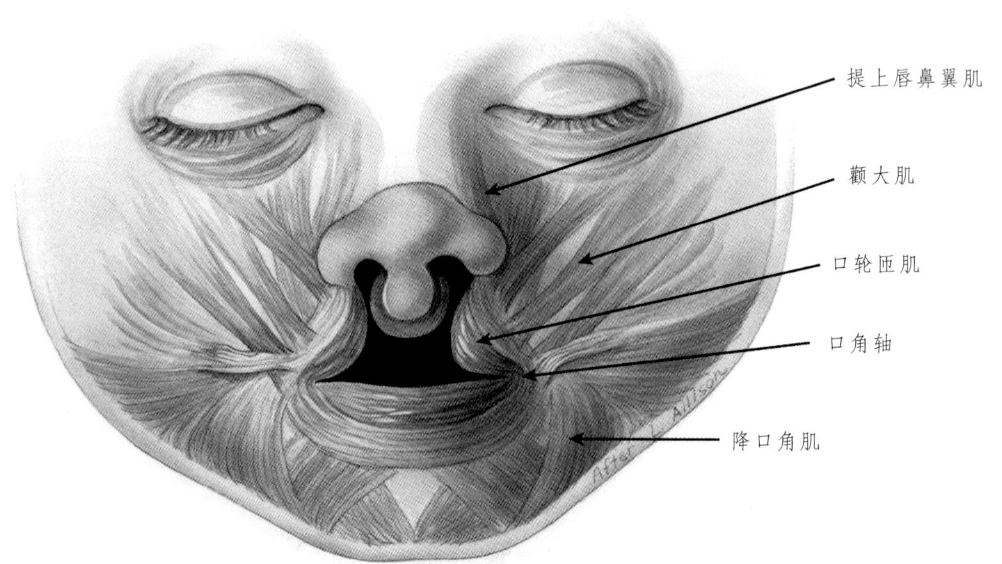

图5.14 口轮匝肌肌肉异常插入鼻翼基部和梨状孔下软组织中的示意图。注意前唇没有肌肉。(Used with permission from Capone RB, Sykes JM. Evaluation and management of cleft lip and palate disorders. In: Papel ID, ed. Facial Plastic and Reconstructive Surgery, 3rd ed. New York: Thieme; 2009:1065.)

括约肌的做法[2,14,43]。替代方案(曼彻斯特修复)是将肌肉边缘修复到前唇的深层软组织,而不直接连接左右口轮匝肌[15-17]。这是为了限制肌肉修复的伤口张力,并限制前唇的剥离和血运受阻情况。相比之下,Nagase 等人无法证明重建同心肌肉的上颌骨有明显的生长抑制[44]。作者们一致认为,如果不能重建肌肉层,就会使嘴唇无论是在休息还是在吐字的时候都看起来不那么美观[21]。

双侧唇裂修复技术

作者倾向于在双侧唇裂修复中进行以下操作:

- 同心口轮匝肌重建;
- 中唇或结节的形成(上唇中部突出的红唇在不同种族之间存在明显差异);
- 适当缩小鼻翼基底部;
- 构建一个随着生长而变宽的人中嵴。

嘴唇标记的准确性是非常重要的,只有当轮廓没有被局部麻醉注射扭曲时才能进行。人中必须从具有足够大小和充足血供的前唇皮肤设计构建才能保证存活。然而,新的人中在伤口愈合和面部生长期间总是会扩大的。设计一个 4~5mm 的狭窄人中将会在面部生长后形成更加正常的外观(图 5.15)。取用来源于外侧的唇红皮瓣构建中唇唇珠,因为前唇没有足够的唇红,白唇也因模糊不清或缺失而不能应用[2,21,43]。

作者通常在注射 0.25%丁哌卡因前注射 1:200 000 肾上腺素,这样关键解剖结构的位置不会扭曲。目的是使上唇动脉、鼻小柱基底部、鼻翼和鼻梁在内的所有营养血管进行收缩。在唇部的切口被标记后,前唇部的其余部分和唇部内侧部分被注射。眼眶神经阻滞可以现在完成,也可在结束时进行以确保术后镇痛。

唇部标记和皮瓣设计

使用 30 号针头对标记进行暂时的亚甲蓝染色。通常首先标记出前唇。鼻下点软组织的中线(嘴唇和鼻小柱的交界处)和双侧鼻翼的大部分侧面(鼻翼端)被标记。记录从鼻下点到鼻翼基底部的距离。对人中中线的皮肤-红唇交界处的中央进行标记(点 1)(图 5.15)。在此阶段,人中唇长度为 6~8mm。

人中嵴的设计是标准领带的形状,三角形指向下。通过在每侧测量 2mm,总宽度为 4~5mm(点 2 和点 3),标记未来的唇弓高点。根据前唇的形状以及前唇到唇部外侧段的长度是否存在显著差异,唇弓的高点可能会上升 0.5mm,以获得更高的唇峰(在人中底部构建领带状外观)。标记鼻小柱双侧的侧基底部(点 4 和点 5)。从点 2 到点 4 和点 3 到点 5 之间绘制一条线,在中央上略微呈锥形(3mm 宽)。从点 4 或点 5 横向绘制两条线,其在鼻底前从人中嵴以垂直的角度延伸,并且延伸到侧唇黏膜。这产生了一个前唇皮瓣和两个侧面的曲线皮瓣(以前称为叉形皮瓣),它们是去上皮化的(参见图 5.15a 中前唇处的阴影),留下人中嵴下的大部分或弃去不用。

唇外侧段设计

根据白唇(即皮肤)的情况,从唇外侧段选择推进皮瓣进行适当设计。将侧面唇部的白唇向中间聚拢,因为在前唇上通常很少有白唇。在皮肤-红唇交界处上面,由于白唇向上偏向鼻底,因此白唇变得不太明显。白唇消失的区域(Noordhoff 点)被标记出来,这对于保持唇部对齐和结构是至关重要的。红唇的干-湿交界处(Noordhoff 红线)是干唇变窄的标记。为了获得足够的上唇垂直高度,推进皮瓣的高度应等于或略长于已经标记在前唇上的人中嵴的长度(8mm)。外侧段现在已被标记。点 6 和点 7 将和点 2 和点 3 一起构建唇峰。这些是在红唇干唇开始逐渐变细且白唇仍然可见时进行标记。点 8 和点 9 位于两侧鼻翼基底部的黏膜-皮肤交界处。点 6 到点 8 和点 7 到点 9 的距离应该是相似的。为了保护鼻部,这个切口是沿着梨状孔向下至下鼻甲的中点处。尽可能多地保留皮肤组织以便能够闭合鼻底。

根据干-湿红唇交界处标记红唇,保留干红唇以重建前唇下的唇珠。在相反的一侧也做相似的标记。唇珠中线由外唇干红唇构造出来。L 形皮瓣切口开始于远端推进皮瓣近端 2~3mm 处,以便能有更多的中央干唇唇珠。

切口和皮瓣移动

首先创建外侧唇段切口以防止标记的前唇向下出血。我们倾向于使用 15C 号刀片做皮肤切口,以及使用 15 号刀片做黏膜切口和破坏。抓住唇部外侧应用止血带,并切开建议的切口(图 5.16a)。如果需要,可以添加略微曲线的唇切口以产生额外的长度。

使用 15C 号刀片从鼻翼基底部到白唇做推进皮瓣的切口。干燥的黏膜在推进皮瓣切口的最远点附近切

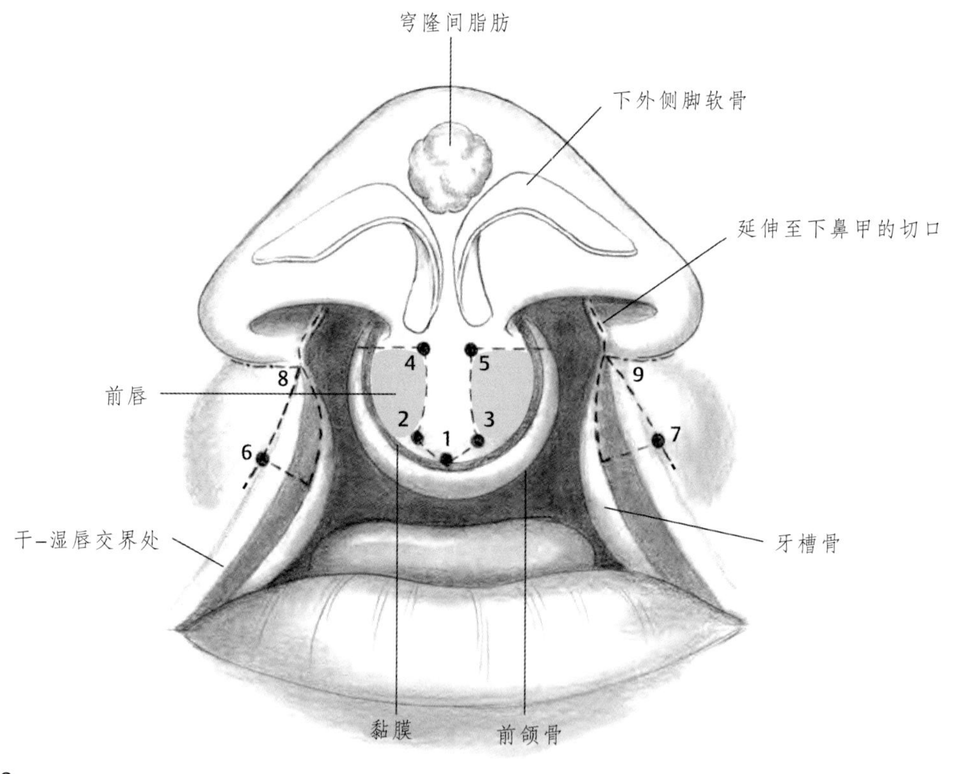

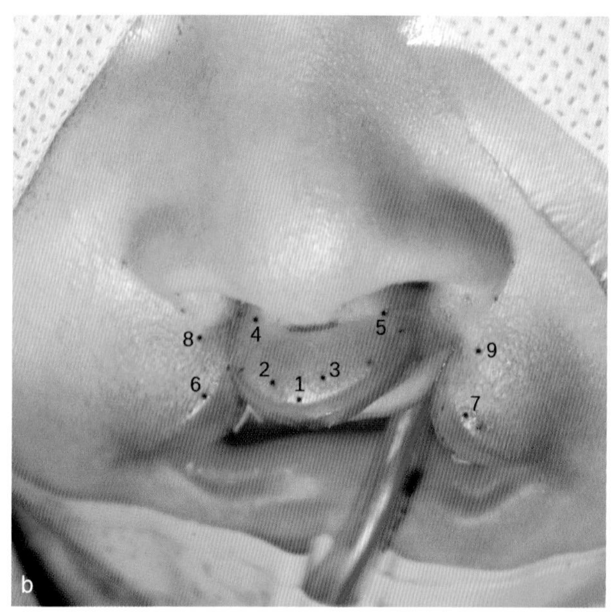

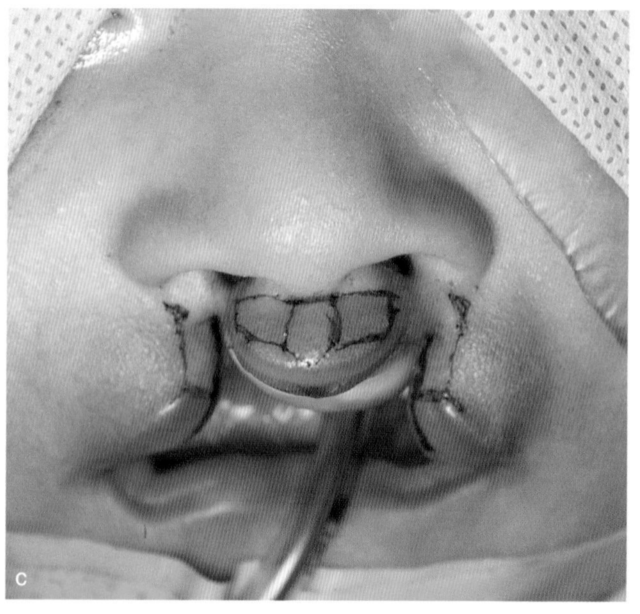

图 5.15 (a)前唇皮肤设计的示意图,其将形成可以在由唇修复产生的侧向张力下生长的狭窄的人中,以在面部生长之后形成人为正常的人中。(b)用亚甲蓝显示唇标记的照片。(c)用墨水连接的点;在点 6~8 和点 7~9 标记顶部注明三角形标记,如果长度过长,则可以将其切除。

开 2~3mm。将干燥的红唇皮瓣背部翻起提高直到点 6 的位置。这是一个相对坚固的三角形皮瓣,之后将用于构建唇珠。用一个小的双钩在点 6 附近进行松解,用钝性分离和剪刀将外侧软组织段从上颌骨的骨膜平面上分离出来。要点:当需要大范围松解时,用拇指和指尖握住钩子,将无名指放在眶下孔上,以保护眶下神经和眼睛。根据需要延长颊沟切口。无张力关闭的关键是将肌肉和软组织附件从鼻翼基底部完全松解到梨状孔。

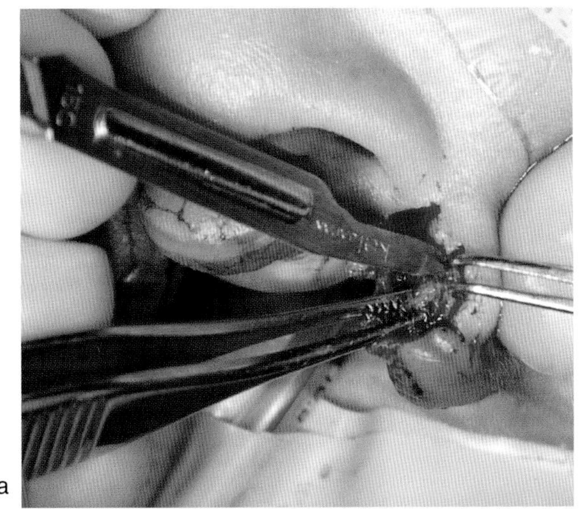
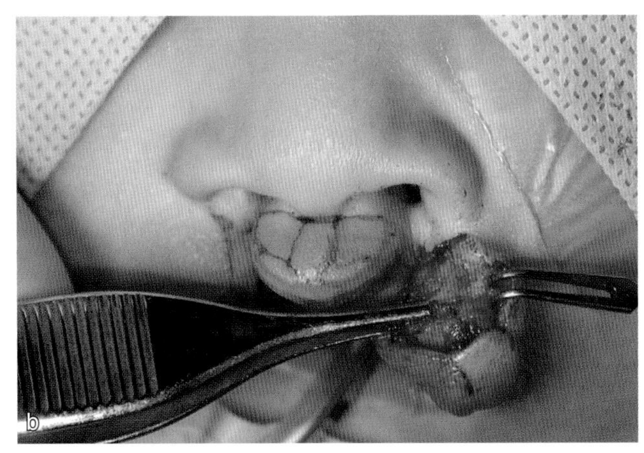
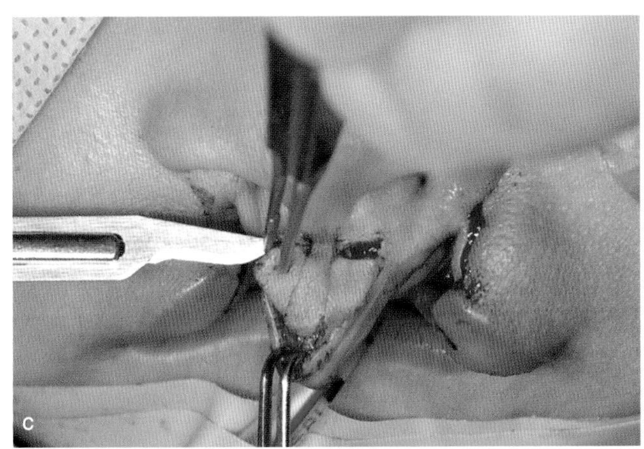
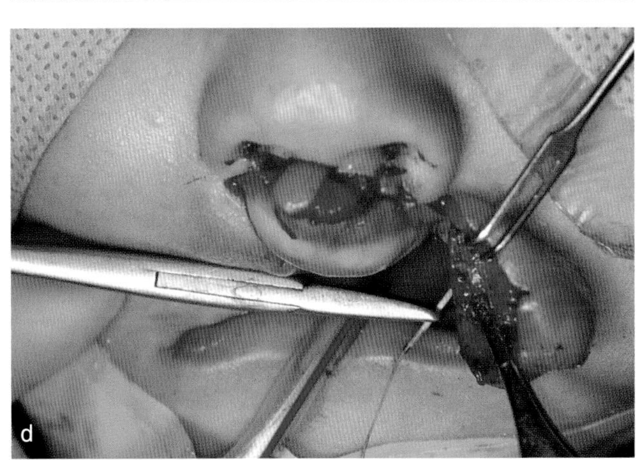

图 5.16 (a)术中照片显示用镊子夹住口轮匝肌，并将真皮边缘缩回，以便进行准确剥离。(b)照片中显露出从肌肉（用镊子夹住）和黏膜层松解的皮肤（双叉钩下）。(c)设计的人中两侧的皮肤可以使用15C号刀片去除。好处是增加组织体积，并可能增加前唇（人中）皮瓣血供。(d)用针穿过口轮匝肌以固定对侧剥离的肌肉并开始进行口轮匝肌闭合的术中照片。（注意：鼻翼基底部收紧缝合线，鼻部已经封闭。）

通常，切口会被带入下鼻甲烧灼切口的中点处。

对侧唇段被精确切割。传统技术在鼻翼和内侧脸颊或唇缘的交界处切一个周边切口使得鼻翼基底部从推进的唇缘释放。在大多数情况下，这种脱垂术是不必要的，并且由于可能存在缝合线痕迹而不鼓励实施。可以在没有这些切割的情况下创建所需的鼻构造。外侧唇段应到达中线以允许口轮匝肌的重建。

穿透真皮层做前唇切口。使用15C号或11号刀片向下切割，以“切片”的方式切割人中嵴。前唇皮肤远端的三角形尖端不延伸到黏膜中。用最小量的皮下组织提起前唇和“分叉的皮瓣”，但是要注意新生儿人中的血液供应，就像在任何软组织皮瓣手术中一样。保存黏膜以产生沟槽，并留下足够的组织连接到前唇皮肤进行缝合。将鼻中隔黏膜-口腔黏膜交界处切开，向后进入鼻底区域。Freer剥离器可用于双侧抬起黏膜软骨膜下间隔皮瓣，以辅助鼻翼闭合。此时可以进行牙龈骨膜成形术（参见第6章）。

肌肉剥离

从侧面唇段的上覆真皮剥离口轮匝肌。关键是要充分破坏和松解组织，以尽量减少皮肤闭合的张力（图5.16b）。通过用小的双头牵开器和镊子施加到上覆皮肤的牵引力和反力来促进剥离，并仔细地处理皮肤边缘。使用15号刀片或剪刀将口轮匝肌从皮肤上皮和鼻翼基部分离5~10mm。唇裂越宽，肌肉对真皮的破坏就越大，以避免不规则外观。

在点6附近需要特别小心，以便完全移动。从黏膜上剥离出3~4mm的肌肉。口轮匝肌部分边缘从白唇的唇黏膜残余部分游离。将口轮匝肌从嘴唇黏膜剥离,剥离深度达到小唾液腺。这使得口轮匝肌皮瓣可以从上皮和黏膜层中自由地剥离。内侧黏膜的一小块可能被切除(L形皮瓣)或用于连接前颌骨。另一侧重复该操作。测试肌肉将到达另一侧的位置。如果张力很大,则需要进一步松解上颌骨的外侧唇段或鼻翼基底部。

张力过大的术中鉴定表明唇部粘连完成,延缓了初期修复。在极端情况下,当一位前上颌突出严重的大龄患儿出现时,上颌骨截骨术(图5.13c)可以使唇部闭合,但可能对面中部的生长产生抑制。

唇部闭合

通过用5-0含铬可吸收缝合线将前唇黏膜缝合到暴露的前上颌骨,创建中央牙龈沟,从而形成重建的口轮匝肌能够滑过的沟(图5.17)。用4-0铬缝线关闭鼻底,保留黏膜以防止鼻孔狭窄。目标是产生翼部的宽度和自然位置的对称性,即使是位于水平面的鼻小柱也是如此。鼻翼基底部基本宽度形成的"关键"是收紧缝合线[4-0 Vicryl(Ethicon,Somerville,NJ)或聚二酮],并将其横跨到深至双侧鼻翼基底部的肌肉,以形成总宽度25mm。这是基于Leslie Farkas在5~6月龄时的人体测量标准数据,并已被推广至Mulliken技术(表5.1)[2,23,28,43]。

缝合线对称地通过鼻翼基底部并在新的人中嵴下方通过。卡尺测量鼻翼基底部宽度接近25mm,看起来似乎很窄,但它会随着愈合而扩展(图5.18)。参

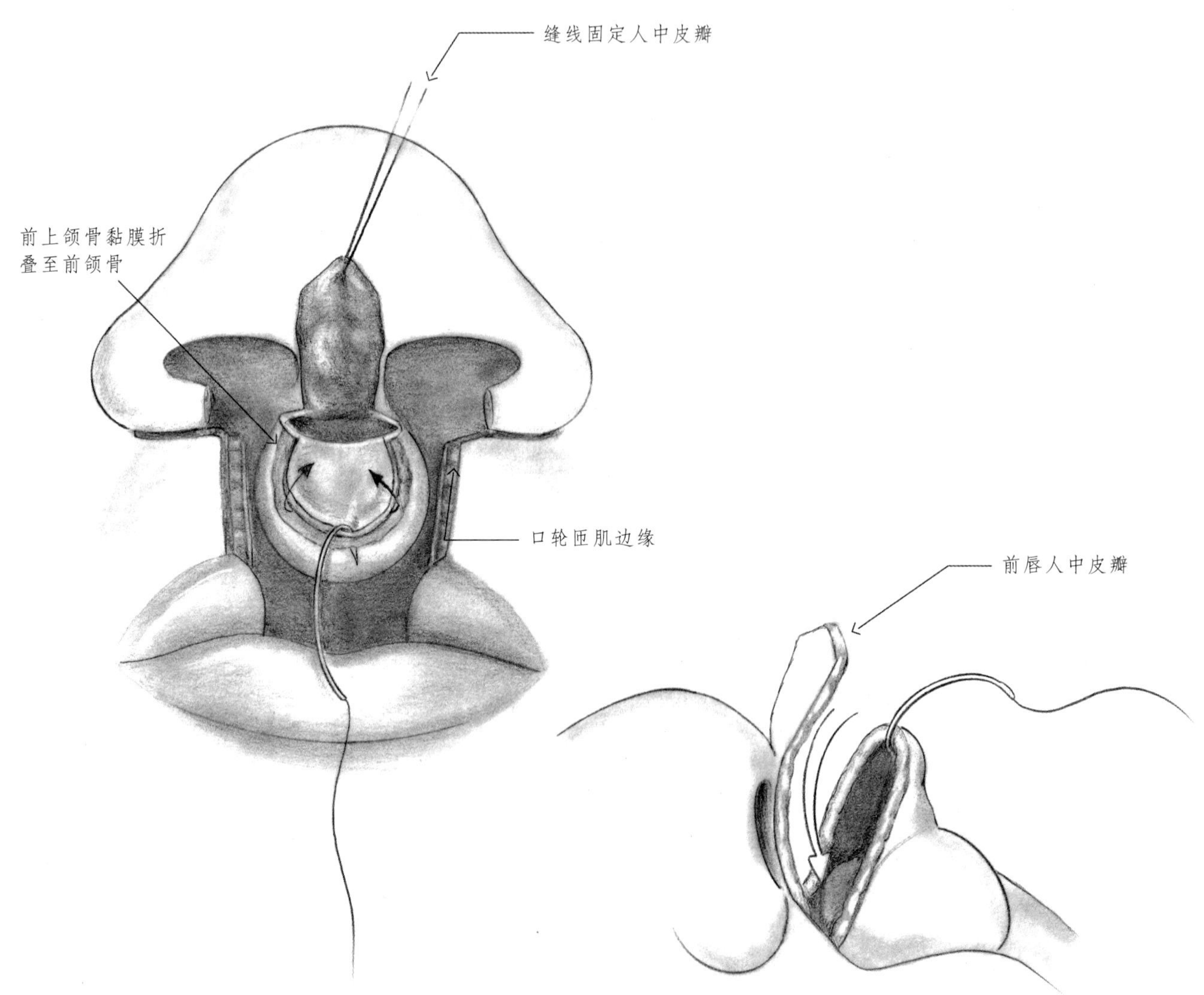

图5.17 前唇皮瓣向上回缩的示意图,显示了在前上颌骨形成了颊沟,并在前上颌骨的骨膜上缝合前唇(这使得口轮匝肌重建可以自由地在前上颌骨上滑动,避免上唇的不规则外观在前上颌骨留下瘢痕)。

表 5.1 双侧唇裂修复设计的面部测量正常值

面部特征	头部测量距离	手术推荐距离范围(mm)	0~5 月龄婴儿正常值(mm)	5 岁儿童正常值(mm)
鼻翼基底宽度	鼻翼-鼻翼(蓝线)	≤25	24.4±1.5	28.5±1.5
唇峰宽度	Cphs-cphi(黑线)	3.5~4	6.5±1.1	7.8±1.0
鼻小柱长度	鼻小柱尖端-鼻下点(红线)	6~7*	3.2±0.4	7.1±0.9

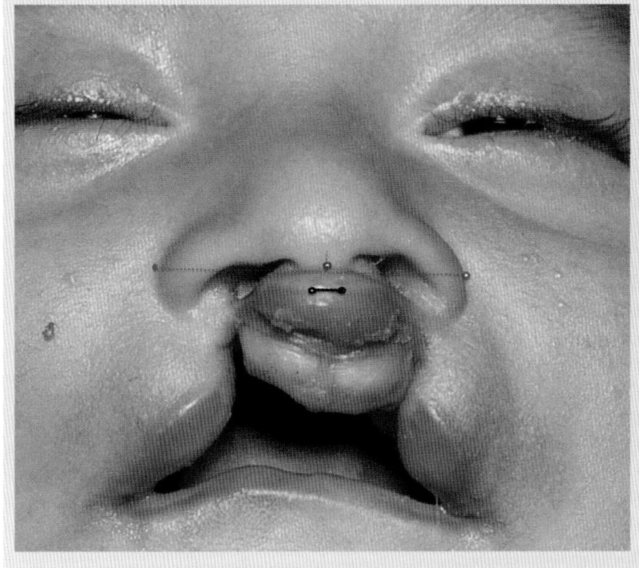

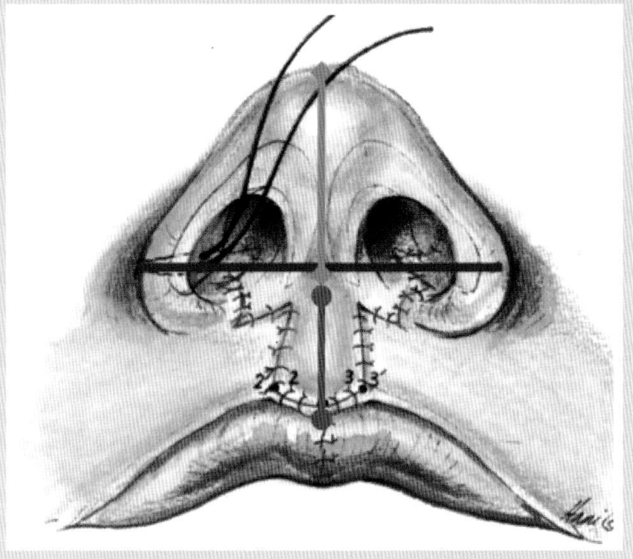

蓝线=鼻翼基底宽度

红线=鼻下点

黑线=唇峰宽度

* 在初期鼻成形术中,通过旋转鼻孔皮肤进入鼻小柱及应用悬吊缝线突出鼻尖来延长鼻小柱。

Source:Adapted with permission from Farkas LG,Posnick KJC,Hreczko TM,et al. Growth patterns of the nasolabial region:a morphometric study. Cleft Palate Craniofac J 1992;29:318-324.

考以前记录的鼻下点至鼻翼端的距离,45mm 的术前鼻翼基底宽度可能难以缩窄,特别是在不对称的情况下。

在沟槽中用 4-0 铬缝线将唇黏膜从一侧唇部缝合至另一侧进行闭合。将 2~3 个黏膜缝合线从对侧的唇部集中到对侧唇部中央。放置更多的缝合线可能会影响以后唇珠自然外观的形成。用 3-0 或 4-0 Vicryl 或 Polydiaxohe 可吸收缝线闭合肌肉,从皮肤-红唇交界处开始,并进行上述操作。针穿过正交的肌肉纤维,对称地定向两个侧面肌肉段。缝合线放置后,垂直褥式缝合可以使口轮匝肌外翻到唇珠下(外翻可以帮助增加体积到中央唇部并形成唇珠)。当缝合线应用于口轮匝肌的最上方并且被固定到鼻棘区域的骨膜时,鼻唇角可以加重。可以使用永久性缝合线(例如,5-0 聚丙烯缝合线)。

如果前唇到外侧唇的长度差异很大,则在鼻翼基底部切除一块三角形皮肤(图 5.15b)。通常可以通过均匀分布来处理<3mm 的差异,且不需要这个鼻翼基底部的皮肤切口。因此,在大多数双侧唇裂的患者中,我们没有鼻翼基底部切口。

如果前唇较短(如 Hu 等人所述,<6mm[27]),则将皮肤缝合线从人中的下边缘水平放置 2~3mm,并将其附着到肌肉下部以产生下部张力。可以根据外科医生对构成人中中央部分皮瓣血管分布的评估来调整前唇皮瓣的厚度。这会造成更大的鼻部畸形,但可以减少唇部畸形。有许多可以接受的辅助技术来延长鼻小柱(例如,叉状皮瓣或 V-Y 唇瘢痕推进皮瓣),但很少有能延长前唇的技术。

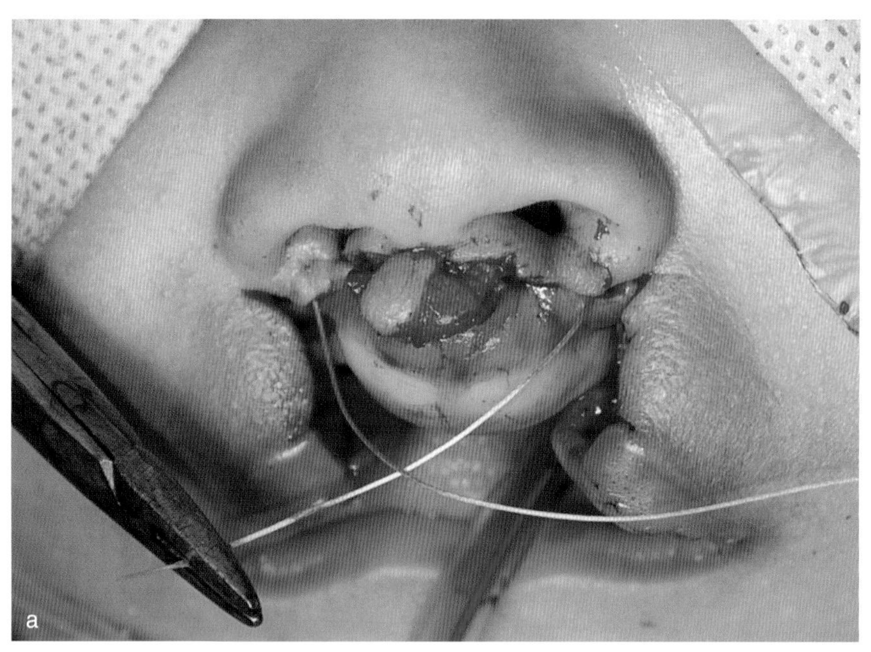

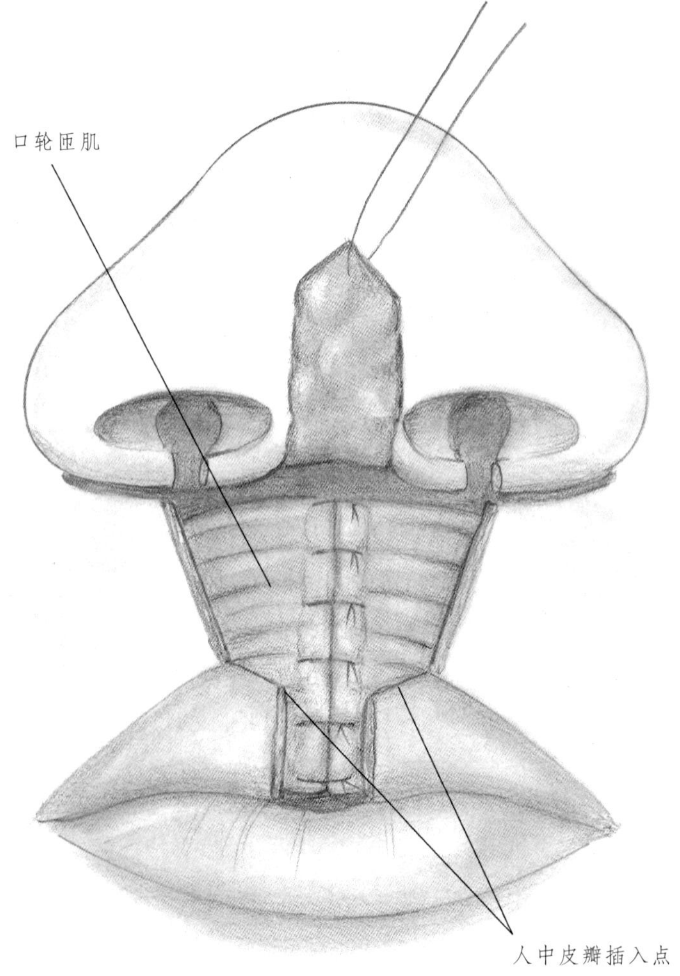

图 5.18 (a)术中鼻翼基底部“收紧”缝合的手术照片,通过软组织深入至外侧鼻翼,并结合在一起,形成一个大约 25mm(从一侧鼻翼端到另一侧鼻翼端)的鼻翼基底宽度。(b)口轮匝肌肌肉重建示意图。

在唇峰(点 2 至点 6,点 3 至点 7)用真皮缝合创建唇弓。要么切除“分叉皮瓣”,要么切除前唇的外侧部分。偶尔使用 6-0 快速吸收的肠道皮肤缝线是可以接受的,其可以提供理想的前唇上皮组织排列,但要以潜在的缝合追踪为代价。

修剪两个三角形干红唇皮瓣以构建干红唇对称的唇珠。修剪湿红唇至适合外观并用 5-0 铬缝线关闭。有时,Z 成形术可以帮助重新分布唇部不均匀的丰满度。许多外科医生会留下太多的黏膜,导致黏膜过于饱满,这需要后期的修正。将两层氰基丙烯酸酯手术胶[Dermabond(Ethicon)]涂抹于皮肤边缘,按照制造商的推荐搁置几分钟。罕见情况下,当张力极大时,Steri-Strips 可能会应用于两侧面颊。

经验丰富的医生更倾向于在腭修复时行鼻尖成形术并用中线的 V-Y 切口来延长鼻小柱(图 5.19)。此时进行的鼻成形术用软组织修正了应用 NAM 未充分修正的鼻小柱缩短的情况。其主要的缺点是会有额外的唇部和鼻小柱切口。

鼻模

值得注意的是,这些婴儿是用鼻腔呼吸的,如果两个鼻孔都塌陷了就会呼吸困难。鼻模是由硅树脂制成的,并在最后放置。这些可以被贴在鼻尖或面颊上(图 5.20)。最初几周可以放置经鼻小柱缝线(4-0 铬缝线)以固定鼻孔模具。术后使用的持续时间由外科医生决定,没有直接的比较研究。

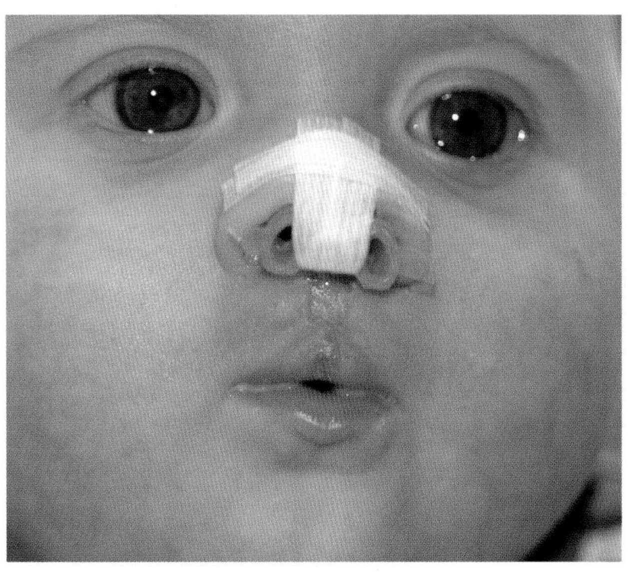

图 5.20　图 5.10a 中同一婴儿的照片。通过在支架周围缠绕 Steri-Strips 胶带,将修复后的硅胶鼻模贴在鼻尖上。维持 4~6 周。

■ 初期鼻成形术(Mulliken 型)

Mulliken 使用 Mccomb 原则[45]、Trott 和 Mohan 原则[24]及 Cutting 原则[14]提出了范式转变。经典的二次鼻小柱延长与唇部皮肤推进皮瓣或叉形皮瓣的技术具有在正常面部亚单位之外的外鼻部和唇部瘢痕的固有缺陷[2]。Mulliken 建议说:“这些二次延长的手术操作导致了特殊的三级畸形,即使是在远处也很明显[2]。”建议的替代方法是通过初期鼻成形术将鼻尖鼻孔旋转到鼻小

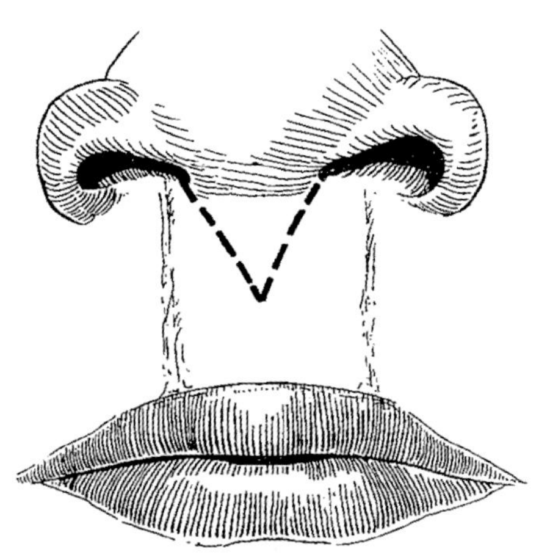

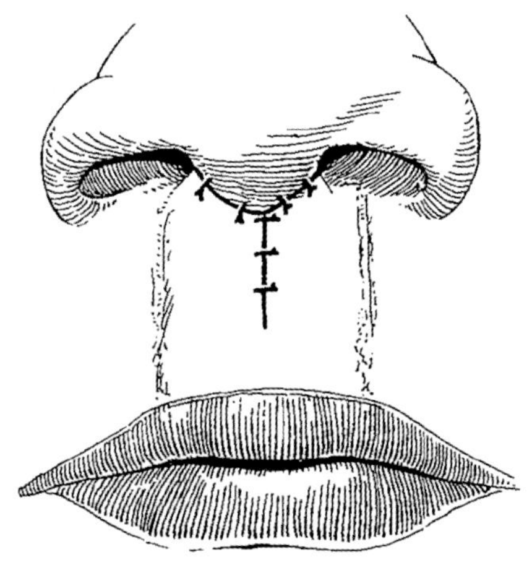

图 5.19　使用 V-Y 唇形设计将唇部皮肤投射到鼻小柱基底部的二次鼻小柱延长的示意图。(Used with permission from Millard RD Jr. Cleft Craft Vol. 2. Boston: Little, Brown and Co.;1977:484.)

柱上,从而增加鼻小柱长度[2]。NAM可能会增加鼻小柱的软组织扩张和下外侧软骨的重新定位,但NAM的鼻唇美学长期结果仍在争论中[14,34,46,47]。

在唇裂修复中关于初期鼻成形术长期结果的研究很少,但总体上证明随着时间的推移,鼻宽度有所增加,同时有一定程度的复发[40,46,48,49]。唇裂修复时的过度矫正被建议用来克服这种复发。虽然过度矫正的量没有证据支持,但是根据轶事经验,鼻基底狭窄和鼻小柱高度提示可以获得更好的长期效果[21]。

技术

在出生后早期阶段,当外侧软骨由于软骨的可塑性可以重塑时[50],初期鼻成形术可以与唇修复同步进行(图5.21)。双侧唇裂鼻畸形的修正在鼻软骨切开一个边缘切口以暴露鼻软骨后进行,如Mulliken和Cutting所描述的初期鼻成形技术一样[14]。使用剥离剪刀将下外侧软骨从皮肤或软组织包膜中松解,暴露体内脂肪垫(图5.15a),其可以用5-0多聚酮进行头部重新定位。变形的下外侧软骨被游离用于缝合重新定位。鼻尖投影随着皮内缝合而增加。通过缝合到上外侧软骨和前鼻中隔角(Skoog型)完成额外头部外侧脚的重新定位(图5.22)。在鼻翼基底部收紧缝合线(通常是不可吸收的)以创建一个狭窄的基底部(在3~5月龄时为22~25mm)。重要的是不要过度地缩小鼻底。由于潜在的鼻狭窄,避免了圆周切口。鼻狭窄的二次修复是非常困难的。Mulliken建议,鼻翼基底部应固定在上颌骨骨膜上,以防止微笑时过度的鼻基底运动,虽然以我们的经验来说这是困难的[2]。使用5-0或6-0含铬缝线缝合边缘切口,最内侧软组织三角形皮瓣若存在过多的鼻翼覆盖,用Tajima"反向U"法治疗(图10.3)[51]。硅胶鼻模用4-0铬缝线或丝线缝合到位,5~7天后取出,然后用胶带粘贴数周。

术后管理

手术管理的目标是提供镇痛、促进早期喂养,并防止伤口感染或创伤。柔软的手臂束具(No-No)最多使用2周。在3~7天内用导管注射器进食可能会使修复的张力降至最低,但在某些情况下可能会鼓励母乳喂养。将杆菌肽软膏轻涂于唇黏膜闭合处(该处应用铬缝线缝合,但未应用手术胶水)。软膏直到5~7天之后才可以涂在手术胶水上。疼痛管理通常需要对乙酰氨基酚,可以通过术中使用丁哌卡因或罗哌卡因眶下神经阻滞进行辅助。静脉注射抗生素(头孢唑啉,25mg/kg)和地塞米松(0.5mg/kg)仅限于术前剂量[52,53]。将生理盐水滴施于鼻模以保持这些强制性鼻腔呼吸者呼吸通畅。在第6天或第7天将鼻模移除进行清洗。手术胶水可以用凡士林清除。硅胶鼻模用胶带粘在鼻孔内。硅胶凝胶片或纸带在前3~6周的切口处使用[54]。

并发症

通过适当的术前规划,很少发生并发症。对体重增加和相关疾病的筛查限制了伤口愈合、口服药物摄入和可能的麻醉困难。极罕见的唇部裂开可能是由于较差的手术选择(例如,伤口张力过大)和伤口愈合损伤(由于营养不良或感染造成)一同导致的(图5.12)。在严重的前上颌骨突出和宽裂口的情况下,最安全的治疗方法为延迟手术,以便在进行最终修复前进行唇部胶带固定、PSIO或唇部粘连术,以减小唇裂宽度。唇裂修复的美学和功能结果难以客观测量,但已经提出了盲法照片评估、三维摄像机比较和摄影等方式进行评价[55,56]。通过说"O""A"或"E"来检查口周运动,可以帮助检测口轮匝肌的不连续性。唇裂修复后效果不理想的情况包括:①在唇峰的皮肤上,黏膜"爬"到了嘴唇皮肤的高度;②黏膜或红唇缺乏或过量;③肌肉不连续(如口轮匝肌)。

■ 总结

• 为无张力的修复做术前准备,包括术前唇胶带固定和NAM。

• 鼻翼基底部宽度要窄(约25mm)。

• 人中嵴应为领带状,并且在唇峰处窄至4mm,因为伤口愈合力将使皮瓣变宽。

• 丢弃分叉皮瓣或前唇外侧段去上皮。

• 创建一个不规则的沟槽以防止新重建的口轮匝肌与前颌骨黏附,并允许它自由移动。

• 最上面的口轮匝肌可以缝合到鼻棘以加强鼻唇角。

• 从梨形孔中完全松解鼻翼基底部,并闭合鼻底。

• 唇珠的重建应能最大限度地保持干唇的连续性。

• 建议常规使用鼻模来塑形鼻孔形状,但可能会复发[57]。

• 鼻小柱的长度可从旋转的内侧鼻孔组织中获得。

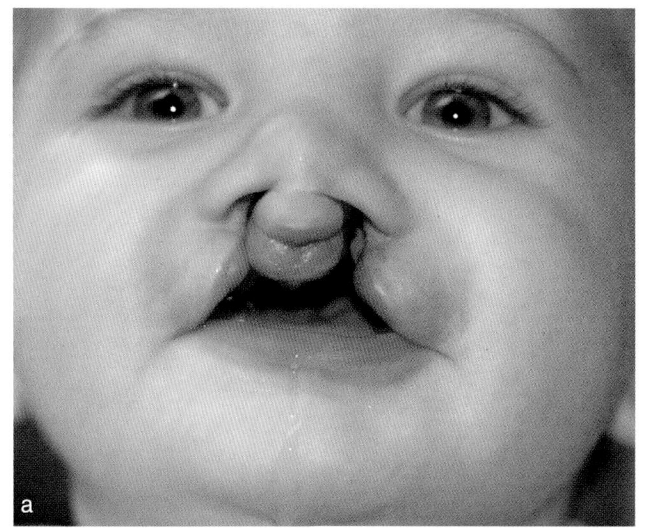

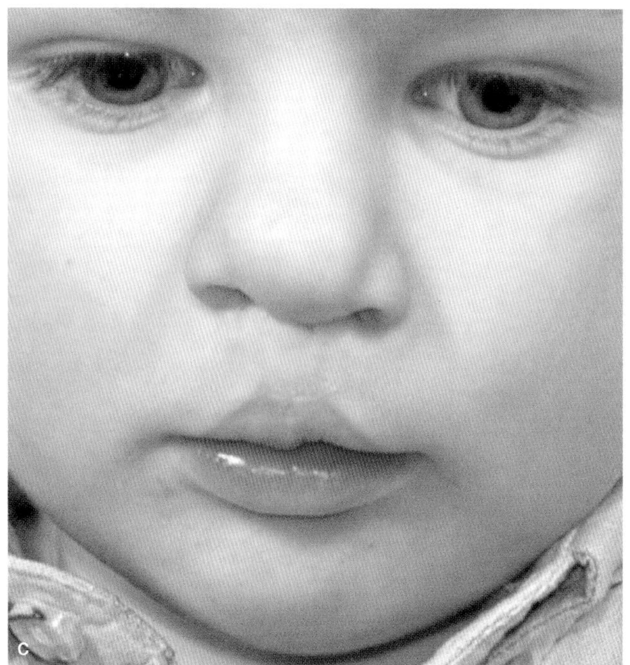

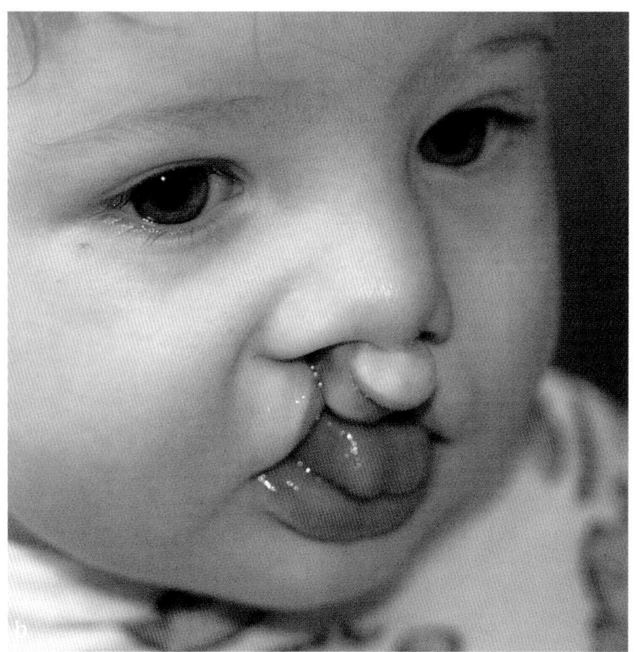

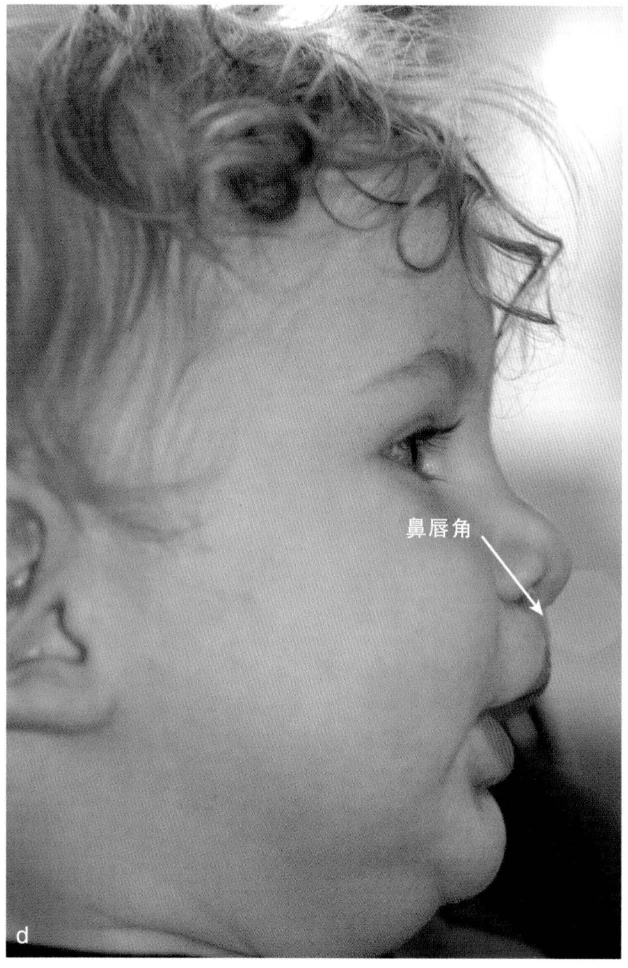

图 5.21　具有双侧宽唇腭裂婴儿的正面(a)和斜位(b)视图的照片。术后正面(c)和侧面(d)视图表明，通过将最上面的口轮匝肌缝合到鼻棘区，鼻成形术中延长了鼻小柱并形成了鼻唇角。

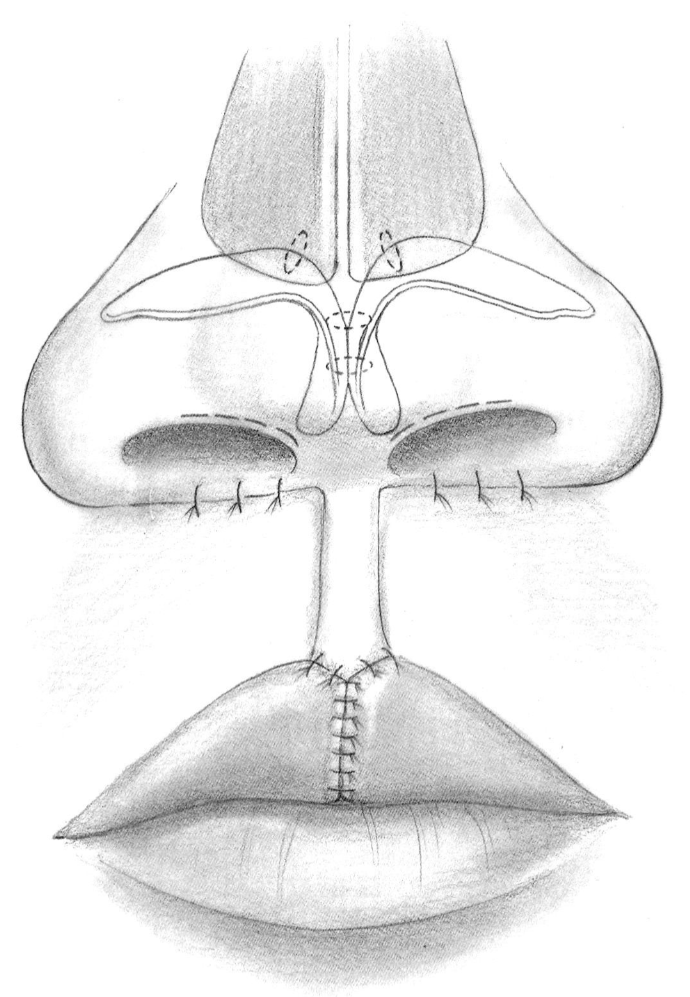

图 5.22 下外侧软骨重新定位缝合以增加鼻尖投影的示意图。外侧股骨缝合到上外侧软骨或前鼻中隔上,这减少了鼻翼覆盖的可能。放置这些缝合线的途径是通过软组织(虚线)三角形皮瓣轻微弯曲的双边边缘切口,以方便 Tajima“反向 U 形”入路。

■ 循证医学

以下是双侧唇裂治疗循证医学方面的内容。关于单侧和双侧唇裂和(或)腭裂的适用内容,请参见第 4 章。

外科技术

在 1~5 岁时进行两期的双侧唇裂修复和鼻小柱延长的额外手术操作已成为一种常见的治疗方法。由于在婴儿早期对可弯曲的鼻软骨进行初期修正可以获益,很多人提倡一期修复的手术方法(Ⅲ级证据)[50]。对于两期修复方式有人提出了一个折中的建议,即,在以下情况先使用唇粘连术:①严重的前颌骨突出;②不对称;③前唇小(<6mm 垂直高度)(Ⅳ级证据)[27]。不复杂的、对称的病例可以在初期鼻成形术时用一期唇裂修复方法治疗(Ⅳ级证据)[21,27,39,43]。早期应用犁骨截骨术行上颌骨后退术是最后的治疗手段,但在年龄较大的儿童中,在未修复双侧唇裂和腭裂的情况下,这种治疗方法可能是必要的。这种罕见的情况有时在跨国收养或国际手术任务小组中可以看见(Ⅳ级证据)[17,32]。

关于双侧唇裂初期鼻成形术的远期效果,目前已经有了相互矛盾的证据,但 12 年的预后结果仍支持其应用(Ⅲ级证据)[46],同时也要注意其复发的结果(Ⅲ级证据)[48,49]。这些研究因为使用的技术、NAM、术后应用鼻撑和记录结果方法的不同而容易混淆。由于使用不同的方法和技术取得了令人满意的结果,需要多机构的随机对照研究(Ⅰ~Ⅱ级证据)来验证或否定这些治疗模式。

延长鼻小柱

当 Mulliken 和其他人主张通过重新定位下外侧软骨脚之后将鼻孔内的皮肤旋转到鼻小柱上以延长

鼻小柱时，模式的转变已悄然发生了（Ⅴ级证据）[21,23]。

口轮匝肌修复

对于通过将唇外侧口轮匝肌仅放置于前唇外侧皮肤（曼彻斯特修复法）以使上颌骨生长抑制最小化的支持证据目前还很缺乏（Ⅴ级证据）[15-17]。同心肌肉修复对面部骨骼生长无明显抑制作用（Ⅲ级证据）[44]。

鼻模或鼻撑

有多种鼻撑和鼻模可用于术后常规管理，但缺乏高级别证据（Ⅴ级证据）[21,57]。在出现更有力的证据之前，鼻孔塑形器是安全的，并且可以帮助婴儿保持开放的鼻腔气道，因为大多数婴儿在手术时仍然是强制性鼻腔呼吸者。

（杨娴娴　黄楠　译）

参考文献

1. American Cleft Palate-Craniofacial Association. Parameters for the evaluation and treatment of patients with cleft lip/palate or other craniofacial anomalies. Revised edition, November 2009 (accessed May 27, 2013 at http://www.acpa-cpf.org/uploads/site/Parameters_Rev_2009.pdf)
2. Mulliken JB, Wu JK, Padwa BL. Repair of bilateral cleft lip: review, revisions, and reflections. J Craniofac Surg 2003;14(5):609–620
3. Mulliken JB. Repair of bilateral cleft lip and its variants. Indian J Plast Surg 2009;42(Suppl):S79–S90
4. Cronin TD. Lengthening columella by use of skin from nasal floor and alae. Plast Reconstr Surg Transplant Bull 1958;21(6):417–426
5. Millard DRJ Jr. Closure of bilateral cleft lip and elongation of columella by two operations in infancy. Plast Reconstr Surg 1971;47(4):324–331
6. McComb H. Primary repair of the bilateral cleft lip nose: a 15-year review and a new treatment plan. Plast Reconstr Surg 1990;86(5):882–889, discussion 890–893
7. Millard DR Jr, Latham R, Huifen X, Spiro S, Morovic C. Cleft lip and palate treated by presurgical orthopedics, gingivoperiosteoplasty, and lip adhesion (POPLA) compared with previous lip adhesion method: a preliminary study of serial dental casts. Plast Reconstr Surg 1999;103(6):1630–1644
8. Noordhoff MS. Bilateral cleft lip and nasal repair. In: Cohen MS, ed. Masters of Surgery. Vol. 1 St. Louis: Little Brown; 1994: 566–580
9. Mulliken JB. Principles and techniques of bilateral complete cleft lip repair. Plast Reconstr Surg 1985;75(4):477–487
10. Tolhurst DE. Primary columella lengthening and lip adhesion. Br J Plast Surg 1985;38(1):89–92
11. Salyer KE. Primary bilateral cleft lip/nose repair: Salyer's technique. In: Salyer KE, Bardach J, eds. Atlas of Craniofacial and Cleft Surgery. Vol. 1. Philadelphia: Lippincott-Raven; 1999:543–567
12. Noordhoff MS. Primary elongation of the columella in bilateral cleft lip and palate with a prolabial island pedicle flap. Paper presented at: 6th International Congress on Cleft Palate and related Craniofacial Anomalies, Jerusalem, 1989
13. Grayson BH, Cutting C, Wood R. Preoperative columella lengthening in bilateral cleft lip and palate. Plast Reconstr Surg 1993;92(7):1422–1423
14. Cutting C, Grayson B, Brecht L, Santiago P, Wood R, Kwon S. Presurgical columellar elongation and primary retrograde nasal reconstruction in one-stage bilateral cleft lip and nose repair. Plast Reconstr Surg 1998;101(3):630–639
15. Manchester WM. The repair of double cleft lip as part of an integrated program. Plast Reconstr Surg 1970;45(3):207–216
16. Hamamoto J. Bilateral cleft lip repairs: the Manchester method and presurgical orthodontic treatment. Cong Anom 1984;24: 421–428
17. Perlyn CA, Brownstein JN, Huebener DV, Marsh JL, Nissen RJ, Pilgram T. Occlusal relationship in patients with bilateral cleft lip and palate during the mixed dentition stage: does neonatal maxillary arch configuration predetermine outcome? Cleft Palate Craniofac J 2002;39(3):317–321
18. Hamilton R, Graham WP III, Randall P. The role of the lip adhesion procedure in cleft lip repair. Cleft Palate J 1971;8:1–9
19. Ridgway EB, Estroff JA, Mulliken JB. Thickness of orbicularis oris muscle in unilateral cleft lip: before and after labial adhesion. J Craniofac Surg 2011;22(5):1822–1826
20. Lee ST. A histological study of the philtrum. Ann Acad Med Singapore 1988;17(3):328–334
21. Chen PKT, Noordhoff MS, Liou EJW. Treatment of complete bilateral cleft lip-nasal deformity. Semin Plast Surg 2005;19(4):329–342
22. Mulliken JB. Correction of the bilateral cleft lip nasal deformity: evolution of a surgical concept. Cleft Palate Craniofac J 1992;29(6):540–545
23. Mulliken JB. Bilateral complete cleft lip and nasal deformity: an anthropometric analysis of staged to synchronous repair. Plast Reconstr Surg 1995;96(1):9–23, discussion 24–26
24. Trott JA, Mohan N. A preliminary report on one stage open tip rhinoplasty at the time of lip repair in bilateral cleft lip and palate: the Alor Setar experience. Br J Plast Surg 1993;46(3):215–222
25. Kernahan DA. The striped Y—a symbolic classification for cleft lip and palate. Plast Reconstr Surg 1971;47(5):469–470
26. Kernahan DA. On cleft lip and palate classification. Plast Reconstr Surg 1973;51(5):578
27. Xu H, Salyer KE, Genecov ER. Primary bilateral one-stage cleft lip/nose repair: 40-year Dallas experience: part I. J Craniofac Surg 2009;20(Suppl 2):1913–1926
28. Farkas LG, Posnick JC, Hreczko TM, Pron GE. Growth patterns of the nasolabial region: a morphometric study. Cleft Palate Craniofac J 1992;29(4):318–324
29. Johanson B, Ohlsson A. Die osteoplastik bie-spat-behandlung der lipper-kiefer-gaumenspalten. Arch Klin Chir 1960;295:876–880
30. Wilhelmsen HR, Musgrave RH. Complications of cleft lip surgery. Cleft Palate J 1966;3:223–231
31. Ponduri S, Bradley R, Ellis PE, Brookes ST, Sandy JR, Ness AR. The management of otitis media with early routine insertion of grommets in children with cleft palate – a systematic review. Cleft Palate Craniofac J 2009;46(1):30–38
32. Aburezq H, Daskalogiannakis J, Forrest C. Management of the prominent premaxilla in bilateral cleft lip and palate. Cleft Palate Craniofac J 2006;43(1):92–95

33. Henkel K-O, Gundlach KKH. Analysis of primary gingivoperiosteoplasty in alveolar cleft repair. Part I: Facial growth. J Craniomaxillofac Surg 1997;25(5):266-269
34. Berkowitz S. Primary repair of cleft lip and nasal deformity. (letter) Plast Reconstr Surg 2002;109(6):2158-2161
35. Prahl C, Kuijpers-Jagtman AM, Van 't Hof MA, Prahl-Andersen B. A randomized prospective clinical trial of the effect of infant orthopedics in unilateral cleft lip and palate: prevention of collapse of the alveolar segments (Dutchcleft). Cleft Palate Craniofac J 2003;40(4):337-342
36. Iino M, Sasaki T, Kochi S, Fukuda M, Takahashi T, Yamaguchi T. Surgical repositioning of the premaxilla in combination with two-stage alveolar bone grafting in bilateral cleft lip and palate. Cleft Palate Craniofac J 1998;35(4):304-309
37. Monroe CW, Griffith BH, McKinney P, Rosenstein SW, Jacobson BN. Surgical recession of the premaxilla and its effect on maxillary growth in patients with bilateral clefts. Cleft Palate J 1970; 7:784-793
38. Motohashi N, Pruzansky S. Long-term effects of premaxillary excision in patients with complete bilateral cleft lips and palates. Cleft Palate J 1981;18(3):177-187
39. Grayson BH, Cutting CB. Presurgical nasoalveolar orthopedic molding in primary correction of the nose, lip, and alveolus of infants born with unilateral and bilateral clefts. Cleft Palate Craniofac J 2001;38(3):193-198
40. Santiago PE, Grayson BH, Cutting CB, Gianoutsos MP, Brecht LE, Kwon SM. Reduced need for alveolar bone grafting by presurgical orthopedics and primary gingivoperiosteoplasty. Cleft Palate Craniofac J 1998;35(1):77-80
41. Delaire J. Theoretical principles and technique of functional closure of the lip and nasal aperture. J Maxillofac Surg 1978;6(2): 109-116
42. Delaire J. General Considerations regarding Primary Physiologic Surgical Treatment of Labiomaxillopalatine Clefts. Oral Maxillofac Surg Clin North Am 2000;12(3):361-378
43. Mulliken JB. Primary repair of bilateral cleft lip and nasal deformity. Plast Reconstr Surg 2001;108(1):181-194, 195-196
44. Nagase T, Januszkiewicz JS, Keall HJ, de Geus JJ. The effect of muscle repair on postoperative facial skeletal growth in children with bilateral cleft lip and palate. Scand J Plast Reconstr Surg Hand Surg 1998;32(4):395-405
45. McComb H. Primary repair of the bilateral cleft lip nose: a 4-year review. Plast Reconstr Surg 1994;94(1):37-47, discussion 48-50
46. Garfinkle JS, King TW, Grayson BH, Brecht LE, Cutting CB. A 12-year anthropometric evaluation of the nose in bilateral cleft lip-cleft palate patients following nasoalveolar molding and cutting bilateral cleft lip and nose reconstruction. Plast Reconstr Surg 2011;127(4):1659-1667
47. Abbott MM, Meara JG. Nasoalveolar molding in cleft care: is it efficacious? Plast Reconstr Surg 2012;130(3):659-666
48. Liou EJ, Subramanian M, Chen PK, Huang CS. The progressive changes of nasal symmetry and growth after nasoalveolar molding: a three-year follow-up study. Plast Reconstr Surg 2004;114(4): 858-864
49. Liou EJ, Subramanian M, Chen PK. Progressive changes of columella length and nasal growth after nasoalveolar molding in bilateral cleft patients: a 3-year follow-up study. Plast Reconstr Surg 2007;119(2):642-648
50. Matsuo K, Hirose T. Preoperative non-surgical over-correction of cleft lip nasal deformity. Br J Plast Surg 1991;44(1):5-11
51. Tajima S, Maruyama M. Reverse-U incision for secondary repair of cleft lip nose. Plast Reconstr Surg 1977;60(2):256-261
52. Russell MD, Goldberg AN. What is the evidence for use of antibiotic prophylaxis in clean-contaminated head and neck surgery? Laryngoscope 2012;122(5):945-946
53. Senders CW, Di Mauro SM, Brodie HA, Emery BE, Sykes JM. The efficacy of perioperative steroid therapy in pediatric primary palatoplasty. Cleft Palate Craniofac J 1999;36(4):340-344
54. Tollefson TT, Kamangar F, Aminpour S, Lee A, Durbin-Johnson B, Tinling S. Comparison of Effectiveness of Silicone Gel Sheeting With Microporous Paper Tape in the Prevention of Hypertrophic Scarring in a Rabbit Model. Arch Facial Plast Surg 2012;14(1):45-51
55. Ayoub A, Garrahy A, Millett D, et al. Three-dimensional assessment of early surgical outcome in repaired unilateral cleft lip and palate: Part 2. Lip changes. Cleft Palate Craniofac J 2011;48(5):578-583
56. Trotman CA, Faraway JJ, Essick GK. Three-dimensional nasolabial displacement during movement in repaired cleft lip and palate patients. Plast Reconstr Surg 2000;105(4):1273-1283
57. Nakajima T, Yoshimura Y, Sakakibara A. Augmentation of the nostril splint for retaining the corrected contour of the cleft lip nose. Plast Reconstr Surg 1990;85(2):182-186

第 6 章 唇裂初期鼻成形术与牙龈骨膜成形术

Lisa M. Morris, Sherard A. Tatum

引言与历史回顾

所有唇腭裂医生的治疗目标都是恢复唇、鼻、腭的正常外观及功能,并尽量减少并发症发生率、负面心理影响以及手术次数。在治疗唇裂的方法中有两种手术方式备受争议:唇裂初期鼻成形术与牙龈骨膜成形术。对于这两种治疗方法的讨论包括牙齿骨骼的生长和发育、潜在可能的并发症、治疗费用的减少,以及最根本的问题——是否为唇裂鼻畸形和牙槽骨裂最合适的治疗方法。这两种治疗方式的支持者认为,早期恢复对称性及功能可以最大限度地在生长发育过程中减少畸形的发生,并且能够减少二次手术的需求[1]。

唇裂初期鼻成形术

唇裂初期鼻成形术有多种术式,可以应用皮肤切口或不用皮肤切口对软组织和鼻软骨进行手术操作,通常是在唇裂修复的同时使用悬吊缝合、鼻撑或鼻支架来治疗。这种术式可早期恢复下外侧鼻软骨的位置,以获得对称的鼻尖和鼻基底。近年来有很多学者对唇裂初期鼻成形术进行了描述,其中 McComb 和 Coghlan[2]就是这一领域的代表人物[3,4]。早期的手术方法常会导致明显的瘢痕、鼻狭窄和手术效果不稳定等问题[5],但是近年来,随着重建技术的发展,手术效果得到了极大的优化。反对初期鼻成形术的学者认为,初期鼻成形术可能影响鼻发育,甚至形成严重的瘢痕,增加二期修复的难度[1]。但很多医生认为,尽管存在这些风险因素,初期鼻成形术减少了唇裂继发鼻畸形,并且可以避免未治疗的唇裂继发鼻畸形在儿童成长过程中对其所带来的社会心理上的负面影响[1,6,7]。McComb 和 Coghlan 对 10 例接受唇裂初期鼻成形术的患者进行了 18 年的随访,发现与对照组正常者相比,在鼻或中面部发育上无明显差异。他们也强调了通过初期鼻成形术所形成的对称性可以一直保持到患者成年[2]。最终的鼻成形术通常要求在骨骼发育成熟之后进行,然而初期鼻成形术减少了对二期手术修复的需求[1]。术前鼻-牙槽骨塑形(NAM)有助于初期鼻成形术的成功进行,具体参见第 2 章内容。

牙龈骨膜成形术

牙龈骨膜成形术是通过手术的方式使牙槽骨裂两端的黏膜缘复位,促进牙槽骨裂中的骨形成。牙槽骨裂包括原发腭的骨缺损或缺失,从鼻槛延伸至切牙孔。牙槽骨裂的程度可由轻微的裂隙到完全的骨缺损,而且可伴或不伴有次生腭裂(图 6.1)。牙槽骨裂修复失败可能会导致上颌骨弓塌陷、抑制牙萌出、影响面部生长发育和对称性。牙槽骨裂可以通过牙龈骨膜成形术或牙槽骨骨移植进行修复(后者将在第 9 章中进一步讨论)。牙龈骨膜成形术的治疗目标如下[9]:

- 构建牙槽弓的骨性连接;
- 建立稳定、连续的上颌骨前部;
- 为鼻部对称提供良好的鼻翼基底部支持;
- 消除口鼻瘘和黏膜凹陷;
- 在牙槽骨裂内和邻近区形成自然并稳定的牙萌出;
- 预防二期牙槽骨骨移植以及相关的继发畸形。

牙龈骨膜成形术因其不需要供区来提供自体骨,又被称为"无骨骨移植术"(图 6.2)[10]。这项技术是在年轻患者中通过骨膜成骨在牙槽骨裂处形成骨连接。在牙槽骨裂处构建黏膜骨膜桥,使其在骨膜下层成骨[10,11]。

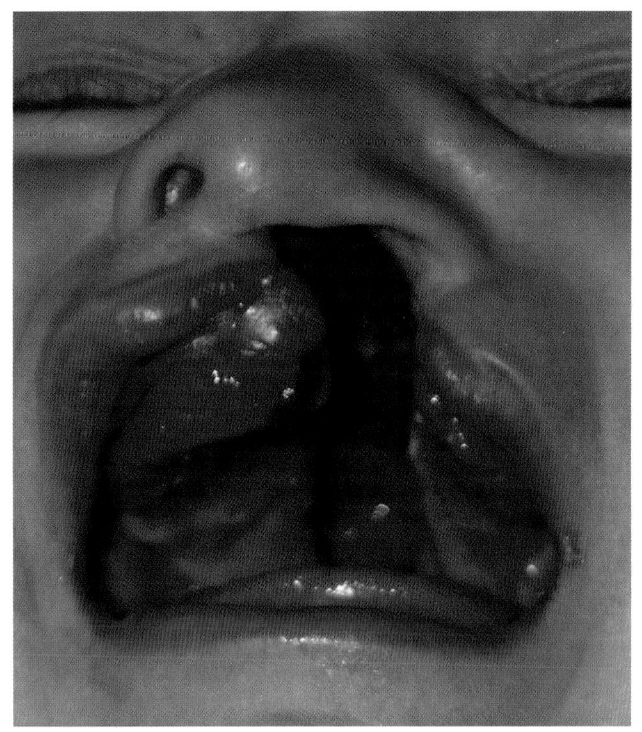

a

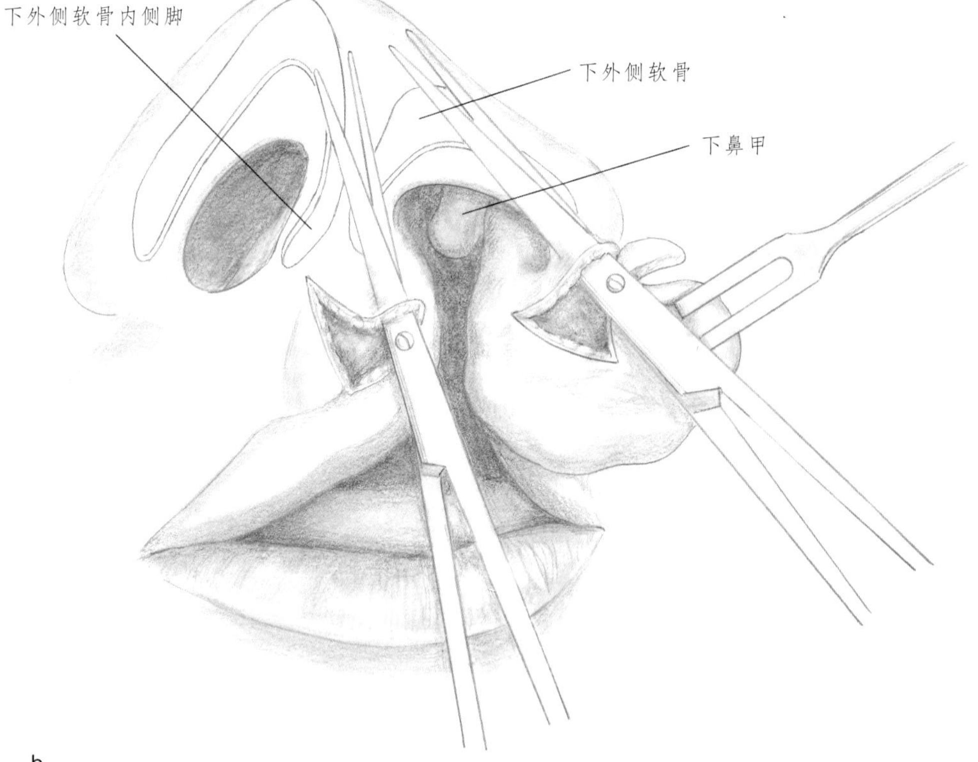

b

图 6.1 (a)左侧牙槽骨裂合并左侧唇腭裂,牙槽骨裂从鼻槛延伸至切牙孔。(b)图示唇裂初期鼻成形术手术入路,显示通过唇裂修复的唇部切口用剪刀分离皮肤-软组织包膜和下外侧软骨。

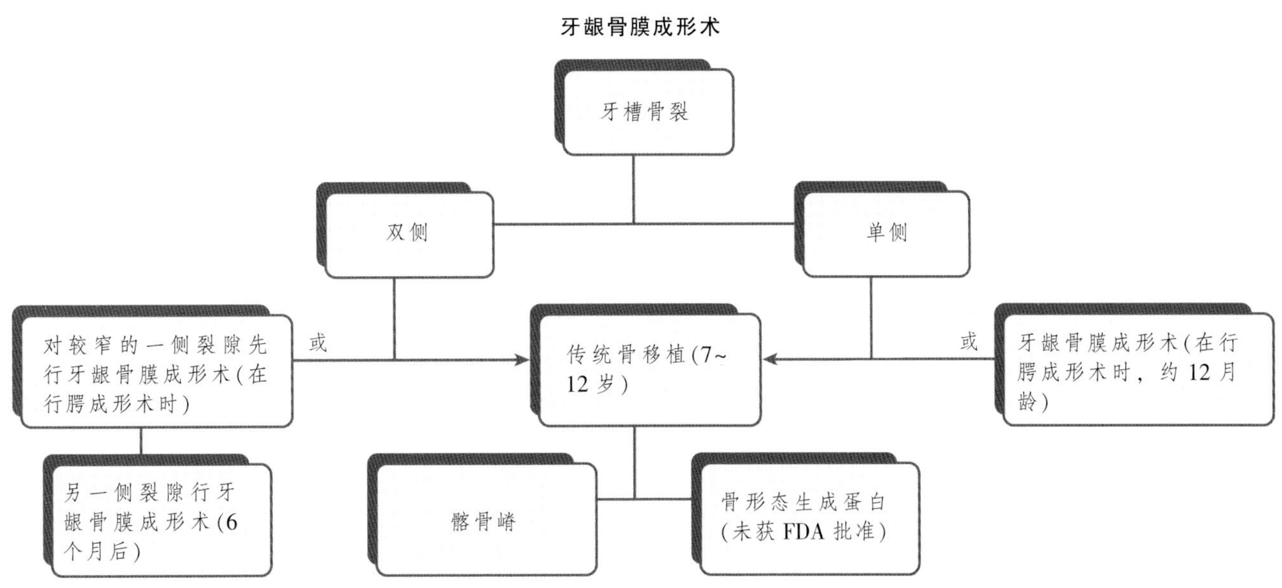

图6.2 传统修复牙槽骨裂的方法是术前正畸后应用髂骨移植进行修复,该方法在7~10岁的患者中广泛应用。牙龈骨膜成形术在未来可能逆转骨移植手术的应用,只要牙槽骨裂两侧的黏膜足够接近,这种术式可以在唇裂修复的同时进行。FDA,美国食品药品管理局。

Skoog[10]在1965年首次提出了间接牙龈骨膜成形术,在较宽的牙槽骨裂唇侧和舌侧,广泛潜行分离并转移上颌骨骨膜瓣并进行裂隙的覆盖。虽然这项技术可以形成骨性连接和稳定的上颌弓,但供区皮瓣大面积骨膜下剥离会对面部生长发育产生严重影响。

随着多中心合作的开展,婴儿术前矫形(PSIO)得到广泛应用,即在手术修复之前将牙槽骨段对齐并将牙槽骨裂缩窄。PSIO的方式有两种:主动型和被动型。主动型的设备固定于上颌骨上,要求每天通过拧螺丝调整松紧度,从而使上颌前部回收,并且扩展牙槽骨段以使上颌弓移动至合适的位置。被动型的设备是通过调整外部压力使牙槽弓塑形[3,12,13]。

1978年,Millard[14]提出了术前矫形、牙龈骨膜成形术和唇粘连术(POPLA)的治疗方法,其中应用了主动型PSIO(Latham装置),用以缩窄和对齐牙槽骨裂。对比于Skoog的针对宽大牙槽骨裂的间接牙龈骨膜成形术,Millard在患儿3~4月龄时施行了一种更加保守的直接牙龈骨膜成形术和唇粘连术。在应用PSIO缩窄牙槽骨裂的前提下,Millard的直接牙龈骨膜成形术只需切除更少的骨膜下组织来关闭裂隙,从而提高了黏膜骨膜瓣的成活率,而且可能对面部生长发育的影响更小[15]。Millard和Latham应用POPLA治疗成功的患者中有3%~72%的患者需要二次牙槽骨骨移植(SABG)[14,16,17]。多年来,大量的研究表明,POPLA方法会导致上颌骨发育受限和前牙反殆[14,17-20]。报道的发育受限是因Latham装置还是牙龈骨膜成形术所导致的目前尚不明确。

Grayson和Cutting[21]为了减少初期鼻部手术次数,介绍了一种应用鼻-牙槽骨塑形(NAM)的方法。此方法在进行牙龈骨膜成形术和唇修复前应用了被动型PSIO来缩窄和对齐牙槽骨裂,并非Millard POPLA方法中的主动型PSIO。此外,鼻尖得到了提升且鼻小柱也延长了。最长随访达11.5年,结果显示骨再生良好而且未出现上颌骨发育受限[22-25]。Sato等[26]研究发现,73%的患者在牙龈骨膜成形术后有充足的骨生长,避免了SABG和继发的供侧畸形。即使牙龈骨膜成形术后不能为稳定的牙萌出提供足够的骨量,很多学者也表明在有完整骨膜、完全从口鼻腔中独立出来的环境中[17,27],后期SABG也更加简单[6]并易于成功。

■ 手术方法

唇裂初期鼻成形术

为了更好地修复唇裂鼻畸形,我们必须明确单侧唇裂鼻畸形和双侧唇裂鼻畸形(BCLND)的解剖异常。

见表 6.1。

唇裂初期鼻成形术与初期唇裂修复同时进行(图6.3)。手术的目标为修复下外侧鼻软骨(LLC)以构建对称的鼻尖和鼻孔、复位鼻翼基底、关闭鼻孔底和鼻槛[28]。术前可应用 NAM 改善对称性,同时延长鼻小柱和鼻前庭衬里。在此阐述一些学者所描述的唇裂初期鼻成形术手术方法[29]。手术通过初期唇裂修复的唇部切口进行操作,不需做额外的鼻切口(参见第 4 章和第 5 章)。

单侧唇裂鼻畸形

鼻根至口角的三角形区域采用 0.5%利多卡因和 1:200 000 肾上腺素进行区域阻滞麻醉。这样可以有效地止血并且避免鼻部和唇部的解剖标志点变形移位。然后,对唇部切口进行标记和染色。清楚定位解剖标志点后,在需要切除的部位再次进行局部注射麻醉,以更好地止血。在唇部切口完成后,移动唇瓣和鼻周软组织以使鼻翼到达合适的位置。从前庭沟切开向上至下鼻甲根部沿骨膜上平面进行剥离,使侧唇部完全从下方的梨状孔松解。钝性分离侧唇部和上颌骨可以进一步松解软组织,并使唇和鼻翼基底更充分地复位。沿口轮匝肌向外至鼻翼和鼻唇沟交界处分离侧唇部皮肤,使唇内侧段皮肤与口轮匝肌分离。

从鼻部皮肤和软组织包膜移动裂隙侧 LLC。使用肌腱剪自唇裂内侧缘切口向上分离至鼻小柱(图 6.1),在鼻翼内侧脚之间进行剥离并向鼻尖方向向上剥离。自外侧唇部切口插入剪刀剥离鼻翼软组织至下外侧鼻

表 6.1 唇裂相关鼻畸形

	单侧唇裂鼻畸形	双侧唇裂鼻畸形
鼻尖	裂侧 LLC 内侧脚较短	双侧 LLC 内侧脚较短
	裂侧 LLC 外侧脚较长	双侧 LLC 外侧脚较长
	LLC 外侧脚尾部移位,覆盖住鼻翼缘	外侧脚向尾部移位
	裂侧鼻翼穹隆扁平向侧方移位	鼻翼穹隆较难鉴别,广泛分散,鼻尖无特定外形
鼻小柱	裂侧较短	短
	基底向健侧偏移	宽基底
鼻孔	裂侧宽扁成水平状	双侧成水平状
鼻翼基底	在裂侧向外侧、后侧和下侧移位	双侧向外侧、后侧和下侧移位
鼻底	裂侧通常缺失	通常双侧缺失
鼻中隔	头部向非裂侧偏曲,后方向裂侧偏曲	完全 BCLP 中,鼻中隔位于中线;两侧中有一侧不完全裂,那么鼻中隔就会向不完全裂侧偏曲

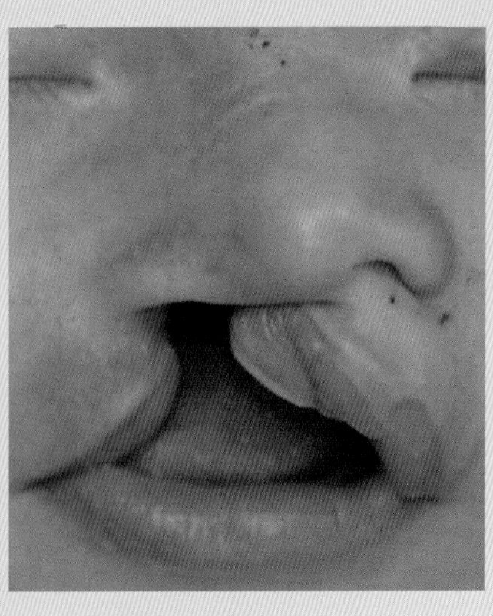

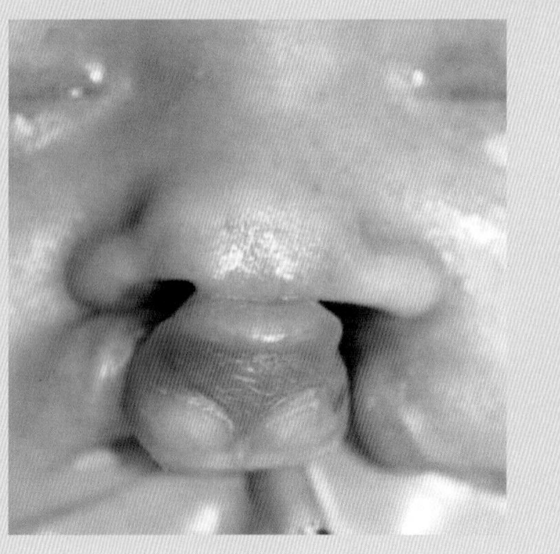

LLC,下外侧软骨;BCLP,双侧唇腭裂。

Source: Used with permission from Lee TS, Schwartz GM, Tatum SA. Rhinoplasty for cleft and hemangioma-related nasal deformities. Curr Opin Otolaryngol Head Neck Surg 2010;18:527.

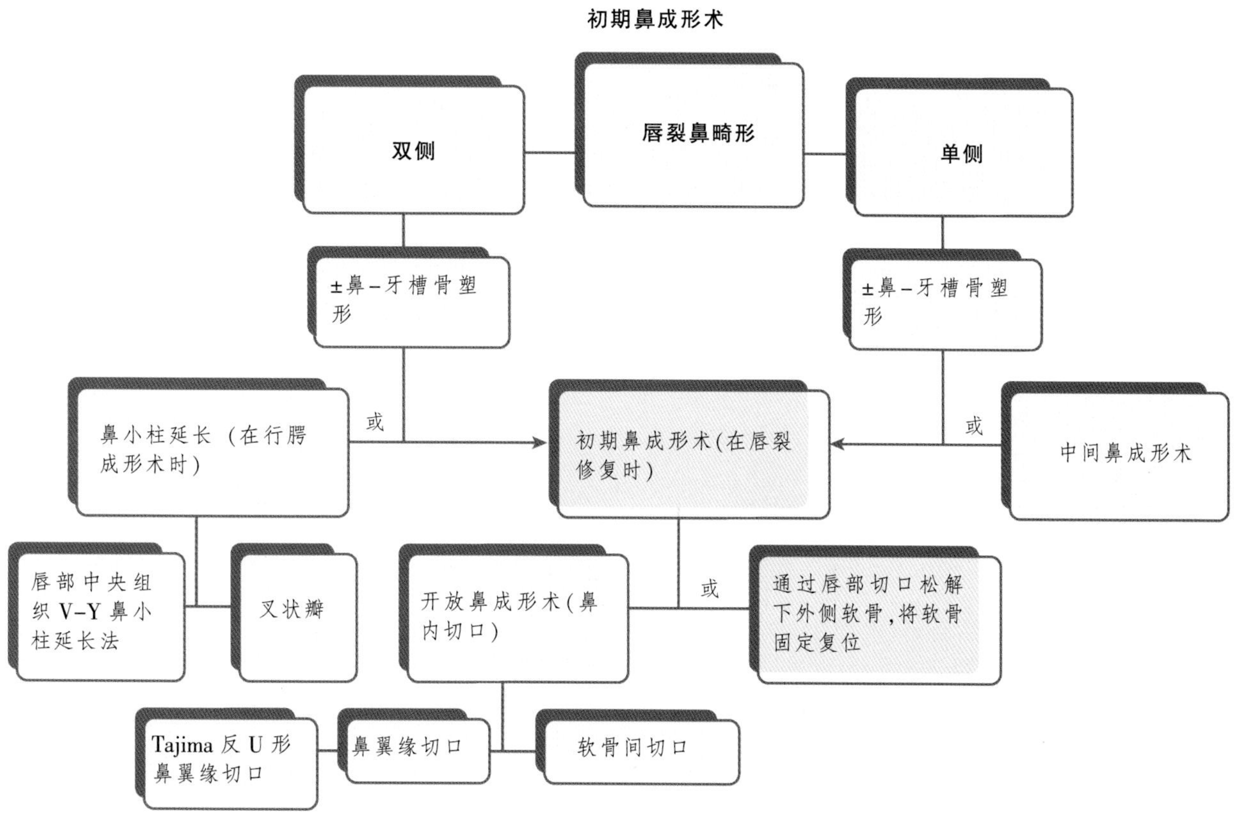

图 6.3　唇裂初期鼻成形术可以与唇裂修复同期进行，但传统的双侧唇裂鼻成形术会推迟到腭成形术后、鼻小柱延长修复术后进行。单侧唇裂鼻成形术可通过鼻内切口进行或不通过鼻内切口进行。

软骨。触诊并观察鼻尖皮肤，可见外部鼻部皮肤已经从唇裂侧的下外侧软骨和上外侧鼻软骨背面游离，并向内侧移动到鼻小柱内的分离区域。这时，异位的下外侧鼻软骨已经从覆盖的皮肤组织中游离出来。为了避免唇裂侧鼻孔狭窄的发生，需要鼻翼外侧切除多余的纤维脂肪组织，并从上述切口取出(图 6.1)，这些多余的组织也会导致鼻翼外侧脚向鼻前庭移位。唇裂侧的鼻穹隆应用鼻外侧脚转移技术复位，即用下外侧鼻软骨的外侧脚来延长内侧脚，从而改善鼻尖的对称性与立体感(参见图 10.9)。

应用鼻支撑器维持鼻翼软骨的新位置(在这一点上，一些外科医生倾向于做软骨内切口显露鼻软骨，并在鼻软骨间进行缝合)。重新定位的裂侧鼻穹隆在鼻支撑器表面行经皮褥式缝合进行固定(图 6.4)。用 4-0 尼龙线穿过 Teflon(DuPont, Wilmington, DE)心瓣膜纱布，缝合针由非裂侧鼻尖穿过裂侧鼻穹隆进入鼻前庭。另一针同样穿过 Teflon 纱布，自鼻前庭向反方向穿过裂侧鼻穹隆至对侧鼻尖在鼻支撑器外打结，将裂侧鼻尖向健侧推进。第二处缝合位点在外侧鼻面沟，以矫正鼻翼外侧外形并使鼻前庭衬里变薄以预防鼻孔狭窄。

唇黏膜和口轮匝肌肌层的关闭可使唇裂侧鼻翼基底与非裂侧鼻翼基底达到对称的位置。精确对位缝合鼻槛的内侧和外侧缘，并以可吸收线(6-0 快速可吸收肠线)尽量向后缝合来修复鼻底。在鼻部纱布上涂莫匹罗星软膏。术后预防性口服抗生素，用至术后 5~6 天拆除纱布。术后裂侧会形成一个稍大的鼻孔(过度矫正)，这是一种好的现象，因为在唇裂修复时再进行小鼻孔的修复难度会更大一些。如果这种不对称持续存在，可以进行鼻槛小部分切除以修正该问题。总的来说，初期鼻成形术中，建立对称的鼻翼基底部和鼻尖才能构建更立体的、清晰的、对称的鼻尖形态[1]。

双侧唇裂鼻畸形

双侧唇裂修复包括很多种不同时间不同操作技术的初期鼻成形术方法(参见第 5 章)。学者们在双侧唇裂鼻畸形中应用的方法与单侧唇裂鼻畸形的修复方式大致相同，并在此基础上做出了一些调整。通过如前所述的方法将双侧的下外侧鼻软骨从塌陷的外覆鼻皮肤

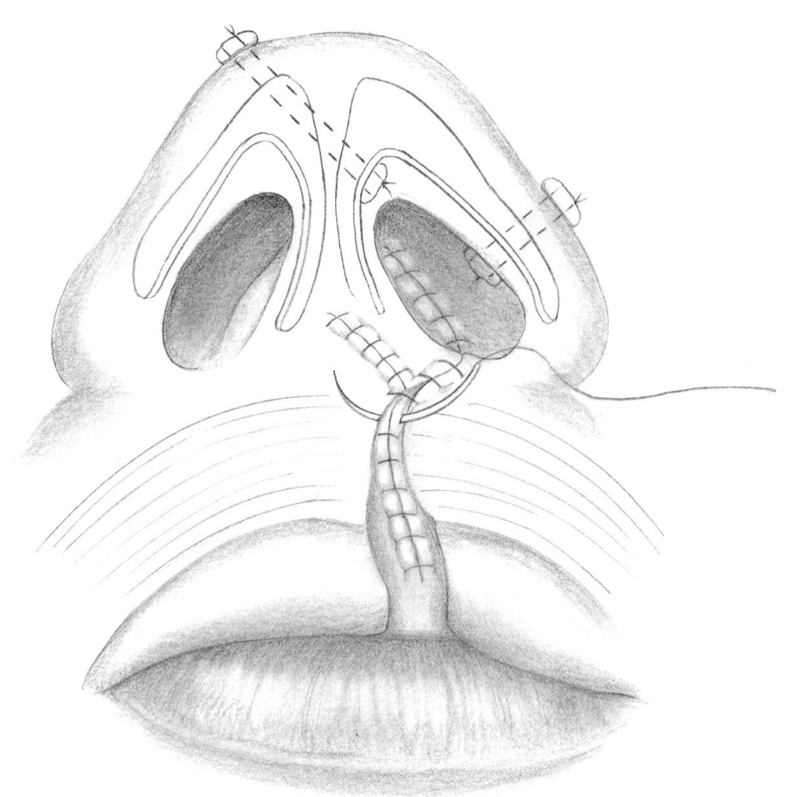

图 6.4 图示裂侧下外侧软骨复位及贯穿鼻部皮肤和鼻前庭衬里的临时性纱布支撑悬吊。口轮匝肌修复后关闭上唇皮肤切口(注意用弯针缝合)。

软组织中剥离出来，在软骨内侧脚之间有一些多余的纤维脂肪组织,会导致内侧脚之间的角度变宽,形成塌陷的鼻尖形态(图 5.15a)。为了能够把鼻穹隆聚拢在一起,这些穹隆间的脂肪组织必须被切除或重新分布。鼻尖的立体性需要通过重建对称的鼻穹隆和前移鼻背部皮肤来完成。使用 Teflon 鼻支撑器进行经前庭、穹隆联合褥式缝合使双侧鼻翼穹隆重新定位，这也会导致一些双侧鼻翼外侧脚轻度移位。缝合时需注意观察前唇皮瓣的血运情况。或者,可以选用二期唇裂修复方式,若有血运的问题，可待第二期唇裂修复时再行初期鼻成形术。在外侧鼻翼去除多余的纤维脂肪组织并在双侧鼻面沟处行经皮褥式缝合，从而消除鼻前庭狭窄并使鼻翼维持适当突起的外形。

Mulliken 提出了一种不同的双侧唇裂鼻畸形的修复方法(参见第 5 章)[3,30,31]。与之前学者们所描述的方法相似，同样通过调整下外侧鼻软骨位置以延长鼻小柱,一期完成鼻修复,但术中通过鼻缘的切口直接显露鼻软骨,通过鼻小柱和鼻小叶的外形构建鼻外形。

应用 PSIO 对前颌骨和上颌骨区域塑形的患者可在 4~5 月龄时接受唇裂和鼻畸形的同期修复。首先进行唇部的剥离和修复,在重建口轮匝肌之后,植入前唇皮瓣之前,做双侧鼻缘切口以延伸至鼻小柱,切口显露双侧下外侧鼻软骨,在剔除双侧下外侧鼻软骨间多余的纤维脂肪组织后行经鼻穹隆的褥式缝合,每侧的下外侧鼻软骨通过褥式缝合重新定位并悬吊于同侧的上外侧鼻软骨上。向内侧前移鼻翼基底部至鼻小柱基底部进行鼻槛的修复,在双侧鼻翼基底部做收紧缝合可使鼻翼间异常的宽度缩窄至<25mm(参见表 5.1)。将每侧的鼻翼基底部缝合于下方的口轮匝肌上,以使外侧鼻槛定位和塑形,并防止微笑时出现异常的鼻翼上提。

为了使鼻尖缩窄和更好地定位鼻小柱-鼻小叶交界处，鼻软组织三角区多余的皮肤和鼻小柱外侧可以行新月形切除，多余的鼻前庭衬里也可以沿着软骨内行凸透镜形切除以消除外侧前庭内皱褶(参见第 10 章)。术后瘢痕形成期需应用鼻模维持鼻孔形状。

其他手术方法

唇裂初期鼻成形术的方法有很多(额外的讨论已

经超出了本章的范畴，但也可为进一步的独立研究提供参考）。典型的唇裂初期鼻成形术是与唇裂修复同期进行，但有些医生更喜欢分阶段进行修复[12,32,33]。本文作者更倾向于用唇裂修复切口显露下外侧鼻软骨，但也有医生更喜欢用开放鼻成形术[5,34,35]或多种鼻内切口[7,36-41]显露下外侧鼻软骨并进行复位。稳固下外侧鼻软骨的技术包括：暂时性经皮鼻支撑器缝合[5,29]，经软骨内缝合至对侧鼻穹隆（内侧脚）、同侧的上外侧鼻软骨、对侧的鼻中隔或上外侧鼻软骨[3,6,34-36]。

在初期鼻成形术中可能会继发的畸形包括外侧鼻前庭内皱褶、鼻翼基底移位、鼻小柱变长和鼻孔变形。外侧鼻前庭狭窄或皱褶在下外侧鼻软骨重新定位后出现[31]，可以切除前庭部分黏膜至上方的鼻皮肤，并行固定缝合，做（更优）或不做多余纤维脂肪组织切除[29]或（不推荐）切除前庭皮肤[3]。鼻翼基底部的重新定位在唇裂修复关闭的同期进行。其他操作包括鼻翼收紧缝合[3,6,32]和将鼻翼基底部缝合于口轮匝肌上[3,32]。

双侧唇裂鼻畸形的患者通常存在鼻小柱过短，而且会导致皮肤红斑。鼻小柱延长术可与唇裂初期鼻成形术同期进行，如果鼻大小已达成人水平，可留待行二期唇裂鼻成形术。初期鼻小柱延长术的方法包括前移前唇部[12,40]、鼻槛[32,38]或鼻底[42]组织，从软组织三角区切除多余的软组织[3,7]，以及应用NAM扩展鼻小柱和前庭衬里组织[35]。鼻孔成形方式主要为固定缝合和鼻模塑形[1,40,43,44]，一些中心通常也会应用可吸收接骨板进行骨内固定，对鼻翼外侧或鼻小柱进行支撑[45]。鼻模通常在术后瘢痕形成期放置一段时间以帮助维持鼻孔形状。

牙龈骨膜成形术

不同牙龈骨膜成形术修复方法的区别主要在于是直接修复还是间接修复，直接修复是应用邻近的牙龈骨膜，这要求牙槽骨裂较为狭窄；而间接修复是采用与牙槽骨裂距离较远的骨膜瓣（例如上颌骨骨膜瓣）进行修复[11]。除特殊说明外，本文中涉及的牙龈骨膜成形术均为直接修复法。在患儿3~5月龄时使用PSIO使牙槽骨裂缩窄对齐后，唇裂修复与牙龈骨膜成形术同期进行，应用PSIO缩窄裂隙（通常<3mm）的主要目的是尽量减少骨膜下的剥离面积[17]。然而，PSIO并非对所有病例适用，在这种情况下，牙龈骨膜成形术可在唇裂修复后通过口轮匝肌对牙槽骨裂进行塑形后再实施[9,11,25,46]。

一些资深学者描述的修复方法[11]不包括PSIO的使用，牙龈骨膜成形术是在患者12月龄时与腭裂修复同期进行。此前先进行两期的唇裂修复，在患者4~6周时行Rose-Thompson法直线缝合，之后在6月龄时行改良Millard旋转推进法修复。一期修复为唇全层的修复，并不实施粘连操作。最初的三层行直线缝合法可通过加强肌肉层张力缩窄牙槽骨裂[20]，并且可使牙龈骨膜成形术中做更少的骨膜下剥离。二期修复主要修复由一期直线缝合引起的唇弓不对称。下文大致阐述了患者12月龄时与腭成形术同期进行的单侧直接牙龈骨膜成形术；该技术与唇裂修复同期进行时的修复方法大致相同（图6.5和图6.6）。

切口线做标记并注射0.5%利多卡因和1:200 000肾上腺素。在牙槽骨裂边缘做双侧纵向切口，这样可向侧方扩展牙槽嵴约1cm，以便于手术显露（资深学者们行腭成形术通常不做松解切口）。在牙槽骨裂外侧，沿牙槽骨裂边缘做纵向切口向上直达梨状孔外侧。在牙槽骨裂内侧，做切口向上达前鼻棘。这些切口于后方在腭裂边缘与腭成形术的切口相汇合，于前方在唇前庭牙槽骨裂的顶端相连接。这通常也是在鼻槛的下方唇裂修复中切口前后终止的部位。接下来以犁骨瓣和外侧鼻黏膜瓣关闭鼻槛，以构成牙槽骨的鼻侧层并修复腭裂。从牙槽骨裂侧入路接近切牙孔区域修复鼻侧层比从腭裂侧入路修复更为容易。牙槽骨裂的口侧在接下来的腭成形术中可关闭并恢复其连续性，同时修复原发腭裂和继发腭裂可使其他牙龈骨膜成形术操作中常见的在切牙孔区域发生瘘的风险减小[16,47]。然后，关闭唇前庭黏膜和牙槽骨前庭表面，在牙槽骨裂部分形成了致密的黏骨膜性连接以完全关闭鼻底。患者术后预防性口服抗生素10天。

对于双侧牙槽骨裂的患者，我们主张在腭裂修复的同时进行较宽牙槽骨裂侧的牙龈骨膜成形术，对侧的牙槽骨裂在6个月后进行修复。我们认为同时行双侧的牙槽骨裂修复有很大的前上颌骨血运不足的风险，预后不良。有些学者认为可在牙槽骨裂区域骨膜下剥离部分内植入人造移植物或同种异体移植物。目前，

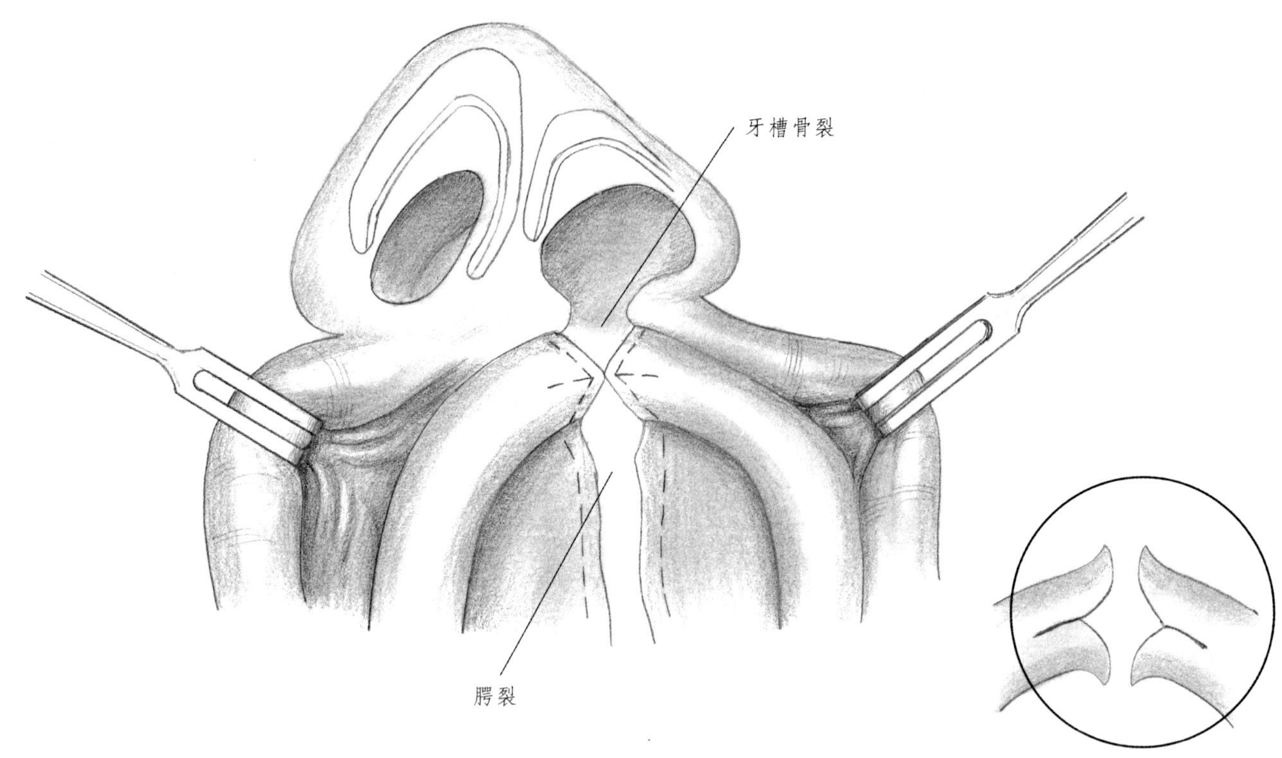

图 6.5 图示为牙龈骨膜成形术,沿虚线标示切口切开黏膜向后延伸至腭裂内侧缘(注意,若唇裂修复时同期完成牙龈骨膜成形术,则腭裂的关闭要待腭成形术时再进行)。

骨形态发生蛋白在初步研究中已经表现出一些作用,但尚缺乏远期的研究数据（尤其是在肿瘤形成方面),这些仍属于“标签外”的应用[48,49]。

■ 经验与教训

唇裂初期鼻成形术

• 确保唇裂初期鼻成形术达到良好的对称性。不对称畸形会随着成长愈发明显。

• 在唇裂初期鼻成形术中尽量避免或减少软组织的切除或鼻孔的过度缩窄,以预防发生难以修复的鼻孔狭窄和畸形。

• 不需要做外部切口。

• 在双侧唇裂修复同期进行鼻成形术有可能会影响人中皮瓣的血运，尤其是在皮瓣较为狭窄的情况下。这可以通过在二期唇裂修复时再行鼻尖成形术(如一些资深学者推荐的方式)或非常小心保护鼻小柱血管和软组织(如 Mulliken 型初期鼻成形术)来避免。

牙龈骨膜成形术

• 确保所有软组织完整自牙槽骨裂边缘剥离。

• 在较宽的牙槽骨裂中,在前庭沟顶部切开骨膜可以使唇前庭皮瓣向腭侧推进,因此造成的前庭沟变浅可通过二期手术矫正。

• 注意不要损伤骨膜瓣。

• 在牙囊周围要小心解剖分离避免影响牙萌出。

• 双侧裂的患者,牙槽骨裂修复需分期进行以免损伤前上颌骨血运。

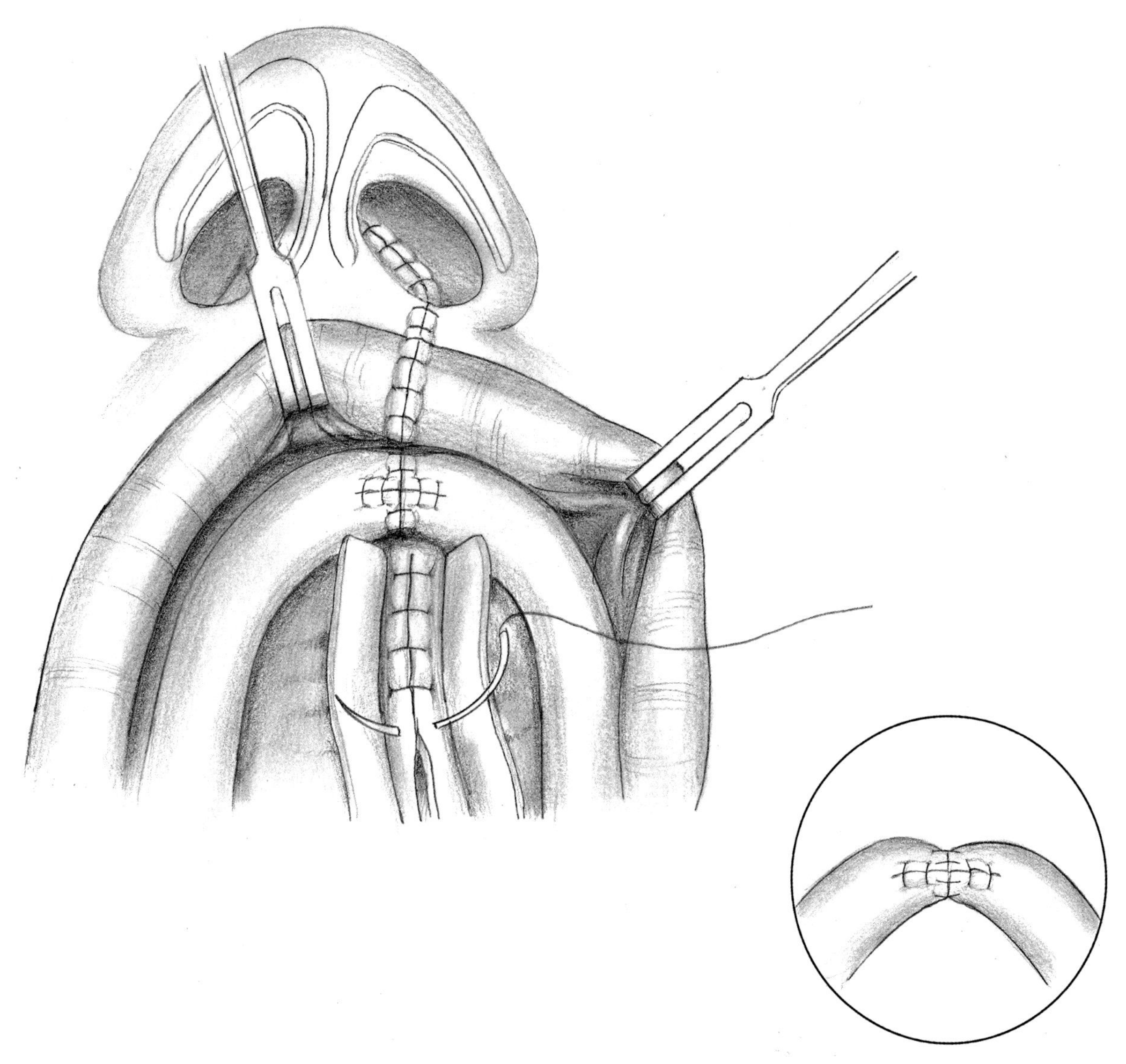

图 6.6　图示应用上颌牙槽骨黏膜骨膜瓣修复关闭进行牙龈骨膜成形术。图中显示正在缝合的鼻腭侧黏膜层，只有牙龈骨膜成形术与腭成形术同期手术时才能看到这一情况(内面观；牙龈黏膜关闭后，牙槽弓也被闭合)。

■ 循证医学

对于唇裂初期鼻成形术和牙龈骨膜成形术的主要争议是潜在的面部发育受限的风险。没有Ⅰ级或Ⅱ级证据支持或反对这一观点。Ⅲ级证据[2,50]和Ⅳ级证据[5,42,51–54]通过长期的唇裂初期鼻成形术术后随访表明无鼻部发育受限(Ⅲ级或Ⅳ级证据)。多中心关于牙龈骨膜成形术的Ⅲ级证据研究有不一致的结论。曾有报道上颌骨矢状位发育受限[14,17–20,47,55]和前牙反殆发生概率增加[14,20,56,57]。另有一些报道未发现在上颌骨发育[22–24]和咬合方面[18]与对照组存在差异。牙龈骨膜成形术所带来的上颌骨发育受限的风险必须与避免二次牙槽骨移植、为鼻的对称性提供稳定的基底、关闭口鼻瘘管、利于口腔正畸介入，以及减少唇腭裂在儿童成长过程中所带来的社会心理负面影响等方面相权衡。直到出现更多的牙龈骨膜成形术长期研究的确切数据结果，或研究表明需正颌外科介入，牙龈骨膜成形术仍是许多唇腭裂的治疗方法的重要组成部分。

(卢建建　穆琳　译)

参考文献

1. Sykes JM. The importance of primary rhinoplasty at the time of initial unilateral cleft lip repair. Arch Facial Plast Surg 2010;12(1):53–55
2. McComb HK, Coghlan BA. Primary repair of the unilateral cleft lip nose: completion of a longitudinal study. Cleft Palate Craniofac J 1996;33(1):23–30, discussion 30–31
3. Mulliken JB. Primary repair of bilateral cleft lip and nasal deformity. Plast Reconstr Surg 2001;108(1):181–194, 195–196
4. Lee TS, Schwartz GM, Tatum SA. Rhinoplasty for cleft and hemangioma-related nasal deformities. Curr Opin Otolaryngol Head Neck Surg 2010;18(6):526–535
5. McComb HK. Primary repair of the bilateral cleft lip nose: a long-term follow-up. Plast Reconstr Surg 2009;124(5):1610–1615
6. Millard DR Jr, Morovic CG. Primary unilateral cleft nose correction: a 10-year follow-up. Plast Reconstr Surg 1998;102(5):1331–1338
7. Alef M, Irwin C, Smith D, et al. Nasal tip complications of primary cleft lip nasoplasty. J Craniofac Surg 2009;20(5):1327–1333
8. Aminpour S, Tollefson TT. Recent advances in presurgical molding in cleft lip and palate. Curr Opin Otolaryngol Head Neck Surg 2008;16(4):339–346
9. Smith WP, Markus AF, Delaire J. Primary closure of the cleft alveolus: a functional approach. Br J Oral Maxillofac Surg 1995;33(3):156–165
10. Skoog T. The use of periosteal flaps in the repair of clefts of the primary palate. Cleft Palate J 1965;2:332–339
11. Losquadro WD, Tatum SA. Direct gingivoperiosteoplasty with palatoplasty. Facial Plast Surg 2007;23(2):140–145
12. Millard DR, Cassisi A, Wheeler JJ. Designs for correction and camouflage of bilateral clefts of the lip and palate. Plast Reconstr Surg 2000;105(5):1609–1623
13. Robin NH, Baty H, Franklin J, et al. The multidisciplinary evaluation and management of cleft lip and palate. South Med J 2006;99(10):1111–1120
14. Millard DR, Latham R, Huifen X, Spiro S, Morovic C. Cleft lip and palate treated by presurgical orthopedics, gingivoperiosteoplasty, and lip adhesion (POPLA) compared with previous lip adhesion method: a preliminary study of serial dental casts. Plast Reconstr Surg 1999;103(6):1630–1644
15. Hopper RA, Birgfeld CB. Gingivoperiosteoplasty. In: Losee JE, Kirschner RE, eds. Comprehensive cleft care. New York, NY: McGraw-Hill; 2009:829–836
16. Matic DB, Power SM. Evaluating the success of gingivoperiosteoplasty versus secondary bone grafting in patients with unilateral clefts. Plast Reconstr Surg 2008;121(4):1343–1353, discussion 1368–1369
17. Power SM, Matic DB. Gingivoperiosteoplasty following alveolar molding with a Latham appliance versus secondary bone grafting: the effects on bone production and midfacial growth in patients with bilateral clefts. Plast Reconstr Surg 2009;124(2):573–582
18. Matic DB, Power SM. The effects of gingivoperiosteoplasty following alveolar molding with a pin-retained Latham appliance versus secondary bone grafting on midfacial growth in patients with unilateral clefts. Plast Reconstr Surg 2008;122(3):863–870, discussion 871–873
19. Henkel KO, Gundlach KK. Analysis of primary gingivoperiosteoplasty in alveolar cleft repair. Part I: Facial growth. J Craniomaxillofac Surg 1997;25(5):266–269
20. Berkowitz S, Mejia M, Bystrik A. A comparison of the effects of the Latham-Millard procedure with those of a conservative treatment approach for dental occlusion and facial aesthetics in unilateral and bilateral complete cleft lip and palate: part I. Dental occlusion. Plast Reconstr Surg 2004;113(1):1–18
21. Grayson BH, Santiago PE, Brecht LE, Cutting CB. Presurgical nasoalveolar molding in infants with cleft lip and palate. Cleft Palate Craniofac J 1999;36(6):486–498
22. Wood RJ, Grayson BH, Cutting CB. Gingivoperiosteoplasty and midfacial growth. Cleft Palate Craniofac J 1997;34(1):17–20
23. Lee CT, Grayson BH, Cutting CB, Brecht LE, Lin WY. Prepubertal midface growth in unilateral cleft lip and palate following alveolar molding and gingivoperiosteoplasty. Cleft Palate Craniofac J 2004;41(4):375–380
24. Grisius TM, Spolyar J, Jackson IT, Bello-Rojas G, Dajani K. Assessment of cleft lip and palate patients treated with presurgical orthopedic correction and either primary bone grafts, gingivoperiosteoplasty, or without alveolar grafting procedures. J Craniofac Surg 2006;17(3):468–473
25. Meazzini MC, Tortora C, Morabito A, Garattini G, Brusati R. Alveolar bone formation in patients with unilateral and bilateral cleft lip and palate after early secondary gingivoalveoloplasty: long-term results. Plast Reconstr Surg 2007;119(5):1527–1537
26. Sato Y, Grayson BH, Garfinkle JS, Barillas I, Maki K, Cutting CB. Success rate of gingivoperiosteoplasty with and without secondary bone grafts compared with secondary alveolar bone grafts alone. Plast Reconstr Surg 2008;121(4):1356–1367, discussion 1368–1369
27. Santiago PE, Grayson BH, Cutting CB, Gianoutsos MP, Brecht LE, Kwon SM. Reduced need for alveolar bone grafting by presurgical orthopedics and primary gingivoperiosteoplasty. Cleft Palate Craniofac J 1998;35(1):77–80
28. Sykes J. Surgical management of the cleft lip nasal deformity. Curr Opin Otolaryngol Head Neck Surg 2000;8:54–57
29. Tatum SA. Two-stage unilateral cleft lip repair. Facial Plast Surg 2007;23(2):91–99
30. Mulliken JB. Repair of bilateral complete cleft lip and nasal deformity—state of the art. Cleft Palate Craniofac J 2000;37(4):342–347
31. Mulliken JB. Bilateral cleft lip. Clin Plast Surg 2004;31(2):209–220
32. Byrd HS, Ha RY, Khosla RK, Gosman AA. Bilateral cleft lip and nasal repair. Plast Reconstr Surg 2008;122(4):1181–1190
33. Salyer KE, Marchac A, Cheng MS, Michienzi JW, Genecov E. Unilateral cleft lip/nose repair. In: Losee JE, Kirschner RE, eds. Comprehensive cleft care. New York, NY: McGraw-Hill; 2009:299–329
34. Trott JA, Mohan N. A preliminary report on one stage open tip rhinoplasty at the time of lip repair in bilateral cleft lip and palate: the Alor Setar experience. Br J Plast Surg 1993;46(3):215–222
35. Cutting C, Grayson B, Brecht L, Santiago P, Wood R, Kwon S. Presurgical columellar elongation and primary retrograde nasal reconstruction in one-stage bilateral cleft lip and nose repair. Plast Reconstr Surg 1998;101(3):630–639
36. Tajima S, Maruyama M. Reverse-U incision for secondary repair of cleft lip nose. Plast Reconstr Surg 1977;60(2):256–261
37. Clark JM, Skoner JM, Wang TD. Repair of the unilateral cleft lip/nose deformity. Facial Plast Surg 2003;19(1):29–40
38. Cronin ED, Rafols FJ, Shayani P, Al-Haj I. Primary cleft nasal repair: the composite V-Y flap with extended mucosal tab. Ann Plast Surg 2004;53(2):102–108, discussion 109–110
39. Ahuja RB. Primary rhinoplasty in unilateral cleft patients: the "limited open" approach and other technical considerations.

Cleft Palate Craniofac J 2006;43(4):492–498
40. Chen PK, Nordhoff MS. Bilateral cleft lip and nose repair. In: Losee JE, Kirschner RE, eds. Comprehensive cleft care. New York, NY: McGraw-Hill; 2009:331–342
41. Stal S, Brown RH, Higuera S, et al. Fifty years of the Millard rotation-advancement: looking back and moving forward. Plast Reconstr Surg 2009;123(4):1364–1377
42. Salyer KE, Genecov ER, Genecov DG. Unilateral cleft lip-nose repair: a 33-year experience. J Craniofac Surg 2003;14(4):549–558
43. Tan SP, Greene AK, Mulliken JB. Current surgical management of bilateral cleft lip in North America. Plast Reconstr Surg 2012;129(6):1347–1355
44. Lo LJ. Primary correction of the unilateral cleft lip nasal deformity: achieving the excellence. Chang Gung Med J 2006;29(3):262–267
45. Wong GB, Burvin R, Mulliken JB. Resorbable internal splint: an adjunct to primary correction of unilateral cleft lip-nasal deformity. Plast Reconstr Surg 2002;110(2):385–391
46. Anastassov GE, Joos U. Comprehensive management of cleft lip and palate deformities. J Oral Maxillofac Surg 2001;59(9):1062–1075, discussion 1075–1077
47. Wang YC, Liao YF, Chen PK. Outcome of gingivoperiosteoplasty for the treatment of alveolar clefts in patients with unilateral cleft lip and palate. Br J Oral Maxillofac Surg 2013;51(7):650–655
48. van Hout WM, Mink van der Molen AB, Breugem CC, Koole R, Van Cann EM. Reconstruction of the alveolar cleft: can growth factor-aided tissue engineering replace autologous bone grafting? A literature review and systematic review of results obtained with bone morphogenetic protein-2. Clin Oral Investig 2011;15(3):297–303
49. Chin M, Ng T, Tom WK, Carstens M. Repair of alveolar clefts with recombinant human bone morphogenetic protein (rhBMP-2) in patients with clefts. J Craniofac Surg 2005;16(5):778–789
50. Kim SK, Lee JH, Lee KC, Park JM. Mulliken method of bilateral cleft lip repair: anthropometric evaluation. Plast Reconstr Surg 2005;116(5):1243–1251, discussion 1252–1254
51. Salyer KE. Primary correction of the unilateral cleft lip nose: a 15-year experience. Plast Reconstr Surg 1986;77(4):558–568
52. Garfinkle JS, King TW, Grayson BH, Brecht LE, Cutting CB. A 12-year anthropometric evaluation of the nose in bilateral cleft lip-cleft palate patients following nasoalveolar molding and cutting bilateral cleft lip and nose reconstruction. Plast Reconstr Surg 2011;127(4):1659–1667
53. Byrd HS, Salomon J. Primary correction of the unilateral cleft nasal deformity. Plast Reconstr Surg 2000;106(6):1276–1286
54. Anderl H, Hussl H, Ninkovic M. Primary simultaneous lip and nose repair in the unilateral cleft lip and palate. Plast Reconstr Surg 2008;121(3):959–970
55. Hsieh CH, Ko EW, Chen PK, Huang CS. The effect of gingivoperiosteoplasty on facial growth in patients with complete unilateral cleft lip and palate. Cleft Palate Craniofac J 2010;47(5):439–446
56. Perlyn CA, Brownstein JN, Huebener DV, Marsh JL, Nissen RJ, Pilgram T. Occlusal relationship in patients with bilateral cleft lip and palate during the mixed dentition stage: does neonatal maxillary arch configuration predetermine outcome? Cleft Palate Craniofac J 2002;39(3):317–321
57. Latham RA. Bilateral cleft lip and palate: improved maxillary and dental development. Plast Reconstr Surg 2007;119(1):287–297

第 7 章
腭裂修复

Tendy Chiang, Gregory C. Allen

■ 引言

腭裂修复可以修复鼻腔与口腔之间的裂隙，达到良好的腭咽闭合，从而保证进食、发音和咽鼓管(ET)的各项功能。同时，需要尽可能减少对上颌骨生长的影响，以利于正常进食和语言交流。通常情况下，腭裂为单独发生，但有超过 30%的病例伴有其他综合征和(或)其他并存疾病。在围生期向家庭医生和整个唇腭裂和(或)颅颌面团队进行适当的评估、教育和咨询是非常重要的，可以帮助患儿家庭了解如何喂养和照顾腭裂的患儿。

医生在评估手术对象和修复时机以及向患儿家庭提供咨询服务时，必须牢记手术目标。根据不同的个体的要求尽量满足其手术期望及对其提供个性化的手术咨询。并存疾病(先天性心脏病、神经发育障碍和呼吸消化道畸形)的存在可能会影响手术对象的选择、整体预后和(或)手术效果。

■ 气道评估与管理

阻塞性睡眠呼吸暂停(OSA)与睡眠障碍性呼吸(SDB)是腭裂患儿中最常见的并存疾病。伴有 OSA 和(或)SDB 的腭裂患儿往往下颌骨或面中部发育不良(与发育有关或与腭裂修复术后形成的瘢痕有关)，并可能存在其他综合征和(或)肌张力低下。OSA 或 SDB 会影响手术治疗的时机，并增加术后的风险。Robison 等[1]发现，在平均 5 岁的腭裂患儿中，OSA 的发生率为 8.5%，而有些病例在年龄更小就被发现了，这一发生率明显高于一般儿童的 2%~3%。尽管 OSA 较为普遍，在唇腭裂的多学科临床研究中，其还没有被完全认知。MacLean 等[2]应用一份有效的调查问卷来识别<5 岁腭裂患儿发生 OSA 的情况，他们认为，虽然 31.4%的患儿伴有中度至重度的 OSA，但只有 30%的有症状的患者需要采用多导睡眠图监测评估睡眠障碍情况。

Muntz 等[3]报道，在其治疗的腭裂患者中，约 22%的病例患有睡眠障碍，57%伴有 SDB 的患者进行了多导睡眠记录(PSG)，88%患有中度至重度的 OSA。与没有症状的儿童相比，有症状的儿童更容易患有 SDB，并需要 PSG 进行检测。这些数据表明，腭裂患者在腭裂修复前后患 OSA 的风险更大，在护理过程中必须警惕气道阻塞的存在。如果在腭裂修复术前怀疑 OSA，应对睡眠状况进行评估。如果确实存在 OSA，应告知患者家庭 OSA 在术后有恶化的可能，以及可能在术后需送重症监护室(ICU)进行观察。

腭裂与 OSA 均为神经发育迟缓的独立危险因素，在有此风险的人群中仔细筛查和进行有效的睡眠管理是非常重要的。

约 5.7%进行腭成形术的患者在术后即刻发生了气道阻塞[4]，其发生率在伴有综合征或 Pierre Robin 序列征的患儿中较高。围术期使用地塞米松可以降低术后气道阻塞的发生率，并且不影响创面愈合[5]。

笔者通常于舌部行 2-0 缝线留置，这一操作可以在麻醉苏醒期间辅助保持气道通畅，将手术的风险降至最低。此缝线可以在患儿离开麻醉监护室前拆除。在患者住院期间连续监测心肺功能。在罕见的情况下，可能需要吸氧或行无创正压通气，此过程可能持续到术后。小颌畸形、肌张力低下或患有其他影响气道疾病的患者更应该增强气道支持，而且应该在 ICU 进行观察监测。

手术修复已被证明是 OSA 发生的危险因素，需要在术后监测 OSA。一小部分应用 Furlow 法腭成形术修复腭咽闭合不全(VPI)的患者会发生轻度的 OSA[6]。

由于腭裂修复会加重原有的 OSA，因此在术前制订相关治疗和护理计划非常重要。在新患者的评估中可采用风险分级。医生应该评估睡眠障碍患者的症状和体征、阻塞或发绀情况、饮食或呼吸状态、体重增加情况和是否需要重新住院。如果评估结果不佳，应进行进一步的专业评估，包括可屈光导纤维喉镜检查、综合评估和(或)显微喉镜检查和支气管镜检查。根据上呼吸道的检查结果，有可能需要手术解除舌咽或咽喉气道阻塞。临床判断对这些患儿的评估是至关重要的，PSG 有助于 OSA 的危险分级，并可指导术前干预和手术修复时机。小儿呼吸病科、小儿心脏病科和发育遗传专科的评估有助于诊断其他的先天性畸形。

分类

Veau 分类是目前应用最广泛的分类系统，其将腭裂分为 4 类：

- Ⅰ类：仅软腭缺损；
- Ⅱ类：硬腭与软腭均缺损；
- Ⅲ类：硬腭、软腭与牙槽骨缺损；
- Ⅳ类：双侧完全性腭裂。

该分类系统没有包含黏膜下腭裂(SCP)，其只占腭裂患者中的一小部分。黏膜下腭裂的发病率远小于次发腭裂和原发腭裂，据 Ysunza 等[7]报道，其发病率为 1:20 000~1:10 000，这可能与低于诊断标准和临床症状不明显有关。Mc Williams 等[8]对 130 例 SCP 患者进行了语音测评，其中 44%的患者无须手术干预。

SCP 即位于黏膜中线的腭部肌肉中断，标志性体征是硬腭裂、腭垂裂和中线部透明带，这些表现提示中线处肌肉结构不连续。虽然大部分患者都会出现上述的某些症状，但表现较为轻微，很容易漏诊。

隐匿型 SCP 的患者缺乏上述特征，但是存在腭帆提肌(LVP)异常插入到硬腭的症状。Stal 和 Hicks[9] 将此分为 3 种类型：①大部分软腭肌肉插入硬腭；②部分软腭肌肉插入硬腭；③小部分软腭肌肉插入硬腭。以往常采用内镜检查和手术干预来辨别这些差异，近年来 MRI 已成为鉴别隐匿型 SCP 的有效方法，可以确定患者是否需要手术修复和持续性的语音治疗[10]。

手术时机与患者选择

由于腭裂修复可能对颅面的生长发育产生不良影响，因此应选择恰当的手术时机，将其对发音和语言的影响降至最低。有些专家提倡早期修复软腭、延迟修复硬腭，这样可以避免损害上颌骨的发育。Sommerlad 等[11]报道成功地在修复唇裂时修复了原发腭裂(患儿 3 月龄时)，患儿 6 月龄时进行了最终的腭裂修复。Kirschner 等[12]发现，3~7 月龄和超过 7 月龄的患儿在修复后的语音效果上并无差异。美国颅面腭裂协会目前推荐在 18 月龄时进行腭裂修复，也有许多医生主张在 1 岁之前进行修复。在我们的机构中，我们通常在 10~12 月龄时进行腭裂修复，即在语音发育形成之前。

并存疾病往往会延迟或妨碍手术修复。当存在危及生命的并存疾病时，如复杂的先天性心脏病，小儿心脏病科和心脏麻醉科的会诊将有助于确定患儿进行安全的全身性麻醉的最佳时机。那些因神经发育延迟而不能进行言语表达或需要依赖胃管的患者难以从修复术中获益，不建议过早地进行手术治疗。

■ 术前准备

手术当天评估患者的身体状况，做好住院前的准备。上呼吸道感染会增加手术风险，应延迟手术。在麻醉状态下，可能会行鼓膜切开置管术，应及时检查是否发生听力损失或中耳病变。

对于面中部发育不全或小颌畸形等伴有颅面畸形的患儿，气管插管难度将增大，术后应送至 ICU 观察。根据患儿术前身体检查和可屈光导纤维喉镜检查的结果，手术医生必须与麻醉师进行充分的交流，制订明确的气道管理计划。如能实现气管插管，可在口腔内成角度放置一气管导管，并将其固定在下唇中线上。

在无禁忌证的情况下，患者一般取仰卧位，颈部过伸，置 Dingman 牵引器。在手术过程中根据前腭需要暴露的区域来调整拉钩位置。侧颊牵引器能暴露更大的手术视野。LightMat(Lumitex Medical Devices, Strongsville, OH)和手术头灯均能满足手术需求，笔者采用前者进行口内照明。手术还会用到放大镜(2.5×)。在硬腭、软腭和神经血管束注射 0.5%的利多卡因(含 1:200 000 的肾上腺素)。在铺单前进行注射，充分收缩血管。有些医生建议在术前用氯已定、稀释的过氧化氢或聚维酮碘清洗口腔，这些制剂都能够降低口腔内的菌落。但是喉部的细菌培养仍呈阳性，术后瘘的发生率并没有降低[13]。笔者发现这些操作并不能使患者获益，因此在术前并未进行口腔准备。

■ 手术方法

腭裂的表现各异，选择的手术方法应适用于牙槽骨、硬腭和软腭缺损的修复。各种腭成形术的基本目的是一致的，即实现口鼻分离，恢复腭咽闭合功能，并尽可能减少对上颌骨发育的影响。

术前需首先认真检查口腔。在确定手术方案时，硬腭和软腭裂隙的宽度、裂隙内侧缘到牙槽骨的距离、犁骨暴露情况、牙槽骨裂隙的宽度、软腭裂与后咽壁的距离、组织血运状况以及其他可能导致 OSA 的并存疾病都要考虑在内，以期最大限度恢复组织的功能。上述相关检查结果都需要拍摄照片并存档。

腭成形术的原则：①无张力缝合；②软腭肌肉复位；③多层缝合。

尽管腭裂缺损的形态多种多样，只要遵守这些原则就可能达到最佳的修复效果。

腭成形术的主要方法包括：①von Langenbeck 腭成形术；②两大瓣法腭成形术；③Furlow 腭成形术；④改良 Furlow 腭成形术法（费城儿童医院改良法）。

以上技术已有大量文献报道，从而为腭裂修复提供了多种可供选择的治疗方案。此外，犁骨瓣在双侧腭裂中的应用、软腭内腭帆形成术（IVV；腭帆提肌完全松解和旋转后缝合）也是经常采用的辅助性手术方案。手术成功的关键是实现功能性、无张力的多层缝合。在腭裂修复术中，应根据腭裂的宽度来决定是否应用 Z 成形术，这一点非常重要。

von Langenbeck 法腭成形术

皮瓣设计

• 在牙槽嵴周围做一外侧松弛切口，保留前部和后部皮瓣蒂部的连续性，同时保留侧方牙龈黏膜的完好（图 7.1 和图 7.2）。在继发腭裂病例中，前部应保留约 1cm 宽度的前蒂。在完全性腭裂病例中，可以保留至距离牙槽骨裂边缘 0.5cm 处，这样可以沿着牙槽骨后方横向移动。

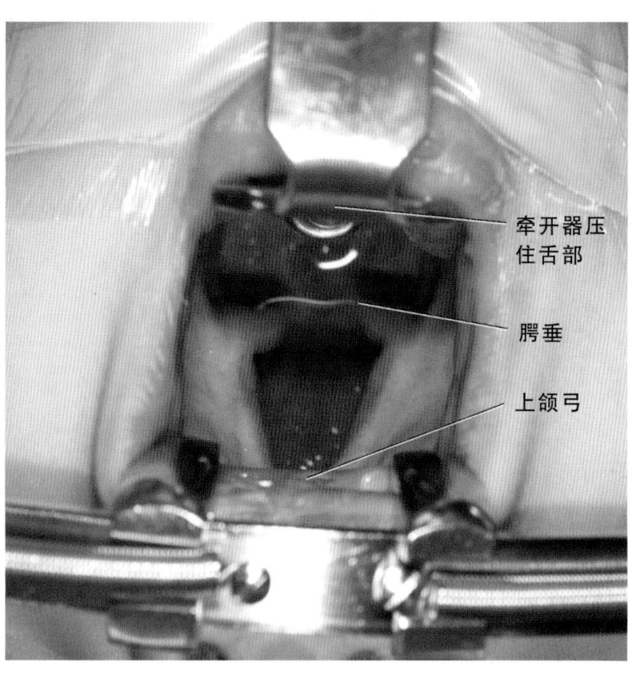

图 7.1 软腭裂口内观。

• 腭裂缘内侧切口位于口腔与鼻腔黏膜交界处，向后到达腭垂的顶端。骨边缘的切口采用 15 号刀片，软腭和腭垂切口采用 12 号刀片。

• 设计皮瓣时要考虑到暴露的犁骨。鼻腔侧黏膜和犁骨瓣较口腔侧黏膜薄弱，因此无张力缝合非常重要。犁骨瓣可分离至颅底，为单侧或双侧修复提供足够

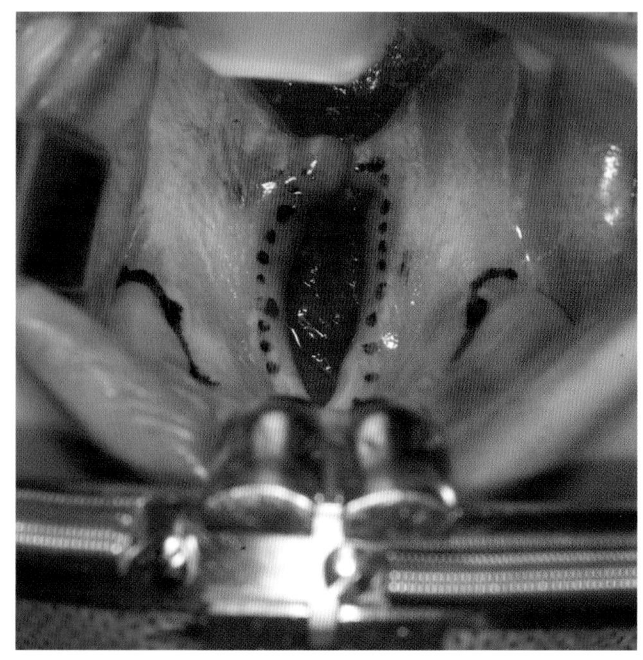

图 7.2 von Langenbeck 法腭成形术手术标记。注意分别沿着裂隙缘和牙槽骨内缘做内侧和外侧的标记。两者之间没有连接。

的长度。犁骨瓣切口的位置可呈对称性或不对称性，可以根据裂隙情况和鼻腔侧黏膜瓣的长度进行相应的调整。犁骨瓣的主要作用是弥补鼻腔侧黏膜瓣的不足，通常止于犁骨后缘。

硬腭黏骨膜瓣分离

• 由两边向中间做黏骨膜下分离，用 Joseph 分离器将内侧裂隙缘切口连接。内侧切口分离范围前部至牙槽嵴，后部至硬腭和软腭交界处。

• 黏骨膜下平面钝性分离到腭后缘，可以确定腭大神经血管束无损伤。

• 使用带角度的牙龈分离器在各个方向上解离腭大神经血管束。以 12 号刀片剥离蒂部或在蒂后使用带角度的剥离器可以延长蒂部长度。但是这些操作可能会损伤蒂部，因此应谨慎进行。也可以去除腭大孔后缘骨质增加蒂部长度，但是操作时需要小心，以防损伤蒂部。

• 出血通常是自限性的，可使用羟甲唑啉纱布填塞。使用双极电凝时注意保护神经血管蒂。

鼻腔侧黏膜瓣分离

• 使用 Cottle 分离器或带角度的分离器，沿鼻腔侧做黏骨膜下分离，直至下鼻甲下表面。

• 与犁骨瓣的距离决定了鼻腔侧黏骨膜瓣的分离程度，最终目的是为了保证无张力缝合。

腭帆提肌成形术：肌肉皮瓣分离

• 沿着硬腭后缘做鼻腔侧黏膜下分离，将腭帆提肌从硬腭和软腭交界处异常附着的位置上松解（图 7.3）。

• 分离应延续至腭大神经血管束后方外侧，直至翼钩。

• 此步骤不仅可以调整腭帆提肌的位置，而且能够获取额外长度的黏膜和肌肉。

鼻腔闭合

• 以 5-0 Monocryl（Ethicon，Somerville，NJ）间断缝合鼻腔侧黏膜。为保证线结留于鼻腔侧以及缝合后鼻黏膜缘外翻，操作时从黏膜面进针，经两侧黏膜下层后，于黏膜面打结。

• 腭垂尖端靠 5-0 Monocryl 水平褥式缝合定位。

• 与前方的犁骨瓣在无张力状态下进行缝合。

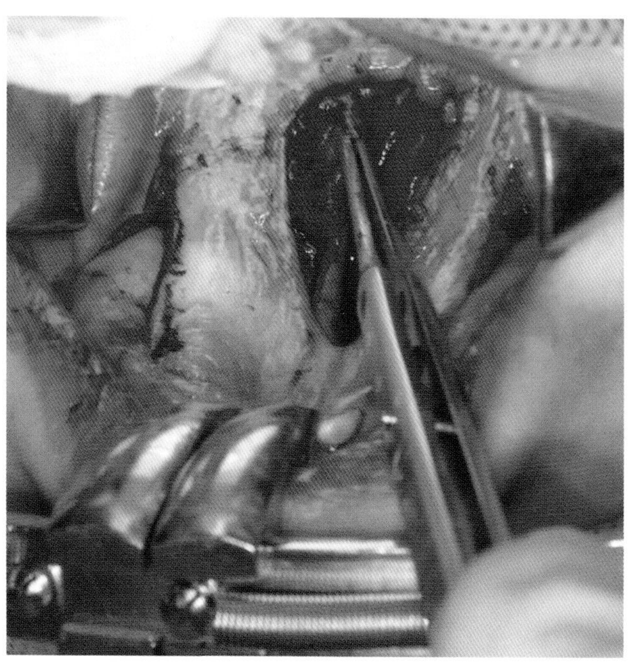

图 7.3 在 von Langenbeck 法腭成形术中进行腭帆提肌成形术。做内侧和外侧切口，左侧腭帆提肌向后旋转以重建腭帆提肌功能。

腭帆提肌成形术：肌层缝合

• 采用 4-0 聚二氧六环酮线间断或水平褥式缝合腭帆提肌。一般缝合 2~3 针即可。此缝合可以加强闭合的强度，并减少口腔侧黏膜闭合时的张力（图 7.4）。

口腔闭合

• 以 5-0 Monocryl 从后向前间断缝合，针距约 3mm。

外侧辅助缝合

• 以 5-0 Monocryl 通过牙龈内侧缘间断缝合，固位松弛切口处黏骨膜。

• 将止血纱布（Ethicon）或类似的可吸收敷料置于外侧隐窝处以消灭无效腔，辅助缝缝合以防止敷料移位。此辅助缝合可打滑结，松弛切口处两侧黏膜缘可留有间隙，之后黏膜组织可自行爬行替代（图 7.5）。

两大瓣法腭成形术

皮瓣设计

• 与 von Langenbeck 腭成形术类似，沿牙槽嵴设

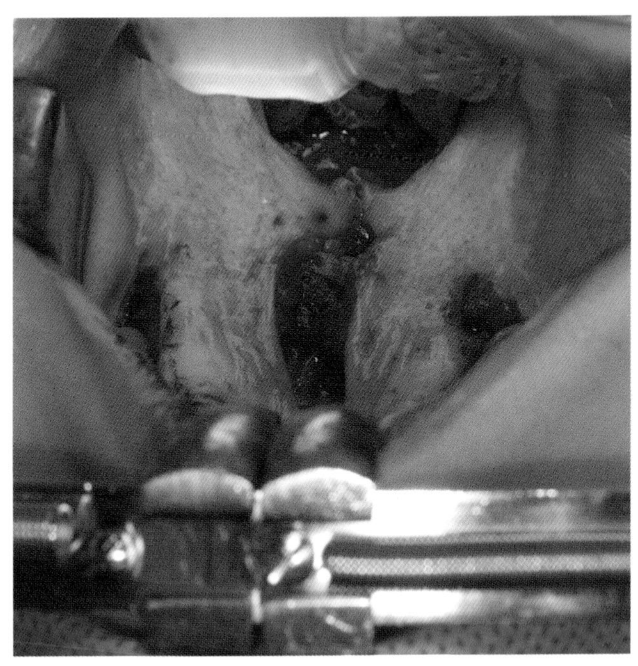

图 7.4 在 von Langenbeck 法腭成形术中应用腭帆提肌成形术重建提腭韧带。向后旋转双侧腭帆提肌,在中线处缝合。

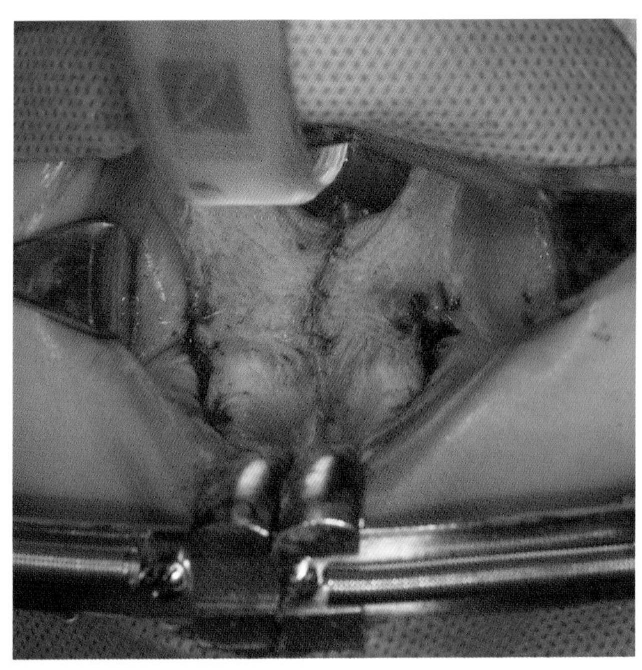

图 7.5 von Langenbeck 腭成形术后缝合。口腔侧黏膜层已闭合,外侧留有松弛的辅助缝线。

计外侧松弛切口，但是在前部切口线延长至裂隙缘。与 von Langenbeck 腭成形术相同，以 15 号刀片和 12 号刀片做黏膜切口。在某些情况下，使用 60° Beaver 刀片(6910 号)在硬腭最前端并沿前裂隙缘做切口(图 7.6)。

• 在单侧腭裂患者中,可以仅分离非裂侧皮瓣,而保留狭窄裂隙(裂隙<10mm)裂侧皮瓣外侧的完好性,以减少对黏膜骨膜的影响。有关类似的手术设计变化将在之后的“Furlow 法”中详述。由于没在牙龈和腭交界处做切口,所以皮瓣是向前和横向的,那么在这种情况下,裂隙闭合有赖于:①非裂侧腭瓣良好的移动性;②裂侧腭瓣做内侧切口,通过降低腭弓高度来增加宽度。

• 犁骨瓣在双侧腭裂中(图 7.7 至图 7.11),犁骨

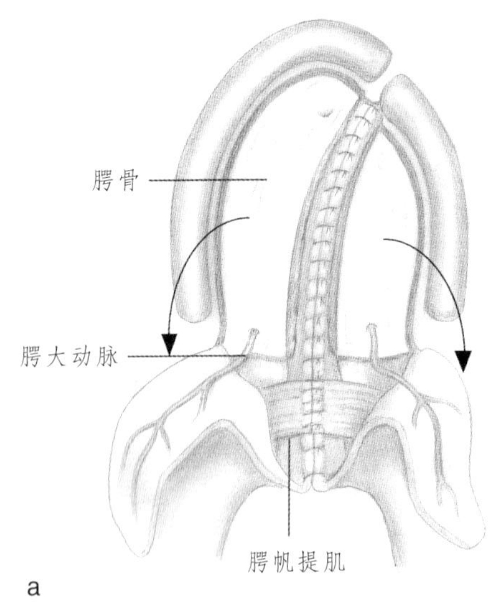

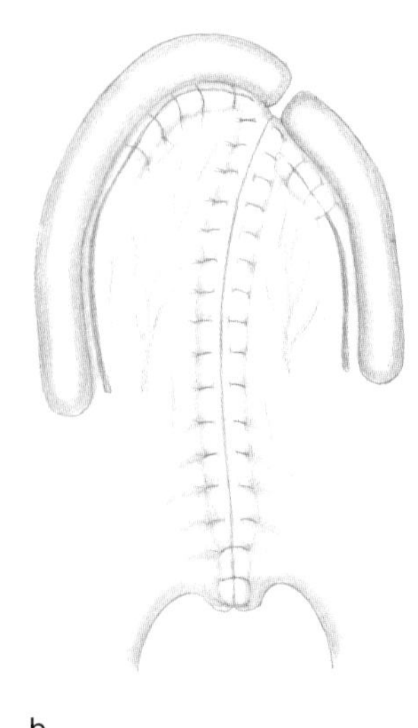

图 7.6 单侧腭裂两皮瓣修复法。(a)注意内侧切口和牙槽骨切口在前端相连,口腔侧硬腭黏膜向后翻转,显露并分离腭大动脉。此外,显露腭帆提肌,在腭帆提肌成形术中松解骨性硬腭背后的附着点,从而重新使腭帆提肌悬吊。(b)缝合后图示。

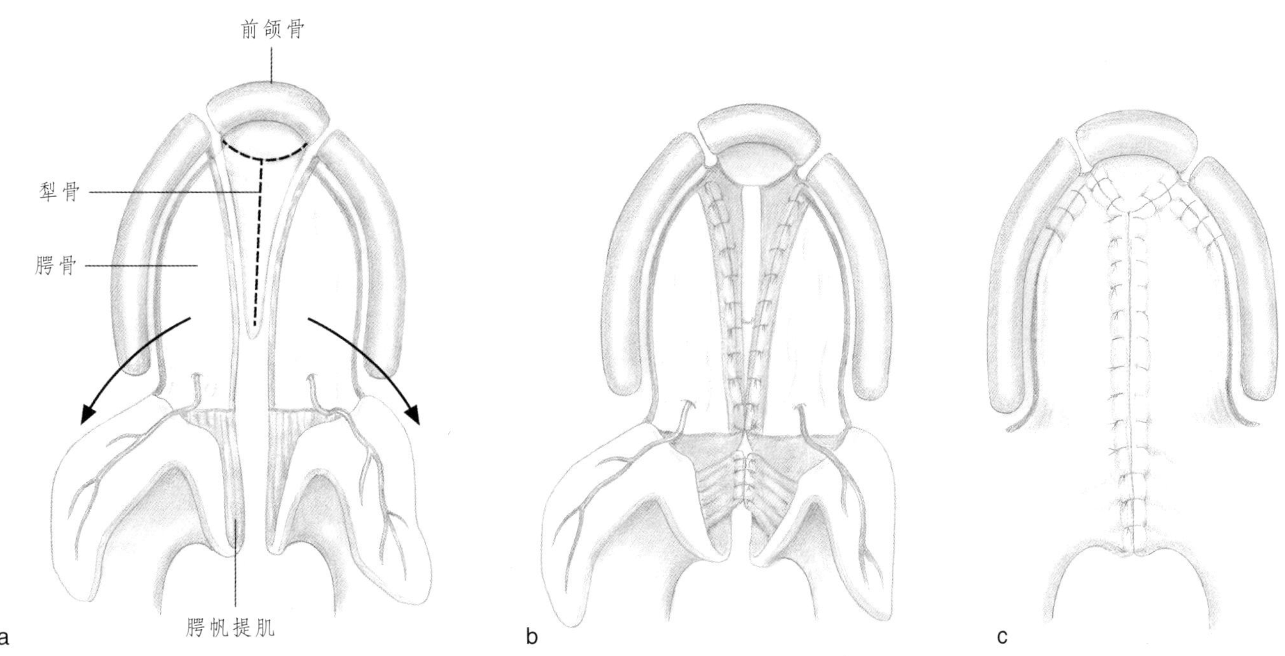

图 7.7　双侧腭裂两皮瓣修复法。(a)与单侧腭裂修复相似，双侧腭裂修复应联合应用犁骨瓣，缝合到相邻的硬腭皮瓣的鼻腔侧黏膜。(b)用同样的方法分离腭大动脉，对腭帆提肌行腭帆提肌成形术。(c)应用两侧前颌骨黏膜闭合前颌部鼻牙槽骨瘘。

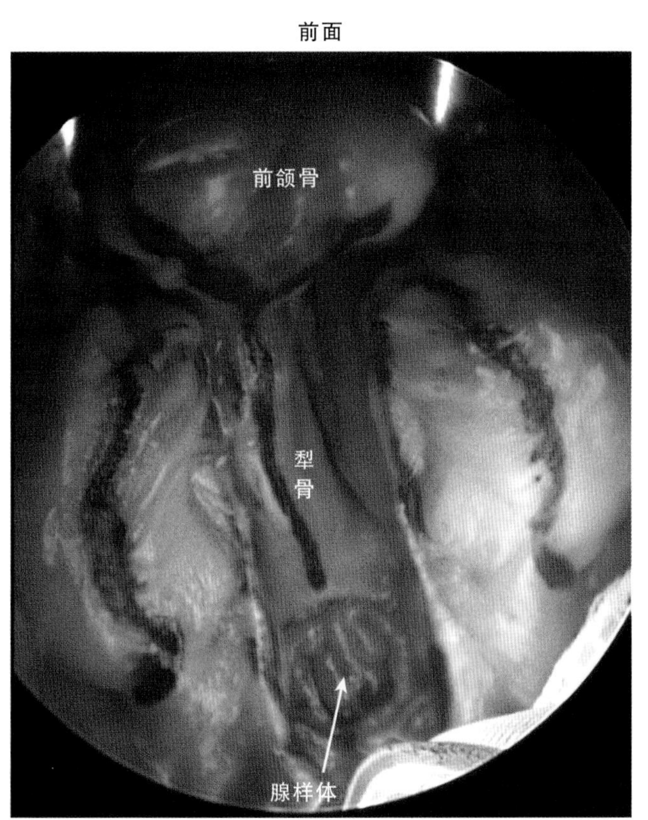

图 7.8　双侧腭裂修复手术标记。

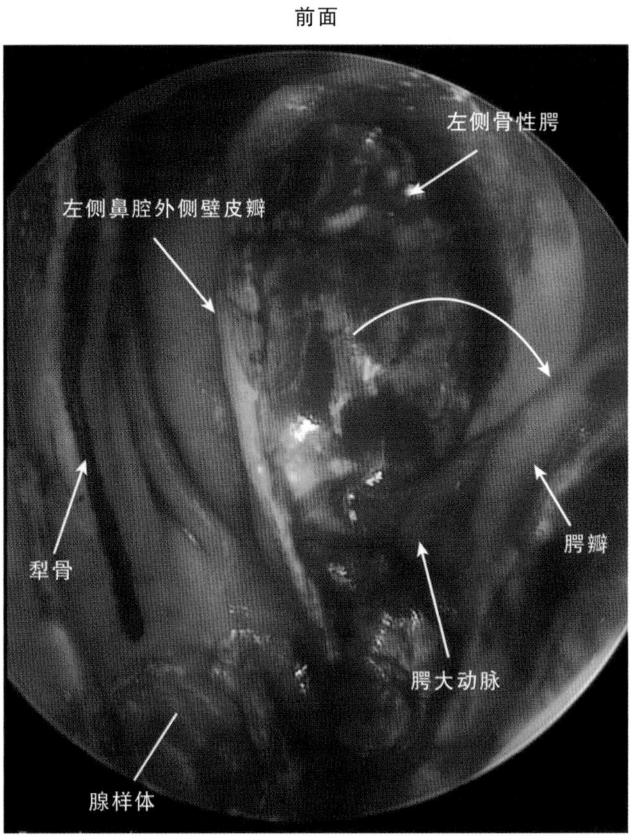

图 7.9　腭大动脉分离。

前面

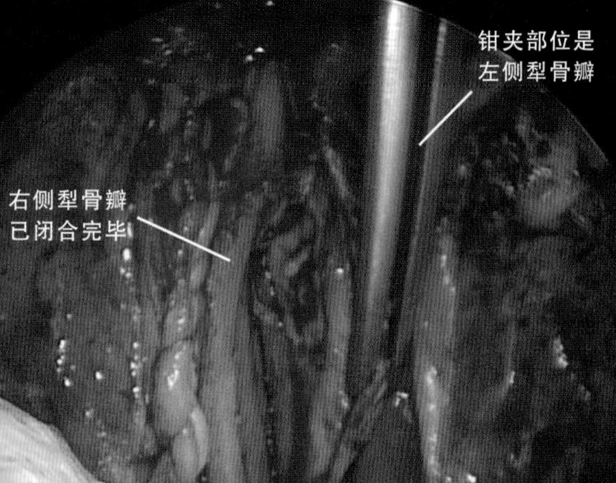

图 7.10 犁骨瓣与鼻腔侧黏膜缝合。

前面

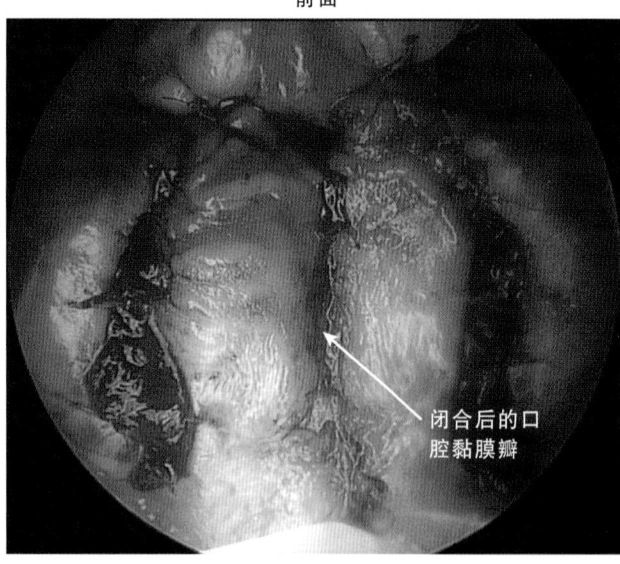

图 7.11 双侧腭裂完全闭合后外观。

瓣可设计于犁骨顶端,与相邻的鼻腔外侧壁黏膜骨膜瓣相邻,实现此区域的闭合。

在单侧腭裂中,通常沿着与非裂侧腭瓣的交界处切开犁骨瓣,向裂隙侧旋转连接鼻黏膜骨膜瓣或裂侧腭瓣。Pichler[14]首次对应用这种方法处理较宽的裂隙进行了描述,在 Furlow 双反向 Z 成形术中也应用了该方法。Sommerlad 等[11]提出,在唇裂修复时采用犁骨瓣进行单层缝合,一般在 3 月龄时进行。

硬腭皮瓣分离

• 从前向后做黏膜骨膜下切口,确定腭大神经血管束位置。

• 两侧都可以采用传统的 Bardach 等[15]所描述的两大瓣法腭成形术。也可以采用不对称分离法,即以标准方式分离非裂侧皮瓣,解离神经血管蒂,以增加其移动性。而在裂侧仅在内侧缘分离形成皮瓣。这种方法的另一个好处是,如果采用此方法无法完成裂隙闭合,则可以很容易地转换为常规两大瓣法 Bardach 操作方法。

鼻部皮瓣分离

• 鼻部皮瓣沿着鼻腔外侧壁分离,直至下鼻甲下表面。

• 在中线处可与单侧或双侧犁骨瓣相连接。

软腭黏膜分离

• 黏膜分离和腭帆提肌成形术(缝合接近腭帆提肌)与 von Langenbeck 腭成形术所描述的过程相同。

鼻部闭合

• 以 5-0 Monocryl 缝线缝合犁骨瓣及其相对的鼻外侧壁皮瓣。

口腔闭合

• 以 5-0 Monocryl 缝线间断缝合口腔黏膜骨膜瓣。一旦进行硬腭缝合,5-0 Monocryl 缝线间断缝合应替换为黏膜骨膜褥式缝合,并固定于鼻部闭合处,以减少口腔侧与鼻腔侧之间的无效腔。

• 当裂侧外侧皮瓣未切除或分离时,需避免与鼻腔表面做深度缝合,以便于维持缝合的高度,保证皮瓣的稳定性。

• 之后的缝合方法与 von Langenbeck 腭成形术中的缝合方法相同,在外侧和前端采用松弛缝合。

Furlow 双反向 Z 法腭成形术及费城儿童医院改良法

皮瓣设计

• 双反向 Z 法腭成形术实施的前提是恢复腭帆提肌的连续性，延长腭长度，缩小腭裂宽度。

• 双反向 Z 法腭成形术的基本设计思路是，通过在口腔侧和鼻腔侧闭合层进行 Z 成形术，并且在每一层的后部皮瓣内重新定位腭帆提肌，结合肌肉分离和重新排列，从而形成前部的黏膜瓣和后部的黏膜肌瓣(图 7.12)。

• 每一侧 Z 成形术的外侧臂止于翼钩水平。

• 皮瓣靠近尖端处设计成曲线，以增加组织量。

• 在硬腭部，沿裂隙边缘做切口，以鼻腔外侧壁皮瓣和犁骨瓣关闭鼻腔侧，以口腔黏膜骨膜瓣关闭口腔侧。

• 费城儿童医院改良法主要有以下要点：①采用与 von Langenbeck 腭成形术相类似的两侧松弛切口，形

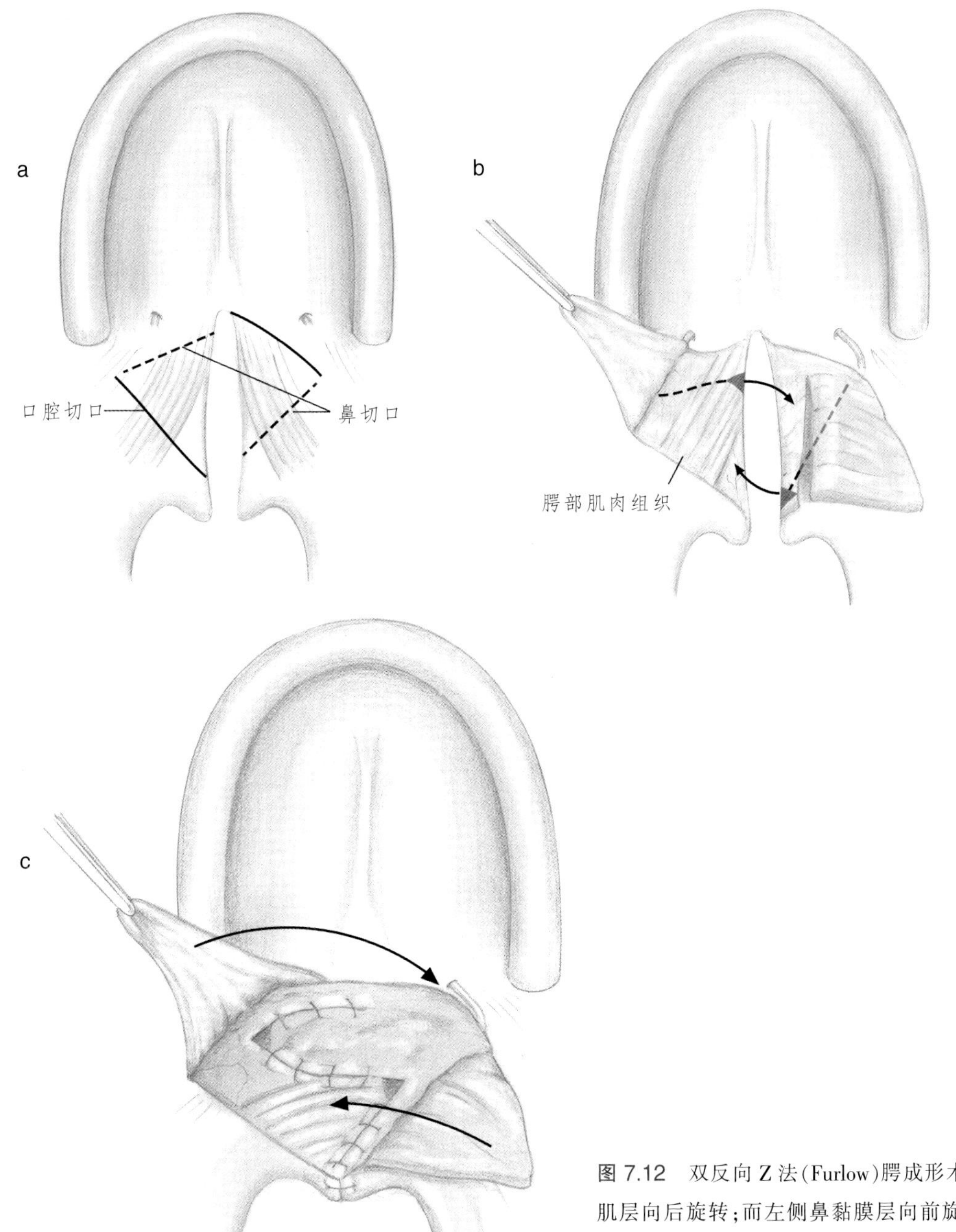

图 7.12 双反向 Z 法(Furlow)腭成形术。(a)图示左侧腭后部口腔黏膜肌层向后旋转；而左侧鼻黏膜层向前旋转。(b)相反，右侧前部黏膜层向前旋转；而鼻黏膜肌层向后旋转。(c)重建腭帆提肌功能，并向后延长腭部。

成双蒂黏膜骨膜瓣；②缩短Z成形术切口，以避免与松弛切口相交；③一般在左侧以60°角设计黏膜肌瓣，而与之相对的另一侧口腔侧黏膜瓣前部的角度和长度可适当变化，其尖端可达腭垂前部，后部基底可达翼钩。

硬腭皮瓣分离

• 在经典的Furlow修复法中，外侧不做松弛切口分离黏膜骨膜瓣内侧。裂隙闭合主要依靠降低高度，从而增加宽度。

• 不应用松弛切口裂隙无法闭合的宽腭裂病例：沿着牙龈和腭交界处做外侧松弛切口，并在牙槽骨后缘周围保留前部和后部血管蒂。

• 围绕腭大神经血管束进行分离，可以进行360°多向分离，通常采用12号刀片进行分离，充分解离后可延长血管蒂，增加皮瓣移动性。

软腭分离：左侧黏膜肌瓣

• 沿着左侧Z成形术切口和裂内侧缘做黏膜切口。

• 确定鼻腔黏膜下平面，应用肌腱剪松解附着在硬腭后缘的异常肌肉组织。部分腭帆提肌纤维可置入口腔肌黏膜瓣中，也可以应用游离器进行钝性分离。肌肉完全解离后可显露鼻腔黏膜下表面的蓝色区域。

• 皮瓣分离至翼钩内侧，可以增加皮瓣的旋转度。

• 在皮瓣尖端保留4-0丝线缝线，使皮瓣轻微回缩，以利于皮瓣移动。

软腭分离：右侧黏膜瓣

• 右侧黏膜瓣在腭部肌肉层表面分离后掀起，虽然黏膜瓣较对侧略薄，但是如果保留一些小的腺体组织，可增加皮瓣厚度。

• 向前朝翼钩的方向掀起，形成蒂在前的厚黏膜瓣，与腭突外侧的黏膜骨膜下平面一致。

软腭分离：形成鼻部皮瓣

• 右侧鼻腔肌黏膜瓣在口腔黏膜瓣底部内侧切开，向后外侧翼钩或咽鼓管方向走行。左侧切口起于后侧，向前外侧翼钩或咽鼓管方向走行。

鼻表面闭合

• 右侧鼻腔后部肌黏膜瓣向后插入倒置位置。

• 用5-0 Monocryl缝线埋结闭合黏膜。

• 缝合时按一般缝合规则是先缝合尖端，但是如果先缝合基底部，之后逐渐向尖端缝合，可以有推进作用，减少闭合时的张力。

• 腭垂处以5-0 Monocryl行水平褥式缝合。

• 左侧鼻腔前部黏膜瓣以相同的方式插入。

重建腭帆提肌

• 以4-0聚对二氧环己酮缝线进行褥式缝合（一般需缝2~3针），以重叠的方式使腭帆提肌连续。

• 缝合后口腔黏膜肌瓣与其鼻部距离接近。

硬腭部鼻表面闭合

• 按前述步骤将鼻外侧壁皮瓣与非裂侧犁骨瓣缝合。

口腔表面闭合

• 现在，腭帆提肌重新定位，用5-0 Monocryl缝合线以无张力方式从后向前闭合口腔。

• 右侧口腔前部黏膜瓣转位插入。

• 以从后向前的方式闭合硬腭。

■ 术中注意事项

宽腭裂

通常，宽腭裂（裂隙>20mm）患者的裂隙初期闭合可以采用以下方法实现。

• 后牙槽骨周围向磨牙后三角区延伸的外侧松弛切口，不仅可以增加硬腭皮瓣的移动度，而且可以增加软腭黏膜肌瓣的移动度。

• 腭帆提肌成形术不仅是从腭部后缘沿整个内侧到外侧的走行完全松解腭帆提肌的异常附着，而且从口腔黏膜瓣和鼻部黏膜瓣充分分离肌肉后，增加了黏膜的移动度。

• 对腭大神经血管蒂进行环形分离，或者沿着其进入黏膜骨膜瓣的方向分离血管蒂，或者从腭大孔后侧面进行截骨并从腭大孔中松解血管蒂，均可以增加皮瓣的移动性。

尽管可以应用这些增加皮瓣移动性的技术，但缺乏足够的自体组织（原发宽腭裂、伴广泛纤维瘢痕的修正手术)可能会使修复部位产生较大的张力,从而损害功能性效果并增加腭瘘发生的风险。有许多文献报道,在这种情况下可以采用脱细胞真皮基质,真皮基质应当较薄,并在鼻腔和口腔之间直接进行褥式缝合(图 7.13 和图 7.14)。

Aldekhayel 等[16]的一篇综述报道称,与历史对照组相比,在宽腭裂的治疗中,应用脱细胞真皮基质的研究表明整体腭瘘发生率较低,但是这一结论尚有待充分的前瞻性研究进行进一步证实。Losee 等[17]指出,当上述的技术均不适用并且不能进行无张力修复、多层修复和不透水的修复时,可以应用脱细胞真皮基质特。

黏膜下裂

黏膜下裂的修复方法主要包括腭帆提肌成形术、微创腭咽成形术(MIPP)、Furlow 双反向 Z 法成形术、括约肌咽成形术和咽后瓣成形术等(参见第 12 章)。关于这些技术,尽管黏膜下裂这一群体与整体的腭裂群体具有相对同质性,但目前尚无证据表明哪种方法对于术后语音恢复效果更佳。Cochrane 的一篇综述[18]报道,对于黏膜下腭裂治疗的前瞻性随机研究还很缺乏,目前确定的只有一项研究对应用腭帆提肌成形术行硬腭黏膜骨膜瓣分离的 MIPP 和 MIPP 联合额外的 VPI 手术进行了比较。研究发现,单独应用 MIPP 与 MIPP 联合应用 VPI 手术在预后并无明显差异。根据我们的经验,在黏膜下腭裂的治疗中,我们更倾向于采用 Furlow 双反向 Z 法成形术,以恢复肌肉连续性,这对于咽鼓管功能不全也有一定的帮助。

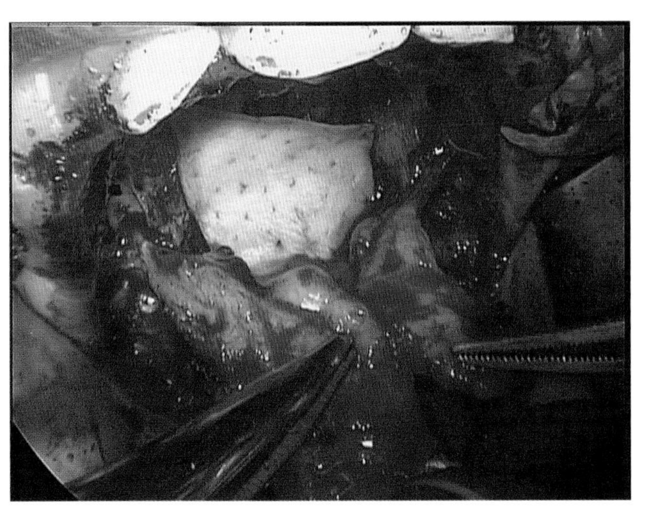

图 7.13 采用脱细胞真皮辅助腭裂修复。

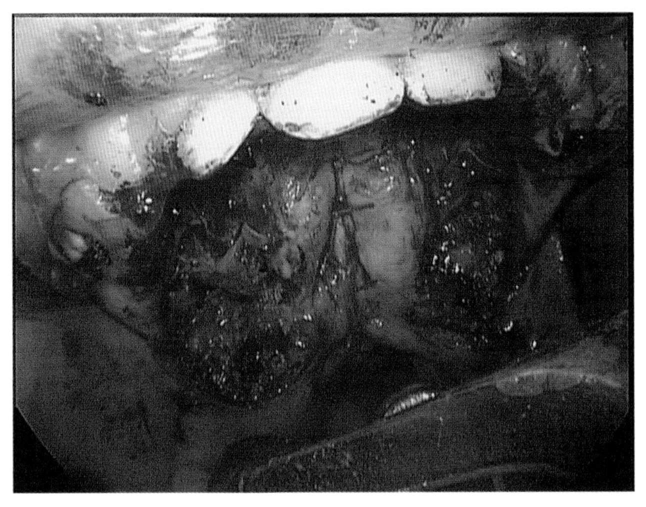

图 7.14 腭裂修复时应用脱细胞真皮。

■ 术后护理

在局部麻醉注射后,将舌部丝线缝合线(2-0)放置在舌前体的中线处,从而可以在麻醉后监测治疗室辅助进行气道管理。虽然临床上关于其有效性尚存争议,但是笔者发现,此步骤在术后早期是非常必要的。患者完全清醒后,在回病房前予以拆除。术后很少需要鼻咽通气,但是一旦需要进行鼻咽通气,必须在手术室内直视下进行,以使修复部位损伤的风险最小化。

在我们的机构中,患儿术后常规送至外科术后病房留观,并进行心肺监测。由于术后可能引起患者口腔气道和鼻腔气道的急性改变,术后可能继发舌部水肿,加之麻醉后可能处于镇静状态,因此术后气道阻塞的监测非常重要。

术后镇痛可以选择液体麻醉剂、对乙酰氨基酚或布洛芬,但应注意有些患者对镇痛药代谢过快。术后可以使用抗生素,但是没有证据证明可以从中获益。对于不能控制行为的患儿需要应用软的手臂束具进行肘部制动,看护人在保证密切监护的情况下每天可以移除手臂束具几次,鼓励患者进行一定的活动度练习。一旦患儿可以耐受流食饮食并呼吸系统稳定,即可出院,一般是术后第 1 天或第 2 天。可以使用奶瓶喂养,但是根据患者或看护人的意愿,上方带吸管的挤压瓶、无单向阀的吸管杯、传统的杯子、带管注射器或者汤匙(不要插入牙槽骨内)均可应用。我们的腭裂团队建议在患者住院期间要进行专业的护理培训,保证患者家庭能够对术后隐患做好充足的准备。直到第 1 次随访,患者要持续进食流食2周。2周后来院复诊,之后可恢复正常饮食。手臂束具一般也在2周后拆除。

■ 术后结果

腭裂修复手术成功的主要标准包括:①完整的修复(无腭瘘发生);②腭咽闭合良好,言语和进食功能正常;③不影响面部发育;④咽鼓管(ET)功能改善。

腭瘘发生率

伴口鼻瘘的皮瓣危象是一种通常发生在软腭和硬腭交界处的病态并发症,常导致过度鼻音、鼻漏气或鼻反流。腭成形术后发生腭瘘的概率报道不一,为3%~60%不等。可以确定的影响因素包括:术前腭裂类型(Veau Ⅲ~Ⅳ型发生的风险较Veau Ⅰ~Ⅱ型更高)[19-21]、裂隙宽度[22]、腭裂形状[U形裂腭瘘的发生率(裂>20mm)较V形裂更高][23]、术后康复训练水平[21]和修复方法[24-26]。匹兹堡大学制定了腭瘘分类标准[27]:

- Ⅰ型:腭垂瘘;
- Ⅱ型:软腭瘘;
- Ⅲ型:硬腭和软腭交界处瘘;
- Ⅳ型:硬腭瘘;
- Ⅴ型:原发腭和继发腭交界处瘘;
- Ⅵ型:舌牙槽部瘘;
- Ⅶ型:唇牙槽部瘘。

影响创口愈合的因素也是影响腭瘘发生的因素:

- 保持充足的组织量和良好的血运。
- 消除或减少影响创口愈合的张力,无张力闭合创口。
- 多层闭合。

保留充足的组织和良好的血供要求熟悉解剖结构并进行仔细分离,准确掌握分离平面和关键点(如鼻黏膜的形态、裂部肌肉组织在腭后缘的附着情况、神经血管束在腭瓣内的走行情况)。同时需要了解组织的顺应性,以控制皮瓣移动的距离。必须准确判断黏膜移动的关键点,分离时采用环形分离模式,保证缝合时为无张力状态。缝合时尽可能采用小的可吸收缝线。

无张力腭裂修复手术的关键是,采用各种方法获得足够的移动度,使腭瓣向内侧充分移动。分离骨膜下瓣和黏膜下皮瓣以获得宽度,实际上是以降低高度为代价的。两侧做松弛切口,腭大孔行或不行截骨术后充分解离腭大神经血管束,或者应用犁骨瓣技术均有利于获得足够的宽度和移动度,实现无张力缝合。

本章着重介绍多层缝合,在腭帆成形术、使用犁骨瓣或应用脱细胞真皮基质过程中都要应用多层缝合,这可以为修复提供更深一层的保护。无论如何,多层缝合都是在腭裂修复期间减少腭瘘形成的关键组成部分。

腭咽闭合功能不全

腭裂修复术后腭咽闭合完全的恢复由多个因素决定。通常,腭裂修复术后腭咽闭合完全的恢复率约为75%。修复术后影响语音的因素包括手术方法、腭裂类型、宽腭裂、手术年龄[28-31]和证候学特征[32]。

虽然有观点认为,早期腭裂修复有助于语音发育。但是Kirschner等[12]发现,3~7月龄修复的患儿,其语音恢复情况并没有优于>7月龄修复的患儿[平均年龄为(11.3±3.4)月龄]。但是,推迟到2岁以上再接受修复手术对语音发育会产生明显的影响。Zhao等[31]对一组接受推迟修复的患者进行了研究,研究指出,在2岁以上的患者中,每推迟修复手术一年,其需要针对语音的二次手术的比率就增加10.8%。

Furlow[14]报道,采用双反向Z法腭成形术修复后腭咽闭合完全率为91%,而应用von Langenbeck法修复后腭咽闭合完全率仅为48%。许多其他研究也发现了应用Furlow技术可以获益[33]。一项前瞻性随机临床试验证实,Furlow腭成形术术后腭咽闭合功能明显优于von Langenbeck腭成形术,但是Furlow腭成形术术后腭瘘发生率更高(23%对14%)[24]。费城儿童医院改良技术也有类似的结果,术后腭咽闭合不全发生率仅为5.7%,针对语音的二次手术率为6.5%[34]。

在传统腭裂修复技术外再应用IVV手术可以明显改善术后发音情况,降低针对语音的二次手术发生概率[11,35-39]。Sommerlad等[11]报道,对腭帆提肌进行彻底分离以及在中线位置以多层缝合的方式进行重新复位,可以将针对语音的二次手术发生概率由10.2%减少至4.6%。Cutting等[39]报道,采用IVV手术后再行针对语音的二次手术的发生概率为6%,明显低于Bardach等[15]报道的未进行IVV手术的比例(19%)。

临床上还发现,发音情况会随腭成形术术后时间的延长而发生变化。Park等[40]报道,患儿在4~7岁时发音情况明显改善,但是10岁之后这些变化不会太明显。

即使腭裂修复术后许多年发音状况会有所改善，但是仍然主张尽可能早地进行 VPI 手术(参见第 12 章)。

对面部生长发育的影响

腭裂修复手术有可能对颅面发育产生影响，其影响程度超过唇裂修复手术[41]。腭裂修复手术的影响因素包括修复时间[42]和手术方法[43]，减少骨膜下分离有可能改善 Goslon 评分和发音状况。犁骨瓣的应用可能与鼻部突度减少相关，并影响鼻部外形[44,45]。与 Furlow 法相比，费城儿童医院改良法对上颌骨发育基本无影响，而且也不需要再进行额外的正颌手术[34]。在青少年期行推迟硬腭修复的患者比那些在婴儿期进行修复的患者显示出更好的上颌骨发育状况[15,41,46]，但是为了避免上颌骨回收而推迟手术的时机目前尚存争议。此外，许多研究还发现早期修复和晚期修复并无明显差别[47-49]。Liao 系统性地回顾了关于修复时机、上颌骨发育、咬合关系和切牙关系的大量文献并发现了互相矛盾的结果，主要局限于初期修复和推迟修复的年龄范围以及一些异质性指标。唯一得到证实的结论是，手术时机与下颌前突的发生无关[50]。

咽鼓管功能

几乎所有的腭裂患者都伴有咽鼓管功能障碍和慢性中耳炎。中耳疾病在这类患者中的存在可能会更持久，因此具有更高的长期后遗症的风险。1975 年，Bluestone 和 Stool[51]首次报道行腭裂修复儿童的咽鼓管功能优于未修复者。这一观点得到了 Casselbrant 等[52]的进一步支持，他们认为，腭帆提肌和腭帆张肌肌肉的重新复位可以恢复或改善咽鼓管功能。

改善咽鼓管功能和手术方法关键在于在软腭内腭帆形成术中进行肌肉悬吊的复位。Hassan 等[38]通过前瞻性队列研究发现，采用 IVV 手术行多层缝合患者的语音恢复情况和咽鼓管功能优于未进行 IVV 手术的多层缝合患者。Smith 等[27]进行了一项非随机研究，研究发现，需进行鼓膜造孔置管术的患者在双反向 Z 成形术组明显少于两大瓣法腭成形术组。

腭帆张肌肌腱切断术曾用于重建腭帆提肌悬吊复位，现已证明行此手术后的许多患者需要进行鼓膜造孔置管术，对于此情况的改进方法是避免切断肌腱或者切断后进行肌肉转位[53]。

多中心研究：腭裂研究的未来

虽然有关腭裂治疗的文献很多，但是关于治疗结果的报道在本质上是不一致的。目前多数文献属于回顾性研究，包括采用不同的方案，应用不同的指标、客观指标或分级量表，以及不同的随访时间等。对腭裂儿童随机手术治疗的内在伦理和逻辑的限制[54]进一步限制了我们将某种手术方法或治疗策略与手术结果联系起来的能力。欧洲唇腭裂学会和美国唇腭裂学会主张多中心研究，以获得对手术疗效的最为科学的评价。1992 年，欧洲唇腭裂学会进行了一项具有里程碑意义的研究，该项研究对欧洲 5 个唇腭裂中心的单侧唇腭裂患儿的正畸情况进行了比较。此项研究不仅显示了手术治疗方案的异质性，而且也显示手术结果与牙弓关系、颅面形态、鼻唇外观等存在相关性，从而证明了多中心研究和标准化记录的重要性。在美国唇腭裂学会的支持下，北美也进行了类似的研究。2006 年，美国腭裂-颅面学会将多中心协作和研究作为学会工作重点。国内和国际的相关机构在标准化指标、随访和协作方面所做出的努力将继续加强腭裂治疗有效结果的研究。

■ 经验与教训

- 适当的术前选择、病情评估、围术期管理、术前准备、与父母或看护者的沟通和教育等，均是保证治疗成功和减少术后并发症的关键。
- 明确并发症、相关异常以及非相关异常，有助于选择最佳治疗方案和治疗时机。对于伴有多种先天性异常或气道阻塞问题的患儿，最好在 12 月龄后再考虑进行手术治疗。
- 术前评估气道异常的体征和症状是非常重要的。所有患者均应评估是否存在 OSA 或睡眠呼吸异常的迹象或症状(例如打鼾、烦躁不安、睡觉时出汗或嗜睡)。
- 考虑到腭部的形态变化，手术治疗常包括适用于闭合和功能恢复的多种技术。
- 无论采用何种手术方法，多层无张力缝合及恢复腭部肌肉组织的连续性仍然是修复手术的功能性目标。

■ 循证医学

术前注意事项

• 腭裂患儿的睡眠障碍和(或)OSA 发生率高于正常儿童(Ⅲ级证据)[1]。

• 腭裂修复手术的时机需要平衡腭裂闭合与优化喂养、语音发育以及对上颌骨发育不良影响之间的关系。

• 从术后发音效果来看，3~7 月龄进行腭裂修复的患儿组与超过 7 月龄行腭裂修复的患儿组之间无明显差别(Ⅲ级证据)[12]。

• 从术后牙弓关系来看，推迟腭裂闭合患儿(3 岁以后行腭裂闭合）的术后牙弓关系优于早期行腭裂闭合的患儿(3 岁以前行腭裂闭合)(Ⅰ级证据)[55]。

• 关于硬腭修复手术时机与面部发育关系的系统性回顾揭示了不同的指标和结果，这还需要进一步的研究来得出关于手术时机影响的结论（Ⅴ级证据)[42,50]。

手术方法

• 图 7.15 显示了腭裂修复手术可选择的方案和流程。

• IVV 手术可以明显改善术后语音功能，降低针对语音二次手术的发生概率(Ⅲ级/Ⅳ级证据)[11,35,56]。

• 除了 IVV 手术，皮瓣充分分离并保证无张力闭合也可以有效降低针对语音的二次手术的发生概率(Ⅳ级证据)[56]。

• 减少骨膜下剥离和减少硬腭骨面暴露，有助于改善面中部的生长发育或 Goslon 评分（Ⅲ级证据)[43]。

• 对于面中部生长发育的影响可能与硬腭内固定有关，已发现黏膜下腭裂治疗具有较低的生长抑制的风险(Ⅳ级证据)[57]。

• 两大瓣法腭成形术可以获得较好的长期语音恢复效果，需要进行二次手术改善语音的比例是 6%(Ⅳ级证据)[56]。

• 双反向 Z 成形术（Furlow 腭成形术）与 von Langenbeck 腭成形术相比，其改善腭咽闭合的效果更好(Ⅱ级证据)[24]。

• 费城儿童医院改良双反向 Z 成形术的 VPI 发生率较低，二次手术比例也较低(Ⅳ级证据)[34]。

• 行 IVV 手术的患儿咽鼓管功能明显优于行腭成形术但未行 IVV 手术的患儿(Ⅱ级证据)[38]。

术后注意事项

• 术后留置舌部缝线可以对气道进行控制。美国唇腭裂–颅面学会调查发现，41.1% 的术者采用此方法，同时 41.1% 的术者未采用此方法。因此该方法的有效性尚待证实[58]。

• 腭成形术后气道阻塞的发生率为 5.7%，尤其是伴有 Pierre–Robin 序列征或其他先天性畸形的患儿发生率较高(Ⅳ级证据)[4]。

• 围术期应用地塞米松(术前 0.25mg/kg，术后每 8 小时 1 次，共 2 次)可以明显降低气道阻塞和发热的发生率(Ⅱ级证据)[5]。

• 随机对照试验证实，奶瓶喂养与注射器、杯子或汤匙喂养在腭瘘发生率、伤口裂开和体重增加方面无明显差别(Ⅱ级证据)[59]。

• Furlow 腭成形术后常见轻度的 OSA。前瞻性研究证实，OSA 通常是暂时性的，但一组患者中有 10 例持续时间超过了 6 个月以上(Ⅳ级证据)[42,50]。

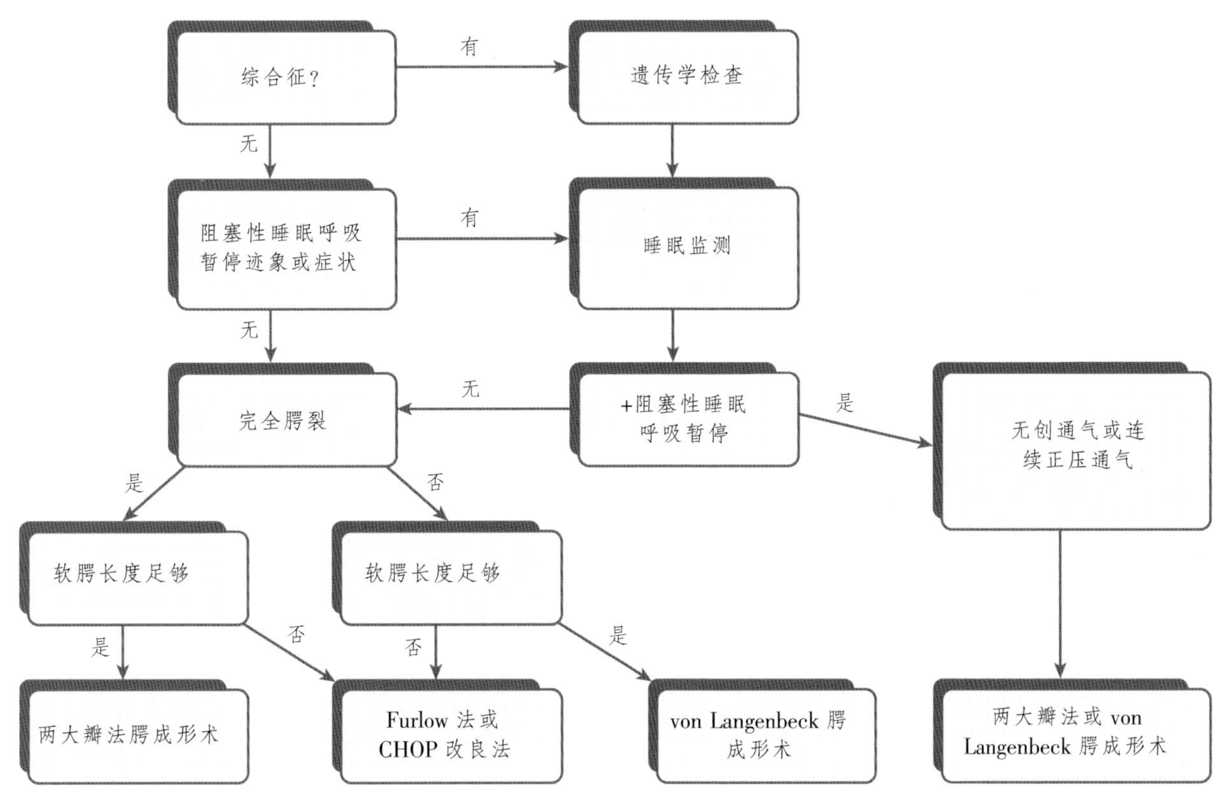

图 7.15　腭裂修复术方法选择流程图。CHOP，费城儿童医院。

（陶凯　译）

参考文献

1. Robison JG, Otteson TD. Increased prevalence of obstructive sleep apnea in patients with cleft palate. Arch Otolaryngol Head Neck Surg 2011;137(3):269–274
2. Maclean JE, Waters K, Fitzsimons D, Hayward P, Fitzgerald DA. Screening for obstructive sleep apnea in preschool children with cleft palate. Cleft Palate Craniofac J 2009;46(2):117–123
3. Muntz H, Wilson M, Park A, Smith M, Grimmer JF. Sleep disordered breathing and obstructive sleep apnea in the cleft population. Laryngoscope 2008;118(2):348–353
4. Antony AK, Sloan GM. Airway obstruction following palatoplasty: analysis of 247 consecutive operations. Cleft Palate Craniofac J 2002;39(2):145–148
5. Senders CW, Di Mauro SM, Brodie HA, Emery BE, Sykes JM. The efficacy of perioperative steroid therapy in pediatric primary palatoplasty. Cleft Palate Craniofac J 1999;36(4):340–344
6. Liao YF, Yun C, Huang CS, et al. Longitudinal follow-up of obstructive sleep apnea following Furlow palatoplasty in children with cleft palate: a preliminary report. Cleft Palate Craniofac J 2003;40(3):269–273
7. Ysunza A, Pamplona MC, Mendoza M, et al. Surgical treatment of submucous cleft palate: a comparative trial of two modalities for palatal closure. Plast Reconstr Surg 2001;107(1):9–14
8. McWilliams BJ. Submucous clefts of the palate: how likely are they to be symptomatic? Cleft Palate Craniofac J 1991;28(3):247–249, discussion 250–251
9. Stal S, Hicks MJ. Classic and occult submucous cleft palates: a histopathologic analysis. Cleft Palate Craniofac J 1998;35(4):351–358
10. Kuehn DP, Ettema SL, Goldwasser MS, Barkmeier JC, Wachtel JM. Magnetic resonance imaging in the evaluation of occult submucous cleft palate. Cleft Palate Craniofac J 2001;38(5):421–431
11. Sommerlad BC. A technique for cleft palate repair. Plast Reconstr Surg 2003;112(6):1542–1548
12. Kirschner RE, Randall P, Wang P, et al. Cleft palate repair at 3 to 7 months of age. Plast Reconstr Surg 2000;105(6):2127–2132
13. Rennie A, Treharne LJ, Richard B. Throat swabs taken on the operating table prior to cleft palate repair and their relevance to outcome: a prospective study. Cleft Palate Craniofac J 2009;46(3):275–279
14. Furlow LT Jr. Cleft palate repair by double opposing Z-plasty. Oper Tech Plast Reconstr Surg 1995;2(4):223–232
15. Bardach J, Morris HL, Olin WH. Late results of primary veloplasty: the Marburg Project. Plast Reconstr Surg 1984;73(2):207–218
16. Aldekhayel SA, Sinno H, Gilardino MS. Acellular dermal matrix in cleft palate repair: an evidence-based review. Plast Reconstr Surg 2012;130(1):177–182
17. Losee JE, Smith DM, Afifi AM, et al. A successful algorithm for limiting postoperative fistulae following palatal procedures in the patient with orofacial clefting. Plast Reconstr Surg 2008;122(2):544–554
18. Nasser M, Fedorowicz Z, Newton JT, Nouri M. Interventions for the management of submucous cleft palate. Cochrane Database

Syst Rev 2008;4(1):CD006703
19. Cohen SR, Kalinowski J, LaRossa D, Randall P. Cleft palate fistulas: a multivariate statistical analysis of prevalence, etiology, and surgical management. Plast Reconstr Surg 1991;87(6):1041-1047
20. Muzaffar AR, Byrd HS, Rohrich RJ, et al. Incidence of cleft palate fistula: an institutional experience with two-stage palatal repair. Plast Reconstr Surg 2001;108(6):1515-1518
21. Lu Y, Shi B, Zheng Q, Hu Q, Wang Z. Incidence of palatal fistula after palatoplasty with levator veli palatini retropositioning according to Sommerlad. Br J Oral Maxillofac Surg 2010;48(8):637-640
22. Helling ER, Dev VR, Garza J, Barone C, Nelluri P, Wang PT. Low fistula rate in palatal clefts closed with the Furlow technique using decellularized dermis. Plast Reconstr Surg 2006;117(7):2361-2365
23. Wilhelmi BJ, Appelt EA, Hill L, Blackwell SJ. Palatal fistulas: rare with the two-flap palatoplasty repair. Plast Reconstr Surg 2001;107(2):315-318
24. Williams WN, Seagle MB, Pegoraro-Krook MI, et al. Prospective clinical trial comparing outcome measures between Furlow and von Langenbeck Palatoplasties for UCLP. Ann Plast Surg 2011;66(2):154-163
25. Landheer JA, Breugem CC, van der Molen AB. Fistula incidence and predictors of fistula occurrence after cleft palate repair: two-stage closure versus one-stage closure. Cleft Palate Craniofac J 2010;47(6):623-630
26. Losken HW, van Aalst JA, Teotia SS, Dean SB, Hultman S, Uhrich KS. Achieving low cleft palate fistula rates: surgical results and techniques. Cleft Palate Craniofac J 2011;48(3):312-320
27. Smith DM, Vecchione L, Jiang S, et al. The Pittsburgh Fistula Classification System: a standardized scheme for the description of palatal fistulas. Cleft Palate Craniofac J 2007;44(6):590-594
28. Marrinan EM, LaBrie RA, Mulliken JB. Velopharyngeal function in nonsyndromic cleft palate: relevance of surgical technique, age at repair, and cleft type. Cleft Palate Craniofac J 1998;35(2): 95-100
29. Sullivan SR, Marrinan EM, LaBrie RA, Rogers GF, Mulliken JB. Palatoplasty outcomes in nonsyndromic patients with cleft palate: a 29-year assessment of one surgeon's experience. J Craniofac Surg 2009;20(Suppl 1):612-616
30. Lam DJ, Chiu LL, Sie KC, Perkins JA. Impact of cleft width in clefts of secondary palate on the risk of velopharyngeal insufficiency. Arch Facial Plast Surg 2012; [Epub ahead of print]
31. Zhao S, Xu Y, Yin H, et al. Incidence of postoperative velopharyngeal insufficiency in late palate repair. J Craniofac Surg 2012;23(6):1602-1606
32. Patel KB, Sullivan SR, Murthy AS, Marrinan E, Mulliken JB. Speech outcome after palatal repair in nonsyndromic versus syndromic Robin sequence. Plast Reconstr Surg 2012;130(4):577e-584e
33. McWilliams BJ, Randall P, LaRossa D, et al. Speech characteristics associated with the Furlow palatoplasty as compared with other surgical techniques. Plast Reconstr Surg 1996;98(4):610-619, discussion 620-621
34. LaRossa D, Jackson OH, Kirschner RE, et al. The Children's Hospital of Philadelphia modification of the Furlow double-opposing z-palatoplasty: long-term speech and growth results. Clin Plast Surg 2004;31(2):243-249
35. Andrades P, Espinosa-de-los-Monteros A, Shell DH IV, et al. The importance of radical intravelar veloplasty during two-flap palatoplasty. Plast Reconstr Surg 2008;122(4):1121-1130
36. Dreyer TM, Trier WC. A comparison of palatoplasty techniques. Cleft Palate J 1984;21(4):251-253
37. Trier WC, Dreyer TM. Primary von Langenbeck palatoplasty with levator reconstruction: rationale and technique. Cleft Palate J 1984;21(4):254-262
38. Hassan ME, Askar S. Does palatal muscle reconstruction affect the functional outcome of cleft palate surgery? Plast Reconstr Surg 2007;119(6):1859-1865
39. Cutting CB, Rosenbaum J, Rovati L. The technique of muscle repair in the cleft soft palate. Oper Tech in Plast Reconstr Surg. 1995;2(4):215-222
40. Park S, Saso Y, Ito O, et al. The outcome of long-term follow-up after palatoplasty. Plast Reconstr Surg 2000;105(1):12-17
41. Ross RB. Treatment variables affecting facial growth in complete unilateral cleft lip and palate. Cleft Palate J 1987;24(1):5-77
42. Liao YF, Cole TJ, Mars M. Hard palate repair timing and facial growth in unilateral cleft lip and palate: a longitudinal study. Cleft Palate Craniofac J 2006;43(5):547-556
43. Pigott RW, Albery EH, Hathorn IS, et al. A comparison of three methods of repairing the hard palate. Cleft Palate Craniofac J 2002;39(4):383-391
44. Enemark H, Friede H, Paulin G, et al. Lip and nose morphology in patients with unilateral cleft lip and palate from four Scandinavian centres. Scand J Plast Reconstr Surg Hand Surg 1993;27(1):41-47
45. Fudalej PS, Katsaros C, Dudkiewicz Z, Bergé SJ, Kuijpers-Jagtman AM. Cephalometric outcome of two types of palatoplasty in complete unilateral cleft lip and palate. Br J Oral Maxillofac Surg 2013;51(2):144-148
46. Schweckendiek W, Doz P. Primary veloplasty: long-term results without maxillary deformity. a twenty-five year report. Cleft Palate J 1978;15(3):268-274
47. Noverraz AE, Kuijpers-Jagtman AM, Mars M, van't Hof MA. Timing of hard palate closure and dental arch relationships in unilateral cleft lip and palate patients: a mixed-longitudinal study. Cleft Palate Craniofac J 1993;30(4):391-396
48. Rohrich RJ, Rowsell AR, Johns DF, et al. Timing of hard palatal closure: a critical long-term analysis. Plast Reconstr Surg 1996;98(2):236-246
49. Swennen G, Berten JL, Schliephake H, et al. Midfacial morphology in children with unilateral cleft lip and palate treated by different surgical protocols. Int J Oral Maxillofac Surg 2002; 31(1):13-22
50. Liao YF, Mars M. Hard palate repair timing and facial growth in cleft lip and palate: a systematic review. Cleft Palate Craniofac J 2006;43(5):563-570
51. Bluestone CD, Beery QC, Cantekin EI, Paradise JL. Eustachian tube ventilatory function in relation to cleft palate. Ann Otol Rhinol Laryngol 1975;84(3 Pt 1):333-338
52. Casselbrant ML, Doyle WJ, Cantekin EI, Ingraham AS. Eustachian tube function in the rhesus monkey model of cleft palate. Cleft Palate J 1985;22(3):185-191
53. Flores RL, Jones BL, Bernstein J, Karnell M, Canady J, Cutting CB. Tensor veli palatini preservation, transection, and transection with tensor tenopexy during cleft palate repair and its effects on eustachian tube function. Plast Reconstr Surg 2010;125(1): 282-289
54. Berkowitz S. Ethical issues in the case of surgical repair of cleft palate. Cleft Palate Craniofac J 1995;32(4):271-276, discussion 277-281
55. Nollet PJ, Katsaros C, Van't Hof MA, Kuijpers-Jagtman AM. Treatment outcome in unilateral cleft lip and palate evaluated with the GOSLON yardstick: a meta-analysis of 1236 patients. Plast Reconstr Surg 2005;116(5):1255-1262
56. Salyer KE, Sng KWE, Sperry EE. Two-flap palatoplasty: 20-year experience and evolution of surgical technique. Plast Reconstr Surg 2006;118:193-204
57. Cho BC, Kim JY, Yang JD, Lee DG, Chung HY, Park JW. Influence of the Furlow palatoplasty for patients with submucous cleft palate on facial growth. J Craniofac Surg 2004;15(4):547-554, discus-

sion 555
58. Dorfman DW, Ciminello FS, Wong GB. Tongue suture placement after cleft palate repair. J Craniofac Surg 2010;21(5):1601–1603
59. Kim EK, Lee TJ, Chae SW. Effect of unrestricted bottle-feeding on early postoperative course after cleft palate repair. J Craniofac Surg 2009;20(Suppl 2):1886–1888

第 8 章

腭裂修复术的辅助方法及其并发症

Travis D. Reeves,Krishna G. Patel,Christopher M. Discolo

■ 引言

腭裂修复术在 19 世纪初被首次描述，时至今日，已有多种腭裂相关的修复方法被详细描述并被成功应用。腭裂修复术的方法与手术程序已经建立得较为完善，因此有经验的外科医生采用这些传统的手术方法通常能够取得很好的效果，但是这些外科医生仍然会遇到一些具有挑战的腭裂修复术或术后并发症。在难度较大的腭裂闭合修复手术中适当地使用辅助技术和设备对所有外科医生都是十分关键的，辅助技术和设备的使用可以减少并发症的发生。并发症的发生可能会给治疗带来巨大的挑战，并且外科医生必须有能力提出多种可行的治疗方案。本章回顾了在腭裂修复术中应用的辅助技术和常见并发症的治疗。

■ 原发性腭裂修复术

并发症

原发性腭裂修复术的目标是完全闭合裂隙，修复腭咽的解剖结构从而改善发声和吞咽功能。而腭裂修复术的功能性原理是恢复腭肌悬吊和口鼻腔分离再造。手术原则包括多层缝合、无创技术、无张力缝合。这些手术原则在遇到宽大和(或)复杂的腭裂手术时是很难被贯彻的,在宽腭裂的极端情况(裂隙>20mm)下,外科医生可能在闭合裂隙时难以做到无张力闭合,甚至可能无法完全闭合裂隙,这种情况如果处理不当可能会损伤血管产生严重的并发症——腭瓣死亡(一种罕见的术中严重并发症,由腭大血管蒂撕脱造成)。术后并发症主要包括出血、感染、伤口裂开和口鼻瘘。原发性腭裂修复术后瘘形成最常发生的位置在软腭和硬腭交界处,此处是无肌肉修复层[1]。造成腭裂修复失败的因素有很多,但是术后瘘形成与腭裂大小的严重程度相关。Musgrave 和 Bremner 在 1960 年的报告中指出,术后瘘的发生率与腭裂宽度正相关,不完全腭裂术后瘘的发生率为 4.6%,单侧完全腭裂术后瘘的发生率为 7.7%，双侧完全腭裂术后瘘的发生率为 12.5%[2]。此外其他混杂因素如闭合时张力较大、出血、术后感染、外伤、手术条件有限都可能会导致术后瘘的形成[3,4]。一份来自东亚的报告甚至显示在中国香港爆发的严重急性呼吸道综合征(SARS)会增加术后瘘形成的发生率,但是我们不能由这个奇怪的发现建立确切的因果联系[5]。然而,这些研究都强调了对于降低术后瘘形成发生率的最佳条件。

技术

一些因素使得复杂的腭裂修复超出医生的掌控范围,但为了减少不良后果,我们需要一些策略来减少这些因素。原发性腭裂修复有许多手术方法,一位合格的外科医生需要具备这些知识背景,这样才能在治疗中取得好的结果,同时也能考虑一些后期可能会逐渐显现的问题(参见第 7 章)。

改善较宽腭裂的手术治疗结果可以通过应用一些简单的手术操作达成,包括腭外侧松弛切口、腭帆张肌和翼沟的管理。还有其他的研究指出,利用咽鼓管口后部的组织,在典型的鼻黏膜剥离术的基础上,实现鼻黏膜的移动[6]。这种简单快捷的技术可以减少张力,但是目前支持证据的级别较低(前瞻性对照研究较少)。

有几项典型的扩大腭裂修复术的文献报道，扩大修复术似乎可以改善预后。腭大动脉蒂可以在闭合前进行仔细分离，以提高硬腭瓣的活动性[7]。这是一个简单且安全的方法，该方法类似于口咽癌治疗中利用腭大动脉岛状皮瓣重建软腭缺损。用神经钩仔细分离神经血管蒂[8]。分离过程中正确识别动脉蒂非常关键，可以避免血管意外损伤。纤维附着沿着血管蒂进入腭大孔，仔细分离这些组织可以显著改善血管蒂及相应对侧硬腭瓣的移动性。

更为少用的方法是可以用骨凿小心地将腭大孔凿断，可以使血管蒂更长[8]，当充分的血管蒂分离术不能使腭瓣达到理想的活动度时可以考虑行腭大孔截骨。还有些人提倡将血管蒂两侧的骨膜作为截骨切入口，因为这一部位紧邻硬腭，这样可以减少血管蒂附近的骨膜附着，从而增加腭瓣的活动度，在一项研究中显示，这项技术可以减小伤口闭合的张力，将术后瘘的发生概率从 10.6%下降至 2.1%[7]。

最近，尸体脱细胞真皮基质的应用已经成为腭裂闭合过程中一种常用的辅助方法，特别是在较为复杂的原发性腭成形术中使用较多。这种材料可以在闭合口腔衬里和鼻腔衬里的过程中使用，可作为防止术后瘘形成的额外屏障。通常将这种材料放于硬腭后部和软腭前部的肌层中。使用该基质薄片可促进自体神经组织生长及减少挤压风险(图 7.13)。一份报告提出，只有在张力过大时，口腔黏膜中才可能会出现 1~2mm 的小裂隙[9]。据推测，该材料可作为物理屏障、上皮细胞迁移的桥梁，甚至可能增加伤口继发纤维化的抗张强度。上皮细胞的内部生长发生于基底膜蛋白(如基板糖蛋白和Ⅳ型胶原蛋白)作为黏附分子的继发过程中[9]。基质相当于一个框架，通过这个框架上皮细胞可以移动。相较于植皮，尸体脱细胞真皮基质可以减少瘢痕挛缩，这对于腭成形术来说是一个十分关键的问题，因为腭的最终长度是影响手术结果的关键变量。

从目前的Ⅲ级证据来看，在腭裂闭合中应用内置移植物（自体或同种异体）及其适应证还尚不明确。Clark 等[9]建议裂隙>15mm 的患者应用这种基质材料，但另外一项小型研究显示，将该基质材料应用于裂隙为 8~15mm 的行 Furlow 腭成形术的患者中可以降低术后瘘的并发率(3.2% 对 10%~23%)[1,9]。

■ 继发性腭修复术

患者原发性腭成形术失败并继发瘘形成最后形成了复杂而难以治疗的情况。在基线状态下，术后瘘的修复比原发性腭裂的修复更困难，因为瘢痕组织存在内在的变化，如血管损伤、过度瘢痕化、纤维化并会限制腭部组织的移动[3]。对于术后瘘的治疗有很多种方法，外科医生需根据不同患者的情况选择治疗方案。所有术后瘘的修复关键构成都是双层水密闭合，这种手术方法通过增强各层(鼻腔衬里和口腔衬里)联合来增强双侧重建，还用辅助材料建立了新的“中间”层。本部分重点介绍应用于这三层闭合的各种不同的技术。

鼻腔衬里

如果鼻腔衬里或口腔衬里有缺损，那么下一步的治疗必然是从身体其他部位获取额外组织用以闭合。扩大鼻腔衬里的活动度(如前文对原发腭裂修复术的描述)可以从鼻底和鼻侧壁获取黏膜，但因为二次修复中的瘢痕和纤维化使得这样的操作可能有一定难度。

对于术后小的瘘口闭合，翻转皮瓣是最常用的方式。目前的文献中还没有前瞻性研究数据批判性地评估这项技术，但这是瘘口闭合的传统手术方法。该翻转皮瓣位于瘘口边缘，并且横向延长长度至少达到瘘口直径。通过骨膜切开取皮瓣，并在骨膜下平面提起皮瓣，将皮瓣翻转使黏膜面对鼻侧，在瘘口对侧的瘘口边缘 1~2mm 处做一切口，这个条状黏膜也向内翻转并成为翻转皮瓣最外侧支撑点。这些皮瓣边缘都用可吸收缝合线[Vicryl(Ethicon, Somerville,NJ)或者聚对二氧环已酮]缝合，然后完全闭合鼻层。或者，可以通过瘘口周围黏膜环切构建翻转皮瓣(图 8.1a,b)，这一黏膜皮瓣可以向内翻转，用可吸收缝合线缝合，然后制造出一个新的鼻腔衬里(图 8.1c,d)。翻转皮瓣在使用上有一定局限性，他们只能用于闭合小的瘘口。因为皮瓣紧邻瘘口，所以组织的血运和活动度较差。此外，此项技术不切除瘘口边缘，而是将瘘口边缘用于修复过程，从而使得慢性瘢痕组织进入鼻腔衬里。

如果仍然需要额外的组织，下鼻甲黏膜皮瓣是个极好的选择，此皮瓣有充足的血供及足够的表面积。此外，该皮瓣的蒂可以在前也可以在后，这为不同缺陷提供了不同的设计方案。这种皮瓣技术的细节不属于本章内容的范围，但这种技术显然对于复杂的腭裂患者十分有意义。

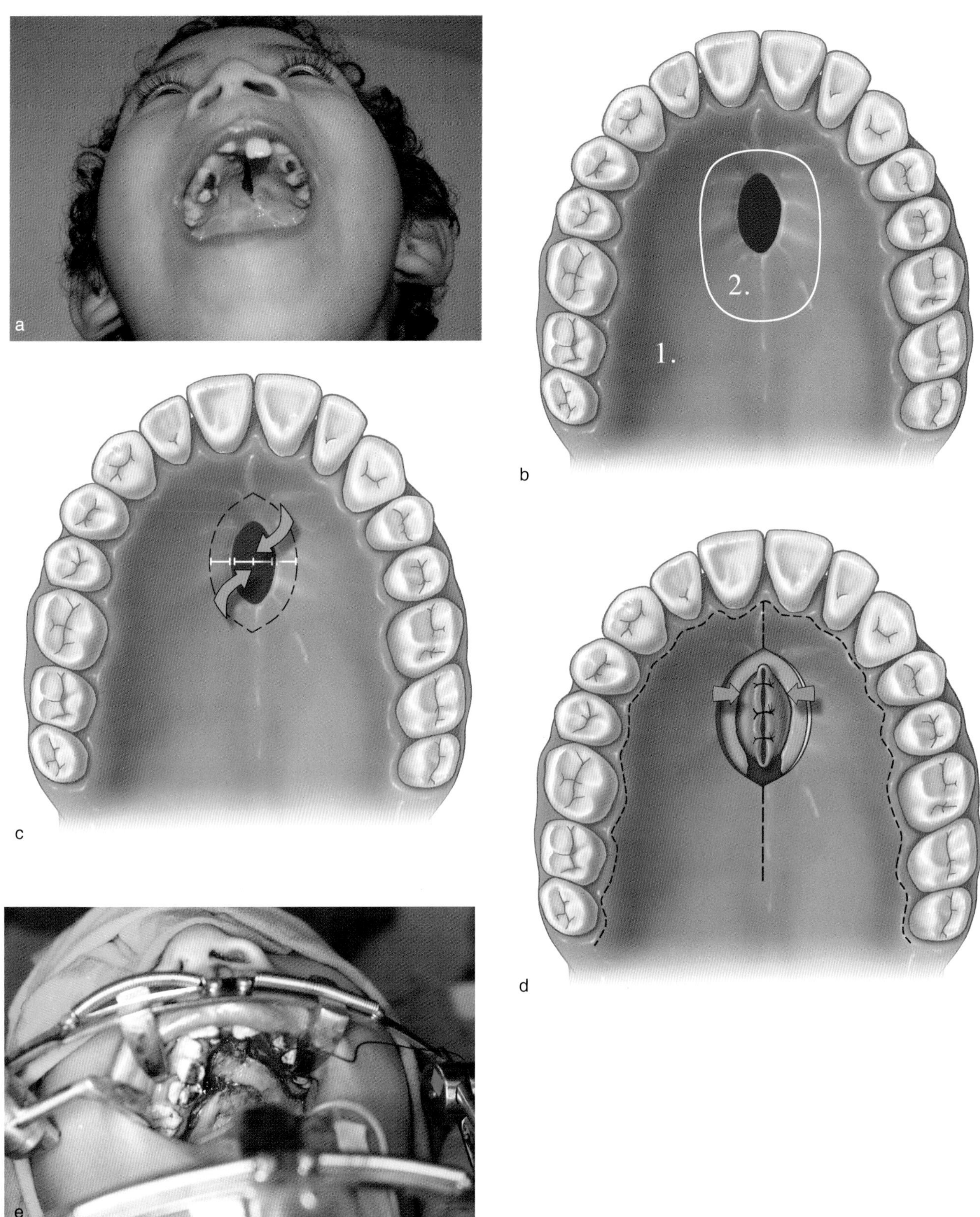

图 8.1 (a)术前腭中线瘘。(b,c)虚线示意瘘口周围环切后形成翻转皮瓣的方法,切口必须离瘘的边缘有 1/2 瘘口直径距离。(d)环切的黏膜瓣被缝合并形成新的鼻腔衬里。(e)完成对鼻腔衬里的修复,并显示水密闭合。(Figs.8.1a and 8.1e are courtesy of the Global Smile Foundation.)

中间衬里

鼻腔黏膜和口腔黏膜之间的中间层即为中间衬里(即内置移植),是由脱细胞真皮基质的插入而形成的。循证医学结合 74 例病例(从 5 项研究中收集的数据)对该技术进行了回顾性研究,研究显示,该技术将瘘口闭合率增加了 5%(瘘的发生率由 12.9%下降至 8.1%)[3]。另外 3 项小型研究也应用了脱细胞真皮基质并得到了相似的结果,瘘口闭合率达到了 100%[10–12]。

一项单中心回顾性研究利用乳突筋膜作为中间衬里,16 例患者中有 14 例实现了瘘口闭合。当脱细胞真皮基质不可用时, 乳突筋膜可以作为替代品作为中间衬里,但是这项研究还缺乏对照组,而且并未与脱细胞真皮基质的应用结果进行比较[4]。

口腔衬里

对于口腔衬里的修复,最简单的方法就是改良的腭成形术,类似于初始腭裂修复术的一种方法。根据瘘口的位置,在腭弓上创建一个基于腭血管后方的转移皮瓣。位于中心的瘘口更容易用类似于初始腭裂修复术的方法来推进腭黏膜, 而位于侧面的瘘口则更容易用旋转皮瓣来修复(图 8.2)。前者累及起始于牙沟处的腭黏膜与骨膜的总高度,如图 8.3 所示[13]。根据瘘口的位置和大小,腭大神经血管束可能需要识别和分离(分离方法如前所述)。整层提高后,切除瘘的上皮组织,使其愈合的概率最大化。对于应用翻转皮瓣鼻腔衬里已经闭合的外侧瘘, 一个简单的旋转皮瓣就可以使口腔层闭合(图 8.4)。

如果条件允许,口腔皮瓣应该被转移,使鼻腔缝合线和口腔缝合线不会直接相对。这些旋转皮瓣在旋转弧度上往往比人们所期望设计的皮瓣形状更具有局限性。在瘘修复术中常见的错误是医生基于以往组织皮瓣的经验高估了口腔内皮瓣的旋转度或活动度。

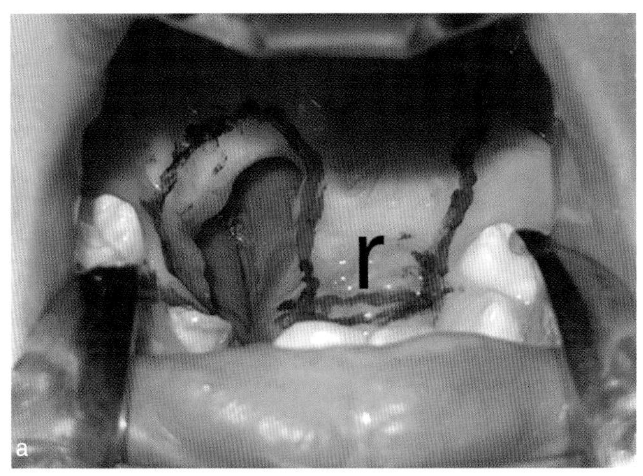

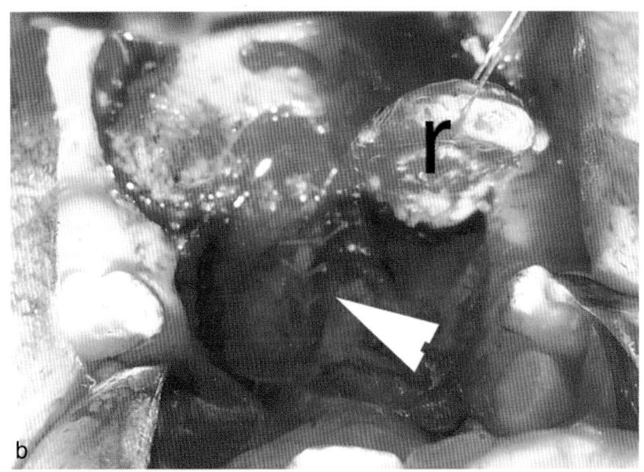

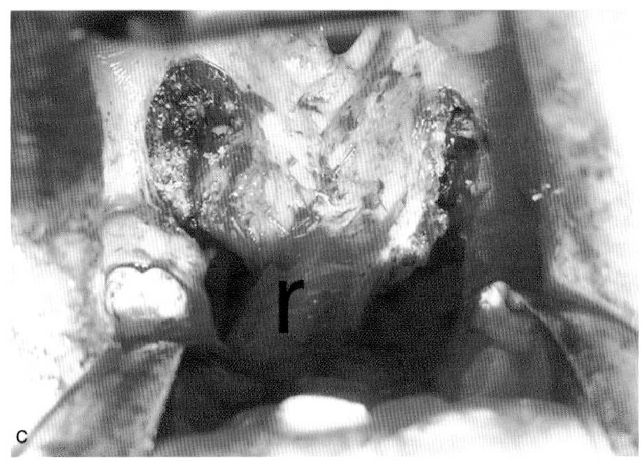

图 8.2　大的前腭瘘修复。(a)大的左前腭瘘,标记翻转皮瓣和旋转皮瓣(r)。(b)旋转皮瓣闭合鼻腔衬里(白箭头所示)和提起旋转皮瓣。(c)将旋转皮瓣(r)放置在超过鼻部翻转皮瓣的位置并缝合。

■ 局部皮瓣、区域皮瓣和游离皮瓣重建的选择

如果自体黏膜的大小或质量不足以进行重建,或在初次尝试二次修复手术中失败, 这就需要口腔内的其他组织提供皮瓣用于修补缺损。这些重置的皮瓣组织为缺损部位提供了新的血供, 这样可以减少闭合部位的张力并改善其血运。

颊瓣

随机

腭瘘可以用颊部组织来进行闭合。颊肌黏膜随机

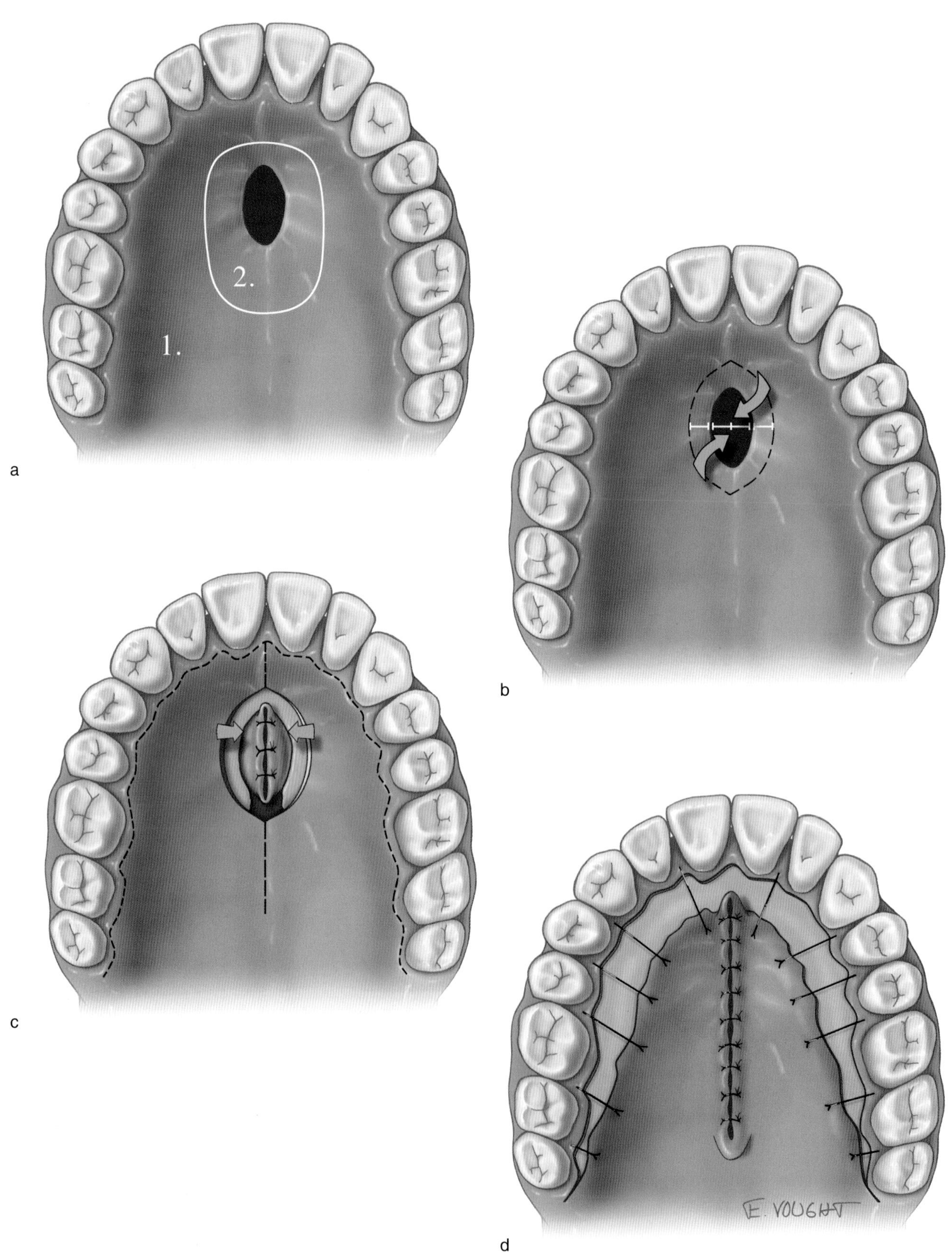

图 8.3　(a)位于中心的瘘口(白线内)可以通过推进皮瓣腭成形术进行关闭，与初次修复联合鼻部反转皮瓣的技术相似。(b,c)鼻部翻转皮瓣如前所述，虚线代表黏膜骨膜切口以提起推进皮瓣。(d)双侧腭推进皮瓣悬吊缝合至齿龈黏膜。

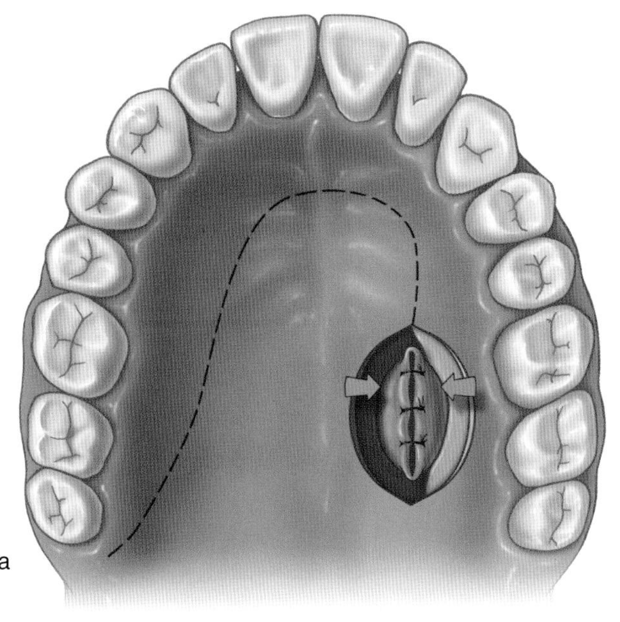

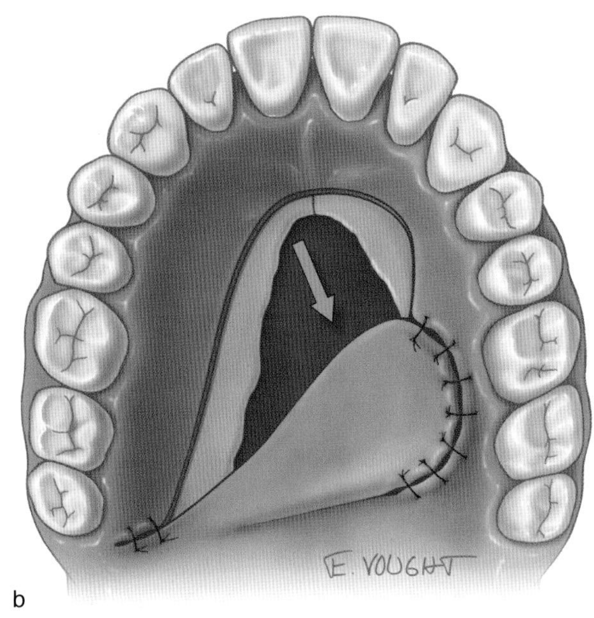

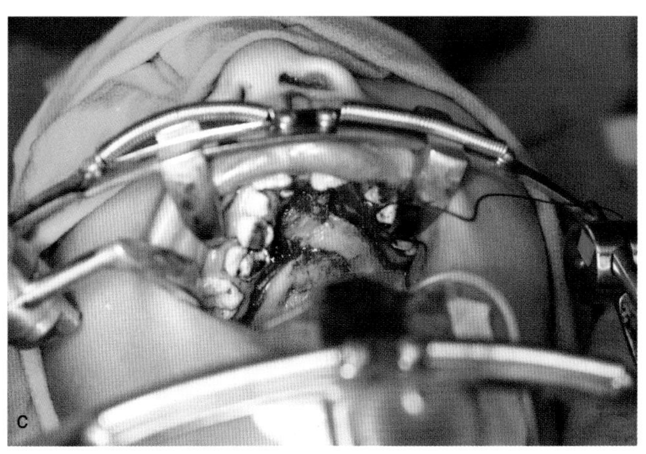

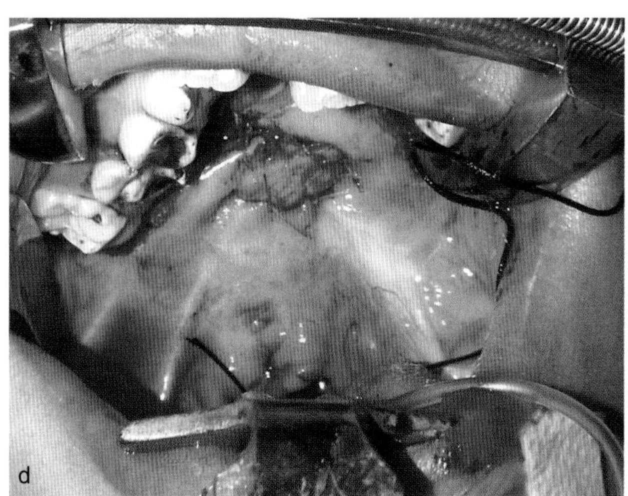

图 8.4　(a)虚线显示重建的鼻层(应用翻转皮瓣进行修复),表明旋转皮瓣是基于腭大动脉。(b)旋转皮瓣与瘘口边缘缝合水密闭合口腔衬里,暴露的硬腭骨留待二次手术修复。(c,d)图中显示完成的旋转皮瓣。(Figs. 8.3c and 8.3d are courtesy of the Global Smile Foundation.)

皮瓣是根据颊肌血管的分布情况设计的,可提供 1.5cm×2.5cm~2.0cm×2.5cm 的黏膜表面积[14]。沿前面所述尺寸切开颊黏膜以提起皮瓣。颊黏膜瓣应当包含颊肌,但颊肌下的腮腺导管应当予以保留。供皮区用可吸收缝合线缝合。

颊肌黏膜瓣的可行性只有一项小型研究提供了低级别的证据支持。该研究共包括 22 例患者,实现了 100%的瘘管闭合率,并且应用此皮瓣进行二次修复后提高了 77%患者的语音功能[14]。另一作者报告了将颊肌黏膜瓣向后绕过腭大血管用以填补鼻部缺损,这一皮瓣修补法用于原发性腭裂修复,其平均腭瘘发生率为 3.6%[15]。无论受皮区的情况如何,颊肌黏膜瓣因面积充足和容易获取而成为腭裂患者修复的一种选择。

轴向

面动脉肌黏膜(FAMM)瓣在 1992 年被首次描述,该皮瓣的获取主要基于对鼻唇沟和颊部血管解剖结构的充分了解,这种皮瓣最初被称为轴型面动脉蒂皮瓣[16]。该皮瓣可为上蒂型,也可为下蒂型,主要依赖于其是顺行血流还是逆行血流。而在之后对该皮瓣的详

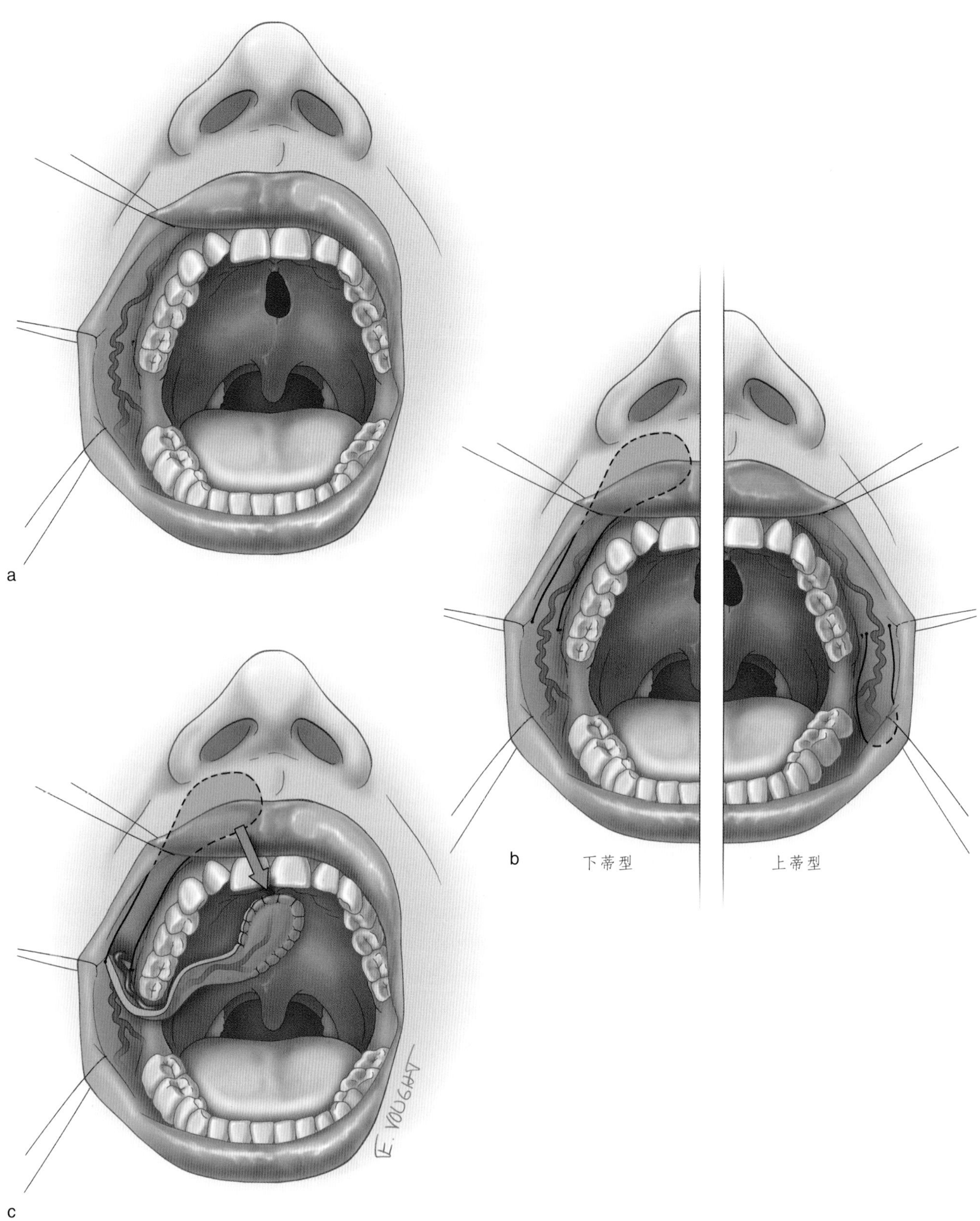

图 8.5 (a)面动脉向皮瓣靠近的过程显示在龈颊表面上。(b)面动脉黏膜肌瓣上下宽度为 1.5~2.0cm,内包含面动脉。(c)完全提起的面动脉肌黏膜瓣沿着龈颊沟提起,向后翻转至上颌牙槽骨,然后缝合至瘘口边缘形成水密的口腔层闭合。

细解剖研究中发现，由于其与动脉的分离，该皮瓣实际上是动脉皮瓣，且没有明确的静脉蒂，因此 FAMM 瓣不能算轴型皮瓣。

该皮瓣自磨牙后三角的前内侧向齿龈沟方向覆盖面动脉区域（图 8.5），皮瓣宽度为 1.5~2cm，该皮瓣长度可延伸至 9cm，可将口轮匝肌和颊肌包含进皮瓣[18]。该皮瓣组织位于肌层下平面，包括颊肌和口轮匝肌，并且容易缝合。

尽管该皮瓣已经应用了近 20 年，但还没有研究将其与其他腭裂修复方案进行广泛评估或比较。2007 年的一项研究评估了 16 例前硬腭瘘的患儿应用 FAMM 瓣修补的效果，其结果显示闭合效果相当好；然而，我们从中得到的明显的启示为应提起皮瓣以获得足够的动脉供应和静脉引流[18]。特别是，更宽的皮瓣蒂和维持黏膜桥梁是技术上的重要改变，可以明显提高组织生存率，在设计重建修复时应当考虑该情况。

应用 FAMM 瓣有两个主要缺陷：①该皮瓣容易在进食时被牙齿损伤，必须在手术前后解决该问题，以保证皮瓣的最大存活率；②由于该皮瓣较大，所以可能会对患者造成困扰。尽管应用这种皮瓣在技术上还存在一定挑战且该皮瓣还有许多明显缺陷，但是对于腭瘘修复的患者来说仍然是个不错的选择，特别是当其他手术方法失败时。

舌瓣

舌瓣作为一种修补腭瘘的皮瓣已有 10 余年的历史，其主要缺点是舌瓣应用时需将舌头和腭缝合在一起并且这一过程要维持 2~3 周，这会给患者带来很大的不便。我们用一个 U 形切口在舌背部造出一个舌瓣。由于其血管分布比较随机，舌瓣可以是前蒂也可以是后蒂，主要根据瘘口的位置决定。通常，我们将舌轮廓乳突作为舌瓣剥离的最后极限，并且大多数情况下医生会在舌前部留下 1~2cm 的空间。舌瓣除了厚度可以改变，还可以包含浅层肌肉，但不包黏膜层。舌部取瓣后的缺损需逐层缝合。瘘周围皮肤切除，然后将舌瓣边缘与剩余的瘘口边缘用可吸收缝合线缝合（图 8.6）。破坏瘘的口腔黏膜层，可以使黏膜缝合更加方便。在大多数情况下，鼻层可以直接缝合闭合或使用翻转皮瓣来填补。

术后患者进流食或软质饮食，还有人建议患者可以间断使用颌间弹性固定带，以防止因为张口而导致皮瓣裂开。幼儿可能还需限制手臂活动。一般情况下，在术后 2~3 周取瓣。在第二步操作中，气道管理十分重要，因此需要与麻醉团队进行沟通，特别是如果患者曾接受过发音矫正手术，如咽部皮瓣，则可能需要经鼻插管。如果在麻醉诱导过程中发生气道损伤，外科医生通常使用 Bovie 烧灼器对皮瓣进行迅速分离。如果患者配合，可以在局部麻醉下获取舌瓣。

舌瓣手术最严重的并发症就是早期开裂。舌瓣开裂可能有以下几种原因：脆弱的腭部组织、舌过度运动和张口过度。家人细心的看护非常重要，可以尽可能预防舌瓣裂开的危险因素。有资料显示，腭吊带手术可以防止舌瓣开裂[19]。

舌瓣组织的厚度通常也被认为是这种手术的一个缺点，因为舌组织常常会从口腔黏膜中向外突出，这样就可能会干扰发音。因此在术前的咨询中必须要让患者意识到这种风险，并且如果出现问题，可能需要进行第三步操作来去除皮瓣。

目前对舌瓣在腭裂重建中效果评估的研究很少，而且这些方法都不是最近提出的且没有一定的严格性，同时也没有将其与提到的其他重建方法进行对比的研究。一项 1984 年发表的小型样本研究使用舌瓣进行腭裂瘘口的重建，最后腭瘘闭合率达到了 85%[20]，这与该类型腭瘘修复的预期结果一致，并且其他临床试验研究结果与我们的临床经验也一致。

游离皮瓣

腭裂患者中游离皮瓣的适应证具有一定局限性，只有当其他局部皮瓣重建的方法都失败时才考虑使用[21,22]。在这种罕见的情况下，微血管移植包括将黏膜预先压在游离皮瓣下层以及延迟移植至腭瘘以提供双层皮瓣。皮瓣的选择包括上臂外侧、肩胛骨骨性角、足背、前臂桡侧副韧带。有一项研究评估了桡前臂游离皮瓣在腭瘘修复中应用的效果，研究显示游离皮瓣适用于所有缺损修复[23]。

■ 方案

由于原发性腭裂和继发性腭裂有许多可选择的修补方案，但目前缺乏严格的前瞻性研究数据，因此难以得到一个明确的腭裂修复指南。最终，腭裂修复的目标是至少关闭前腭裂 2 个全层并在软腭建立功能肌层。

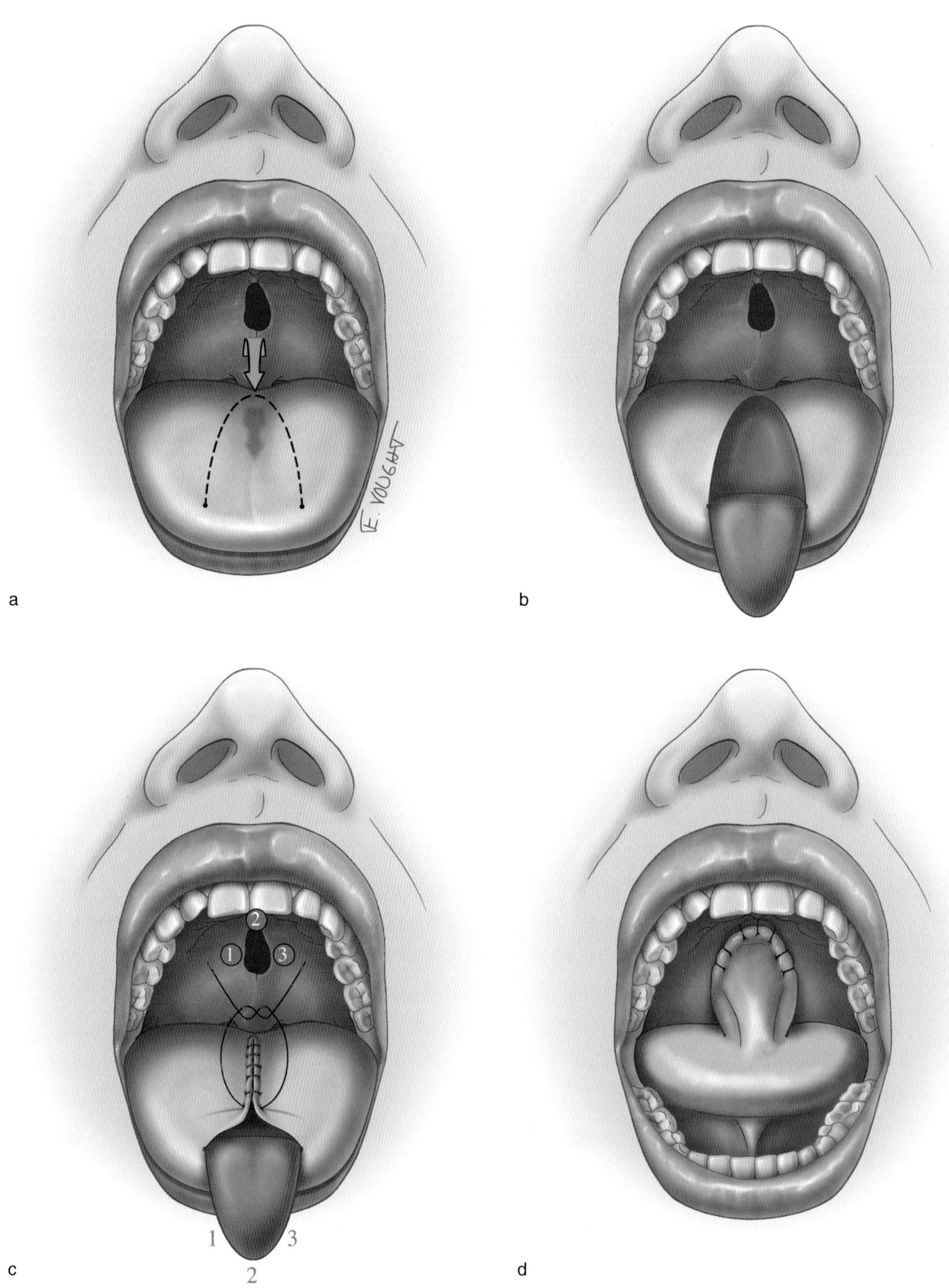

图 8.6 (a)图示为上皮切除前位于中线的瘘,虚线表示舌瓣前端的黏膜切口。(b)舌瓣在黏膜下平面上提起,如果需要,可包括舌肌肉组织。(c)首先进行舌部闭合。(d)皮瓣下表面缝合到瘘口未切除的边缘,舌腹朝向口腔。

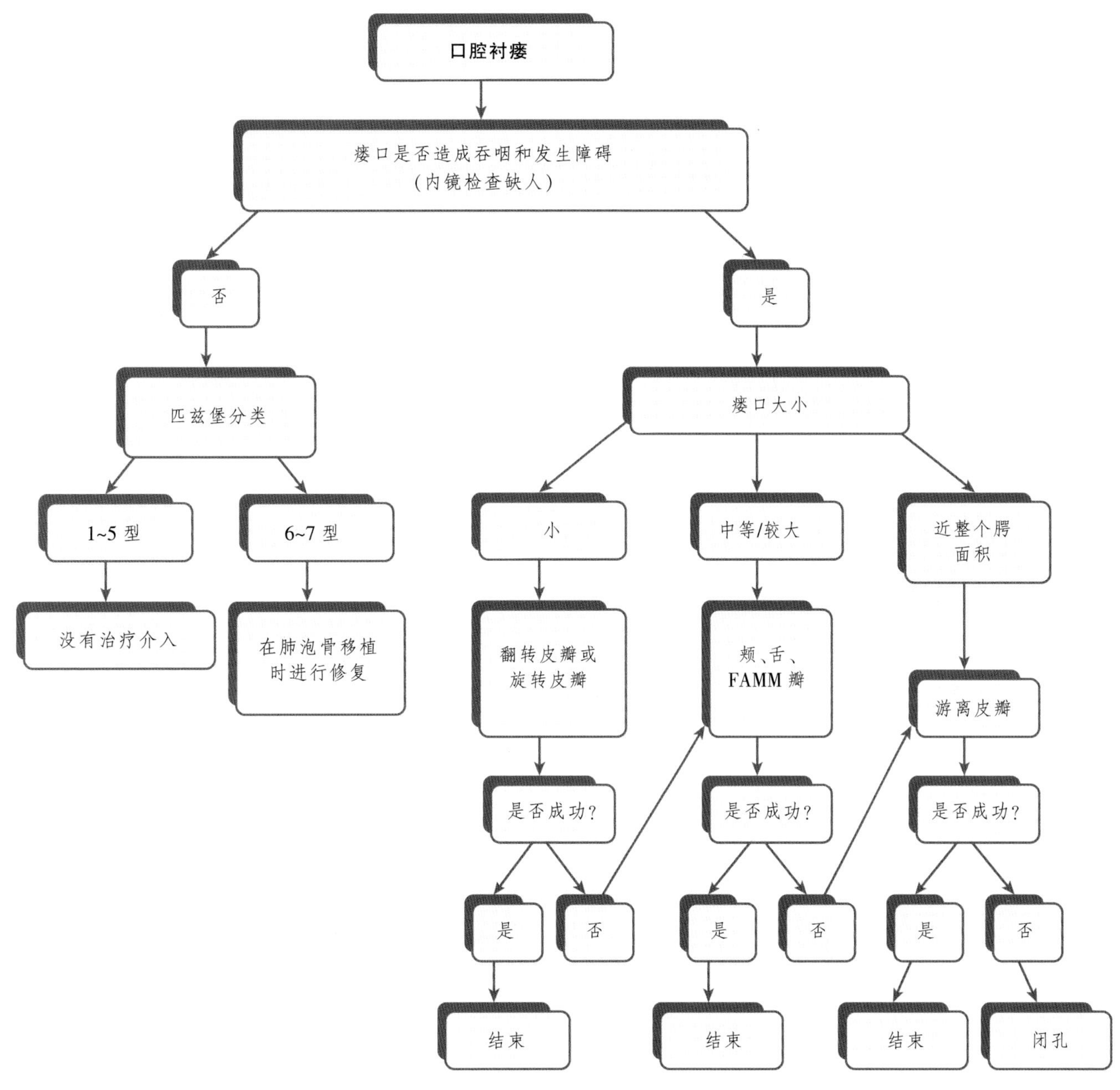

图 8.7 瘘评估和修复流程图。FAMM,面动脉肌黏膜。

所选择的方案必须使增加手术失败率的危险因素最小化,如增加伤口张力、创伤、感染、血肿等。

Losee 等[24]在匹兹堡进行了腭裂修复领域卓越的研究,并使得腭裂修复标准化,同时报道了他们的成功率。这项研究中所有患者(原发性腭成形术、继发性腭成形术导致的腭咽闭合不全和口鼻瘘修复)在每个手术过程中需要包含以下操作步骤:松弛切口、完全腭帆提肌成形术、腱膜张力完全松解、腭大神经血管束分离(可选截骨术)、脱细胞真皮基质(必要时),这样能有效降低术后腭瘘的发生概率(文献报道的发生率为0.76%),那么这样的技术应当纳入手术修复方案的设计之中[24]。

对于已存在腭瘘的患者,目前有很多手术方案可供选择,然而并没有基于循证医学的具体指南比较众多腭瘘的修补方法,但根据现有临床证据和我们的临床经验,我们设计了一种流程(图 8.7)。

■ 经验和教训

- 原发性腭裂修复术

- 手术步骤
  - 充分游离腭大神经血管束以减小闭合时的张力。
  - 松弛切口。
  - 翼钩凿断或松解翼钩的肌腱附着点。
  - 完全腭帆提肌成形术(参见第 7 章)。
  - 无张力闭合。
- 辅助材料
  - 脱细胞真皮基质(薄;参见图 7.13)。
    - 用于>15mm 的腭裂闭合。
    - 用于闭合风险高的较小的腭裂修复。
- 继发性腭裂修复和腭瘘修复
  - 双层水密修复术。
  - 脱细胞真皮基质。
    - 用于风险较高的腭瘘修复。
    - 用于初次修复失败的腭瘘修复。
  - 辅助技术
    - 颊肌黏膜瓣
      - 1.5cm×2.5cm~2.0cm×2.5cm 黏膜范围。
      - 随机血供。
    - FAMM 瓣
      - 1.5cm×9cm~2cm×9cm。
      - 包含颊肌和口轮匝肌。
      - 轴向或动脉血供。
    - 舌瓣
      - 取瓣前需在原位保留 2~3 周。
      - 取瓣前在麻醉诱导前需注意气道管理。
- 并发症
  - 降低风险因素。
    - 感染:术后预防性应用抗生素 1 周。
    - 血肿:精细止血。
    - 腭瓣松脱:将腭瓣缝合悬吊至齿龈沟。
    - 腭瘘。
      - 优化手术时间。
      - 减少闭合张力
      - 手术技巧:针对腭裂患者的个性化手术设计与医生培训。
      - 治疗活动性的胃食管反流。

■ 循证医学

不幸的是,很少有研究确切地显示在腭裂修复术中应用不同的辅助技术对腭瘘发生率的改善,大多数研究只是对某一种辅助技术进行回顾性研究和评估,但他们也认为在原发性腭裂修复和继发性腭裂修复中有些重要的因素值得考虑。

对于腭裂闭合不全或手术闭合张力增加的患者,应用脱细胞真皮基质确实减少了腭瘘的发生率,而且并未增加患者的风险。5 项小样本的研究显示了脱细胞真皮基质对患者愈后有利 (Ⅱa/b 级和Ⅲb 级证据)[1,3,9,11,12]。此外,其他操作如游离腭大神经血管束已被证明安全且有效,但目前尚无明确的使用指南(Ⅲ级证据)[7]。

作者同意 Losee 等人[24] (Ⅱb 级证据)所描述的原发性腭裂修复术,并建议所有病例应常规剥离腭大血管蒂,以及在较宽的腭裂中使用脱细胞真皮基质。当然,松解翼钩、松弛切口和腭帆提肌成形术有助于减少闭合张力,但这些辅助技术都没有进行独立评估。这就避免了对这些可能会减少瘘形成的手术操作在整体腭裂修复中的影响力做具体评论,但是由直观结果可以得出在标准腭裂闭合中这些技术应当都是有一定作用的。

支持瘘管闭合的主要证据为Ⅱb 级或Ⅲb 级证据,而且几乎所有作者都只进行了单一技术间的比较,而未与其他技术进行比较[14,15,18,20,24],本章涉及的所有技术在单独应用情况下都被证明是有效的,而在图 8.7 中创立的流程结合我们的临床经验为腭瘘形成患儿的治疗提供了一种合理的治疗方案。

(张艳 邱晓慧 译)

参考文献

1. Helling ER, Dev VR, Garza J, Barone C, Nelluri P, Wang PTH. Low fistula rate in palatal clefts closed with the Furlow technique using decellularized dermis. Plast Reconstr Surg 2006;117(7):2361-2365
2. Musgrave RH, Bremner JC. Complications of cleft palate surgery. Plast Reconstr Surg Transplant Bull 1960;26:180-189
3. Aldekhayel SA, Sinno H, Gilardino MS. Acellular dermal matrix in cleft palate repair: an evidence-based review. Plast Reconstr Surg 2012;130(1):177-182
4. Tunçbilek G, Konaş E, Kayikçioğlu A, Mavili EM. Three-layer oronasal fistula repair with sandwiched mastoid fascia graft. J Craniofac Surg 2012;23(3):780-783
5. Mak SYA, Wong WH, Or CK, Poon AM-S. Incidence and cluster occurrence of palatal fistula after furlow palatoplasty by a single surgeon. Ann Plast Surg 2006;57(1):55-59
6. Liu DZ, Latham K, Gruss JS. Nasal lining mobilization for primary and secondary palatoplasty. J Craniofac Surg 2011;22(6):2241-2243
7. Bindingnavele VK, Bresnick SD, Urata MM, et al. Superior results using the islandized hemipalatal flap in palatoplasty: experience with 500 cases. Plast Reconstr Surg 2008;122(1):232-239
8. Oh A, Wong GB. An osteotome for outfracture of the greater palatine foramen in cleft palate repair. Plast Reconstr Surg 2001;107(3):820-822
9. Clark JM, Saffold SH, Israel JM. Decellularized dermal grafting in cleft palate repair. Arch Facial Plast Surg 2003;5(1):40-44, discussion 45
10. Kirschner RE, Cabiling DS, Slemp AE, Siddiqi F, LaRossa DD, Losee JE. Repair of oronasal fistulae with acellular dermal matrices. Plast Reconstr Surg 2006;118(6):1431-1440
11. Cole P, Horn TW, Thaller S. The use of decellularized dermal grafting (AlloDerm) in persistent oro-nasal fistulas after tertiary cleft palate repair. J Craniofac Surg 2006;17(4):636-641
12. Steele MH, Seagle MB. Palatal fistula repair using acellular dermal matrix: the University of Florida experience. Ann Plast Surg 2006;56(1):50-53, discussion 53
13. Denny AD, Amm CA. Surgical technique for the correction of postpalatoplasty fistulae of the hard palate. Plast Reconstr Surg 2005;115(2):383-387
14. Robertson AG, McKeown DJ, Bello-Rojas G, et al. Use of buccal myomucosal flap in secondary cleft palate repair. Plast Reconstr Surg 2008;122(3):910-917
15. Jackson IT, Moreira-Gonzalez AA, Rogers A, Beal BJ. The buccal flap—a useful technique in cleft palate repair? Cleft Palate Craniofac J 2004;41(2):144-151
16. Pribaz J, Stephens W, Crespo L, Gifford G. A new intraoral flap: facial artery musculomucosal (FAMM) flap. Plast Reconstr Surg 1992;90(3):421-429
17. Dupoirieux L, Plane L, Gard C, Penneau M. Anatomical basis and results of the facial artery musculomucosal flap for oral reconstruction. Br J Oral Maxillofac Surg 1999;37(1):25-28
18. Ashtiani AK, Emami SA, Rasti M. Closure of complicated palatal fistula with facial artery musculomucosal flap. Plast Reconstr Surg 2005;116(2):381-386, discussion 387-388
19. Argamaso RV. The tongue flap: placement and fixation for closure of postpalatoplasty fistulae. Cleft Palate J 1990;27(4):402-410
20. Pigott RW, Rieger FW, Moodie AF. Tongue flap repair of cleft palate fistulae. Br J Plast Surg 1984;37(3):285-293
21. Schwabegger AH, Hubli E, Rieger M, Gassner R, Schmidt A, Ninkovic M. Role of free-tissue transfer in the treatment of recalcitrant palatal fistulae among patients with cleft palates. Plast Reconstr Surg 2004;113(4):1131-1139
22. Shipkov H, Stefanova P, Pazardjikliev D, Djambazov K, Sirakov V, Uchikov A. Indications for free-tissue transfer in cleft palate reconstruction. Ann Plast Surg 2011;67(1):92, author reply 92-93
23. Zemann W, Kruse AL. Luebbers Ht, Jacobsen C, Metzler P, Obwegeser JA. Microvascular tissue transfer in cleft palate patients: advocacy of the prelaminated radial free forearm flap. J Craniofac Surg 2011;22:2006-2010
24. Losee JE, Smith DM, Afifi AM, et al. A successful algorithm for limiting postoperative fistulae following palatal procedures in the patient with orofacial clefting. Plast Reconstr Surg 2008;122(2):544-554

第9章
牙槽裂植骨

Sean M. Young, Samuel J. McKenna

■ 引言及历史回顾

牙槽裂修复是完全性唇腭裂综合治疗的重要一步。第一次牙槽裂植骨的描述可追溯到20世纪初[1]。之后，牙槽裂修复的具体方法在20世纪60年代初被描述[2,3]。此后10年,Boyne和Sands描述了现在最常用的牙槽裂修复技术[4]。在过去的半个世纪里,早期牙槽裂修复技术的改良已经发展成为一种耐受性好和可预见结果的手术方法。

有几个关于未修复牙槽裂的特殊问题与完全性唇腭裂的修复有关。包括以下几点:

- 鼻唇瘘及口鼻腭瘘;
- 塌陷的牙槽骨块;
- 双侧唇腭裂中牙槽突裂的移动;
- 鼻翼下缺少骨支撑;
- 邻近裂区的恒牙失去牙周的支撑;
- 缺失的、异位的、畸形的和多余的牙齿。

牙槽裂修复的目标包括以下几点:

- 用局部黏膜骨瓣关闭鼻唇瘘;
- 恢复上颌弓的连续性，包括双侧腭裂植骨后前上颌骨的稳定性;
- 在裂隙内及邻近裂区为牙龈提供骨支撑和牙周支撑;
- 支撑鼻翼;
- 为缺失牙种植体提供足够的骨量。

■ 牙槽裂修复的时机

尽管牙槽裂修复的时机必须根据具体情况来确定，但是修复的时机应该有推荐的时间段，一种情况（年龄<5~6岁）是应尽量减少早期修复可能对上颌生长的不利影响;另一种情况(年龄>10~12岁)是应避免太晚植骨而影响牙齿萌出。从历史上来看,牙槽裂修复的年龄跨度很大，这在已经发表的关于修复时机的描述中有所反映[1]。这些治疗包括初期牙槽裂植骨、早期二期牙槽裂植骨、二期牙槽裂植骨和晚期牙槽裂植骨。

初期牙槽裂植骨在2岁之前进行，通常是与初期唇裂手术一起,细节已经在第6章中详细讨论。初期植骨的潜在优势包括牙槽骨段的早期稳定和改善牙弓结构。初期牙槽裂的早期手术方法包括在前上颌骨犁骨缝合处进行广泛的腭部分离,以放置嵌体骨移植物。此类手术可能对面中部骨骼发育产生一定影响，因而多数唇腭裂中心放弃应用该技术[5,6]。目前初期牙槽裂修复多主张在小范围(唇牙槽骨段)骨膜下剥离牙槽骨裂后应用肋骨劈裂移植术，从而尽量避免影响面中部的生长发育。初期牙槽裂修复术可使上颌弓恢复稳定性及闭合口鼻瘘,并与二期植骨疗效相当[7]。然而,目前的技术并不总是能避免二次植骨，因为移植的牙槽骨的骨量往往不足以满足牙齿的萌出[8]。

早期二期牙槽裂植骨一般在2~5岁时进行。上颌骨潜在的发育影响可能与初期牙槽裂植骨相似。然而,上颌骨生长发育的头影测量学显示,5岁时就可以达到75%~90%的成人颌骨尺寸,这表明在这一年龄段后期植骨,上颌骨的生长不会受到明显影响[9]。

在5~13岁之间行二期牙槽裂植骨时可以在几个时间点开始,主要是基于牙齿萌出的时间。许多唇腭裂中心在6~10岁时(在口腔正畸和上颌骨扩张后)行牙槽裂修复术。基于历史的经验,影像学上,当恒牙犬齿根以1/2~2/3的状态出现时，就可以进行牙槽裂修复。

如果按照这一影像学参考进行修复，犬牙冠极有可能会在手术植骨时萌出，牙齿会占据植骨裂隙，也可能会影响鼻侧黏膜的闭合，并有可能妨碍初期口腔黏膜的闭合。

以犬齿牙根萌出作为牙槽裂植骨时机也可能会忽略恒牙切牙的生长和位置，恒牙切牙一般在7~8岁时完全萌出。萌出的恒牙切牙如果邻近未修复的裂隙位置，则容易出现牙槽冠骨缺失，从而破坏牙周支撑。垂直的牙槽骨植骨的高度由邻近切牙的牙槽骨高度来决定。如果在切牙完全萌出前进行植骨，牙槽冠骨的高度是最佳的。相反，在稍大的孩子中，如果完全萌出的切牙边已经形成了垂直的骨缺失，那么在植骨时，牙槽骨高度的增加将被相邻牙齿的牙槽骨高度所限。保留牙槽骨高度可以改善未来萌出牙齿和种植牙的功能及牙周情况，同时也能改善整体的美容效果[10]。为了保护侧切牙，Boyne 和 Sands[4]建议在5~6岁时就进行用牙槽骨裂修复，这比他们最初建议的9~11岁的年龄要早得多[11]。Hall 和 Werther 也建议在5~6岁时进行牙槽裂修复，可以为正在萌出或已萌出的中切牙提供最佳的骨支撑，有利于犬齿的萌出[12]。

牙槽裂植骨的时机也可能被上颌骨第一恒磨牙萌出的状态所影响。正如我们所看到的，许多牙槽裂修复前需要进行腭扩弓治疗。上颌骨第一恒磨牙的存在使正畸医师可以在恒牙上放置牙支撑扩弓装置。因此，在6~7岁时，上颌骨第一恒磨牙的萌出对于扩弓治疗有帮助。除了第一恒磨牙萌出状态的影响因素外，这个年龄的儿童一般都已经开始上学，而且与学前儿童相比，他们更会配合正畸治疗。对于有足够的横向上颌空间的儿童，上颌骨第一恒磨牙萌出的状态与修复的时机没有关系。在这种情况下，在患儿5岁时就应考虑牙槽裂植骨。

最后，5~7岁的儿童可以很好地耐受牙槽裂植骨手术，特别是髂部骨髂供区发生的并发症可控[12]。

晚期的牙槽裂植骨一般在13岁以后实施，在青少年或年轻成年人中牙槽裂修复术是非常必要的，他们的牙槽裂在最理想的年龄段没有进行修复，或者早期修复不足或失败。晚期修复发生并发症的风险增加，如感染、伤口裂开或移植物丢失等[13,14]。而且，年轻的成年人对于髂部骨髂供区手术的耐受性较差[13,15]。因此，综合多种原因，5~7岁行牙槽裂植骨被认为是牙槽裂修复的最佳时间。

牙槽裂修复时机的循证支持

作者推荐的修复时机为5~7岁，这一时间段可以减少许多初期植骨患者牙槽骨骨量不足的局限性，而且年龄稍大患者发生并发症的风险较高。在早期初期植骨技术中没有上颌生长发育受限的情况下，应用有限的上颌骨分离的肋骨劈裂移植行初期牙槽裂植骨的患者中有90%可预期恢复上颌骨的连续性（Ⅳ级证据）[7]。然而，这项技术至少有10%的患者并不能免除需要额外进行牙槽裂植骨的可能。在犬牙萌出前植骨可以改善牙槽边缘骨高度、牙槽美观效果和功能（Ⅱ级证据）[10]。根据Ⅱ证据，13岁以后的修复手术失败率相对会增高[14]。只有Ⅳ级的数据支持晚期二期牙槽裂植骨[11,12,16]，而且我们也没有看到有任何的研究表明这个时期的牙槽裂植骨结果优于二期牙槽裂植骨。最后，较年轻的患者在牙槽裂修复术后可以很快恢复，而且手术供区并发症的发生率也较低（Ⅳ级证据）[12]。

■ 患者评估

对牙槽裂儿童进行评估应从先前的唇腭裂手术史和详细的临床检查开始。必须正确地评估在裂隙附近和裂隙内的齿列情况。裂隙附近齿列的成像是临床检查的重要辅助手段，一般来说，全景牙片检查已足够。成像必须仔细地与体格检查相联系，以帮助区分乳牙、恒牙和多生牙。锥形束CT成像技术提供了裂隙部位的三维视图，以及与全景牙片成像相比，在轻微增加辐射照射的情况下，它可以显示齿列的发育情况。虽然这一信息是有益的，但对于牙槽裂修复最理想年龄的儿童，不推荐使用具有较高辐射照射量的医学级CT检查。

在牙槽裂修复前6~8周内应取出裂隙内移动的乳牙、已暴露的多生牙和（或）已暴露的恒侧切牙。如果不能取出，在手术时，在裂隙部位的腭部上发现萌出的牙齿可能会使腭软组织的闭合具有一定挑战性。在牙槽裂修复时，应取出裂隙部位内未暴露的多生牙和（或）畸形的恒侧切牙。应注意双侧牙槽裂中牙弓的形成、弓状塌陷的程度、错殆以及前上颌骨的位置。还应注意裂隙和瘘的大小。在行牙槽裂修复时，在之前腭裂修复区域看到残留的腭瘘是很正常的。双侧牙槽裂残留的腭瘘是很有挑战性的，并且挑战性是与腭瘘的大小成比例的。

牙槽裂区域的牙周健康对于瘘修复和成功的牙槽裂植骨来说是一个重要因素。在术后,脆弱红肿的黏膜通常容易裂开。这种脆弱的黏膜在中切牙萌出及裂侧牙槽骨缺失的较大儿童中更为常见[16]。改善口腔卫生和牙龈健康的措施必须在牙槽裂修复前的几周内进行。此外,如果腭扩张装置在牙槽裂修复前与腭黏膜接触,黏膜将会极其脆弱且不能用于腭瘘的修复。在手术前 3~4 周应移除这些设备以消除任何腭部炎症。在这种情况下,可以用一种可以移除进行清洗和保持口腔卫生的器具来维持这种扩张。在牙槽裂修复时,可以完全去除牙支撑器具,保证底层的腭黏膜不会受到器具的影响。这样的设备在牙槽裂完成修复时可以再次使用,以维持腭扩张,因为牙槽的移植物需要巩固加强。

■ 矫正准备

在牙槽裂修复前,大多数病例均需进行术前正畸准备。本阶段正畸治疗的主要目标是腭扩张,在植骨前改善牙弓关系及改善牙槽裂的手术入路。在单侧牙槽裂畸形中,较小的节段通常向内塌陷,与较大节段的前部一样,但程度相对较轻。上颌骨扩张可以减轻或消除反牙合,同时加强手术入路以闭合鼻底。双侧牙槽裂伴较大腭瘘的患者应谨慎操作,对扩张的程度予以限制。如果不能给予一定限制,对于这样的病例,过度的腭扩张将会使瘘的腭部分闭合,应用标准的腭黏膜瓣将非常困难。如果在过度的腭扩张外还同时将前上颌骨向下唇张开以矫正切牙反牙合,腭闭合将是一个非常具有挑战性的问题。扩张的时间通常为 4~6 个月[17]。在植骨手术后,移植物加固的过程中,腭扩张器应在原位再保持 3 个月的时间。

虽然大多数的正畸医生和外科医生都更喜欢在正畸术前进行腭扩张,但是术后行腭扩张也是一个可以接受的选择。在这种情况下,放置腭扩张器之前植骨部位应进行 8 周的加固。支持者认为,术后的扩张会使移植部位在愈合过程中处于动态负荷之下,这可能会改善骨的稳固状态[18]。此外,手术时的缺损越小,所需的植骨量就越少,更重要的是,在双侧牙槽裂的情况下,就更容易闭合腭黏膜。如果倾向于在移植术后行正畸手术,那么可以在移植手术前进行扩张,也就无须在术后进行口腔印模。已行移植术但未行扩张的牙槽裂想要移植物完全稳固再行扩张可能会更加困难,因此,移植物稳固前或移植术后 3 个月前,应先进行扩张。

正如所描述的,牙槽裂与一系列的牙齿发育异常有关,主要包括牙发育不全、牙齿萌出延迟、多生牙和牙错位。裂隙内中心切牙的旋转和翻转是非常常见的,并且可能会危及牙槽裂的手术入路。由于裂侧切牙的骨质通常很少,而且正畸牙齿的移动可能会破坏有限的骨质支撑,所以邻近裂侧错位的牙齿应进行保守治疗。这一薄但却关键的骨质缺失会导致牙根暴露、牙槽骨高度缺失,甚至牙齿脱落。因此,移植前必须对恒切牙的错位进行必要的正畸手术。牙槽裂修复准备工作中的正畸治疗和拔牙的流程总结参见图 9.1。

■ 手术方法

牙槽裂修复包括口鼻瘘的闭合,以及鼻黏膜层和口腔黏膜层间应用植骨术进行牙槽骨重建。成功的牙槽裂修复需要鼻黏膜瓣和口腔黏膜瓣的活动度及无张力闭合。完全移植物覆盖对于移植成功是至关重要的,并且通过从上颌骨较少的一端(裂侧)推进角化的颊黏膜骨膜瓣来完成。虽然可能是一种权宜之计,但推进为角化的黏膜是极其不推荐的。特别是,所谓的黏膜指状皮瓣将大量的、角质化较差的黏膜带入了牙槽嵴。最终,正如前文所提到的,预期的牙槽骨高度只能与相邻牙齿的牙槽骨高度一致。将骨移植物置于这一水平之外不会产生额外的牙槽骨高度;相反,它只会导致黏膜瓣闭合的不必要的张力。

牙槽骨移植的黄金标准是自体颗粒骨移植,通常从髂骨嵴前部提取。还有其他可供选择的移植源可用,将在本章下文描述。

患者准备

在全身麻醉诱导后,鼻内气管插管是首选。必须注意避免对咽部皮瓣造成损伤,因为许多牙槽裂修复适龄的儿童会因腭咽闭合不全接受某种形式的二期语音手术。作者更倾向于在气管导管的末端放置一个小的红色橡胶导管,以便于通过气管内导管的方式,无创伤地将柔软的导管端穿过咽部。由于气管内插管会将鼻底压入裂隙并限制移植物置入的量,因此通常倾向于经非裂侧鼻孔插管。在双侧牙槽裂病例中,可以使用经鼻插管或经口腔插管,但经口腔插管常常会损害牙槽

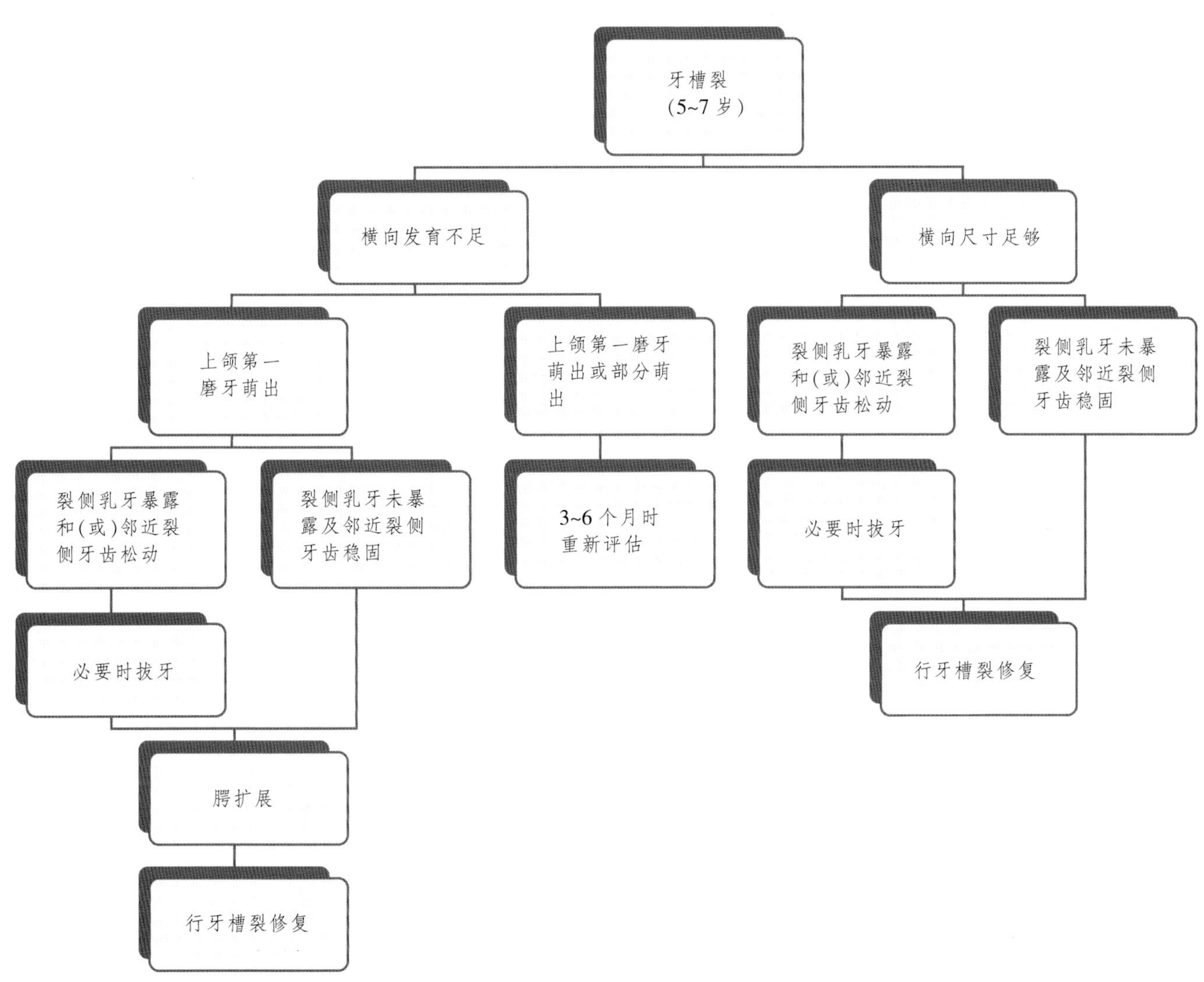

图 9.1　牙槽裂修复的正畸准备。

裂腭部的手术入路。由于预期在非无菌环境中进行移植术,移植过程中可能会被鼻菌污染,预防性应用抗生素,持续应用到术后 3~5 天。术前应用单一剂量的地塞米松可以减少术后肿胀。

预计在髂骨嵴前部获取移植物，应对供区进行标记、做好预先准备,并铺巾覆盖。应用第二块无菌铺巾,当手术小组准备取骨移植物时可将其移除。如果有两个手术小组，那么髂骨嵴移植物的取出可与裂隙部位的准备工作同时进行。如果有关于完成初期闭合和所需移植物骨量的任何问题，最好是在获取移植物至前完成裂隙暴露和鼻黏膜的闭合。

裂隙部位准备:单侧牙槽裂

局部麻醉后应用血管收缩剂，在裂的两侧都做一个全厚的牙槽嵴切口(图 9.2)。为了清晰起见,较大节段指的是非裂侧，较小节段指的是上颌骨牙槽弓的裂侧段。在较小节段一侧,牙槽嵴切口延伸至唇的后部或颊部附着黏膜。在大约第二乳磨牙的位置,切口向头侧直接进入未附着的黏膜。较小节段的全厚唇瓣或颊瓣被充分分离。延伸至未附着的黏膜可以促进较小段皮瓣的推进。重要的是,推进皮瓣前面的部分是由角化的黏膜所组成的,它将被推进裂隙。在较大节段的一侧,只有分离足够多的黏膜骨膜瓣，才能为裂侧唇面的闭合提供黏膜边缘。牙槽嵴的切口沿裂隙两侧从牙槽嵴垂直延伸。由于鼻唇瘘的上部被勾画标记,垂直的全厚切口变为部分厚度切口。在这一位置,应用弧形虹膜剪在鼻黏膜和鼻唇肌肉组织之间形成了一个解剖平面。小心操作以避免在鼻黏膜上穿孔，尤其是靠近骨性裂

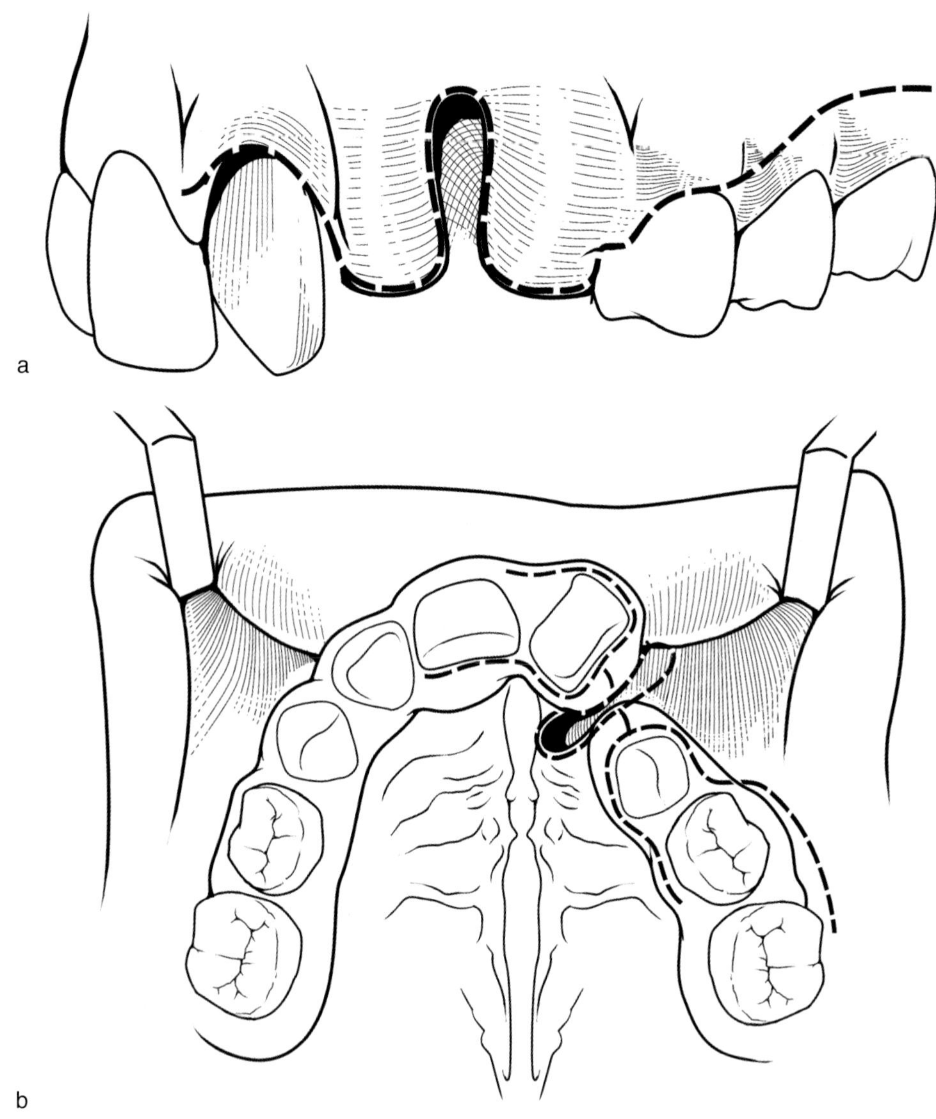

图 9.2　(a)唇侧黏膜切口。(b)唇黏膜切口和腭黏膜切口的咬合面视图。

隙边缘时。像 Woodson 分离器这样的弧形设备可以放置在瘘的上方,以确定鼻唇瘘上方的矫正解剖平面。

较小节段的骨膜瓣可为随后的推进提供松弛。然后将注意力集中到腭部，在裂隙的两侧做齿龈沟切口(图 9.2 b)。在裂隙两侧分离全厚腭瓣至腭裂边缘。再次应用弧形虹膜剪刀将腭黏膜从鼻黏膜分离至腭瘘后端(图 9.3)。将鼻黏膜从腭黏膜处分离非常重要,这将使鼻黏膜和腭黏膜均可以闭合。如果鼻黏膜不能从腭黏膜分离,例如分离也在头侧,那么鼻黏膜的闭合可能会很困难。然后,通过小心地在鼻黏膜和腭黏膜之间建立一个可至任何残余瘘后部的分离平面，残余腭瘘的问题就可以得到解决。在这一位置,鼻瓣边缘清晰可见,并且可以接近（图 9.4)。如果需要增加鼻黏膜瓣的长度,可以从犁骨分离鼻黏膜以促进闭合。鼻黏膜的闭合是从后向前用可吸收缝合线缝合完成的(图 9.5)。腭部鼻黏膜闭合的首选路径是通过使用 Castroviejo 持针器穿过牙槽裂。对于未扩张的裂隙或裂隙内萌出恒犬齿的较大年龄的儿童,鼻瓣的使用可能非常有限。在鼻黏膜关闭后,腭黏膜也被关闭,并可以尝试改变腭黏膜的边缘(图 9.6)。

髂骨嵴移植物获取

移植物获取过程的详细描述超出了本章的讨论范围，本部分对从髂骨嵴前部获取松质骨进行了简单描述。在骨骼未成熟的患者中,软骨帽顶部被分开,内侧的一半向内侧翻转。下面的松质骨可用刮匙获取。即使

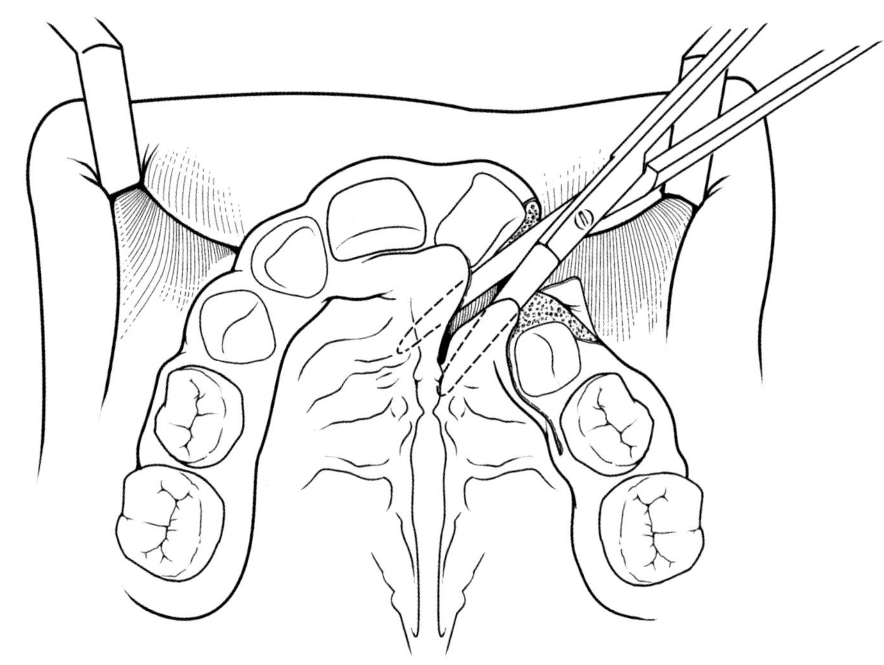

图 9.3　应用剪刀分离腭黏膜与鼻黏膜。

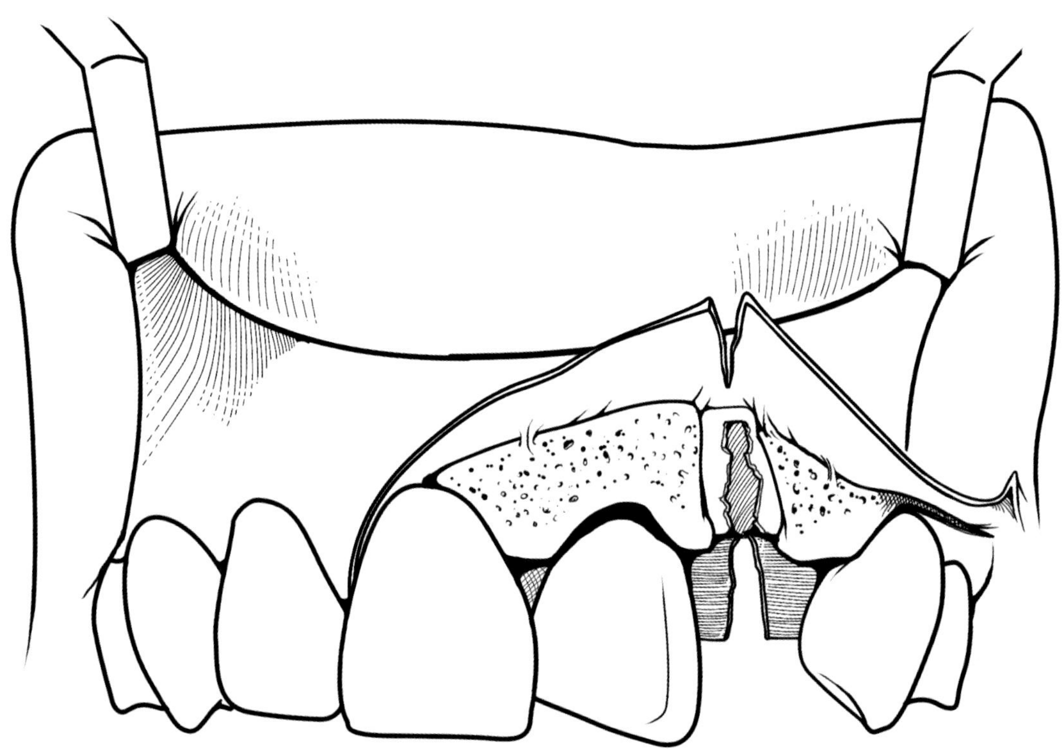

图 9.4　从鼻黏膜完全分离的唇黏膜和腭黏膜。

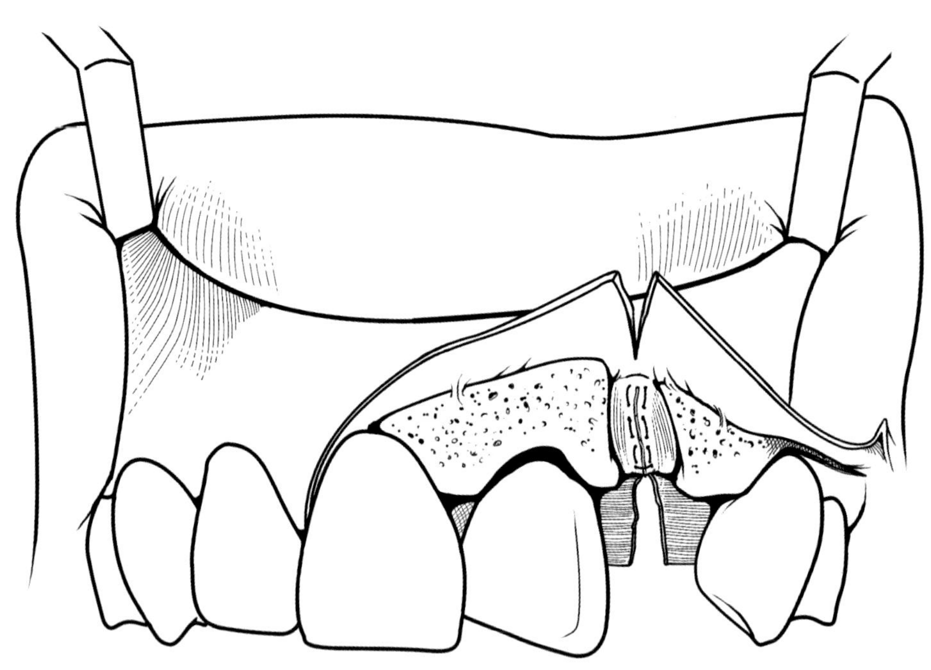

图 9.5　缝合的鼻黏膜皮瓣和未修复的腭黏膜。

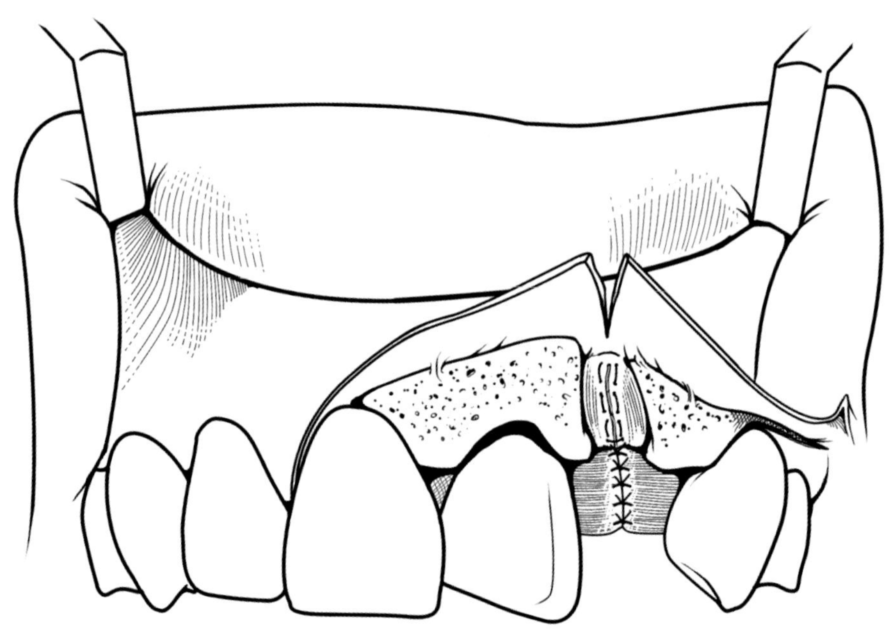

图 9.6　缝合的鼻黏膜皮瓣和腭黏膜皮瓣。

为双侧牙槽裂，也不太可能从双侧髂骨嵴获取骨移植物。如果需要增加骨量,可以在内侧骨膜下形成解剖平面,用骨钳获取薄的内侧皮质,使其呈颗粒状,并与移植物的颗粒状松质部分混合在一起。

移植物置入

腭部放置骨膜分离器,将鼻黏膜移至鼻底水平,为颗粒状移植物的填充提供支撑。移植物被仔细地压缩至牙槽骨缺损内(图 9.7)。移植物从鼻底垂直延伸至牙槽嵴。最终,较小节段侧的颊瓣被推进至移植物以接近

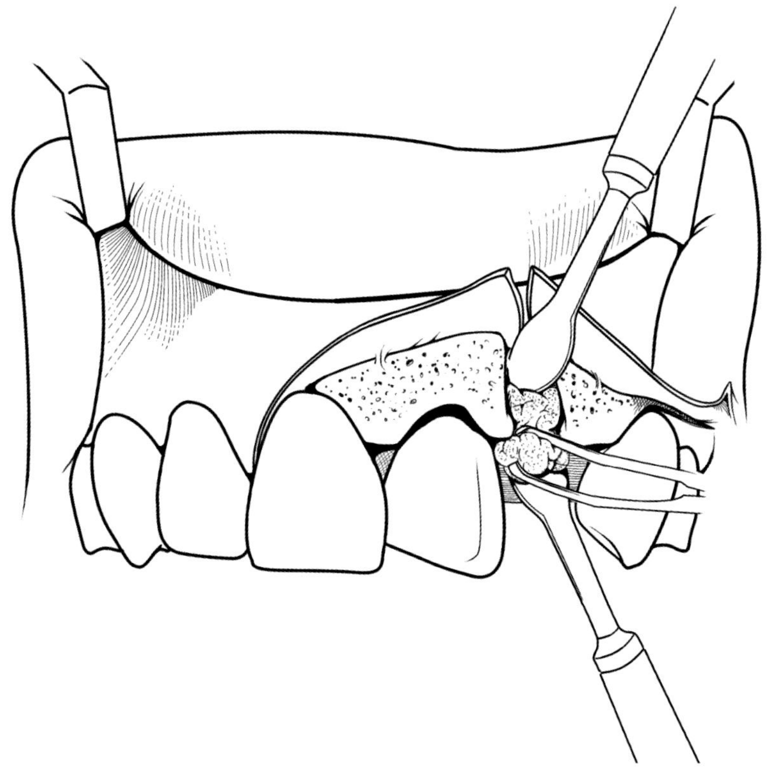

图 9.7 颗粒状移植物进入牙槽裂。注意腭部器械的放置,以促进移植物的凝聚。

腭瓣边缘。应用 4-0 Vicryl (Ethicon,Somerville,NJ)水平褥式缝合可实现无张力闭合。其余的唇瓣或颊瓣可用 4-0 铬缝合线以间断连续缝合进行闭合(图 9.8)。

裂隙部位准备:双侧牙槽裂

双侧牙槽裂修复有几种情况需要额外注意。皮瓣分离必须考虑到前上颌骨薄弱的血液供应。面部皮瓣或颊瓣分离会仅限于裂隙段后部。前上颌骨面部只有分离足够多的黏膜骨膜瓣,才能形成用于缝合的黏膜骨膜边缘。类似的,从前上颌骨腭部分离黏膜瓣应仅限于需要形成黏膜边缘,以关闭腭黏膜。

也许双侧牙槽裂修复中最大的挑战是在前上颌骨的后方直接完成初期腭黏膜闭合。这一问题随着较大腭瘘的出现而被放大。此外,当腭倾斜时,前上颌骨使这一关键区域的可视化变得困难。因此,应根据需要进行术前腭扩张,以为牙槽裂和反牙合矫正提供手术入路。过度的扩张可能会破坏瘘的腭部的初期闭合。双侧牙槽裂鼻黏膜的闭合通常较为简单,每一侧都可以应用单侧牙槽裂修复的理念和方法进行修复。因此,对犁骨黏膜进行保守性分离可以为初期闭合提供额外的鼻瓣长度。更具有挑战性的是腭黏膜闭合。腭瓣向内侧旋转,直到它们彼此接触,以及接触到前上颌骨的腭面,这有利于腭黏膜的闭合。如果腭黏膜根本无法接近,可以考虑用舌瓣闭合;但根据作者的经验,这种情况很少见(参见图 8.5)。

并发症

牙槽裂植骨最常见的并发症是黏膜伤口裂开,可能发生于约 1%的青春期前儿童中[12]。伤口的裂开可能会导致移植物暴露和一小部分移植物丢失。在进行牙槽裂植骨的老年患者中,伤口问题可能会更常发生[13]。如果修复时机适当并应用声音技术,伤口的问题基本不会发生。另一个并发症是持续性的腭瘘,通常会发生于那些存在感染或无感染的伤口裂开的患者。移植物丢失并需再次移植的情况并不常见,但行移植术的青少年或年轻人则更有可能发生这种情况。在牙槽裂修复年龄组中,髂骨供区并发症的发生是非常少见的。在1%的病例中,因移植的牙槽骨导致犬齿萌出失败可能需要手术暴露和正畸结扎法来辅助牙齿萌出[12]。

手术方法的变化

大多数的变化都与颊瓣或唇瓣的设计有关。其中

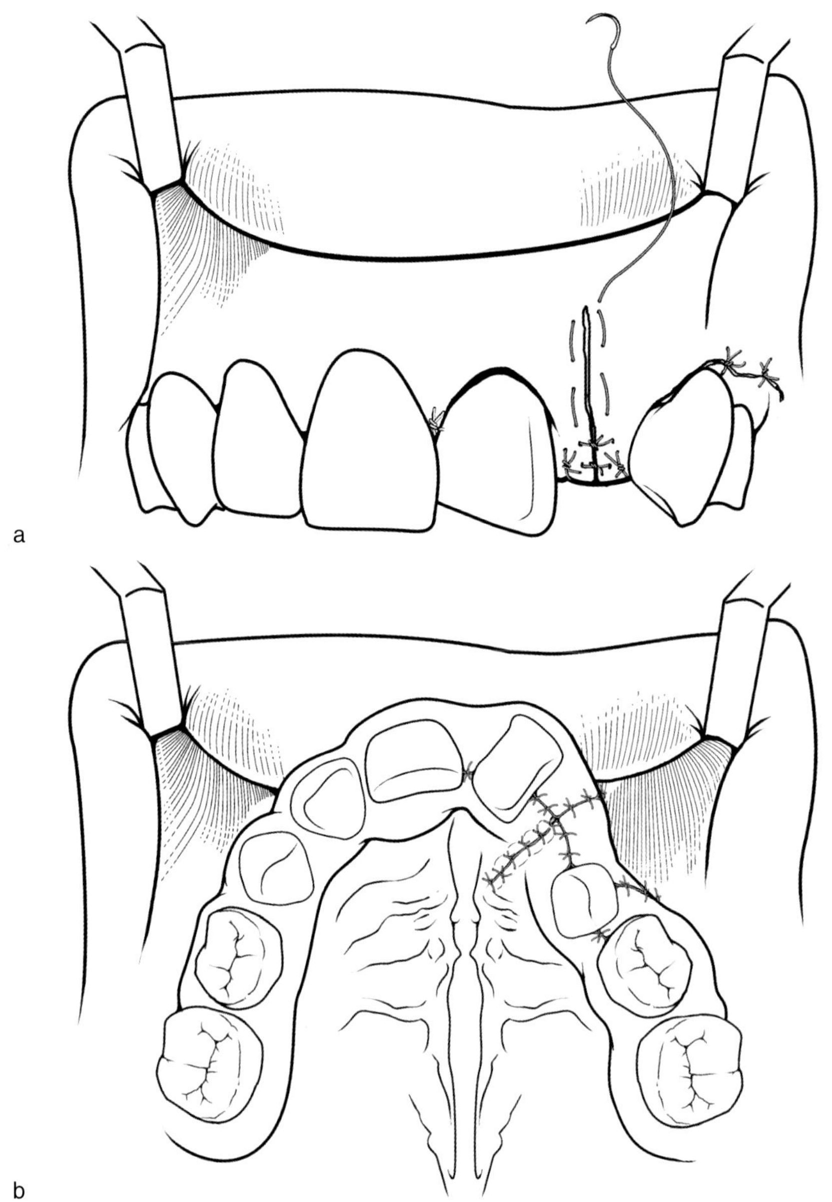

图 9.8 (a)推进和缝合较小节段的唇瓣。(b)完成修复的咬合面视图。

一种变化是扩大颊沟切口和龈瓣的推进，形成裸露的牙槽骨后部区域，完成二期愈合。另一种改变是颊前庭的指状皮瓣的形成。尽管该皮瓣为无张力闭合提供了良好的活动度，但它可能将无角化的黏膜推进到牙槽骨的支撑部分。这将为牙齿的萌出及后期的牙齿种植提供较差的齿龈支撑。指状皮瓣的体积也很大，很容易被以后的正畸弓丝所刺激。应尽量不应用指状皮瓣，因为其有足够的角质化黏膜，可以设计适当的颊滑动皮瓣来进行推进。

■ 植骨替代产品

有多种骨移植物可用于牙槽裂植骨，包括自体移植物、同种异体移植物、异质性移植物，以及最近常用的骨形态生成蛋白。移植物类型的选择很大程度上取决于外科医生的经验和偏好。下文将介绍这些不同移植物的选择。

自体移植物

自体骨，通常来自髂骨嵴前部，是牙槽裂植骨移植物选择的金标准。由于存在活性细胞核生长因子,自体骨与其他骨源相比有许多优势,包括成骨活性和骨诱导性。另外,自体骨不会引起免疫反应。如果只有一个手术团队可用,自体骨移植需要第二个手术部位,因为可能会发生供区并发症,同时手术时间也会延长。

最常见的自体骨源是髂骨嵴前部,它能提供大量的细胞微粒骨移植,而且在儿童中供区并发症发病率较低[15]。髂骨上的松质骨已经被证实可以形成在组织学上和功能上正常的牙槽骨[19]。由于供区并发症的低发病率、潜在的美容优势和可消除步态障碍的风险,目前提倡在牙槽裂修复中应用颅骨植骨。然而,与髂骨嵴相比,颅骨植骨的成功率较低(80% 对 93%)[20]。儿童的颅骨板障和松质骨量是有限的,因此对于较大的牙槽裂或双侧牙槽裂来说是较差的选择。此外,一些患者和家属认为,从颅骨获取移植物可能会增加手术风险。从胫骨前部取骨存在较大的因胫骨平台骨折导致生长板受累的风险,因此不鼓励其作为儿童自体骨移植物的来源。

同种异体移植物

来自尸体的同种异体骨也可以用于牙槽裂修复,以避免产生第二个手术部位。与自体骨不同,同种异体骨没有成骨性,骨诱导性也有限。虽然与自体骨对比的相关结果已有报道[21],但是同种异体骨对于较大缺损或双侧牙槽裂来说是一种不太可预测的移植物材料。自体骨会导致早期的成血管细胞反应,一些细胞留有活性,这导致骨形成比同种异体骨更迅速。对于裂隙较大的患者,少量的同种异体骨可与自体骨混合应用,以增加移植物的体积,在这种情况下,可以成功避免从双侧髂骨嵴获取移植物。

骨形成蛋白

在颌面部区域,一种新型的自体移植物和同种异体移植物的替代物是重组人骨形态生成蛋白(rhBMP 或 BMP)。这些蛋白质参与骨骼发育和胚胎形成,而且似乎也参与维护成熟骨骼。在发现的 20 个 BMP 中,只有 3 个(BMP-2、BMP-7 和 BMP-9)有独立诱发骨形成的能力[22]。BMP 对于特定人群的潜在致癌的可能还尚不明确,并且限制了它在多学科唇腭裂中心牙槽裂植骨中的广泛应用。

BMP-2 诱导宿主干细胞分化为成骨细胞,从而形成新生骨。BMP-2 的几个标签外应用已经开始进行了研究,包括增强牙槽骨牵张成骨和连接面裂的不连续性缺损[23]。BMP-2 在牙槽裂植骨中的应用属于标签外应用。

尽管如此,应用 BMP 进行颌面部重建是目前研究的热点。有趣的是,Boyne 一直致力于研究 BMP 在颌面部区域的应用[24-26]。近年来发表的几项研究为我们对其在牙槽裂修复中的应用提供了深刻理解。Herford 在研究中比较了牙槽裂植骨的骨量,一组为 10 例应用 BMP-2 饱和胶原蛋白海绵行牙槽裂植骨的患者(平均年龄为 8 岁),对照组为 2 例应用髂骨颗粒植骨进行移植的患者(平均年龄为 10 岁)。术后 4 个月行 CT 检查以确定移植物骨量,检查发现应用 BMP 移植的平均骨形成率为 71.7%,而应用髂骨嵴移植的平均骨形成率则为 78.1%。尽管患者年龄存在差异,而且对照组中也有较好的移植物骨量,这两种方法都符合移植成功的标准[27]。

在一项更大的系列研究中,Chin 评估了应用 BMP-2 进行移植的 43 例患者(共 50 个裂隙)(年龄为 6~14 岁)。50 例患者中有 49 例发生了骨性联合(成功率为 95%)。移植后的 6~25 个月,应用 BM 移植的部位牙齿可自然萌出,同时可对正畸牙齿的活动产生正常的生理反应。1 例患者在 27 个月时进行组织学评估发现了正常的活性骨[23]。

Dickinson 对 21 例应用 BMP-2 或髂骨嵴行牙槽裂移植的骨性成熟的患者(平均年龄 16 岁)进行了研究并对比了他们术前和术后的 CT 成像。与髂骨嵴组相比,BMP 组表现出更好的骨填充率(95%对 63%)。BMP 组报告的并发症发生率也较低(11%~50%)。髂骨嵴组的 12 例患者中,有 3 例发生了持续性腭瘘,而 BMP 组的 9 例患者中,无 1 例发生持续性腭瘘。髂骨嵴组的 3 例患者在术后 6 个月时主诉供区疼痛。BMP 组的 9 例患者中有 7 例是在门诊进行的手术,与髂骨嵴组(平均 1.8 天)相比,他们的住院时间要短得多(平均 0.4 天)。因此,BMP 组患者的住院费用也显著更低(21 800 美元 对 11 000 美元)。作者的结论是,与后期牙槽裂应用髂骨嵴移植相比,应用 BMP 可改善骨愈合、骨量、牙槽骨高度和骨矿化。

BMP 在自体骨移植方面的一个明显优势是避免产生第二个手术部位,并避免了供区并发症的发生。此外,如前所述,应用 BMP 的住院时间更短、住院费用更低[27]。然而,对于5~7岁应用BMP移植或髂骨嵴移植行牙槽裂修复的儿童,还没有研究对其住院时间和总费用进行对比。BMP的缺点主要是可能术后肿胀的概率会增加,以及产品费用较高。更重要的是,在最有可能接受牙槽裂移植的患者中,BMP的使用没有得到美国食品和药品监督管理局的批准,因为它对于不成熟骨骼的影响、牙齿发育的影响及恶性肿瘤形成的影响还尚不确定[28]。因此,BMP可应用于某些骨性成熟的患者中,但对于骨性未成熟的牙槽裂患者不推荐应用BMP进行治疗。

■ 术后护理

一般情况下,学龄儿童在行牙槽裂修复术后可休学1周。术后的口腔疼痛通常较轻微,并且可用对乙酰氨基酚进行控制,可单独使用,或者与较温和的麻醉性镇痛药(如氢可酮)联合使用。单独使用非甾体抗炎药可以有效地控制这些儿童的术后疼痛。柔软的、无须咀嚼的饮食可以尽可能地减少对口腔闭合的损伤。患者遵循鼻窦预防措施(不擤鼻,并且在打喷嚏时要张开嘴)可以降低破坏鼻黏膜和口腔黏膜愈合的风险。可能会发生自限性的步态障碍,并且通常会持续不到2周[29]。供区应保持干燥10天,在此之后,患儿可以淋浴,但是在2~3周内不要进行盆浴。患儿在6~8周内应避免参加学校的体育活动或进行运动等,以避免对髂骨供区造成伤害。

■ 经验与教训

- 作者更倾向于在恒切牙萌出之前及恒犬齿移至裂隙内之前进行牙槽裂修复:年龄为5~7岁。
- 牙槽骨移植的传统时机为犬齿萌出之前(6~10岁),并根据需要进行正畸准备和上颌骨扩张。
- 保证裂隙内的牙齿不会被移植影响;在裂隙内牙齿周围放置植骨是没有价值的,并且在牙槽裂修复时移除萌出的牙齿可能会损伤口腔黏膜闭合。
- 在术前的正畸治疗中避免对双侧牙槽裂的过度扩张。
- 严重翻转、错位的中央恒切牙会影响牙槽裂和口腔黏膜闭合的手术入路:考虑进行保守的正畸治疗以在牙槽裂修复前改善切牙位置。
- 较大的小节段全厚颊瓣包括角质化的黏膜,可以为移植物提供最可靠的覆盖范围。
- 将邻近的角质化黏膜推进至裂隙部位内:可以避免应用未角质化的指状皮瓣。
- 当考虑应用骨移植的替代品时,要认识到患儿对髂骨嵴供区部位耐受良好。

■ 循证医学

在二期牙槽裂修复中,尽管有大量的Ⅳ级证据[4,10,16],但来自髂骨嵴的自体颗粒骨在多项研究中已经取得成功。自体颅骨与髂骨嵴相比,其移植成功率低于髂骨嵴移植(Ⅱ级证据)[20]。在牙槽裂修复中,支持应用同种异体骨移植只有有限的Ⅳ级证据。一项研究结果显示,与髂骨嵴移植相比,同种异体骨移植的术后伤口裂开风险明显要更高[21]。没有任何研究直接将同种异体移植物与自体移植物进行比较。在骨性未成熟的患者中,BMP禁止应用的。因此,不建议在儿童的二期野草列修复中应用BMP[28]。在晚期牙槽裂修复中,应用BMP移植的骨性成熟患者,有明显的骨填充证据,并且与髂骨嵴移植相比,其并发症更少(Ⅱ级证据)[13]。

(徐海淞 译)

参考文献

1. Kazemi A, Stearns JW, Fonseca RJ. Secondary grafting in the alveolar cleft patient. Oral Maxillofac Surg Clin North Am 2002;14(4):477–490
2. Backdahl M, Nordinke. Replacement of the maxillary bone defect in cleft palate. A new procedure. Acta Chir Scand 1961;122:131–137
3. Johanson B, Ohlsson A. Bone grafting and dental orthopaedics in primary and secondary cases of cleft lip and palate. Acta Chir Scand 1961;122:112–124
4. Boyne PJ, Sands NR. Secondary bone grafting of residual alveolar and palatal clefts. J Oral Surg 1972;30(2):87–92
5. Brattström V, McWilliam J. The influence of bone grafting age

on dental abnormalities and alveolar bone height in patients with unilateral cleft lip and palate. Eur J Orthod 1989;11(4):351-358
6. Ochs MW. Alveolar cleft bone grafting (Part II): Secondary bone grafting. J Oral Maxillofac Surg 1996;54(1):83-88
7. Eppley BL. Alveolar cleft bone grafting (Part I): Primary bone grafting. J Oral Maxillofac Surg 1996;54(1):74-82
8. Precious DS. Alveolar bone grafting. Oral Maxillofac Surg Clin North Am 2000;12(3):501-513
9. Laowansiri U, Behrents RG, Araujo E, Oliver DR, Buschang PH. Maxillary growth and maturation during infancy and early childhood. Angle Orthod 2013;83(4):563-571
10. Enemark H, Sindet-Pedersen S, Bundgaard M. Long-term results after secondary bone grafting of alveolar clefts. J Oral Maxillofac Surg 1987;45(11):913-919
11. Boyne PJ, Sands NR. Combined orthodontic-surgical management of residual palato-alveolar cleft defects. Am J Orthod 1976;70(1):20-37
12. Hall HD, Werther JR. Conventional alveolar bone grafting. Oral Maxillofac Surg Clin North Am 1991;3(3):609-616
13. Dickinson BP, Ashley RK, Wasson KL, et al. Reduced morbidity and improved healing with bone morphogenic protein-2 in older patients with alveolar cleft defects. Plast Reconstr Surg 2008;121(1):209-217
14. Trindade-Suedam IK, da Silva Filho OG, Carvalho RM, et al. Timing of alveolar bone grafting determines different outcomes in patients with unilateral cleft palate. J Craniofac Surg 2012;23(5):1283-1286
15. Rudman RA. Prospective evaluation of morbidity associated with iliac crest harvest for alveolar cleft grafting. J Oral Maxillofac Surg 1997;55(3):219-223, discussion 223-224
16. Hall HD, Posnick JC. Early results of secondary bone grafts in 106 alveolar clefts. J Oral Maxillofac Surg 1983;41(5):289-294
17. Daw JL Jr, Patel PK. Management of alveolar clefts. Clin Plast Surg 2004;31(2):303-313
18. Boyne PJ. Bone grafting in the osseous reconstruction of alveolar and palatal clefts. Oral Maxillofac Surg Clin North Am 1991;3(3):589-597
19. Iino M, Ishii H, Sato J, Seto K. Histological evaluation of autogenous iliac particulate cancellous bone and marrow grafted to alveolar clefts—a preliminary report of five young adult cases. Cleft Palate Craniofac J 2000;37(1):55-60
20. Sadove AM, Nelson CL, Eppley BL, Nguyen B. An evaluation of calvarial and iliac donor sites in alveolar cleft grafting. Cleft Palate J 1990;27(3):225-228, discussion 229
21. Maxson BB, Baxter SD, Vig KW, Fonseca RJ. Allogeneic bone for secondary alveolar cleft osteoplasty. J Oral Maxillofac Surg 1990;48(9):933-941
22. Termaat MF, Den Boer FC, Bakker FC, Patka P, Haarman HJ. Bone morphogenetic proteins. Development and clinical efficacy in the treatment of fractures and bone defects. J Bone Joint Surg Am 2005;87(6):1367-1378
23. Chin M, Ng T, Tom WK, Carstens M. Repair of alveolar clefts with recombinant human bone morphogenetic protein (rhBMP-2) in patients with clefts. J Craniofac Surg 2005;16(5):778-789
24. Boyne PJ. Application of bone morphogenetic proteins in the treatment of clinical oral and maxillofacial osseous defects. J Bone Joint Surg Am 2001;83-A(Pt 2, Suppl 1)S146-S150
25. Boyne PJ, Lilly LC, Marx RE, et al. De novo bone induction by recombinant human bone morphogenetic protein-2 (rhBMP-2) in maxillary sinus floor augmentation. J Oral Maxillofac Surg 2005;63(12):1693-1707
26. Boyne PJ, Nath R, Nakamura A. Human recombinant BMP-2 in osseous reconstruction of simulated cleft palate defects. Br J Oral Maxillofac Surg 1998;36(2):84-90
27. Herford AS, Boyne PJ, Rawson R, Williams RP. Bone morphogenetic protein-induced repair of the premaxillary cleft. J Oral Maxillofac Surg 2007;65(11):2136-2141
28. Woo EJ. Adverse events reported after the use of recombinant human bone morphogenetic protein 2. J Oral Maxillofac Surg 2012;70(4):765-767
29. Kolomvos N, Iatrou I, Theologie-Lygidakis N, Tzerbos F, Schoinohoriti O. Iliac crest morbidity following maxillofacial bone grafting in children: a clinical and radiographic prospective study. J Craniomaxillofac Surg 2010;38(4):293-302

第10章 裂的鼻整形术

Scott J. Stephan, Tom D. Wang

■ 引言

唇裂、牙槽裂和腭裂是最常见的先天性面部畸形。唇裂及牙槽裂通常会伴随鼻部畸形且会或多或少地影响鼻部外观或功能。裂的鼻畸形矫正手术不但复杂而且通常需要分阶段进行手术来解决问题。虽然对于初期唇裂修复时行初期裂的鼻整形术的重要性已经有了清晰的认识,但是许多唇裂、牙槽裂和腭裂的患者在以后的生活中仍然要进行二期鼻整形术或者最终的鼻整形术。唇裂鼻畸形的功能解剖矫正包括裂侧下外侧软骨(LLC)的重新定位、鼻中隔尾侧端对齐、鼻穹隆对称、鼻小柱延长、鼻翼矫正、裂侧鼻翼基底部内移,以及提供结构支撑[1]。同时,这些矫正也能够在主观上缓解鼻塞症状。

裂的鼻整形术的难点在于需要适应其先前裂修复时的不同手术方式、需要面对裂畸形中较大的解剖异常的差异以及先前手术所造成的不同瘢痕影响。为特定患者选择最佳的二期鼻整形技术,需要对先前治疗的类别进行了解并对目前残余的畸形情况做出评估。目前,还没有单一的技术能够解决典型的继发性唇裂鼻畸形中的所有畸形问题[2]。基于此,本章介绍了更为广泛应用的手术方法,并对那些被推荐用于不同解剖畸形鼻裂的术式进行了描述。

■ 解剖

成人裂的鼻部畸形问题主要在于原发、发展和术后影响三个方面[3]。单侧裂原发鼻畸形患者受单一因素或综合因素影响,如异常的面部肌肉结构、面部骨骼(上颌骨)发育不全和骨架的不对称性[4]。Anastassov、Joos和Zollner对面部肌肉先天畸形和面部肌肉异常止点的鼻畸形的影响进行了详细的归纳总结(图10.1)[5]。尽管口轮匝肌对裂侧鼻翼基底部向下后拉的作用已经明确,但还有其他鼻部异常的肌肉拉力对裂侧鼻部畸形最终的结果产生影响。在降眉间肌的挛缩期间,由于附着于对侧上外侧软骨(ULC)的横向牵拉作用,加重了鼻部从穹隆部分开始的不对称性。提上唇鼻翼肌在水平方向上更为明显,更多的是向下方和侧面走行。LLC和ULC的对抗作用导致内鼻阀的缩小。这种非正常的肌肉拉伸作用也对鼻翼的延长起了一定作用。位于LLC底部但是ULC顶部的鼻横肌对裂侧悬垂的鼻翼起到扭转下拉作用。鼻后孔开大肌更多的是在水平方向上错位并且位于裂侧鼻翼沟后方。当这块肌肉收缩时,LLC和鼻翼的基底部会更向下移位。最后,异常的降鼻中隔肌连同其协同的肌肉共同止于非裂侧,导致鼻小柱及鼻尖向下不对称(向裂侧)收缩。

典型的单侧唇裂修复包括对裂侧鼻翼缘和基底部的调整,其目的在于改变已经错位LLC和异常屈曲的张力。另外,在初期唇裂修复时唇裂外侧下移的代价是外侧前庭衬里的缺损,随着时间渐渐导致鼻腔狭窄[6]。鼻翼基底部最终的位置随着生长过程而发生改变,可能会变成过度向内或过度向外[7]。鼻组织发育不全、生长受损和术后瘢痕都会导致不对称生长和畸形[7]。最常见的继发裂的鼻畸形如下[8]:

- 裂侧穹隆的后移和突出度不足;
- 裂侧鼻小柱短小;
- LLC内侧脚向外滑动;
- LLC和鼻翼缘形成鼻翼粘连;
- 鼻翼-鼻小柱网;

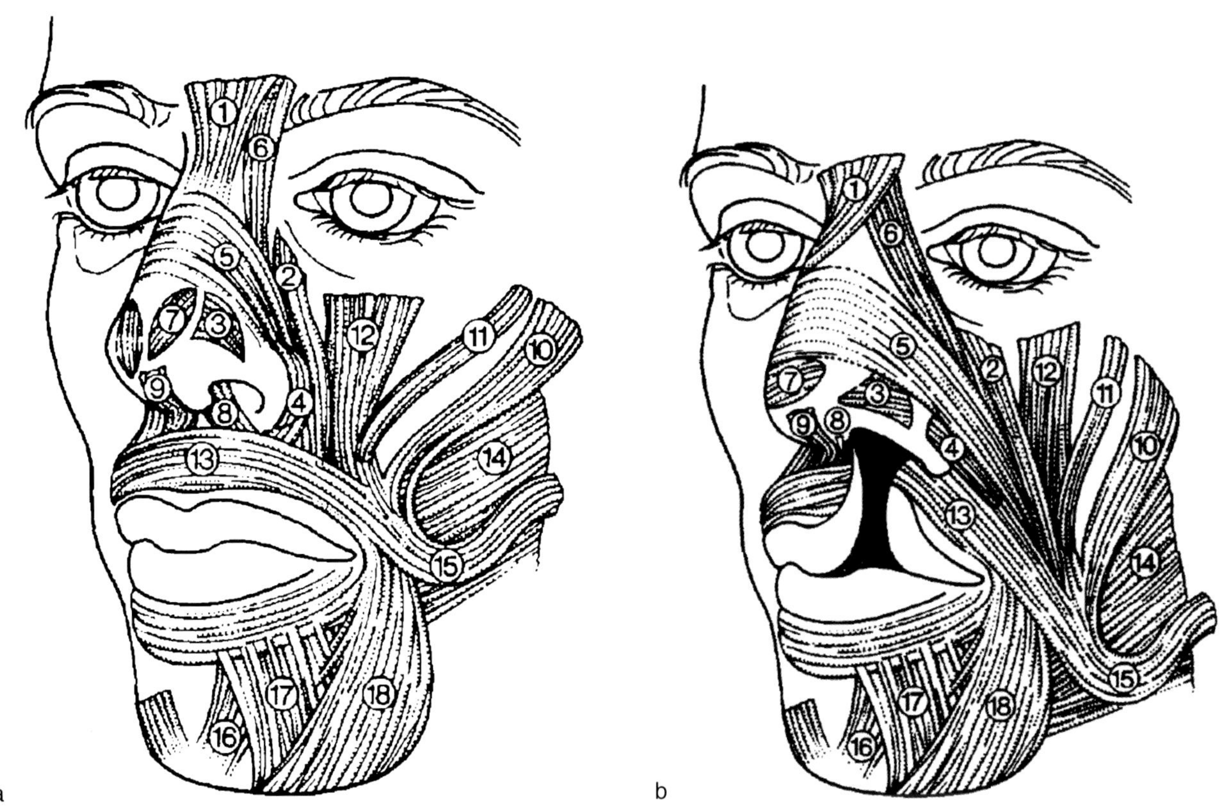

图 10.1　(a,b)唇腭裂患者的肌肉位置。1,降眉肌;2,提上唇鼻翼肌;3,扩鼻孔前肌;4,扩鼻孔后肌;5,横鼻肌;6,异常鼻翼肌;7,缩鼻小肌;8,降鼻中隔肌;9,二腹鼻中隔唇肌;10,颧大肌;11,颧小肌;12,上唇提肌;13,口轮匝肌;14,颊肌;15,笑肌;16,颏肌;17,下唇降肌;18,降口角肌。(Used with permission from Anastassov GE, Joos U, Zollner B. Evaluation of the results of delayed rhinoplasty in cleft lip and palate patients: functional and aesthetic implications and factors that a ect successful nasal repair. Br J Oral Maxillofac Surg 1998; 36(6):416 - 424.)

- 前庭穹隆的前庭皮肤缺少;
- 鼻孔方向的错位;
- 鼻翼基底错位;
- 鼻底缺少支撑;
- 尾侧鼻中隔偏斜至非裂侧。

■ 修复时机

唇修复的同时进行初期鼻整形术对鼻部的解剖结构有着重要而持久的影响。许多专家学者,包括本书的作者都认为初期的鼻整形术会对鼻部的下 1/3 的生长产生影响[9-11]。一些行过初期鼻整形术的患者在青春期及骨骼成熟期鼻部发育完成时鼻部不对称性可降到最低并且无功能性损伤。尽管关于是否影响鼻部发育的争论还在持续,McComb 和 Coghlan[12]的一项纵向研究证实,成年后,鼻部及面中部的发育并没有受到明显的影响。Ridgeway[13]对初期唇裂鼻整形术中的尾侧鼻中隔复位患者进行头影测量发现,手术能够使鼻中隔偏曲和对侧鼻甲肥大的情况得到持续改善。本书的第 4~6 章对初期鼻整形术的内容进行了详细的讨论。

尽管初期鼻整形术有很多益处,大多数患者仍会存在一些解剖畸形和鼻阻塞的问题。在某些病例中,这些问题会很严重以至于必须在鼻部完全发育之前对其进行干预。正如 Shih 和 Sykes 所指出的,“中间”进行的鼻整形术可以在以下两种不同的临床情况下产生一定作用:①严重鼻阻塞导致阻塞性睡眠呼吸暂停;②患儿因面部缺陷导致严重心理障碍[14]。干预治疗的争论和关注焦点在于必要时需要去除一部分下鼻甲达到鼻中隔尾部的复位。当需要进行中间鼻整形术时有两个较为推荐的时间点,但也取决于每个患者的具体情况[15]。第一个时间点为 4~6 岁,此时的患儿已产生个体自我意识以及会对周围同伴的看法产生心理作用,如需要的话可以与唇部修复同步进行;第二个时间点为 8~12 岁,在牙齿矫正及牙槽骨移植术后。鼻整形的基本原则是拥有一个稳固的构建骨架平台。已有低级别的证据显示,如果上颌骨骨架解剖结构正常,鼻中隔尾部和鼻翼基底部的重新定位会更有效。

然而,对于大部分存在裂隙的患者来说,目前还存在一个争议,有人认为应直到鼻部完全发育后再进行鼻整形术。这一保守方法长期以来一直是标准的儿童鼻整形的手术方案。支持这一方法的医生主张要等到面部成熟后再进行手术,他们认为鼻中隔成形术和鼻截骨手术会对鼻部生长或面中部生长产生影响。女性患者一般推迟到 14~16 岁进行最终的鼻整形术,男性患者一般推迟到 16~18 岁。咬合错位明显的唇腭裂患者在骨骼发育成熟后应进行正颌手术,并且应在任何最终的鼻整形术之前进行。如果上颌骨 Le Fort Ⅰ 型截骨是在下颌骨发育完成前进行的,需要再次进行正颌修手术以进一步改变鼻部位置[16]。表 10.1 是推荐的二期鼻整形术修复的时间线。

■ 技术

鼻部基底及上颌骨的提升

在行牙槽骨移植的最终鼻整形术之前，最理想的方法是要先解决鼻部的基本骨骼支撑问题。然而,同时行前上颌骨的移植也是可行的。对骨骼的基础结构进行仔细评估可以确定在最终的鼻整形术之前是否需要应用前牙槽骨植骨和(或)上颌骨 LeFort Ⅰ 型截骨术[17,18]。这些骨性操作术式提高了鼻部下 1/3 的突出度和骨性支撑,并且鼻背位置未发生明显改变。在行最终的鼻整形术时应用贴附植骨对前上颌骨进行适度提升，但理想情况下应重建上颌骨的骨性基础[19-21]。在成年进行修复时发现,前鼻棘通常会肥大并向非裂侧偏离。矫正内容包括鼻中隔尾部复位、肥厚的鼻棘行截骨术或用咬骨钳咬断,以及鼻中隔棘韧带切除。进行鼻小柱支撑通常有多个原因，包括对鼻中隔尾部的先天弯曲部分修整后保持鼻尖的支撑。

鼻背部

裂的鼻畸形的其中一个特征是鼻骨和鼻中隔的严重偏离。许多用于美容或功能性鼻整形的技术都需要在最终的鼻整形术中使用,包括截骨术、鼻背降低、黏膜下切除术或 Metzenbaum 鼻中隔转门式手术、软骨移植和贴附植骨等。弯曲的鼻畸形可以用传统的手术方法来解决,前面已做详解,在此不做赘述。1930 年,Blair 描述了整个鼻背复合体的重新定位，同时保留了鼻背部轮廓。这一操作主要包括外侧截骨和鼻根的经皮截骨，通过将活动的鼻中隔尾部固定在鼻前棘骨膜上来控制鼻部下 1/3(图 10.2)。

前面已经对鼻中隔尾部通常会向非裂侧偏离以及多种的鼻中隔畸形进行了描述[22]。如果需要降低鼻背部的突出度,可行多层外侧截骨以使骨质叠缩从而降低整个鼻背复合体。另外,许多医生都擅长直接在鼻背隆起处行外侧截骨来减少骨量,以此作为一种手段来复位骨性鼻锥。特别是对于存在裂隙的鼻畸形,Cutting[23] 及其他专家[14,16]强调了将 ULC 从鼻背部脱落、使用不对称大小的软骨移植扩张鼻部气道、帮助矫正鼻中隔偏曲的重要性。

表 10.1 修复时机

	二期鼻整形术	
年龄	中间	最终
4~6 岁	与唇部修复同时进行和(或)存在心理社会应激因素时	
8~12 岁	可在鼻部持续发育过程中保持鼻部对称性和为更成功的最终修复提供平台	
14~16 岁(女性)		鼻部最终的永久对称性、鼻基底部和鼻尖成形、缓解鼻阻塞、鼻部瘢痕和鼻皱襞的治疗
16~18 岁(男性)		鼻部最终的永久对称性、鼻基底部和鼻尖成形、缓解鼻阻塞、鼻部瘢痕和鼻皱襞的治疗

Source: Adapted with permission from Angelos P, Wang T. Revision of the cleft lip nose. Facial Plast Surg 2012;28(4):447 - 453.

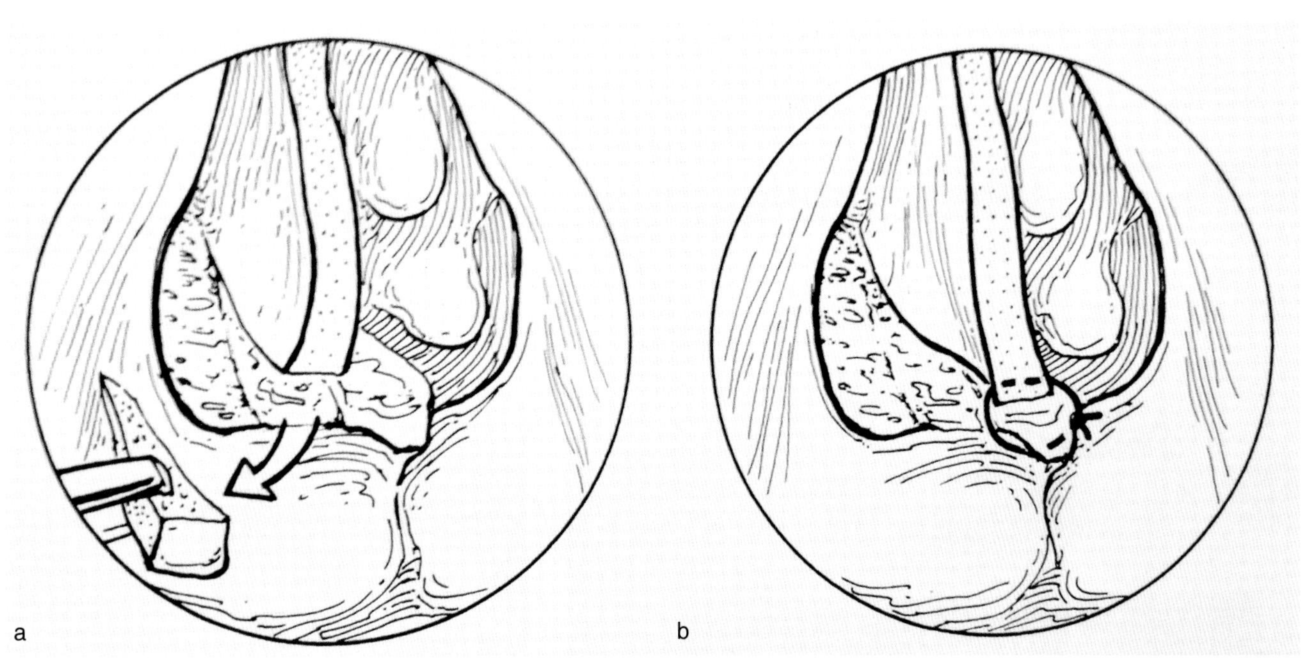

图 10.2　异常鼻前棘和鼻中隔尾部。(a)鼻前棘切除和弯曲鼻中隔尾部下方的楔形修剪使鼻部重新复位到中线。(b)鼻中隔尾部缝合固定至剩余的鼻棘骨膜。(Used with permission from Jablon JH, Sykes JM. Nasal airway problems in the cleft lip population. Facial Plast Surg Clin North Am 1999;7:391 – 403.)

皮肤

在成年的唇腭裂患者中,软组织畸形的矫正是最难的任务之一,是实施初次鼻整形术的最重要的原则[6,24]。一些研究发现:①裂侧鼻尖的皮肤是平坦的;②穹隆间的纤维脂肪组织结构不规则;③裂侧软组织三角悬垂或网状形成;④位于前庭襞的裂侧前庭衬里是不规则的,且比非裂侧的张力更大。

在存在裂隙鼻部的解剖畸形中,对于先天性裂侧是否存在真正的软组织缺损,或者是否存在异常组织结构导致的软组织错位,一直存在争议[25]。随着儿童发育生长,这种不对称性也变得越来越明显。Atherton 提出的组织学证据表明,裂侧鼻软骨与非裂侧鼻软骨在各方面都相似[26],但这项研究只是在胎儿中进行的,而并未对鼻发育完成后的情况进行研究。在成年患者的唇腭裂鼻畸形中,前庭衬里通常会有软组织缺损。事实上,目前的许多手术方法可以通过不同的策略来解决这个问题。所以,虽然软骨结构在出生时不存在缺损,但在鼻部发育完全成熟的过程中,手术后的瘢痕组织和底层结构的严重错位最终会限制软组织发育。更大的共识是,在双侧唇腭裂鼻畸形中存在鼻前庭衬里和鼻小柱皮肤的真正缺损[27,28]。

前庭衬里的缺损可分为横向(水平)缺损或纵向(垂直)缺损。Tajima 的倒 U 形切口引入新的前庭衬里主要在纵向移动外部鼻翼缘皮肤,使其作为 LLC 重新定位的一部分。鼻翼悬垂可通过内旋软组织三角外部皮肤至鼻孔内来进行改善(图 10.3)[29]。

切口沿裂侧鼻翼软骨尾部边缘一直延伸到悬垂鼻翼缘皮肤外部最畸形的点(悬垂)。进入鼻前庭衬里的量取决于鼻翼边缘悬垂皮肤的数量。Cutting、Bardach 和 Pang 指出,横向衬里缺损的修复较具有挑战性,并解释了它的起源可以追溯到初次唇裂修复时的鼻翼基底的复位。当裂侧穹隆软骨和外侧脚的突出度降低及鼻翼基底部向内时,鼻孔孔径就会较小[6]。到鼻部发育成熟时,裂侧前庭衬里就会收缩;最终,沿着鼻基底部,鼻穹隆、鼻翼缘会存在前庭衬里缺损,前庭皱襞会存在黏膜张力。

改良的 Vissarionoff 滑动唇裂鼻成形术(SCR)是能够横向引入内层衬里的另外一项手术方法[30]。在最初唇部修复手术中产生的上唇瘢痕附着于内侧脚位置的皮肤上(软骨膜皮瓣)。这个皮瓣滑向鼻部并构成了 LLC 的外部轮廓(图 10.4)。衬里被转移到那些进行二期鼻整形术的患者存在缺损的区域;横向上沿着鼻小柱直至鼻穹隆。因为唇部瘢痕的宽度和软骨重新定位时形

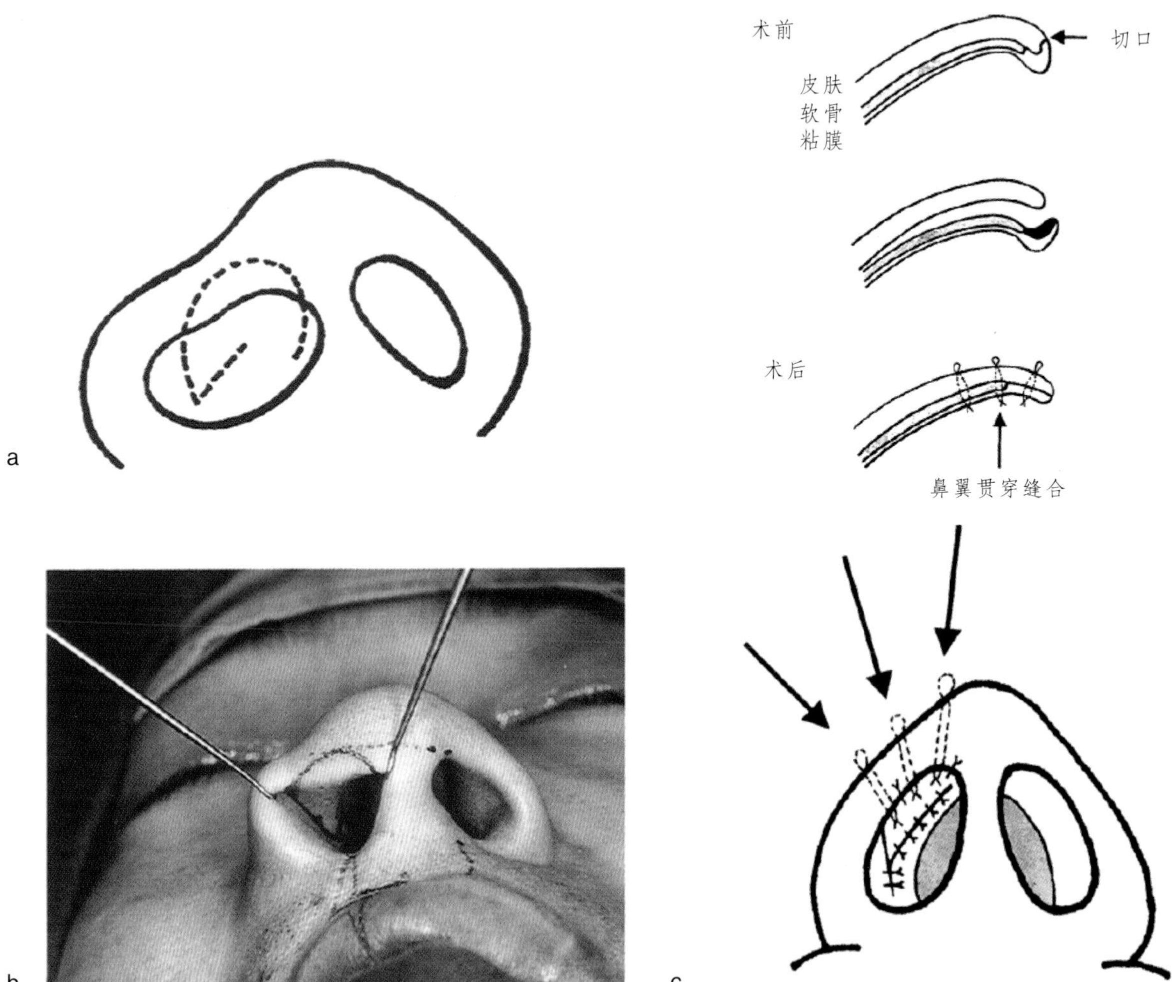

图 10.3 倒 U 形切口和悬挂缝合修复术：外侧–内侧软骨重新定位的鼻内技术。(a)切口从外侧鼻侧壁开始，如图所示，侧面的 V–Y 关闭，在鼻孔边缘处弯曲，以合并鼻翼悬垂，然后返回前庭内侧。(b)唇修复时设计切口。(c)鼻翼悬垂的横截面。注意部分皮肤进入前庭，并被转化为鼻腔衬里。在鼻翼缘处应用几条枕垫缝合，以保持新的鼻翼边缘点。(Used with permission from Cho BC，Baik BS. Correction of cleft lip nasal deformity in Orientals using a refined reverse-U incision and V-Y plasty. Br J Plast Surg 2001；54(7)：588－596.)

成的裂侧内侧脚的前突度使得可转移的皮肤量受限。这项技术可以与倒 U 形切口联合应用，以获得更多的内层衬里覆盖。

增加内层衬里的另外一个方法是在裂侧外侧脚向内侧复位后应用全厚皮片移植[31]或者耳廓复合组织移植[32]来修复外侧壁缺损。这项技术可以解决前庭衬里的问题，但是也存在一些弱点，如愈合的移植皮肤部位会明显凹陷，而且不能为术后的挛缩提供支撑，同时游离的复合体移植物存活率较低，而且愈合后可能会形成较厚的瘢痕组织。如前文所述，鼻翼悬垂是沿着鼻翼缘内侧的一种软组织畸形。鼻翼悬垂形成原因的标准描述是鼻翼基底的移位导致鼻翼缘的后外侧牵拉和继发性软组织三角带。

Agarwal 和 Chandra[33]对鼻翼悬垂的病因做了进一步的研究。在单侧裂的鼻部，LLC 附着异常，以防尾侧降低，主要包括：①穹隆间韧带；②中隔尾部前下侧；③卷轴区上缘至同侧上外侧软骨。与非裂侧相比，裂侧的扩鼻孔前肌和缩鼻小肌肥厚而且裂侧的外侧脚较宽。Agarwal 和 Chandra 将其归因为肌肉对软骨有不同的拉力导致鼻翼软骨的过度生长和脱垂至软组织三角区域，此处软骨的阻力最小。为了纠正这个问题，Agarwal 和 Chandra 建议可滑动部分内部皮肤，然后对剩余的皮肤和裂侧外侧脚“过度生长”的组织区域行部分切除。

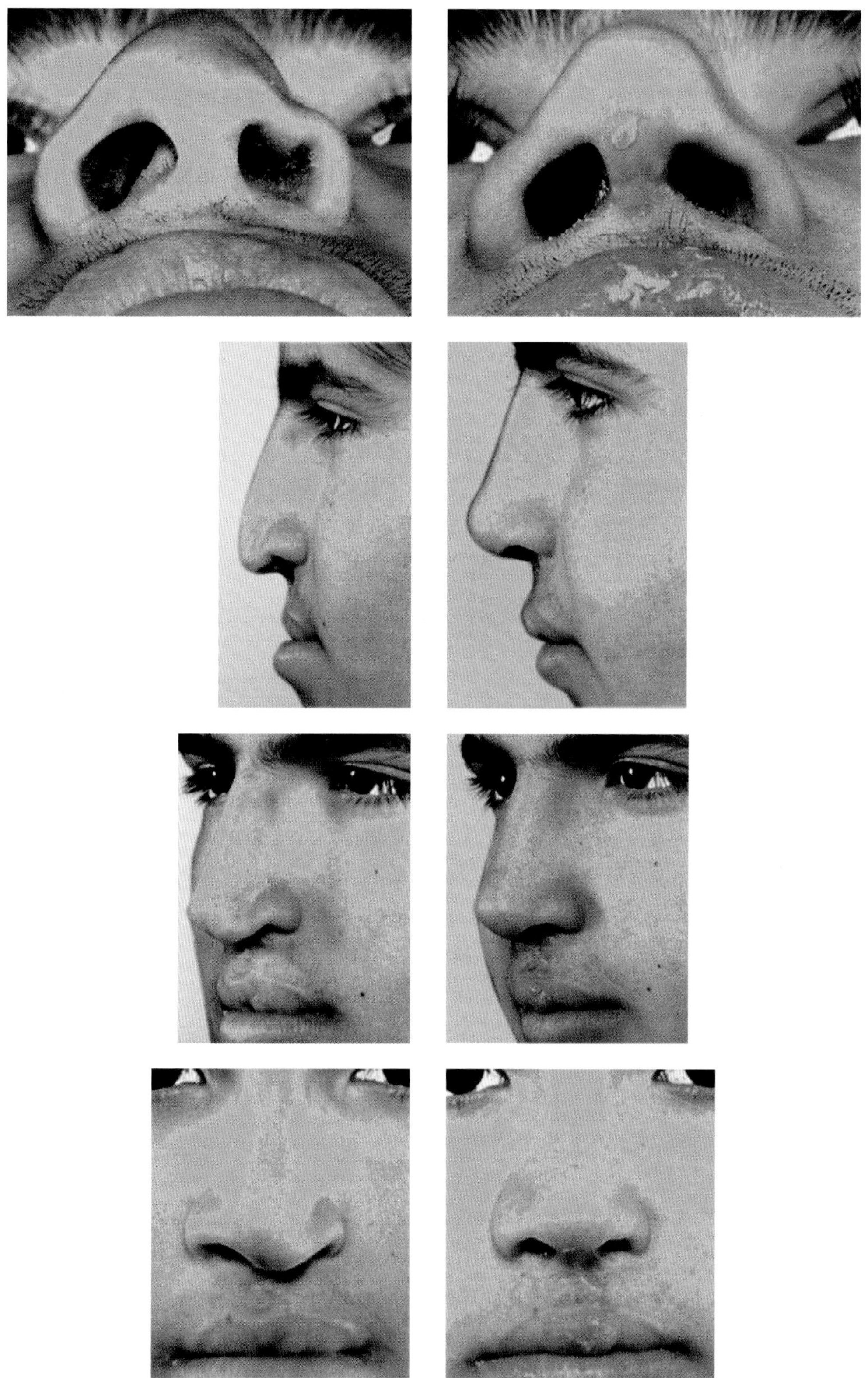

图 10.4　左侧鼻小柱处显示了使用滑动唇裂鼻成形术矫正继发性裂的鼻畸形。还存在鼻尖不对称、鼻翼悬垂和残余唇部组织不平滑。右侧鼻小柱处显示了术后 18 个月的效果，包括前上颌骨提升和鼻尖结构移植。(Used with permission from Wang TD, Madorsky SJ. Secondary rhinoplasty in nasal deformity associated with the unilateral cleft lip. Arch Facial Plast Surg 1999;1(1):40－45.)

其他的方法有前面所述的 Tajima 倒 U 形切口，其主要依赖于软骨和皮肤的重新定位。在中国，Wang 和 Fan 介绍了一种技术能够解决鼻槛软组织缺损的问题同时还能去除鼻翼悬垂[34]。从鼻翼悬垂和鼻翼缘获取较窄的外侧转位皮瓣，包含皮肤和纤维脂肪组织，以鼻基底为蒂，嵌入鼻槛。如果鼻基底部偏向外侧，皮瓣可以在基底部调整后沿鼻翼沟镶嵌在月牙形的缺损中。虽然这种皮瓣在某些情况下是有用的，但应用它的代价是会产生无法隐藏的且明显可见的广泛瘢痕外观。

鼻尖软骨重新定位

许多关于裂的鼻整形术的争论都集中在不同的哲学观点上，即什么样的软组织和鼻软骨需要重新定位，以及如何将重新定位做到最好。如前所述，裂侧鼻软骨有多种解剖畸形，包括裂侧穹隆向后移位和突出度下降、裂侧内侧脚向外下滑，以及鼻侧壁褶皱（通常称为前庭皱襞）。对于如何解决这些问题虽然存在很多的观点，但可以明确的是裂侧软骨的重新定位和塑形是形成良好外观和保证功能性的必要操作。自体鼻软骨的传统改良缝合方法已在第 4~6 章中有所介绍[35]，一种更为常见的开放鼻整形术入路是通过移动鼻软骨来进行重新定位。一般说来，有两种基本手术入路：从内侧到外侧移动裂侧 LLC 术式，以及从外侧向内侧移动 LLC 术式。

内侧到外侧的软骨重新定位

作者支持应用一种滑动软骨膜皮瓣或 SCR 的技术来将 LLC 由内侧向外侧重新定位[2,15,30]。这种方法代表了多年来都技术的发展。1932 年，Gilles 描述了一种通过鼻小柱切口和上缘推进形成的复合软骨膜单侧鼻小柱皮瓣[30]。1964 年，Converse 改良了这项技术，在鼻小柱切口的基础上加入了边缘切口。一旦 LLC 复合移植物被应用，以及裂侧内侧脚固定到对侧穹隆，皮肤和前庭缺陷就可以使用耳廓复合组织移植物进行修复[36]。Dibbell 在鼻底部的皮肤上做了一个双蒂皮瓣来提高裂侧内侧脚的高度，从而对这项技术又进行了改进[37]。复合物皮瓣以裂侧鼻前庭为轴顺时针旋转，伴随着内侧脚的进一步突出，整个裂侧的软骨重新定位，双蒂鼻底皮瓣使得鼻翼基底向内侧移动。Cutting 描述了如何使用外鼻入路将 Dibbell 的旋转技术和 Tajima 的倒 U 形切口技术进行结合（图 10.5）[38]。

为了努力矫正鼻前庭衬里缺损，1989 年，Vissarionov 阐述了如何将上唇裂修复瘢痕的皮肤上滑取代鼻前庭衬里覆盖缺损，而不是将鼻底组织旋转至穹隆或使用耳部复合移植物进行矫正[39]。随后，Vissarionov 技术将 SCR 皮瓣所应用的切口与经鼻小柱的切口和对侧鼻边缘的切口进行融合，从而与外部入路鼻整形方法联合应用[30]。

现代版 SCR 技术有很多的优势。外部入路鼻整形

a

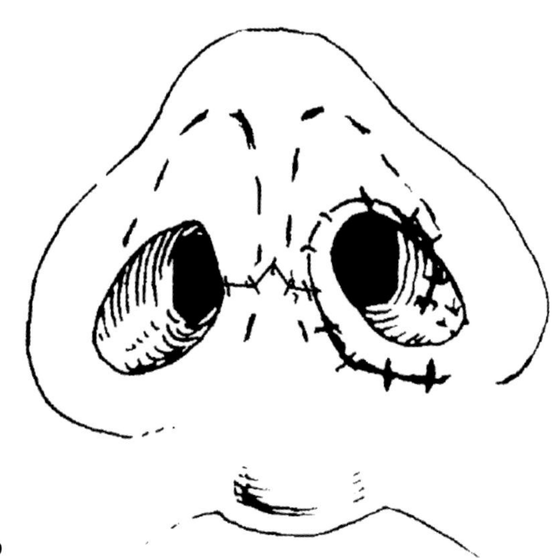

图 10.5 Dibbell 鼻基底旋转皮瓣联合鼻成形术外部入路 Tajima 倒 U 形切口。虽然有新的衬里引入裂侧鼻前庭，但也要注意鼻翼基底的内侧化。(Used with permission from Dibbell DG. Cleft lip nasal reconstruction: correcting the classic unilateral defect. Plast Reconstr Surg 1982;69(2):264－271.)

为各种开放性技术及根据每位患者的功能性和美观要求进行的结构移植提供了便利。外侧的软骨膜皮瓣横向引入新的内层衬里至前庭，同时对唇部瘢痕进行修整。切口会很自然地与 Tajima 倒 U 形切口结合，从而对鼻翼悬垂进行治疗，并在纵向上引入更多的内层衬里(图 10.4)。

SCR 技术可用于过度内侧化或外侧化的鼻翼基底畸形。如果基底部过于狭窄，V-Y 沟推进到软组织缺损的软骨膜皮瓣的远端尾侧。如果该基底过度向外，那么在唇部修复时，可以通过把缝合针从鼻基底固定至鼻前棘的骨膜上来使鼻翼基底向内。

应用 SCR 对单侧裂的鼻畸形行二次矫正的主要

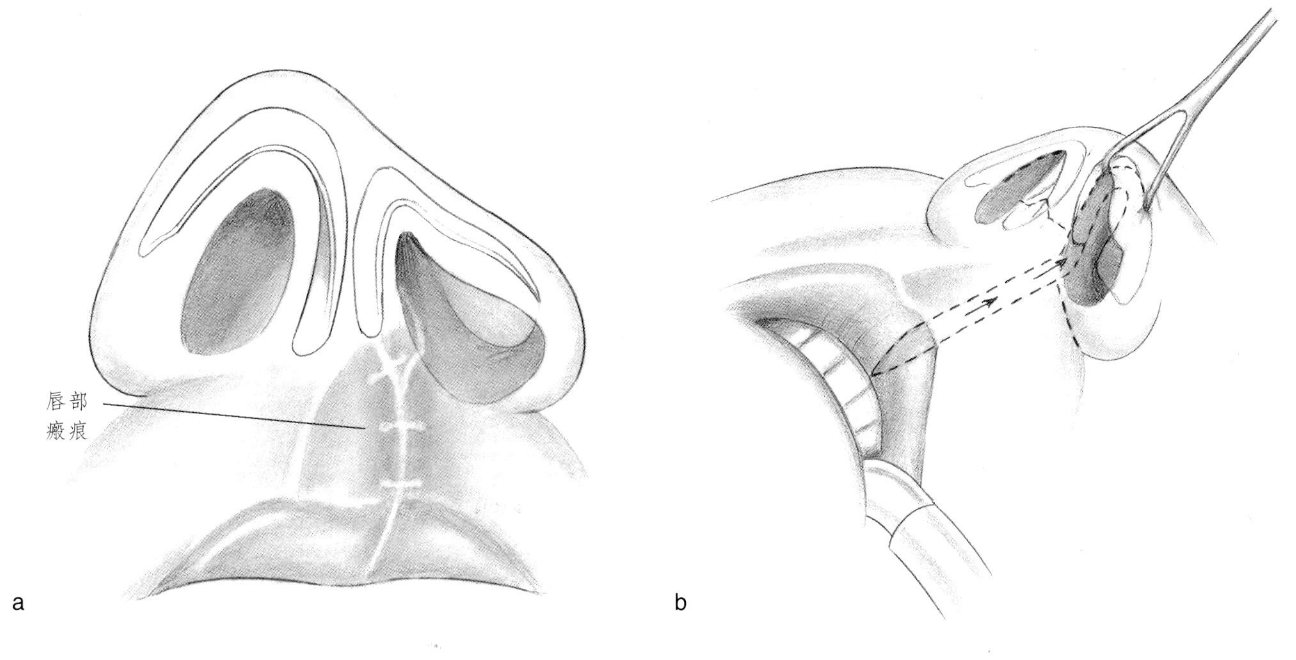

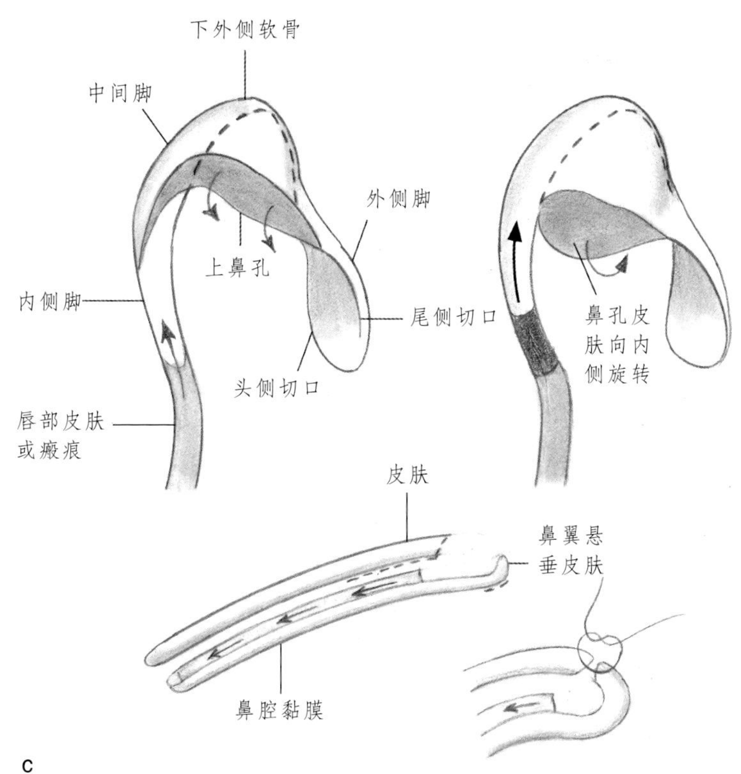

图 10.6 滑动唇裂鼻成形术(SCR)。(a)提示裂侧鼻软骨的后移和突出度降低，鼻翼悬垂带有鼻前庭皱襞，内侧脚滑动至外侧，以及前庭穹隆衬里缺乏。(b)切口从上唇的瘢痕开始，然后沿着裂侧内侧脚经过鼻槛延伸至内侧鼻前庭。尾部切口离开软骨边缘并在鼻翼悬垂的位置到达外鼻皮肤。倒 V 形鼻小柱切口和对侧边缘切口可形成鼻成形术外部入路。沿鼻翼基底和鼻翼沟外侧松解切口以对鼻翼基底重新定位。(c)左侧(裂侧)下外侧软骨显示于滑动皮瓣(见内侧脚上向上指向的箭头)前(左边)。在皮瓣被推进入鼻孔前庭内后，右侧也显示了相同的软骨。黑色的区域代表了软骨膜皮瓣滑动至鼻内后的空间。底部的侧视图显示了 Tajimi 的倒 U 形切口，以及下外侧软骨向头侧推进(左下)，并在边缘切除后(右下)缝合边缘切口。(待续)

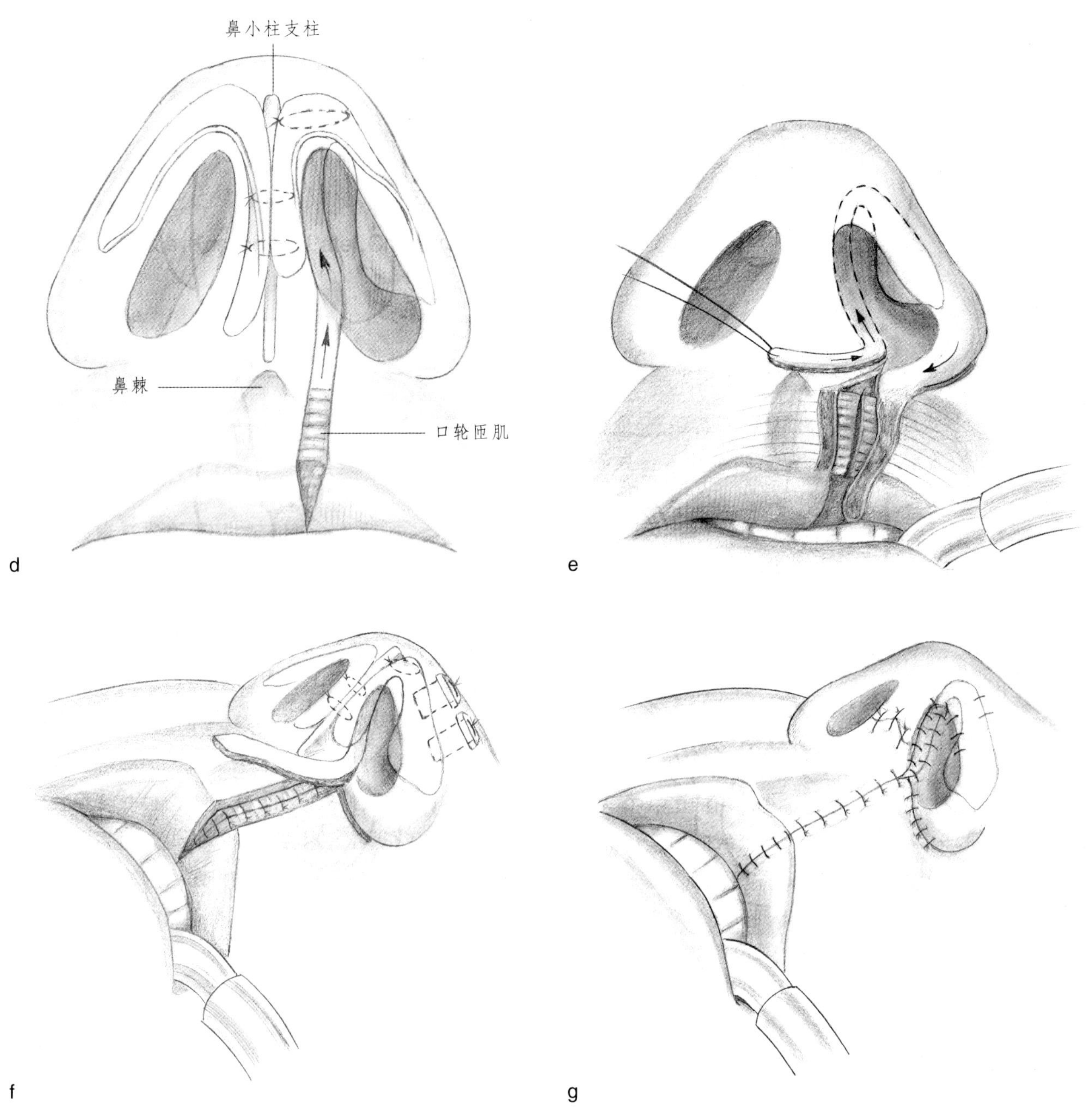

图 10.6(续) (d)软骨膜皮瓣从内侧滑动至外侧，提高裂侧内侧脚的突出度并固定于鼻小柱支柱上。在新穹隆上进行缝合形成裂侧的穹隆角。(e)唇部瘢痕-内侧脚复合皮瓣被缝合线拉出，并推进入鼻小柱内侧(向上的箭头)，并恢复口轮匝肌。(f)将头侧边缘悬吊缝合至裂侧上外侧软骨或鼻背可完成对裂侧外侧脚位置的最终修正。这时可放置鼻翼铺板移植物以适度矫正鼻前庭皱襞畸形。鼻尖移植物也可在这时放置。(g)最后的皮肤闭合可采用间断缝合方式。

适应证包括以下内容：

- 存在裂隙的鼻部有多种中度至重度的畸形；
- 轻度至重度前庭衬里缺损；
- 明显的唇部瘢痕；需要进行唇部修复；
- 需要进行结构移植(即软骨移植、鼻小柱支撑、板条移植物)。

前面所简要描述的 SCR 手术方法[8]下文将做详细介绍(图 10.6)。上唇皮肤的唇裂瘢痕可作为复合式推进皮瓣的一部分。当瘢痕为线性或曲线时，这种方法效果最好，这是 Millard 型旋转推进唇部修复的典型效果。尽管在水平方向上可能会留下更大的瘢痕，但在那些有几何形状的唇部修复手术中仍有可能使用这种技术，在不缩小白唇的情况下，将整个瘢痕作为软骨推进皮瓣的一部分进行移动具有较大的困难。将唇部瘢痕推进到鼻内的目的是为了矫正穹隆上前庭衬里的缺陷。

鼻成形术外部入路经鼻小柱倒 V 形切口的设计是在鼻小柱最窄处进行的。用亚甲蓝标记出红唇皮肤的边缘和唇部瘢痕。如果在裂侧有鼻翼皮肤蹼状结构，那么应将非裂侧鼻翼边缘作为引导，在裂侧鼻翼边缘上的外鼻皮肤上做标记，以形成对称的鼻孔和鼻翼边缘。这些皮肤标记被折回到前庭的内侧和外侧，然后继续沿着裂侧外侧脚尾部缘做边缘切口。每位患者标记的唇部瘢痕的宽度都是不同的，但通常形状都是一个长窄的椭圆形，宽度至少为 5mm，可向下延伸至唇红缘。在红唇处，需要根据个体的需求来确定要切除的红唇量，以获得最好的美观效果。唇部瘢痕的标记沿着前庭内侧延伸到鼻内。在标准的鼻成形术的外部入路中，唇部瘢痕的内侧边缘与边缘切口的垂直部分连接在一起。如果有鼻翼悬垂畸形，边缘切口会留下裂侧外侧脚尾部边缘，以合并导致悬垂的外部鼻部皮肤，然后再合并至前庭外侧以完成边缘切口(图 10.6b，c)。

SCR 的多功能性允许两种不同的皮肤来源将前庭衬里引入裂侧，同时还可以矫正不满意的唇部瘢痕和任何鼻翼皮肤蹼状畸形。唇部瘢痕外侧边缘标记继续进入前庭内侧，作为沿鼻中隔前部垂直方向的切口，然后继续沿上外侧延伸作为软骨间的切口。为了保持血液供应至软骨膜皮瓣，必须小心地保持裂侧外侧脚的外缘连接。

唇部瘢痕的初始切口始于唇部，并延伸至鼻部皮下层。沿之前的标记切开鼻内前庭皮肤。当唇部瘢痕皮瓣到达鼻小柱底部时，剥离的深度加深，以将裂侧内侧脚合并作为软骨膜皮瓣。剥离平面继续延伸至裂侧穹隆和外侧脚。软骨膜皮瓣的血供应来自裂侧梨状孔附近的鼻内附着。做倒 V 形鼻小柱切口，形成标准的鼻成形术外部入路，以暴露鼻软骨和鼻背。通过外鼻入路分开穹隆内韧带并从鼻中隔前部分离 ULC，从而完成鼻中隔的矫正。获取鼻中隔软骨以在鼻棘上对鼻中隔尾部进行移植和重新定位。结构移植(例如软骨移植、外侧脚支撑移植、鼻翼边缘移植)和截骨术可在接下来的手术中进行。

应用获取的鼻中隔软骨、耳软骨或肋软骨的鼻小柱支柱常用于悬吊内侧脚软骨。在内侧脚间形成一个精确的软组织袋，然后将其固定在鼻小柱支柱上（图 10.7a~j）。裂侧鼻软骨复位的关键部分在于能使前庭穹隆高度达到对称性的裂侧内侧脚的提升度。将 25G 针头放置在内侧脚和鼻小柱支柱复合体之间以评估鼻尖的对称性。在该病例中，新穹隆前庭黏膜(而非鼻软骨)的高度被用作穹隆对称性的参考点。应用普通肠线的直形针以水平褥式缝合方式贯穿整个鼻小柱复合体。当内侧脚和唇部皮肤向上滑向穹隆时，这种推进方式就像“内侧脚窃取”的方法。为了在软骨水平上形成穹隆的对称性，通常需要用穹隆缝合针或其他改良缝合方式来使裂侧的穹隆发散角变得更加尖锐。或者，也可以应用像垂直穹隆分割这样的软骨切开技术来保证穹隆的对称性。软组织三角(鼻孔形状)的上半部分在这里被塑造成形。

接下来，完成唇部重建和鼻翼基底复位(图 10.6 d)。应用深埋的缝合针将口轮匝肌重新靠近。如果存在上唇错位不齐，可以旋转侧端肌肉，类似于初期唇裂修复。如果鼻翼基底存在过度侧位(通常是裂的鼻畸形的典型特征)，那么鼻翼基底和前上颌骨附着的软组织会被迅速松解，而外侧端的肌肉则会向鼻棘推进。在这两种情况下，穿过外侧的口轮匝肌和内侧鼻棘的骨膜放置垂直方向的“关键”缝合针(参见图 4.12、图 4.16 b 和表 5.1)。应用这种缝合方式使鼻翼基底内侧化，从而塑造出鼻孔的下半部分形状。可以从健侧鼻小柱的中间测量鼻翼基底的宽度，从而作为如何缩小裂侧鼻翼基底的参考。鼻翼基底的中间软组织也可以对鼻槛起到一定的充填作用，通常在牙槽嵴裂和腭裂的情况下鼻槛存在缺损。随着肌肉闭合时张力的增加，在皮肤最大限度外翻的情况下，皮肤边缘被仔细地重新接近，从而可以改善最终的瘢痕外观。

当鼻基底的容积和宽度被矫正后，可以开始对鼻尖的改进。这些操作针对每位患者的具体需求，包括 LLC 头部的修整、盾牌形的鼻尖移植和冠顶移植。在存在裂隙的鼻部中，这些作者认为，先天的软组织包膜增厚和之前的外科手术治疗所造成的瘢痕这两种因素的结合使得鼻尖的改善与移植物更一致，而并不仅仅是改良缝合方式的结果。此外，鼻成形术外部入路可以让残余的裂畸形得到额外的修正。例如，由于外侧端支撑力的确实、裂侧外侧脚固有的互相矛盾的曲度和水平方向衬里缺失造成的外侧脚张力过大导致了前庭皱襞畸形。鼻翼铺板移植可以支撑和拉直软骨，同时将 LLC

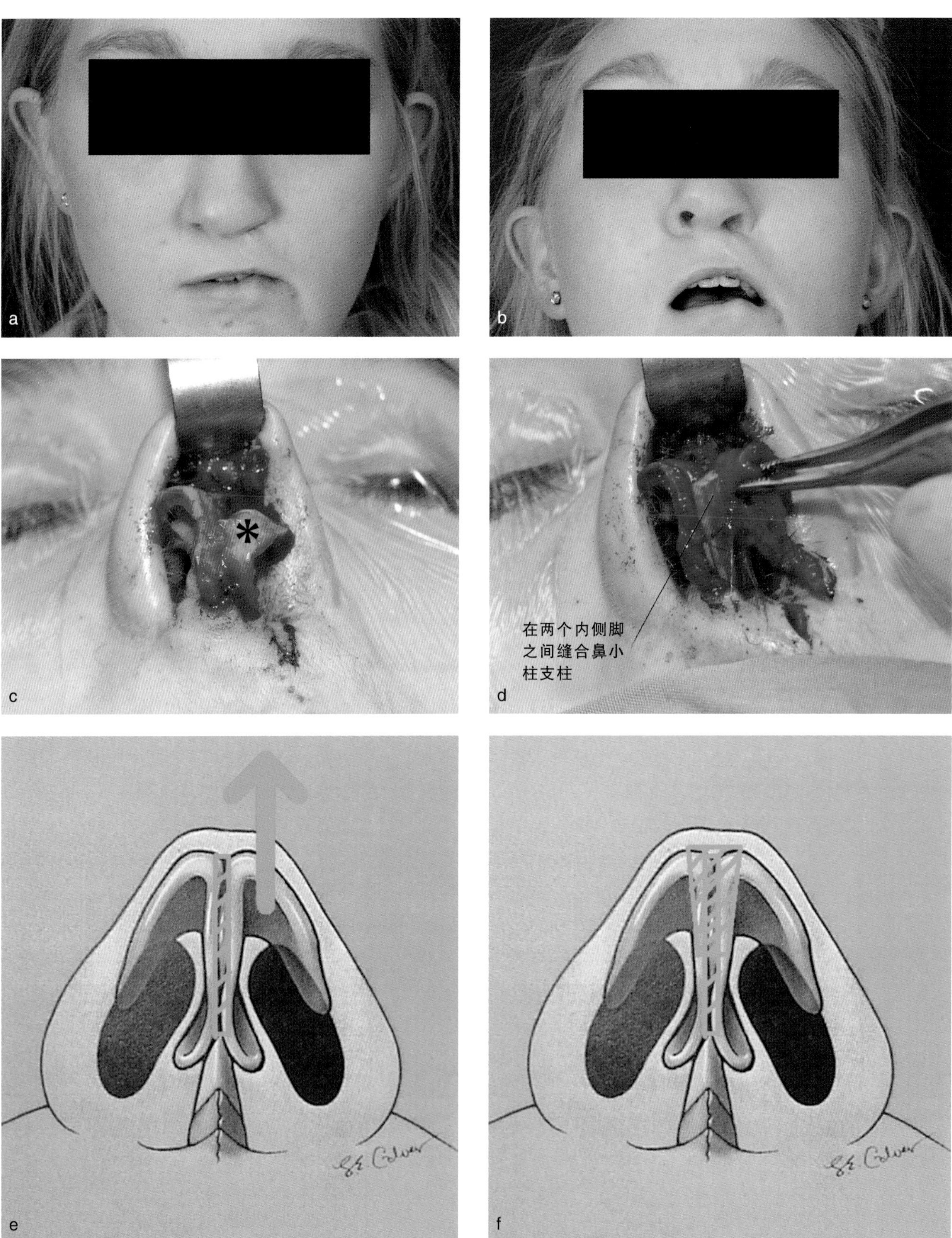

图 10.7 (a)18 岁女性患者最终修复术后。左侧完全性唇裂和左侧鼻翼基底切除。前后视图显示左侧鼻尖不对称、鼻尖突出度缺乏、左侧鼻翼悬垂和鼻翼外侧化。(b)基底斜视图显示左侧鼻尖和鼻翼不对称,左侧穹隆低于右侧穹隆,鼻小柱偏移至右鼻孔。(c)术中视图显示鼻尖不对称,左侧穹隆突出度降低(星号所示)。(d)术中视图显示放置鼻小柱支柱的位置,以及将左侧内侧脚和唇部瘢痕推进至更对称的位置。(e)图示左侧滑动皮瓣的推进,固定于鼻小柱支柱上。(f)图示用于鼻尖突出和鼻尖定型的盾牌形鼻尖移植放置的位置。(待续)

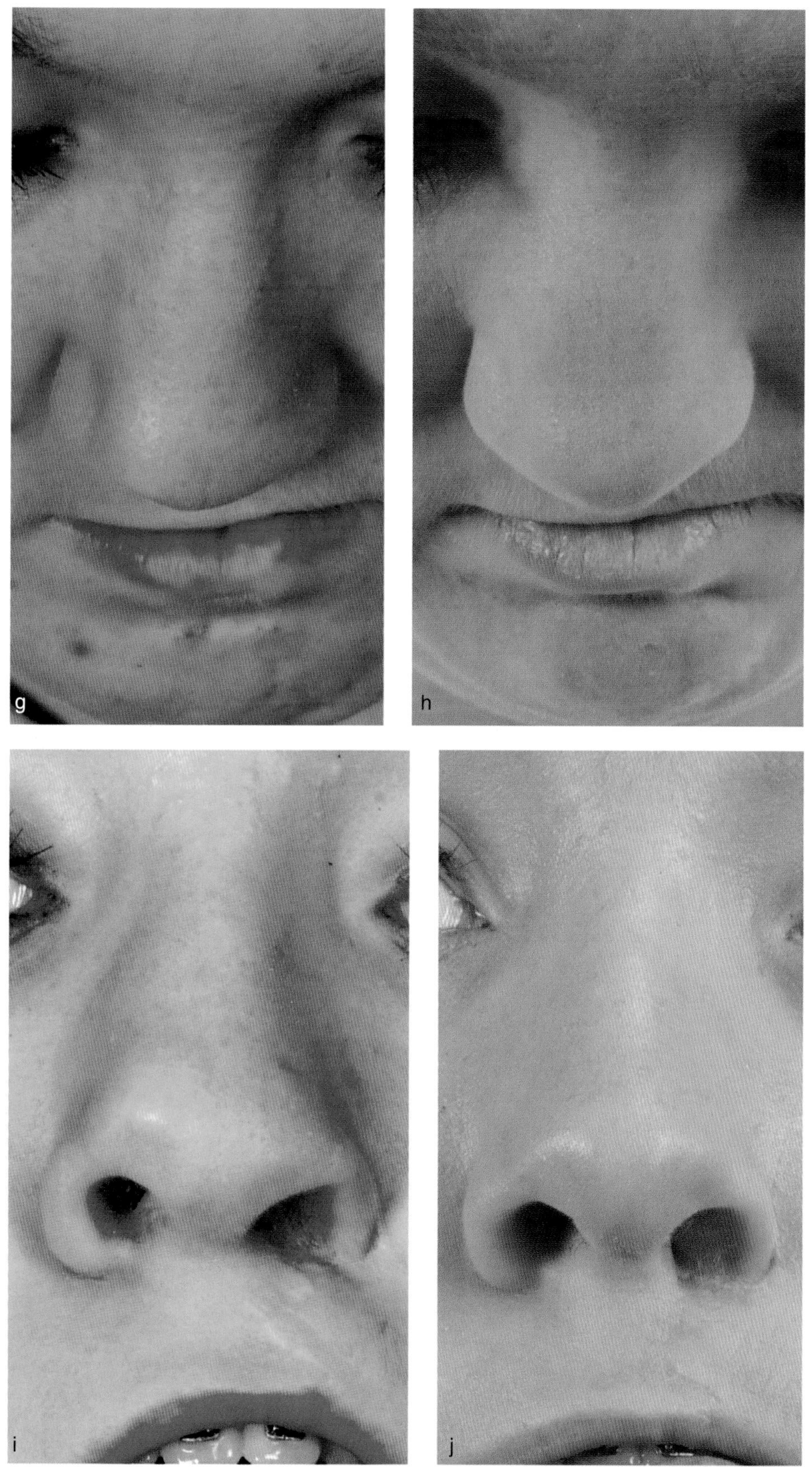

图 10.7(续)　(g,h)术前(g)和术后(h)鼻背侧斜视图,图中显示左鼻尖轮廓、整体鼻尖和鼻小叶对称性都得到了改善。(i,j)术前(i)和术后(j)基底斜视图,图中显示左鼻尖轮廓、整体鼻尖和鼻小叶对称性都得到了改善。

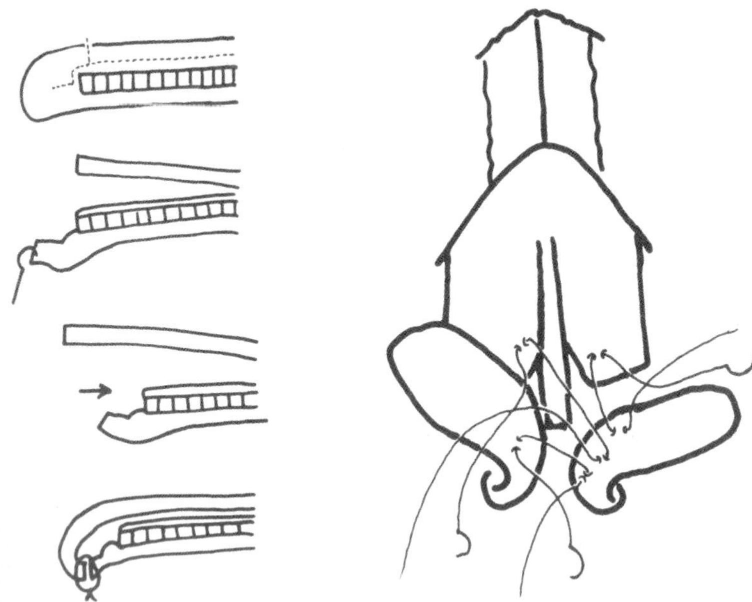

图 10.8 Tajima 应用倒 U 形切口的悬吊缝合术。裂侧下外侧软骨应用三条悬吊缝合线沿上内侧方向重新定位。有些外科医生会在更外侧处增加第四条或第五条缝合线以支撑外侧脚。(Used with permission from Tajima S, Maruyama M. Reverse-U incision for secondary repair of cleft lip nose. Plast Reconstr Surg 1977;60(2):256–261.)

的缝合线悬吊至 ULC(图 10.8,未显示移植物)。当使用外侧的鼻内软骨皮瓣时，禁止应用底部的外侧脚支撑移植,因为前庭衬里需要继续附着于外侧脚,以维持其外侧皮瓣的血液供应。

为了矫正侧端支撑缺失，传统的 Skoog 型悬吊缝合从裂侧外侧脚的头部边缘到 ULC 和鼻背[14]。Tajima 在倒 U 形方法中提出的内侧和头部悬吊缝合也可以在这时完成，主要取决于患者的需要和外科医生的考量(图 10.8)。在闭合的过程中,可以根据需要对鼻翼缘软骨皮瓣的倒 U 形结构进行适当的操作，以引入所有前庭缺损结构,并获得鼻翼缘的对称性。

外侧到内侧的软骨重新定位

裂隙鼻软骨复位常用的另一种方法是裂侧 LLC 外侧到内侧的滑动。1954 年,Potter 提出了外侧到内侧的推进软骨膜皮瓣,以 V-Y 的方式闭合缺损,1971 年 Uchida 进行了进一步的改良,1988 年 Cronin 和 Denkler 又再次进行了改良(图 10.9)[40,41]。还有其他人提出在外侧壁缺损处放置皮肤移植物[31]或耳部复合移植物[32,42],对外侧瓣膜区提供内部衬里和结构支撑(图 10.9 b)。Rettinger 和 O'Connell 强调要增加移植的前庭衬里覆盖的必要性,但要注意的是,仅仅依靠皮肤移植就会缺乏外侧壁支撑,并会使鼻翼软骨回缩至其初始错位的位置[42]。Shih 和 Sykes 提供了一种不同的外侧到内侧的重新定位方式,通过引入裂侧 LLC 垂直的穹隆部分,应用标准方式将裂侧内侧脚固定于鼻小柱支柱,应用缝合将外侧脚向内侧推进(图 10.9 c)[14]。裂侧鼻翼软骨的头侧边缘被向上悬吊缝合于裂侧 ULC 或鼻背。这种悬吊缝合技术可以改善轻度的鼻翼悬垂。

1977 年,Tajima 和 Maruyama 通过经鼻入路应用倒 U 形切口来对“外侧到内侧”的概念进行改良[29]。它可以对 LLC 的内侧重新定位,同时矫正鼻翼蹼状畸形[29]。在软组织三角处,边缘切口向曲线边缘切口转移,延伸至鼻翼悬垂部位。外鼻皮肤旋转进入前庭衬里(图 10.3)。包含边缘皮肤和外侧脚的软骨膜皮瓣被悬吊缝合至同侧 ULC 和鼻背的内侧和头侧(图 10.6)。这种方法被广泛使用,特别是在亚洲,而且多年来许多外科医生对这一方法进行了进一步的完善。

对 Tajima 倒 U 形方法存在的一种批判意见是,由于皮瓣旋转导致前庭外侧壁存在张力，长期随访结果通常会显示存在前庭皱襞。为了改善裂侧外侧脚的长期位置,Nakajima、Yoshimura 和 Kami 在操作中加入了首次由 Uchida 描述的前庭皱襞 Z 成形术进行矫正,并将其与倒 U 形切口联合应用(图 10.10)[43]。这重新定位

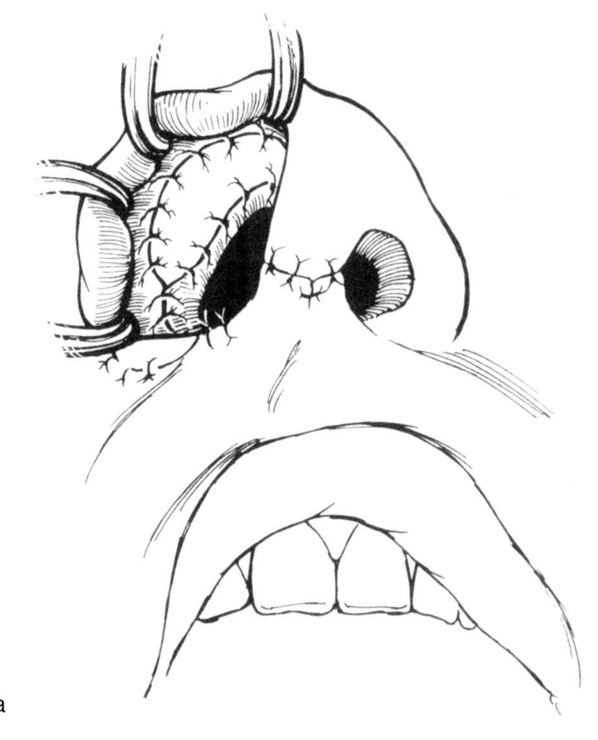

a

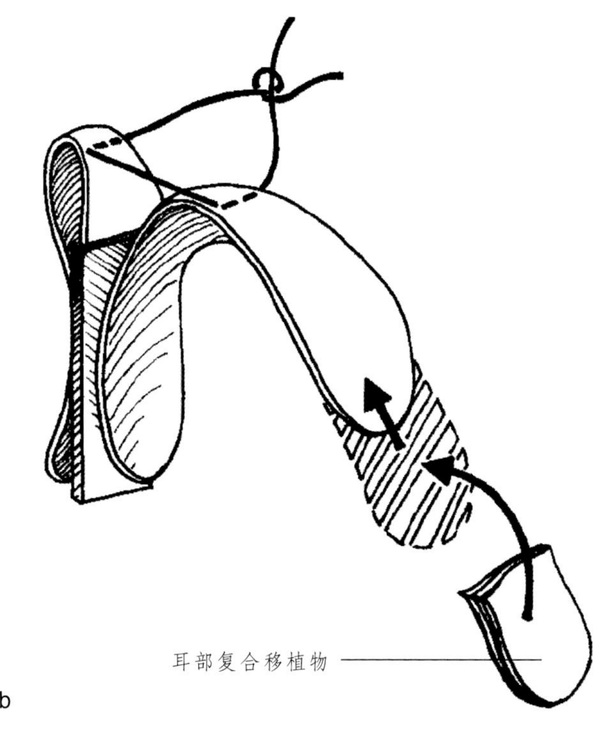

b

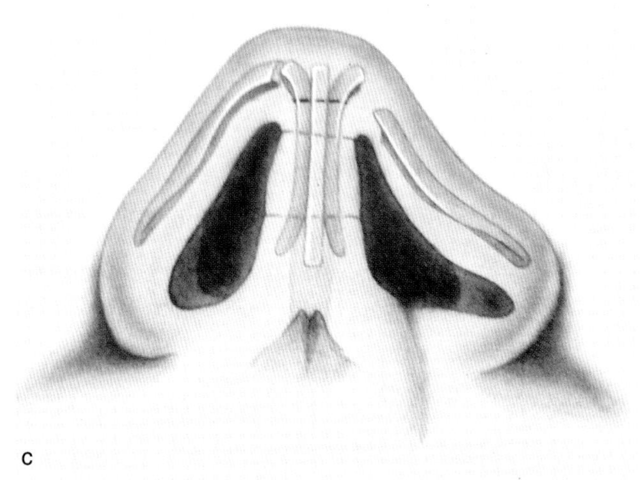

c

图 10.9 外侧到内侧软骨重新定位的变化。(a)包含裂侧外侧脚的软骨膜皮瓣向内侧推进，并以 V-Y 的方式闭合外侧壁缺损。(b)应用皮肤移植物或耳部复合移植物填充外侧壁缺损。(c)垂直穹隆分割可应用"外侧脚窃取"增加鼻尖突出度；剩余的外侧脚应用悬吊缝合向内侧推进。(Fig. 10.8a is used with permission from Cronin TD, Denkler KA. Correction of the unilateral cleft lip nose. Plast Reconstr Surg 1988;82(3):419 - 432; Figs. 10.8b and 10.8c are used with permission from Shih CW, Sykes JM. Correction of the cleft-lip nasal deformity. Facial Plast Surg 2002;18(4):253 - 262.)

了裂侧外侧脚，将内部衬里引入裂侧前庭，并在外侧前庭做一个更大的切口，以便为悬吊缝合提供更大的手术入路。Cho 和 Baik 提出了其他可以与倒 U 形切口联合运用的技术，如在外侧鼻前庭处行 V-Y 成形术(替代 Z 成形术)(图 10.3 a)。V-Y 闭合部位可以为裂侧外侧脚的向内和向上推进提供支撑。倒 U 形切口可用于外部鼻整形术以实现结构移植和鼻尖成形。倒 U 形切口的内侧前庭部分与经鼻小柱切口相连。Cho 和 Baik[1] 选择将前庭切口沿着边缘放置在非裂侧，而不是放置在 LLC 的尾侧边缘。

■ 讨论

继发性裂的鼻整形术常被认为是所有修复性鼻整形术中最难的部分。它涉及鼻部多个部位的明显不对称性，由于结构上的不完整和先前手术瘢痕导致软组织覆盖缺乏而使其变得更加复杂。在矫正功能性问题的同时，还必须解决一些涉及美观的问题。由于这些原因，每位存在裂隙的患者都必须以个案为基础进行治疗。这有助于对主要问题进行分类，包括美观方面的问

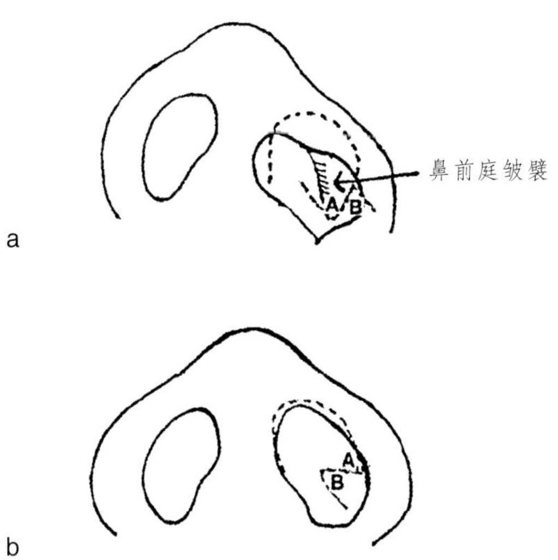

图 10.10 应用 Tajima 倒 U 形切口的 Nakajima Z 成形术改良术。外侧壁的 Z 成形术将内部衬里引入裂侧鼻前庭,并在外侧前庭做一个更大的切口,以便为悬吊缝合提供更大的手术入路。(a)缝合线。(b)转移皮瓣后的最后缝合。(Used with permission from Nakajima T, Yoshimura Y, Kami T. Refinement of the "reverse U" incision for the repair of cleft lip nose deformity. Br J Plast Surg 1986;39(3):345–351.)

题和功能性方面的问题,并通过具体的方案进行修复。在《鼻整形术四部曲》(原名:*A Rhinoplasty Tetralogy*)一书中[24],Millard 提出,没有单独的一种术式可以矫正正单侧裂的鼻畸形中的所有问题。随着时间的推移,多种术式不断发展,有些术式在解决某些问题方面比其他术式更具优势。仔细选择解决每位患者特有问题最佳术式,并学习如何将不同的术式结合在一起以获得良好的效果。图 10.11 中给出的手术方案可用于指导术式的选择,但并不是要贬低或排除其他术式。

在有轻度软骨错位和单独鼻翼悬垂的情况下,Tajima 的经鼻倒 U 形切口是一个很好的术式选择(图 10.3)。该技术还可以解决前庭衬里的轻度缺损,并通过改进 Z 成形术的外侧切口来改善轻度的前庭皱襞畸形。虽然 Tajima 的倒 U 形切口和随后改良技术是裂的鼻整形术治疗中一个重要的进步,但在单个术式下,这种方法在软骨重新定位和不对称性矫正方面仍然存在局限性。它的优点在于它可以在矫正鼻翼蹼状畸形的同时引入前庭衬里。对于那些存在轻度前庭皱襞的病例,可以在外侧前庭行 Z 成形术,以帮助延长被粘连的衬里和重新定位软骨(图 10.10)。

根据作者的经验,大多数病例都至少存在中度的鼻软骨错位并伴一定程度的鼻阻塞,这是多因素导致的(例如,鼻中隔偏移、ULC 倒塌所致的鼻阀缩小、卷动区缺乏和前庭衬里缺乏)。许多人认为这些问题最好通过鼻外入路解决,这能使软骨重新定位和结构移植的位置更加精确[8,14,16,24,38]。亚洲人在外部鼻整形术后更倾向于形成圆润的鼻尖,因此亚洲人群趋向于使用经鼻入路可能与此有关[42]。此外,中型鼻的皮肤覆盖较厚,鼻阀功能损害较小(例如,静态的 ULC 狭窄或动态的鼻阀倒塌),因此通常不需要进行结构移植。

当需要进行结构移植时,如存在明显的鼻阻塞或软骨错位,或者至少需要矫正前庭衬里的中度缺损,治疗方案会有有明显的改变,更倾向于经鼻外入路。虽然裂隙鼻整形术的鼻外入路存在很多变化,如外侧到内侧软骨重新定位策略[24,31,40,41,65,66],我们 SCR 是一种多方面的术式,它可以解决大多数的解剖问题,而且它的功能非常广泛,可以根据每位患者的特定需求结合许多其他的辅助术式。对于中度到重度的前庭衬里缺损,SCR 是一个很好的选择,特别是与倒 U 形切口联合应用的情况下。如本章前面所述,内层衬里从纵向和横向的方向引入鼻前庭。鼻小柱支柱支撑着唇部瘢痕的外层衬里。特别是联合应用倒 U 形切口时,SCR 可将新的衬里引入内侧前庭和穹隆区域,而不会破坏外侧鼻阀区域的结构支撑。因此,术前确定衬里最缺乏的部位有助于手术术式的选择。

在外侧到内侧的术式中,通过皮肤移植形成外层衬里,而不破坏结构性支撑。或者,应用耳部复合移植物引入衬里并重建外侧壁缺损。虽然在以前存在瘢痕的鼻部可能会有形成巨大瘢痕和影响移植物存活能力的风险,但复合移植物可以在纵向和横向上引入大量的内层衬里,并为存在纤维脂肪组织的部位提供结构支撑。在存在明显前庭皱襞的情况下,外侧到内侧滑动术式是一个不错的选择。裂侧外侧脚远端明显错位,并且通常由于外侧壁衬里缺损导致额外的下后方张力。外侧到内侧的术式在基于内侧的软骨膜旋转皮瓣中完全松解外侧脚,然后将内层衬里放置于缺损最为严重的部位。当应用 SCR 时,轻度到中度的前庭皱襞可以用从裂侧外侧脚到鼻背和 ULC 的悬吊缝合来解决,还可以应用鼻翼铺板移植物来支撑软骨的转向。

应用 SCR 的前提是从上唇皮肤处收集皮肤。如果患者不能从唇部瘢痕修复中获益,或者不能从应用全厚唇部修复对鼻翼基底进行内侧重新定位中获益,则

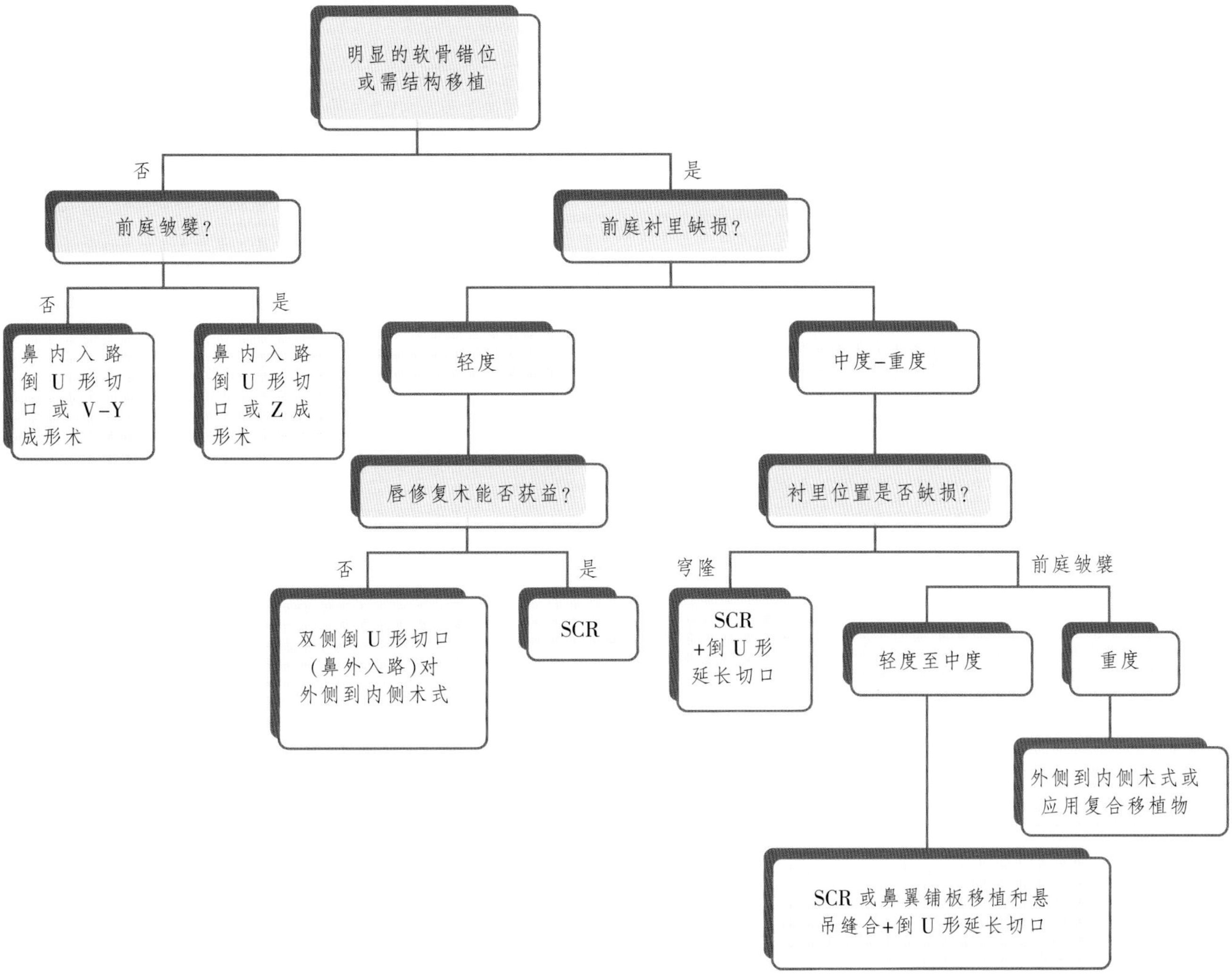

- 明显的软骨错位或需结构移植
  - 否 → 前庭皱襞？
    - 否 → 鼻内入路倒 U 形切口或 V-Y 成形术
    - 是 → 鼻内入路倒 U 形切口或 Z 成形术
  - 是 → 前庭衬里缺损？
    - 轻度 → 唇修复术能否获益？
      - 否 → 双侧倒 U 形切口（鼻外入路）对外侧到内侧术式
      - 是 → SCR
    - 中度-重度 → 衬里位置是否缺损？
      - 穹隆 → SCR +倒 U 形延长切口
      - 前庭皱襞
        - 轻度至中度 → SCR 或鼻翼铺板移植和悬吊缝合+倒 U 形延长切口
        - 重度 → 外侧到内侧术式或应用复合移植物

图 10.11　加用滑动唇裂鼻成形术（SCR）的辅助手术方法流程图。SCR 辅助手术方法包括：不规则的鼻尖外形→盾牌型移植物；明显的鼻翼蹼状结构→倒 U 形切口联合鼻外入路；鼻翼蹼状结构软骨肥大→直接切除；鼻翼基底内侧→新月形沟切除和鼻翼沟 V-Y 成形；鼻翼基底过度外侧→应用全厚唇部修复和关键缝合。

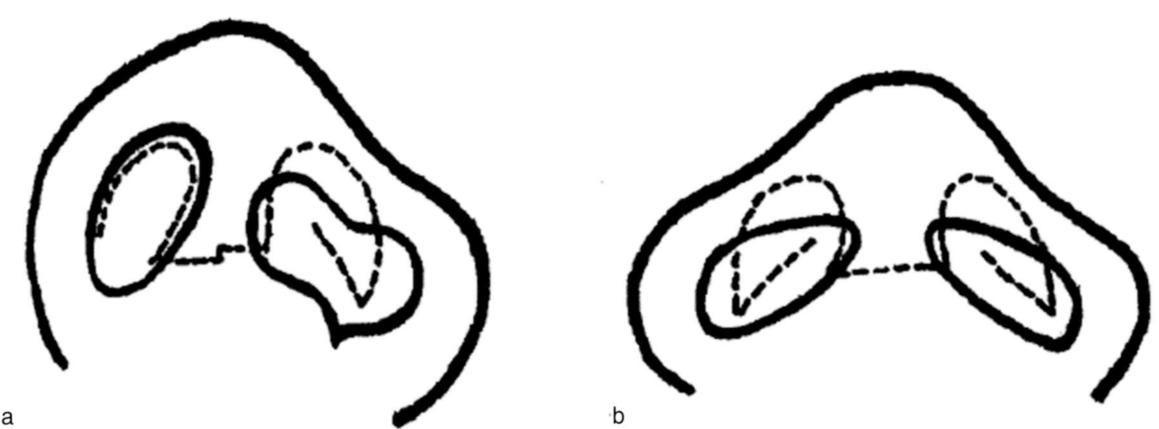

图 10.12　可以在双侧做倒 U 形切口，并与开放鼻成形术中经鼻小柱切口连接。(a)单侧裂的鼻畸形切口。(b)双侧裂的鼻畸形切口。(Used with permission from Cho BC, Baik BS. Correction of cleft lip nasal deformity in Orientals using a refined reverse-U incision and V-Y plasty. Br J Plast Surg 2001;54(7):588－596.)

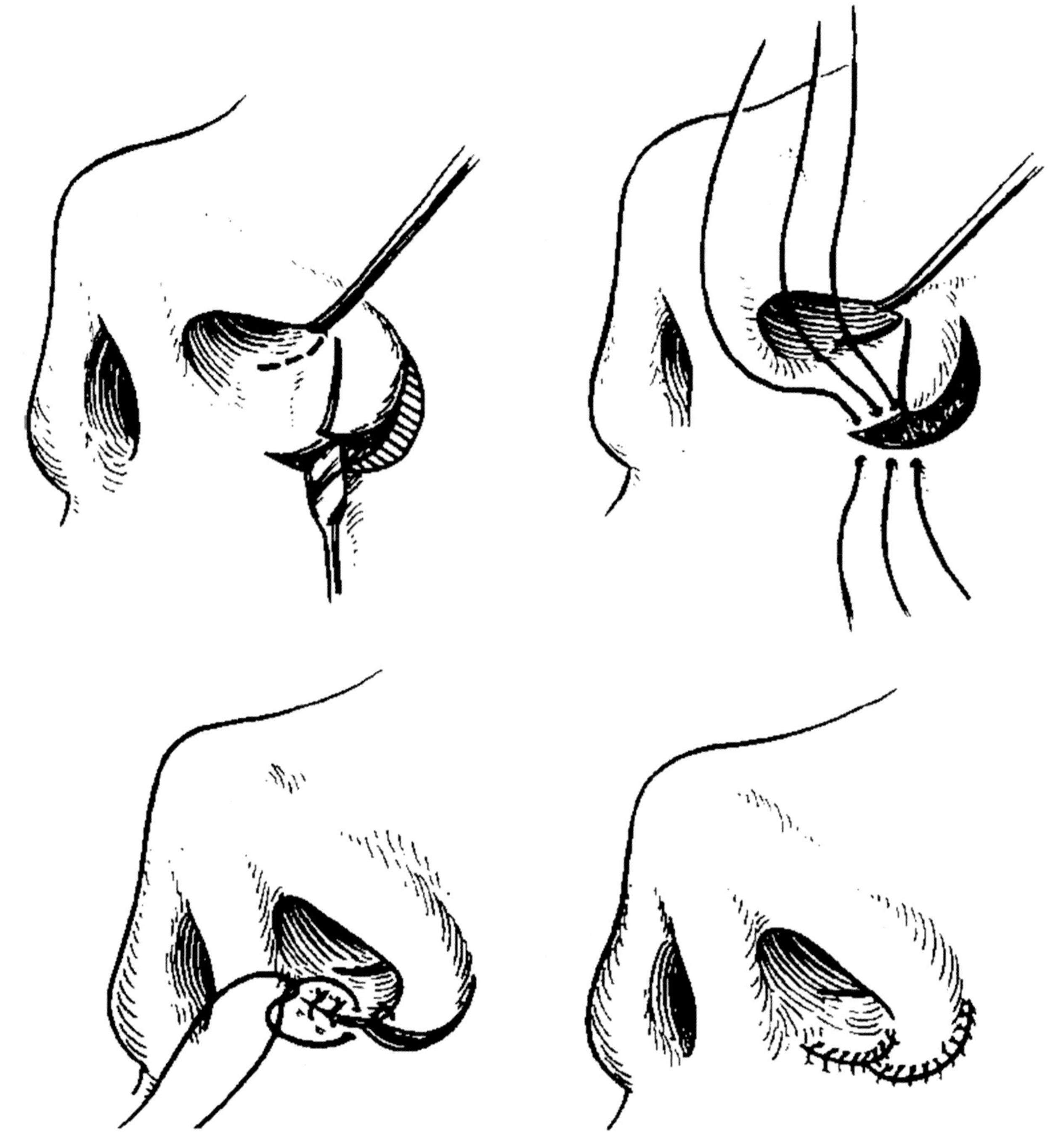

图 10.13 鼻翼基底外侧化手术方法。在鼻翼沟外侧切除一块月牙形皮肤；鼻翼基底部是分离的，应用 V–Y 方式闭合鼻底缺损，使其外侧化。如果沿着鼻底存在内层衬里缺损，可以与滑动唇裂鼻成形术联合应用，同时软骨膜皮瓣的远端皮肤可以沿着鼻孔或鼻底插入。(Used with permission from Farrior RT. The cleft lip nose: an update. Facial Plast Surg 1993;9(4): 241–268.)

可以使用其他术式，如外侧到内侧的手术术式或双侧的倒 U 形切口(图 10.12)。鼻部相对应的位置会留有所有的瘢痕。这在我们的经验中很少用到。

在鼻翼基底需要重新定位的情况下，当将基底内侧化时，SCR 是最有效的术式。应用鼻翼基底缩窄缝合术或放置“关键缝合针”行完全唇部修复可以使上唇肌肉和鼻翼基底软组织复合体达到永久性重新复位（图 10.6d）。

最初的唇部修复设计或医源性瘢痕挛缩导致的鼻孔狭窄可以通过外侧化术式来解决，可以联合应用经鼻入路和鼻外入路。在此基础上,将新月形的皮肤和下面的鼻翼沟软组织移除,完全松解鼻翼基底,鼻翼基地外侧化后外侧前庭产生了继发性缺损,应用V-Y的方式进行缝合(图10.13)。在行SCR(图10.6 d)或应用耳软骨复合移植物时,可应用软骨膜皮瓣远端皮肤修复继发性缺损。

■ 经验和教训

• 如果需要结构移植或存在明显的软骨错位,应用外鼻入路鼻整形术。

• 术前对所有的畸形进行分类并选择最适合的解决技术。

• 应用可以同时实现多个目标的术式(例如,应用SCR实现软骨重新定位、新的衬里形成和唇部瘢痕修复)。

• 如果需要,可以联合应用多种手术术式来解决所有的畸形问题(例如,SCR联合应用倒U形切口)。

• 由于先天性多余软组织的堆积和先前手术导致的瘢痕,在二期裂的鼻整形时鼻尖的改善需要应用软骨移植来获得持久的鼻尖成形。

• 为了确定裂侧穹隆的高度,应用前庭衬里处的穹隆水平作为参考点;这确保缺损的衬里可以得到矫正;可以应用移植物或软骨改良达到最终的鼻尖突出度。

• 裂侧唇部下移因在外侧前庭壁上形成张力会加重前庭皱襞。

• 确定鼻翼悬垂最严重的部位是否存在患裂侧外侧脚肥厚;尾部边缘处的软骨可进行修整。

■ 循证医学

在全球范围内,越来越多的人开始对鼻整形的定义和所报道的结果产生兴趣,包括那些裂的鼻畸形治疗的结果。二期裂的鼻成形术中不同手术术式结果的评估还缺乏比较研究,并且这些研究间没有标准化的客观测量。关于白种人患者[44,45]和亚洲患者[46,47]应用Tajima倒U形方法出现复发的报道(Ⅲ级证据)引起了三项重要的一般性修改:①从鼻翼软组织和鼻小柱基底松解双侧鼻翼软骨;②应用Z成形术或推进皮瓣治疗前庭皱襞;③从鼻部软骨完全分离皮肤。在实施这些改良的过程中,Fujimoto和其他研究人员[46]对89例应用改良后倒U形切口行二期裂的鼻整形术的患者进行了回顾性数据分析。外科医生用患者的照片测量鼻穹隆和鼻翼褶皱,并应用从正常到良好的三点量表进行评估。但其中并不包括以患者为导向的鼻部外观或鼻功能的评估。在平均7年的随访时间中,81%的病例保持了可接受的结果,没有复发。

对二期裂的鼻整形术的长期随访结果的研究同样是缺乏的。2009年,Cutting和Flores报道了Dibbell内侧到外侧软骨膜皮瓣重新定位联合应用倒U形切口的手术术式(Ⅲ级证据)[48]。通过对35例患者进行回顾性研究后发现,他们的主要预后指标是关键解剖标志的人体测量数据(所有患者都得到了明显改善)和各自的复发率(鼻翼基底位置复发率为11%,LLC下降发生概率为3%,鼻翼悬垂发生概率为3%)。没有对患者的鼻部外观或者鼻功能进行评估。

即使是评估同一手术术式,也很少有前瞻性的研究来评估二期裂的鼻整形术后的功能性结果。Huempfner-Heirl、Hemprich和Hierl对68例通过开放入路行鼻整形术患者的鼻部外观和鼻功能进行了评估[49]。在术前和术后6个月应用主动前鼻腔测量法、鼻测压法和声学鼻测量法进行客观测量。虽然鼻容积发生了显著的改善,但是鼻腔气流和水力直径都没有发生变化,也没有对鼻呼吸进行主观的评估(Ⅲ级证据)。在巴西的一项类似研究中,仅应用声学鼻测量法和鼻容积法对21例裂的鼻整形术患者的功能性结果进行前瞻性分析[50]。大多数患者在鼻阀的横断面上有明显的增加,而且可仅在出现鼻塞情况前增加鼻腔容积,但这与对鼻呼吸的主观评估没有任何关系。2010年,印度发表了关于单侧二期裂的鼻整形术后以患者为导向的功能性结果的报道[51]。10例在术前和术后行开放性结构鼻整形术的患者应用鼻阻塞评分量表进行评估,该量表被广泛应用并可对鼻功能进行全面调查评估。手术后,除1例患者外,所有人都表现出无呼吸困难的迹象,所有患者的鼻功能均有明显改善。

在唇裂修复术后,患者对自己的鼻部外观不满意[52,53]。最近,一项针对非专业人士进行的调查指出,单凭对唇裂鼻畸形的认知就恶化了鼻部的吸引力[54]。对结果的关注大多集中在外观效果上,有多种方法都可对鼻部外观效果进行评估。明显的是,唇裂修复后的患者在鼻部手术后通常都会获得较高的满意度。比利时对38例接受二期鼻整形术的患者进行的一项调查显示,这些患者在鼻整形结果评估问卷中都表现出了较高的满意度[55]。然而,一些有趣的趋势指出了面部美学评估所涉及的微妙的挑战性。正如在比利时研究中所发现的那样,患者的满意度与医学专业人士判断的美学结果并不一致[53,56]。此外,Russell和其他研究人员在2009年的一份报告中指出,即使是在医学专业人士中,术前人体测量的差异与专业人士对鼻部美学的主观评估没有关系[57]。一个专家小组应用不同形式的二维成像和三维成像对行唇裂畸形修复的28例患者的鼻部美学效果进行了分析:脸和鼻部人体测量存在显著差异与专家组应用视觉模拟量表评估鼻部美学并不相关。

其他的调查发现,评估(例如,定量鼻部分析、人体测量和鼻部亚单位分析)越复杂,医生和非专业人士在术后外观效果上越难达成一致[5,58-62]。此外,唇腭裂患者对于术后面部外观满意度相关性别差异的数据存在着互相矛盾的现象[56,63,64]。最后,关于鼻部外观对这一特定患者群体整体生活质量的影响知之甚少,这表明还需要更多的研究来进行评估。综合来说,已经证明对二期裂的鼻整形术全球性"结果"进行评估与手术本身一样具有挑战性。

(徐海淞 译)

参考文献

1. Cho BC, Baik BS. Correction of cleft lip nasal deformity in Orientals using a refined reverse-U incision and V-Y plasty. Br J Plast Surg 2001;54(7):588-596
2. Millard DR. Cleft Craft: The Evolution of Its Surgery. Boston: Little, Brown; 1976
3. Siegel MI, Mooney MP, Kimes KR, Gest TR. Traction, prenatal development, and the labioseptopremaxillary region. Plast Reconstr Surg 1985;76(1):25-28
4. Bardach J, Morris HL. Multidisciplinary Management of Cleft Lip and Palate. Philadelphia: Saunders; 1990
5. Anastassov GE, Joos U, Zöllner B. Evaluation of the results of delayed rhinoplasty in cleft lip and palate patients. Functional and aesthetic implications and factors that affect successful nasal repair. Br J Oral Maxillofac Surg 1998;36(6):416-424
6. Cutting CB, Bardach J, Pang R. A comparative study of the skin envelope of the unilateral cleft lip nose subsequent to rotation-advancement and triangular flap lip repairs. Plast Reconstr Surg 1989;84(3):409-417, discussion 418-419
7. Sadove R, Ladaga L, Magee WP Jr. Cartilaginous histology of the cleft lip nose: proving the extrinsic etiology. Plast Reconstr Surg 1988;81(5):655-661
8. Angelos P, Wang T. Revision of the cleft lip nose. Facial Plast Surg 2012;28(4):447-453
9. Sykes JM. The importance of primary rhinoplasty at the time of initial unilateral cleft lip repair. Arch Facial Plast Surg 2010;12(1):53-55
10. Millard DR Jr, Morovic CG. Primary unilateral cleft nose correction: a 10-year follow-up. Plast Reconstr Surg 1998;102(5):1331-1338
11. Alef M, Irwin C, Smith D, et al. Nasal tip complications of primary cleft lip nasoplasty. J Craniofac Surg 2009;20(5):1327-1333
12. McComb HK, Coghlan BA. Primary repair of the unilateral cleft lip nose: completion of a longitudinal study. Cleft Palate Craniofac J 1996;33(1):23-30, discussion 30-31
13. Ridgway EB, Andrews BT, Labrie RA, Padwa BL, Mulliken JB. Positioning the caudal septum during primary repair of unilateral cleft lip. J Craniofac Surg 2011;22(4):1219-1224
14. Shih CW, Sykes JM. Correction of the cleft-lip nasal deformity. Facial Plast Surg 2002;18(4):253-262
15. Wang TD. Secondary rhinoplasty in unilateral cleft nasal deformity. Facial Plast Surg 2007;23(2):123-127
16. Guyuron B. MOC-PS(SM) CME article: late cleft lip nasal deformity. Plast Reconstr Surg 2008;121(4, Suppl):1-11
17. Latham RA. The pathogenesis of the skeletal deformity associated with unilateral cleft lip and palate. Cleft Palate J 1969;6:404-414
18. Posnick JC, Tompson B. Modification of the maxillary Le Fort I osteotomy in cleft-orthognathic surgery: the bilateral cleft lip and palate deformity. J Oral Maxillofac Surg 1993;51(1):2-11
19. Converse JM. Corrective surgery of the nasal tip. Laryngoscope 1957;67(1):16-65
20. Farrior RT. The problem of the unilateral cleft-lip nose. A composite operation for revision of the secondary deformity. Laryngoscope 1962;72:289-352
21. Ortiz-Monasterio F, Olmedo A. Corrective rhinoplasty before puberty: a long-term follow-up. Plast Reconstr Surg 1981;68(3):381-391
22. Koopmann CF Jr, Krause CJ. Secondary cleft lip rhinoplasty: an external approach. Facial Plast Surg 1988;5(2):167-177
23. Cutting C. Cleft lip nasal reconstruction. In: Rees TD, LaTrenta GS, eds. Aesthetic plastic surgery. Philadelphia: Saunders; 1994
24. Millard DR. Rhinoplasty in congenital anomalies. In: A Rhinoplasty Tetralogy: Corrective, Secondary, Congenital, Reconstructive. Boston; London: Little, Brown; 1996
25. Rifley W, Thaller SR. The residual cleft lip nasal deformity. An anatomic approach. Clin Plast Surg 1996;23(1):81-92
26. Atherton JD. A descriptive anatomy of the face in human fetuses with unilateral cleft lip and palate. Cleft Palate J 1967;4:104-114
27. Stark RB, Kaplan JM. Development of the cleft lip nose. Plast Reconstr Surg 1973;51(4):413-415
28. Huffman WC, Lierle DM. Studies on the pathologic anatomy of the unilateral harelip nose. Plast Reconstr Surg (1946) 1949;4(3):

225–234

29. Tajima S, Maruyama M. Reverse-U incision for secondary repair of cleft lip nose. Plast Reconstr Surg 1977;60(2):256–261
30. Wang TD, Madorsky SJ. Secondary rhinoplasty in nasal deformity associated with the unilateral cleft lip. Arch Facial Plast Surg 1999;1(1):40–45
31. Rees TD, Guy CL, Converse JM. Repair of the cleft lip-nose: addendum to the synchronous technique with full-thickness skin grafting of the nasal vestibule. Plast Reconstr Surg 1966;37(1):47–50
32. Matsuo K, Hirose T. Secondary correction of the unilateral cleft lip nose using a conchal composite graft. Plast Reconstr Surg 1990;86(5):991–995
33. Agarwal R, Chandra R. Alar web in cleft lip nose deformity: study in adult unilateral clefts. J Craniofac Surg 2012;23(5):1349–1354
34. Wang H, Fan F, You J, Wang S. Correction of unilateral cleft lip nose deformity using nasal alar rim flap. J Craniofac Surg 2012;23(5):1378–1381
35. Spira M, Hardy SB, Gerow FJ. Correction of nasal deformities accompanying unilateral cleft lip. Cleft Palate J 1970;7:112–123
36. Converse JM. Reconstructive Plastic surgery; Principles and Procedures in Correction, Reconstruction, and Transplantation. Philadelphia: W. B. Saunders; 1964
37. Dibbell DG. Cleft lip nasal reconstruction: correcting the classic unilateral defect. Plast Reconstr Surg 1982;69(2):264–271
38. Cutting CB. Secondary cleft lip nasal reconstruction: state of the art. Cleft Palate Craniofac J 2000;37(6):538–541
39. Vissarionov VA. Correction of the nasal tip deformity following repair of unilateral clefts of the upper lip. Plast Reconstr Surg 1989;83(2):341–347
40. Uchida JI. A new approach to the correction of cleft lip nasal deformities. Plast Reconstr Surg 1971;47(5):454–458
41. Cronin TD, Denkler KA. Correction of the unilateral cleft lip nose. Plast Reconstr Surg 1988;82(3):419–432
42. Rettinger G, O'Connell M. The nasal base in cleft lip rhinoplasty. Facial Plast Surg 2002;18(3):165–178
43. Nakajima T, Yoshimura Y, Kami T. Refinement of the "reverse-U" incision for the repair of cleft lip nose deformity. Br J Plast Surg 1986;39(3):345–351
44. Coghlan BA, Boorman JG. Objective evaluation of the Tajima secondary cleft lip nose correction. Br J Plast Surg 1996;49(7):457–461
45. McComb H. Primary correction of unilateral cleft lip nasal deformity: a 10-year review. Plast Reconstr Surg 1985;75(6):791–799
46. Fujimoto T, Imai K, Hatano T, Takahashi M, Tamai M. Follow-up of unilateral cleft-lip nose deformity after secondary repair with a modified reverse-U method. J Plast Reconstr Aesthet Surg 2011;64(6):747–753
47. Byrd HS, El-Musa KA, Yazdani A. Definitive repair of the unilateral cleft lip nasal deformity. Plast Reconstr Surg 2007;120(5):1348–1356
48. Flores RL, Sailon AM, Cutting CB. A novel cleft rhinoplasty procedure combining an open rhinoplasty with the Dibbell and Tajima techniques: a 10-year review. Plast Reconstr Surg 2009;124(6):2041–2047
49. Huempfner-Hierl H, Hemprich A, Hierl T. Results of a prospective anthropometric and functional study about aesthetics and nasal respiration after secondary rhinoplasty in cleft lip and palate patients. J Craniofac Surg 2009;20(Suppl 2):1863–1875
50. Trindade IE, Bertier CE, Sampaio-Teixeira AC. Objective assessment of internal nasal dimensions and speech resonance in individuals with repaired unilateral cleft lip and palate after rhinoseptoplasty. J Craniofac Surg 2009;20(2):308–314
51. Chaithanyaa N, Rai KK, Shivakumar HR, Upasi A. Evaluation of the outcome of secondary rhinoplasty in cleft lip and palate patients. J Plast Reconstr Aesthet Surg 2011;64(1):27–33
52. Semb G, Brattström V, Mølsted K, et al. The Eurocleft study: intercenter study of treatment outcome in patients with complete cleft lip and palate. Part 4: relationship among treatment outcome, patient/parent satisfaction, and the burden of care. Cleft Palate Craniofac J 2005;42(1):83–92
53. Meyer-Marcotty P, Stellzig-Eisenhauer A. Dentofacial self-perception and social perception of adults with unilateral cleft lip and palate. J Orofac Orthop 2009;70(3):224–236
54. Moolenburgh SE, Mureau MA, Hofer SO. Facial attractiveness and abnormality of nasal reconstruction patients and controls assessed by laypersons. J Plast Reconstr Aesthet Surg 2008;61(6):676–680
55. Hens G, Picavet VA, Poorten VV, Schoenaers J, Jorissen M, Hellings PW. High patient satisfaction after secondary rhinoplasty in cleft lip patients. Int Forum Allergy Rhinol 2011;1(3):167–172
56. Sinko K, Jagsch R, Prechtl V, Watzinger F, Hollmann K, Baumann A. Evaluation of esthetic, functional, and quality-of-life outcome in adult cleft lip and palate patients. Cleft Palate Craniofac J 2005;42(4):355–361
57. Russell KA, Orthod D, Tompson B, Orthod D, Paedo D. Correlation between facial morphology and esthetics in patients with repaired complete unilateral cleft lip and palate. Cleft Palate Craniofac J 2009;46(3):319–325
58. Lo LJ, Wong FH, Mardini S, Chen YR, Noordhoff MS. Assessment of bilateral cleft lip nose deformity: a comparison of results as judged by cleft surgeons and laypersons. Plast Reconstr Surg 2002;110(3):733–738, discussion 739–741
59. Ward CM. An analysis, from photographs, of the results of four approaches to elongating the columella after repair of bilateral cleft lip. Plast Reconstr Surg 1979;64(1):68–75
60. Goto M, Katsuki T. Numerical analysis of the human nostril by the Fourier series. J Craniomaxillofac Surg 1990;18(2):74–79
61. Morrant DG, Shaw WC. Use of standardized video recordings to assess cleft surgery outcome. Cleft Palate Craniofac J 1996;33(2):134–142
62. Yamada T, Mori Y, Minami K, Mishima K, Sugahara T, Sakuda M. Computer aided three-dimensional analysis of nostril forms: application in normal and operated cleft lip patients. J Craniomaxillofac Surg 1999;27(6):345–353
63. Turner SR, Rumsey N, Sandy JR. Psychological aspects of cleft lip and palate. Eur J Orthod 1998;20(4):407–415
64. Landsberger P, Proff P, Dietze S, et al. Evaluation of patient satisfaction after therapy of unilateral clefts of lip, alveolus and palate. J Craniomaxillofac Surg 2006;34(Suppl 2):31–33
65. Farrior RT. The cleft lip nose: an update. Facial Plast Surg 1993; 9(4):241–268
66. Potter J. Some nasal tip deformities due to alar cartilage abnormalities. Plast Reconstr Surg (1946) 1954;13(5):358–366

第 11 章 语音/共振评估

Ann W.Kummer, Jennifer C.Muckala

引言

由于多种结构原因,包括腭咽闭合不良(VPI)等,有唇裂和(或)腭裂病史的儿童在言语、共鸣、声音,甚至语言等方面有可能存在交流障碍。本章的目的是描述唇腭裂儿童护理中通常由语言病理学家进行的临床和仪器评估。(请注意,因为一些读者可能对专业语音拼写不熟悉,为清晰表达,本章使用标准英文字母。)

唇腭裂儿童交流障碍的原因

唇腭裂患儿可能患有言语语音障碍(构音障碍)、语言障碍、共鸣障碍(鼻音过重、鼻音过轻或 Cul-de-sac 共鸣),甚至发声障碍(发音困难)。唇腭裂患儿的语言延迟和交流障碍有几种潜在原因,主要包括牙齿和(或)咬合关系异常、声道梗阻、听力受损、VPI 等。这些原因将在下文中进一步讨论。

通用术语定义

腭咽功能障碍(VPD)是指在口腔音(非鼻音)发音过程中,软腭无法从口腔完全关闭鼻腔。

腭咽闭合不良(VPI)是指解剖或结构缺损阻碍了腭咽的充分闭合,是 VPD 中最常见的一种类型。

腭咽闭合不全(也称 VPI)是指因神经生理紊乱引起的腭咽结构的运动不良。

学习型腭咽闭合不全描述了发音位置障碍,包括鼻音或咽音替代口腔音,导致发音过程中腭咽阀开放。

强制语音扭曲:发音位置正确,但因结构异常导致语音失真[1,2]。

- 强制扭曲常见 VPI 和牙齿或咬合异常,并经常导致咝擦音声音失真(即 s、z、sh、ch、j)。

代偿性语音错误是因结构异常而引起的发音位置不正确。例如:

- 声门塞音:由强力关闭和打开声带发出的声音,如用"uh-oh"发音。
- 咽塞音:舌根抵抗咽后壁产生的声音,舌在口腔中保持低位。
- 咽擦音:当空气强行通过狭窄的咽道时产生一种湍流的声音。舌紧贴咽后壁,咽后壁收缩。
- 后鼻擦音:鼻哼和压力辅音共发声。

音位是语言的音系学(语音)系统中的最小单位。

鼻音过重是一种共鸣障碍,发音时过多声音通过鼻腔时会发生。

鼻音过轻是一种共鸣障碍,当鼻咽或鼻腔梗阻时,声音无法在说话时在鼻腔产生共鸣,鼻音辅音发音过程明显(如发 m、n、ng 音时)。

Cul-de-sac 共鸣是结构障碍导致的一种共鸣障碍, 阻止声音退出咽、口腔或鼻腔。

混合共鸣:口腔辅音鼻音过重和鼻音辅音鼻音过轻同时存在,这可能是由于 VPI 和鼻咽梗阻同时存在导致的。

牙齿和(或)咬合异常

累及牙槽嵴的腭裂患儿常常伴有牙齿和(或)咬合异常。牙齿畸形,特别是额外牙或移位的牙齿,可以在发音过程中影响舌尖的移动。尤其错𬌗对语言的影响更大。这是因为它会影响舌尖和牙槽嵴之间的正常关系(图 11.1)。

声道结构异常可能导致强制变形或代偿性错误。强制语音扭曲患者发音位置正确,但结构异常导致语音失真[1,2]。强制扭曲常见原因包括牙齿或咬合异常,并经常导致咝擦音声音失真(即 s、z、sh、ch、j)。相反,代偿性语音错误是因结构异常而引起的发音位置不正确[1,2]。例如,当发音"t"或"d"时,发音位置从正常的位置(舌尖到牙槽嵴)改变至不正常的位置(舌背到腭)。这种情况经常发生在存在前牙反𬌗时。

听力受损

腭裂患儿患有传导性耳聋、感音神经性耳聋的风险较大[3-5]。这是由于腭裂会造成腭帆张肌异常影响咽鼓管功能,咽鼓管功能障碍会导致慢性中耳积液和波动性传导性耳聋,波动性传导性耳聋会导致语言和(或)语音发育延迟,但这种发育延迟可通过治疗快速解决。因此腭裂患者经常预防性植入压力均衡管。

腭裂和患有相关颅面综合征的患儿(如,Treacher Collin 综合征)往往也有外耳、中耳和内耳畸形的风险。因此,可能会导致更严重的传导性耳聋和(或)感音神经性耳聋。这两种类型的听力损失会对语言和语音发育有着更长期的影响。

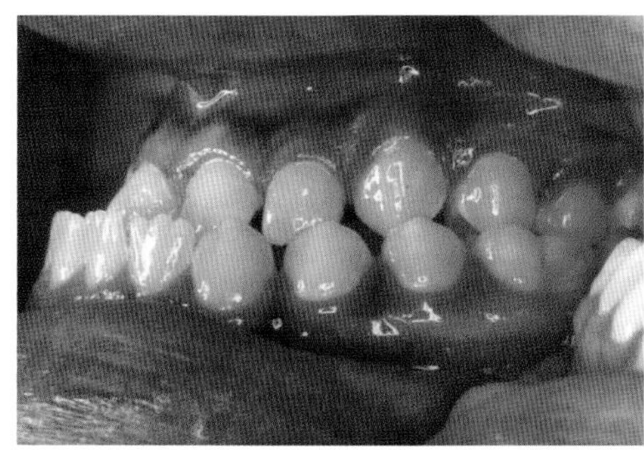

图 11.1　Ⅲ型错𬌗。舌尖位于牙槽嵴前部,影响发音。(Used with permission from Kummer AW. Cleft Palate and Craniofacial Anoma-lies: The Effects on Speech and Resonance. 3rd ed. Clifton Park, NY: Cengage Learning; 2014.)

上气道阻塞

多种原因导致唇腭裂患儿存在患上气道阻塞的风险[6]。患有先天性 Pierre Robin 序列征(包括小颌畸形和舌后坠)的患儿口咽部很小,不仅会影响呼吸,也会影响共鸣。单侧唇腭裂患儿往往存在鼻中隔偏斜。年龄较大的儿童和成年,上颌骨后缩可能会影响鼻腔的大小和咽深度。各种原因形成的上气道阻塞都可导致鼻音过轻或 Cul-de-sac 共鸣。

腭咽闭合不良

腭修复的主要目的是获得正常的腭咽语言功能。如图所示,在所有口腔音发音过程中,软腭会紧紧闭合咽后壁,从而影响发音(图 11.2)。腭裂患儿 VPI 患病风险最大[7]。即使行腭成形术修复腭裂后,仍有 20%~30% 的患儿会患有不同程度的腭咽功能障碍(VPD),导致语音失常。

有一个术语表述这种情况较为合适,即腭咽功能障碍(VPD),是指在口腔音(非鼻音)发音过程中,软腭无法从口腔完全关闭鼻腔。而其他术语往往是用来表示一般的因果关系[1,8,9]。术语腭咽闭合不良(VPI)是指因解剖或结构缺损阻碍了腭咽的充分闭合。VPI 是 VPD 中最常见的一种类型,因为其主要是由于腭裂和黏膜下腭裂引起(图 11.3)。相反,腭咽闭合不全(也称

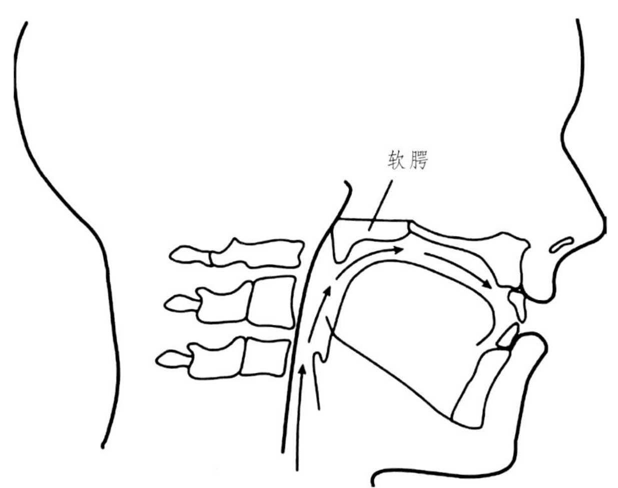

图 11.2　正常腭帆闭合。软腭与咽后壁紧密连接。(Used with permission from Kummer AW. Cleft Palate and Craniofacial Anoma-lies: The Effects on Speech and Resonance. 3rd ed. Clifton Park, NY: Cengage Learning; 2014.)

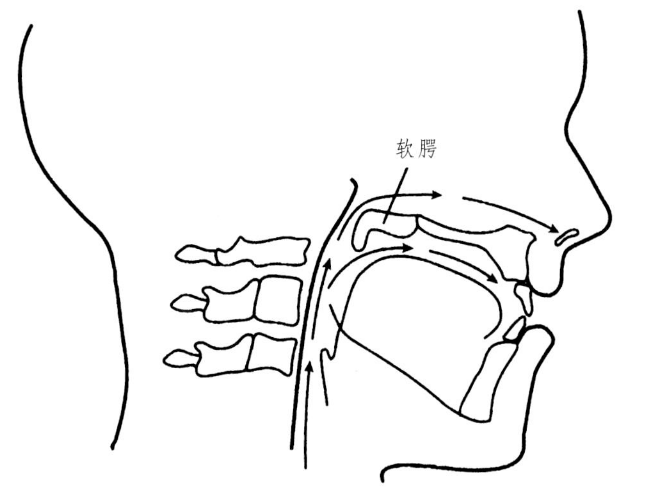

图 11.3 腭咽闭合不良,存在结构异常。软腭太短以至于不能到达咽后壁。(Used with permission from Kummer AW. Cleft Palate and Craniofacial Anoma-lies: The Effects on Speech and Resonance. 3rd ed. Clifton Park, NY: Cengage Learning; 2014.)

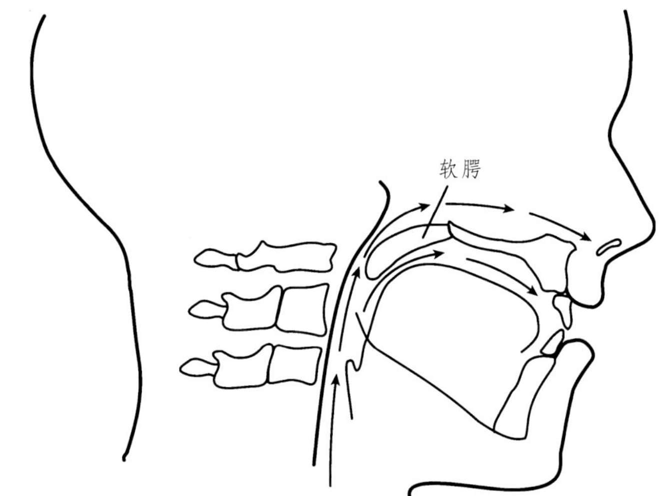

图 11.4 腭咽闭合不全,存在神经生理紊乱。注意软腭虽然足够长,但是不能良好移动以闭合腭咽。(Used with permission from Kummer AW. Cleft Palate and Craniofacial Anoma-lies: The Effects on Speech and Resonance. 3rd ed. Clifton Park, NY: Cengage Learning; 2014.)

VPI)是指因神经生理紊乱引起的腭咽结构的运动不良(图 11.4)。两种类型的 VPI 都需要进行手术治疗或假体修复。学习型腭咽闭合不全描述了发音位置障碍,包括鼻音或咽音替代口腔音,导致发音过程中腭咽阀开放。VPI 患儿经常发展为代偿性发声(也是一种学习型腭咽闭合不全的类型),需要在物理矫正结构异常后进行语音治疗。这些 VPD 的类型将在表 11.1 中列出。注意,当使用 VPI 缩略语时,它是指腭咽闭合不良和腭咽闭合不全,二者都需要进行物理矫正,而学习型腭咽闭合不全只需要进行语言治疗。

表 11.1 腭咽功能障碍类型

类型	特征
腭咽闭合不良	• 解剖(结构)异常 • 常见原因:腭裂史、黏膜下裂、腺样体切除术、不规则的腺样体等 • 治疗:手术或放置腭咽闭塞器
腭咽闭合不全	• 神经生理(运动)紊乱 • 常见原因:大脑性瘫痪、头部创伤、神经肌肉疾病等 • 治疗:手术或腭部提升
学习型腭咽闭合不全	• 发音(学习)障碍 • 常见原因:VPI 代偿错学或无 VPI 错学 • 治疗:语音治疗

临床评估

患者病史

在对共鸣和腭咽功能进行感知评估之前,应通过病历审查、评估前调查问卷(如果可能的话)和家庭(或患者)访问获得患者完整的病史[10,11]。尤其是下面的这些常规内容对于确认信息十分重要:

- 患者和其他家庭成员当前所关注的问题;
- 诊断;
- 手术史;
- 喂养(吞咽)史;
- 运动发育史;
- 语音、语言、学习发育史;
- 气道史;
- 先前或现在进行的语言治疗。

评估语言范例

选择合适的语言范例对于评估十分重要,是获得确诊信息的关键。测试过程中分离口腔音样本和鼻音样本可以帮助检查者区分共鸣异常的类型。对于儿童患者来说,语音样本应该在内容、发音、语法上适于发育程度。一般 3 岁左右的儿童适于这种水平的测试。

单词发音测试

由于牙齿异常或咬合异常和 VPI 对于发音存在一定的负面影响,发音测试对于评估而言是十分重要的。有两种正式的发音测试是专门为评估可能患有 VPD 的患者设计的,为 Iowa 压力发音测试(Templin-Darley 发音测试中的一部分[12])和 Bzoch 错误模式诊断语音测试[13,14]。这两种测试主要集中在有压力-敏感性的因素上,这些音素可能会受到 VPD 的影响(音素是可以传达特定含义的语言发音的最小单位)。

尽管临床医师通常都会常规进行形式化的单字发音测试, 但是正常语音交流不仅仅是由独立的单字组成的。另外,腭咽功能,甚至是发音,都可能在单字测试中表现正常,但在连续语音测试中会表现为异常,这是由于后者提高了对口腔运动系统的要求。因此,音节重复和句子复述是更好(实际上是更容易)执行的语音评估方式。

音节重复

音节重复是语音评估的一部分, 它通过对单辅音和单元音的评估消除其他连续音素的影响。同时,儿童的发音方式模拟了连续语音的运动需要[1,9,15]。单音测试更容易注意到辅音的特定错误, 能够清晰确定特定鼻辅音音素或是特定高鼻音元音音素。

作为音节重复测试的一部分, 儿童被要求以重复的方式发出辅音(例如,"pa pa pa pa pa""pee pee pee pee pee""ta ta ta ta ta""tee tee tee tee tee"等)。值得一提的是,压力-敏感音素可能被代偿性发音、鼻音或者鼻音空气弥散发音所取代。应同时应用低元音(如 father 里的/a/音)和高元音(如 heat 里的/ee/音)来测试辅音,以便进行对比。由于正常发音中舌后部的位置较高,因此在高元音上可以发出音素特异性鼻音。

语句重复

测试发音和腭咽功能的一种非常有效的方式是让患者重复一系列句子。最好使用包含相似发音位置的句子(如,"Pick up the book""Take teddy to town""Do it for daddy""Go get the cookie""Fred has five fish"等)。通过要求患者重复这些句子,检查者可以快速评估发音、鼻腔空气弥散,以及在连续语言环境中的共鸣情况。

含有许多压力-敏感辅音的句子, 特别是一些清辅音(如,"Sissy sees the sun in the sky")是检查鼻腔空气弥散和其他相关特征 (弱辅音或发音长度较短)最敏感的方式。高浊音、口腔音和低压音(如,"How are you? ")的语句对于检测鼻音过重具有更强的敏感性。含有较多鼻音的句子(如,"Mama made lemonade")对检测鼻音过轻具有更强的敏感性。

计数

计数是一种快速、容易、可靠的筛查试验。测试鼻音过重和(或)鼻腔空气弥散的一种较好的方法是从 60 数到 70,或者重复数字 60 或者 66。数字 66 是一个较好的测试数字,是因为它包含几个/s/音、高元音 /eee/和几个/s/混合音(/kst/和/ks/)。所有这些发音都会使腭咽机制受到压力。从 90 到 99 的计数可以使检查者在连续语音环境下评估鼻音/n/的发声,从而评估是否存在鼻音过轻。

自发连续发音

倾听自发连续发音通常也评估中的一部分。这是因为,与单字甚至短句相比, 这种语音类型对腭咽系统快速、高效开关阀门的要求更高。因此,与单字或单句相比,鼻音过重、鼻腔空气弥散,甚至发音错误可能更容易在连续发音中检测出来。

■ 评估内容

一些学者为腭裂病史儿童的语音评估提出了特定方案、评分量表和记录方法[1,16-22]。然而,目前还没有一个全球普遍使用的标准评估方案。这也影响了对腭裂手术和腭咽闭合不良的手术结果进行比较。然而,当评估个别患者以确定适当的治疗建议时, 标准评分量表和记录方法的使用并不是最关键的。

发音

作为标准发音测试的一部分,检查者通常先记录下所有的错误发音,并确定哪些是由于口腔运动功能障碍导致的位置错误,哪些是由发育障碍导致的位置错误。当存在结构异常(如,VPI 或错如前所述，当存在牙齿异常或咬合异常或由于VPI导致口内空气压力不足以发出辅音时，常会发展为代偿性发音[23]。例如，当前牙的舌尖运动受到干扰时，检查者应寻找舌背抵抗腭部的发音。当存在VPI时，检查者应该确定发音位置是否位于空气压力更大的咽部。

VPI的代偿性发音通常包括声门闭锁音、咽部爆破音、咽擦音和后鼻擦音。这些发音往往可以与正确的口腔音协同发音。因此，检查者必须确定每一个声音是否存在协同发音。例如，检查者可以通过颈部收缩，甚至感觉颈部是否有发声的震动来判断声门闭锁音是否与口腔音协同发音。对于一位没有经验的检查者而言，咽擦音和鼻擦音很难区分。然而，事实是，这并不重要，因为二者治疗方案相同。

继发于VPI的强制扭曲发音包括鼻音过重和鼻腔空气弥散。此外，一些口腔音音素听起来像它们的鼻同源音（如，“m”为“b”，“n”为“d”，“ng”为“g”）。应该记住的是，强制扭曲语音异常（包括鼻音过重和鼻腔空气弥散）不能通过语言治疗进行矫正[23]。

一旦所有的发音错误被记录，检查者应该测试患者的可诱导性。一般情况下，如果个体在收到改变发声位置的指示后可以产生正确的语音音素，预示着患者的矫正治疗预后会很好[7]。另一方面，如果鼻音发生在正常的发音位置，则提示为VPI，需要行手术进行矫正。如果患者存在因VPI引发的代偿性发音错误，最好先纠正结构缺损，然后再开始进行语音治疗，以纠正错误发音位置。

共鸣

腭裂史患儿由于声道腔内（咽腔、口腔和鼻腔）的声能量分布不平衡，经常存在共鸣问题[1]。由于共鸣障碍和VPI的症状都属于听觉感知特征，评估共鸣和腭咽功能的金标准是受过标准训练的倾听者的判断。事实上，大多数腭裂团队的语言病理学家主要依赖倾听者的判断评估腭咽功能。建议经验不丰富的专业人员应训练听这些听觉特征[24]。

语言评估中，检查者必须通过倾听患者语音确定共鸣类型。确定共鸣类型十分重要，因为可以由此决定适当的治疗方式。下面是腭裂患者常见的共鸣障碍：

- 鼻音过重是指发音过程中过多声音通过鼻腔。在腭裂患者中，鼻音过重的常见原因是VPI，这是由于腭裂修复后的腭部过短。腭裂修复所致过大的口鼻瘘也可能会导致鼻音过重。鼻音过重通常在发元音时尤其明显，因为元音为浊音，而且持续时间相对较长。鼻音过重在鼻音浊辅音的发音中也比较明显（如，“m”对于“b”）。在不发音的辅音中不能检测出鼻音过重，如“p”，因为在音素产生的过程中并没有发声。因此，确定是否存在鼻音过重时，检查者应通过浊音的发音进行评估，特别是元音。
- 鼻音过轻是指在鼻咽部或鼻腔存在阻塞时，阻碍了声音在鼻腔内的共鸣。虽然元音也可以造成一定影响，但鼻音过轻在鼻音辅音（“m”“n”“ng”）发音时最明显。当存在鼻音过轻时，检查者应尽量确定鼻音过轻与上呼吸道梗阻源的一致性（鼻塞、扩大腺样体、鼻中隔偏曲、鼻孔狭窄、鼻息肉，甚至下颌后缩）。鼻音过轻通常需要内科或外科治疗。但是，如果鼻音过轻是间歇性的，检查者应考虑言语失用症的可能性，这可能会导致发音时腭部太高和降低的协调和时机的配合错误。如果并因是言语失用症，语言治疗表明是有效的。
- Cul-de-sac共鸣是一种阻止声音从咽部、口腔或鼻腔中传出的结构障碍。表现为讲话瓮声瓮气，音量低，就像喃喃低语。为了对Cul-de-sac共鸣进行测试，应评估口腔音和鼻音。如果口腔和鼻腔共鸣均有异常，则高度提示存在Cul-de-sac共鸣。
- 混合共鸣指口腔辅音存在鼻腔音过重且鼻腔辅音存在鼻音过轻。这可能是由于VPI和鼻咽梗阻同时存在。它也可能发生言语失用症。如果口腔音鼻音过多及鼻腔音鼻音过少，则可以诊断为混合共鸣。

鉴别共鸣障碍类型时，应遵守如下规则：若鼻腔音相对于正常音较频繁，则共鸣障碍类型为鼻音过重。另一方面，若口腔音替代了鼻腔音，则共鸣障碍类型为鼻音过轻。对于经验不丰富的倾听者来说，Cul-de-sac共鸣诊断难度较高，因为通常音质是喃喃低语的。

一些学者建议通过不同的评分量表将严重程度分级[14,17,19,25-27]。然而，共鸣障碍的严重程度随着语句长度、音素环境和疲劳程度变化明显[15,23]。而且，因为这些原因，严重程度分级的评分者内信度往往较低。幸运的是，严重程度的分级通常并不重要（除非程度轻微），因为其对治疗方案选择的影响不大。共鸣障碍几乎都是由结构异常引起的，因此几乎都需要内科或外科干预。对于共鸣障碍，只有当因错学导致发音位置异常引起异常共鸣时，才需要进行语音治疗。在这些病例中，应首先对结构异常进行矫正，进而进行语音治疗以纠正代偿性错误。

鼻腔空气弥散及其相关特征

鼻腔空气弥散是 VPI 的常见表现，但其也可发生在因口鼻瘘引起的特定前音的发音过程中。在无声的辅音发音中，鼻腔空气弥散是最明显的，因为无声辅音需要比其对应的浊音更大的空气压力。此外，鼻腔空气弥散的声音不会被发音所掩盖。因此，通常用无声的、压力-敏敏性的辅音（如，“p”、“t”、“k”、“s”、“sh”）对鼻腔空气弥散进行评估。

四种基本类型的鼻腔空气弥散在表 11.2 中列出。这些类型包括无声鼻腔空气弥散、可听见的鼻腔空气弥散、鼻腔湍流和特定音素鼻腔空气弥散。鼻腔空气弥散类型取决于其发病原因和腭咽间隙的大小。

检查者应确定鼻腔空气弥散的原因，从而选择适当的治疗方法。例如，特定音素鼻腔空气弥散是由于特定语音在咽部而不是在口腔的异常发音导致的。因此，可以用语音治疗纠正。相反，所有压力音表现出一致的鼻腔空气弥散通常提示结构异常，需要手术矫正。一旦确定发病原因是结构异常，检查者必须确定是否存在 VPI 或有症状的瘘，通过比较前位音与后位音的鼻腔空气弥散情况可以确定。

根据鼻腔空气弥散的类型，可以对腭咽开口的大小进行估计。当开口较大时，空气流几乎没有阻力，鼻腔空气弥散基本上是无声的。当开口为中等大小时，鼻腔空气弥散表现为所有压力音发声都为摩擦音。当空气流通过较小的开口时，压力程度较高。当空气从阀门的顶端逸出时，高压的气流使得分泌物产生气泡。气泡破裂形成一个非常响亮的、分散的声音，称为鼻腔湍流[28,29]。依据表 11.2 中所述，可通过鼻咽镜直视腭咽部来估计腭咽间隙的大小。

虽然较大的腭咽开口会导致无声的鼻腔空气弥散，但它会产生额外的影响发音清晰度的继发语音特性。这些特征描述如下：

• 微弱或被省略的辅音。当通过鼻腔的气流外漏时，会导致压力-敏感音发音的口腔空气压力不足。间隙越大，鼻腔空气弥散就越严重，辅音减弱或省略的可能性就越大。

• 语句长度变短。这是由于鼻腔空气弥散患者必须要进行更频繁的呼吸以补充失去的空气。语句长度变短可以通过在一个呼吸长度内尽可能地计数来进行测试，或者观察在单一的句子发音中是否呼吸。

• 代偿性发音。如前所述，这种情况的发生是为了弥补口腔内缺乏的空气。患儿可能会学着在咽部进行发声，因为那里有充分的空气流。

• 鼻部异常动作。其特点是讲话时会出现鼻孔张开或降眉间肌收缩。这表明在讲话时为实现腭咽关闭存在肌肉行动溢出。

表 11.2 腭咽功能障碍中的鼻腔空气弥散

鼻腔空气弥散类型	特征
无声鼻腔空气弥散	• 原因：腭咽开口大 • 特征：空气流无阻碍 • 通常伴发： 严重的鼻音过重 减弱或省略的辅音 语句长度变短 鼻部异常动作 代偿性发音 • 治疗：手术
可听见的鼻腔空气弥散	• 原因：腭咽开口中等大小 • 特征：由于空气流有阻碍，表现为可听见的鼻腔空气弥散 • 通常伴发： 中度鼻音过重 减弱的辅音 鼻部异常动作 代偿性发音 • 治疗：手术
鼻腔湍流	• 原因：腭咽开口小 • 特征：由于摩擦和腭咽部存在分泌物产生气泡引起声音失真 • 通常伴发： 轻度鼻音过重 可听见的鼻腔空气弥散 • 治疗：手术
特定因素鼻腔空气弥散	• 原因：某些语音在咽部发声，导致腭咽阀开放 • 特征：只在特定语音（如，“s”、“z”、“ch”、“sh”、“j”） 发声时才存在持续的鼻腔湍流和可听见的空气弥散 • 治疗：语言治疗

发声困难

发声困难是一种发音障碍,可继发于声带病变、声带麻痹或不全性麻痹、声道张力。发声困难的特点包括声音嘶哑、呼吸声过大、低音量和喉嗄音(低频、啪啦作响型发声)。腭裂患者发生困难较为常见。原因如下:首先, 在讲话时表现出鼻部异常动作的患者会产生张力以闭合腭咽。这种张力在声道内转移,进一步导致声带结节的形成。其次,呼吸声过大可以作为一种减少或掩盖鼻腔空气弥散和鼻音过重的补偿策略。最后,腭裂患者常伴有咽部异常 (如,与 22q11 缺失相关的喉蹼)。

因为发声困难是腭裂患者常见的临床表现,所以对发声的评估应该作为腭裂患者临床评估的一部分。通过将可弯曲的内镜放置于喉前庭,在鼻咽镜检查过程中可直视声带。持续的发声"eee"元音后伴有一系列吸气声,是检查声带和喉异常的最佳方式。

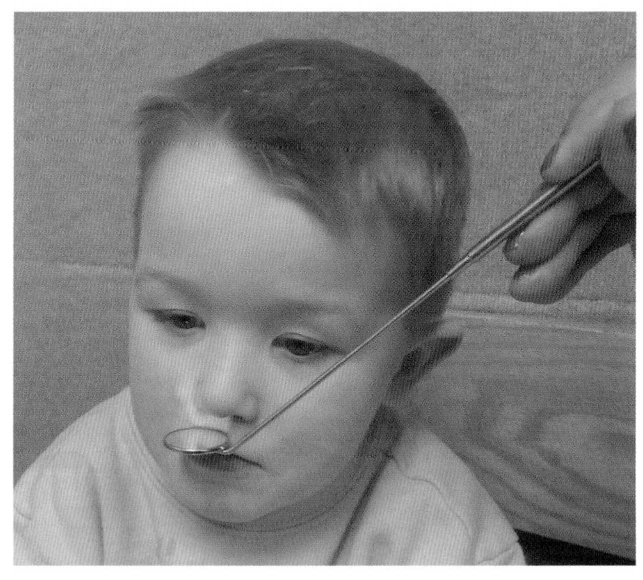

图 11.5 镜像测试。在讲话时,将镜子放在鼻子下方。镜子中的雾气提示存在鼻腔空气弥散。(Used with permission from Kummer AW. Cleft Palate and Craniofacial Anoma-lies: The Effects on Speech and Resonance. 3rd ed. Clifton Park, NY: Cengage Learning; 2014.)

辅助检查

经验丰富的临床医生仅仅通过听患儿讲话就能够评估上述特点。然而,有一些简单的"低技术含量"或"无技术含量"测试可用来确定诊断。对于经验不足的临床医生而言,这些测试有助于清楚地明确语音特征和潜在的发病原因[1,9,15]。

目视检测

• 镜像测试:在讲话时,可以在儿童的鼻孔下放一面镜子(图 11.5)。如果镜子有雾气,这提示存在鼻腔空气弥散。注意在患儿开始说话之后放置镜子,在患儿停止说话之前移除镜子,从而避免因鼻腔呼吸引起雾气。该测试的另一个局限性是,其无法确定鼻腔空气弥散是始终存在的,还是在特定音发声时存在,或者因鼻腔喷气存在。因此,这项测试可靠性一般。

触觉检测

• 感觉鼻部两侧。在口腔音发音时,将手指放在患者鼻部两侧通常可以感觉到鼻音过重的振动(图 11.6)。鼻腔空气弥散,尤其是鼻腔湍流,通常可以通过食指轻触鼻腔软骨区域来感觉。这个测试在某些情况下是有效的,但并不适用于所有的情况。

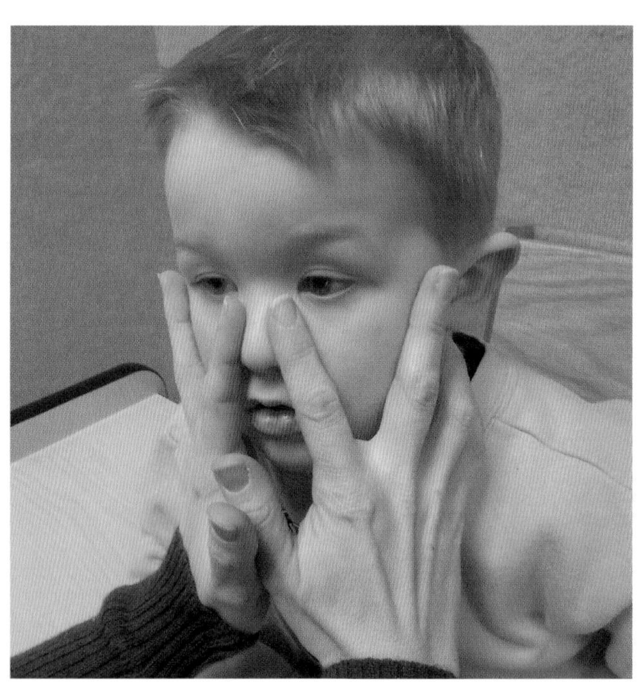

图 11.6 触觉测试。通过触摸患儿讲话时的鼻两侧,检查者有时可在鼻音过重患儿中感受到振动。通过把食指放在鼻软骨上,检查者有时会感觉到鼻腔空气弥散,尤其是鼻腔湍流。(Used with permission from Kummer AW. Cleft Palate and Craniofacial Anoma-lies: The Effects on Speech and Resonance. 3rd ed. Clifton Park, NY: Cengage Learning; 2014.)

听觉检测

• 鼻部 Cul-de-sac（捏鼻）试验：通过让患者完成一些口语片段，然后在保持鼻孔闭合的情况下重复相同的语音片段[30-34]。如果听起来鼻部闭合时二者存在区别，则提示存在鼻音过重和（或）可听见的鼻腔空气弥散。如果二者没有区别，则提示共鸣状态为正常、Cul-de-sac 共鸣或者鼻音过轻。

• 听力管或听诊器测试：应用这个测试时，将一根塑料管的一端放置在儿童鼻孔入口处，另一端放置在检查者耳旁（图 11.7）[1,9,15]。嘱其重复无鼻音的单词或句子。即使存在轻微的鼻音过重或鼻腔空气弥散，也可以通过塑料管清晰听到。可以用同样的方式使用听诊器进行测试。最好是把听诊器的一端去掉，把橡皮管的末端直接放在鼻孔的入口处。

• 吸管：吸管是最便宜且便捷的工具，其对于检查鼻音过重和鼻腔空气弥散十分有帮助且可靠。将吸管短的一端置于患儿鼻孔内，另一端靠近检查者耳部，检查者可检测到轻微的鼻音过重和鼻腔口昂起弥散情况（图 11.8）[1,9,15]。

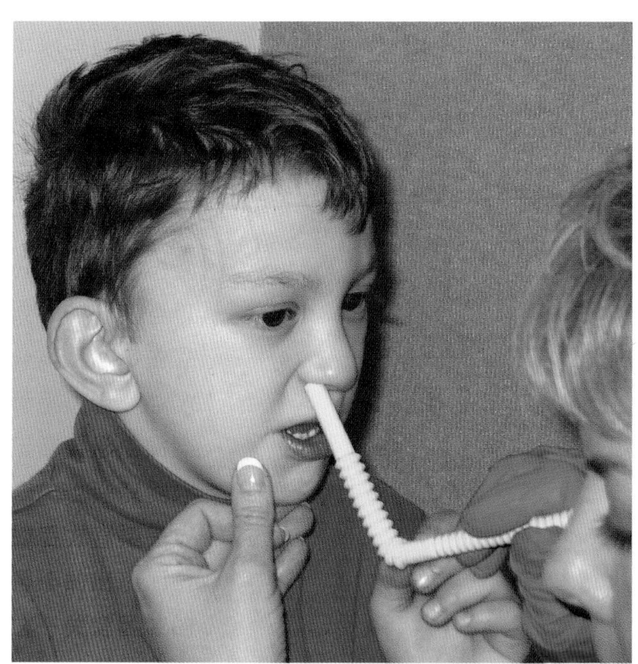

图 11.7　听力管检测。通过把管子的一端放在儿童的鼻孔内，另一端放在检查者的耳内，检查者可以清楚地听到儿童讲话过程中是否存在鼻音过重或鼻腔空气弥散。（Used with permission from Kummer AW. Cleft Palate and Craniofacial Anoma-lies: The Effects on Speech and Resonance. 3rd ed. Clifton Park, NY: Cengage Learning; 2014.）

虽然目视检测和触觉检测可以提供一定帮助，但最佳的评估方式还是应用某种管（听诊器、听力管或吸管）进行听觉检测，因为被评估的正是一个听觉事件。在某些情况下，检查者只有应用管子才能听到鼻腔空气弥散，否则是听不到的。特别推荐应用吸管，因为它便宜，容易得到，而且可以一次性使用，这避免了消毒的需要。

口内检查

口内检查通常是语言病理学评估的一部分，其对于鉴别影响发音的任何结构异常或功能异常十分重要。然而，检查者要清楚的是，腭咽功能的判断不能基于口内检查[11,35]。这是因为腭咽闭合发生于软腭后面，通常位于硬腭平面，因此其远远高于口腔观察平面。

在进行口内检查时，大多数检查者要求患者张开嘴巴说“啊”（发/ah/音）。这个元音可以较好地评估包括硬腭的口腔前部结构，因为它可以使颏部和舌前部降低。然而，舌背仍较高且回缩，从而阻碍了口腔、软腭和咽后部的观察。因此，需要用压舌板推动舌背向下。当不想运用压舌板时，为了获得更好的口腔观察，可用一个更好的元音发音来进行检测，即/aah/的发音（如英文单词“bat”）。应用这一元音，可使舌背下降。同

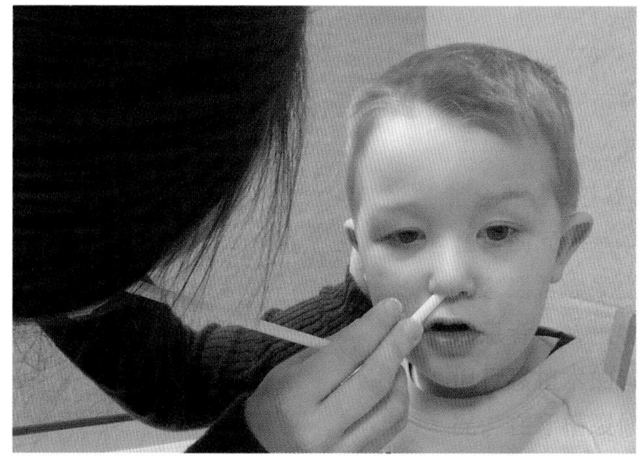

图 11.8　吸管检测。该检测宜应用弯曲吸管。检测时，将吸管的短端放在儿童的鼻孔内，长端放在检查者耳部附近，操作过程与听力管操作相似。对轻微的鼻音过高或鼻腔空气逸散也有良好的检测效果。（Used with permission from Kummer AW. Cleft Palate and Craniofacial Anoma-lies: The Effects on Speech and Resonance. 3rd ed. Clifton Park, NY: Cengage Learning; 2014.）

时,应指引儿童尝试用他们的舌头触摸颏部(图 11.9)[9]。

作为检查的一部分,检查者应该评估牙列和咬合情况,判断其是否干扰讲话时的舌尖运动。它对于确定舌头相对于牙槽嵴的位置特别重要。其他重要的观察项目包括腭穹隆的大小和是否存在口鼻瘘。扁桃体的大小也很重要,因为较大的扁桃体通常会引起 Cul-de-sac 共鸣。在发声时,应注意软腭提升的范围、对称性以及软腭窝的位置。如果没有腭裂病史,检查者应注意是否存在黏膜下裂,如腭垂裂、透明带或提肌分离的证据。触诊可以检查硬腭是否存在缺口(图 11.10)。

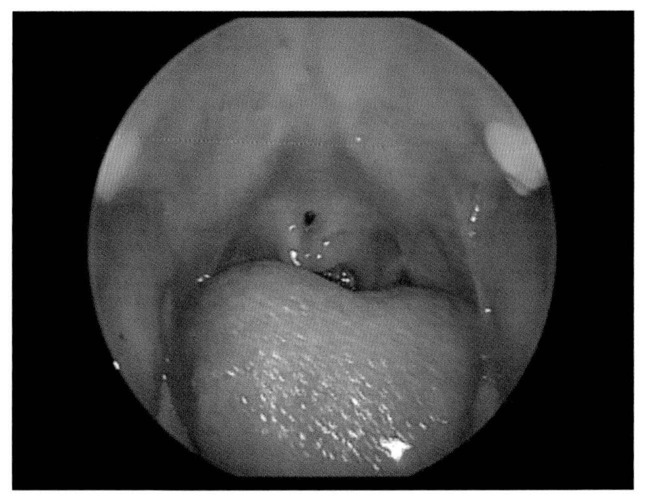

图 11.10 腭黏膜下腭裂。注意分离的提肌,以及畸形腭垂上存在孔洞。(Used with permission from Kummer AW. Cleft Palate and Craniofacial Anoma-lies: The Effects on Speech and Resonance. 3rd ed. Clifton Park, NY: Cengage Learning; 2014.)

■ 仪器检测

评估腭咽功能的仪器检测有两个基本类别:间接客观的检测和直接主观的检测。间接仪器检测包括应用鼻音计和气动仪表。这两种操作方式的优点是,它们可以提供关于腭咽功能的客观数据,如声输出参数、空气流参数和气压等。因为这种检查记录了异常结果但却不能直视观察结构,所以他们是间接评估手段。在 2009 年末,美国腭裂颅面协会的成员收到了一项针对 VPI 患者的调查研究。在 126 名调查对象中,使用鼻音计的患者(28.9%)比使用气动仪表的患者(4.3%)要多[36]。

直接的仪器检测手段包括电视透镜检查和鼻咽镜检查。这两种检查方式的优点是,可以直视讲话(和吞咽)活动时的腭咽阀结构。然而,这两种检查方式对检查者要求较高,且主观性较强。在上面提到的同一项调查中,与应用电视透镜检查的患者相比(19.2%),更多的患者选择应用鼻腔镜检查(59.3%)[36]。这些检测方式将在下文中详述。

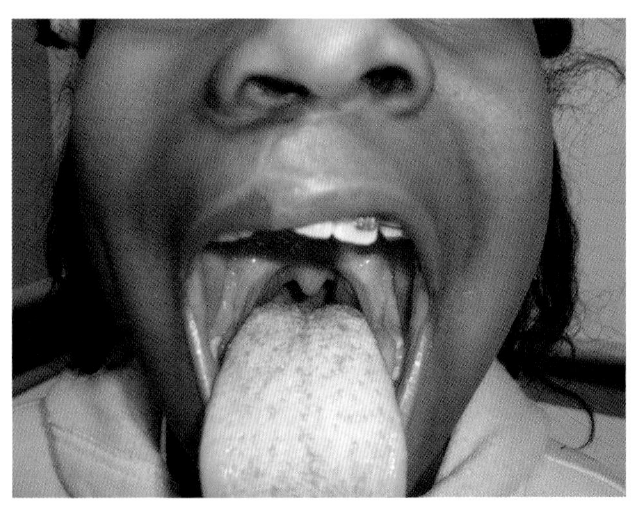

图 11.9 用元音 /aah/发音,如英文单词 hat 的发音(译者注:中文中可用"爱"这个字的发音)。这一发音可以为口内检查提供较好的视野,因为舌背下降(故无须压舌板),而且患儿可以伸出他的舌头。(Used with permission from Kummer AW. Cleft Palate and Craniofacial Anoma-lies: The Effects on Speech and Resonance. 3rd ed. Clifton Park, NY: Cengage Learning; 2014.)

鼻音计

鼻音计是一种通过计算机仪器测量与声学相关的共鸣、可听见的鼻腔空气弥散和腭咽功能的方法。在语音通道的产生过程中,Nasometer Ⅱ(KayPENTAX, Montvale, NJ)在讲话过程中实时捕获鼻腔和口腔有关声学能量的数据(图 11.11)。然后,Nasometer Ⅱ 计算在语音通道产生过程中鼻腔的声学能量与总的声学能量

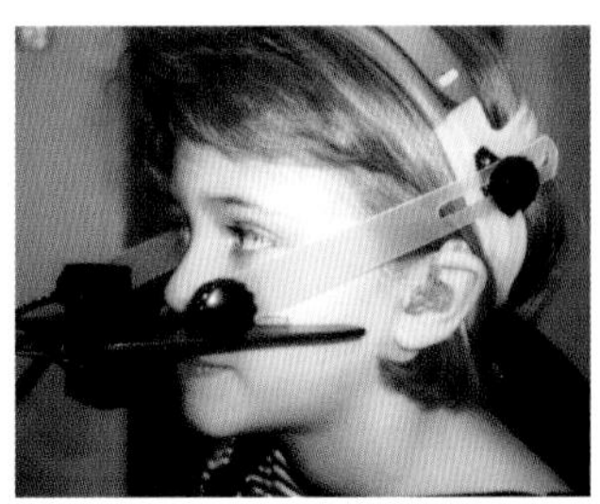

图 11.11 鼻音计。如图所示,声音分隔板两侧包括耳机和双麦克风。一个从鼻腔接收声音,另一个从口腔中接收声音。(Used with permission from Kummer AW. Cleft Palate and Craniofacial Anoma-lies: The Effects on Speech and Resonance. 3rd ed. Clifton Park, NY: Cengage Learning; 2014.)

(鼻腔和口腔)的平均比值,并将平均值转换成百分比,即为鼻音评分。将患者的评分与该阶段的规范性数据相比较,可以对患者的共鸣状态做出判断。若与规范性数据相比评分较高,则提示鼻音过重;反之,与规范性数据相比评分较低,则考虑鼻音过轻。

语音气动仪表

语音气动仪表是一种在语音产生过程中测量空气流和气压的力学性能的检查方式(图 11.12)。由于语音产生需要在辅音产生过程中有气压的积累和释放,所以气动仪表检查是评估语音产生过程中气压和空气流的理想方法。现阶段气动仪表已经在某些诊疗机构使用,但尚未广泛推广应用。

电视透镜检查

电视透镜语音研究是一种放射学技术,它可以在讲话过程中直视腭咽阀结构,并且可以进行同步音频记录(图 11.13)。由于电视透镜检查为二维视图,因此语音研究时需要多个视图才能查看腭咽的各个方面[37]。这些视图通常包括横向(矢状)视图、前后视图和基底视图。

鼻咽镜检查

鼻咽镜检查是一种微创的鼻内镜手术,可以在讲话过程中直视观察腭咽运动机制[9,11,38-41],该设备包括可曲光导纤维鼻咽镜或远端摄像芯片鼻咽镜和一个冷光源。新一代的远端芯片在图像质量、光源、耐用性等方面有较大优势,而且,最重要的是其具有更小的远端直径,更适合幼儿诊疗。如果条件允许,最好配备一个监控记录系统从而进行更多的深度分析。

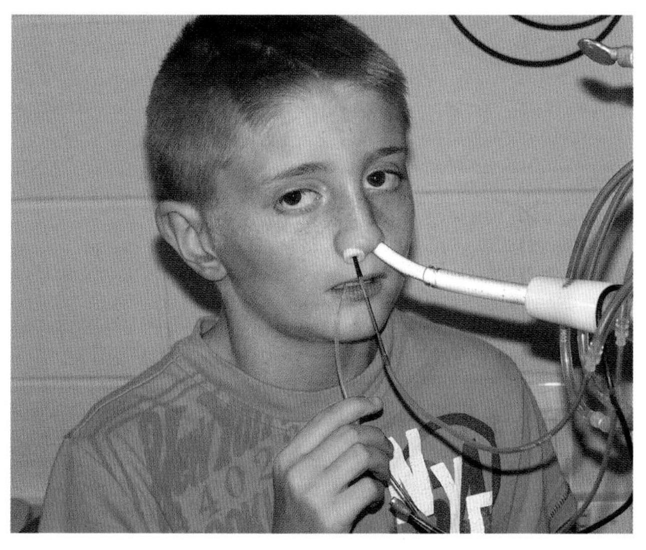

图 11.12 语音气动仪表。气动仪表是在讲话过程中用于评估腭咽孔区域的设备。如图所示,在鼻子上放置一根循环管,在口和鼻孔内放置压力导管。(Used with permission from Kummer AW. Cleft Palate and Craniofacial Anoma-lies: The Effects on Speech and Resonance. 3rd ed. Clifton Park, NY: Cengage Learning; 2014.)

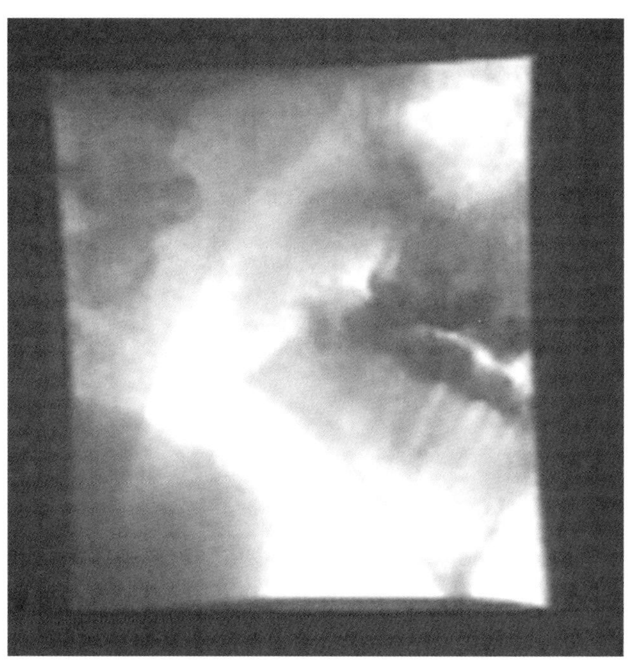

图 11.13 电视透镜检查。此为侧视图,图中显示患者由于软腭过短造成腭咽闭合不良。

鼻咽镜检查是寻找 VPI 确切位置和 VPI 发病原因的最佳方式(如,软腭过短或不规则腺样体)(图 11.14

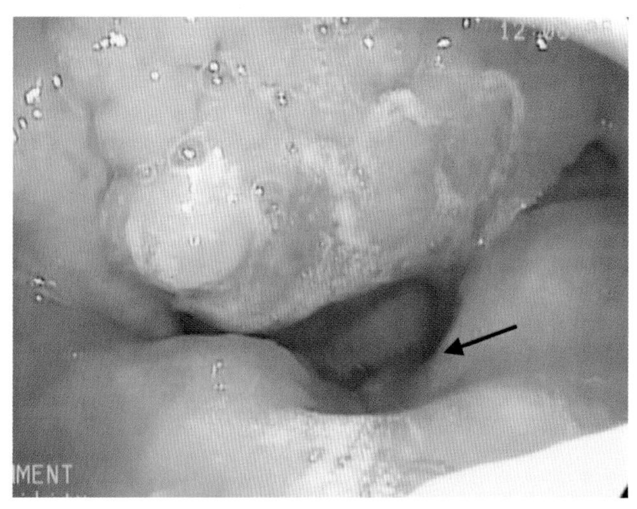

图 11.14 鼻咽镜。图中显示腭咽中线开口较大。注意图像顶部的腺样体垫和软腭缺口,提示腭垂肌的凸性不足(箭头所示)。

和图 11.15)。临床医生可以应用鼻咽镜检查在不同的语言任务下直视观察腭咽的运动模式及腭咽的闭合程度，从而为制订适宜的手术计划以达到最佳的预后效果提供参考。

发音过程中，语言病理学家应根据语音评估选择测试语音片段。由医生或语言病理学家共同完成检查，因为这也在他们的实践范围之内。无论如何，这项研究应该由语言病理学家和外科医生共同讨论以确定适当的治疗方案。

■ 鉴别诊断和建议

腭裂患儿的语言病理评估的主要目的是排除语音和(或)共鸣障碍。如果存在语音障碍，区分发音位置错误、代偿性错误(由于错学)或强制扭曲是很重要的。如上所述，语音治疗可以纠正发音位置和代偿性错误，而强制扭曲需要正畸学治疗或外科手术治疗。如果诊断为共鸣障碍，确定共鸣障碍的类型十分重要。确定共鸣障碍的类型就是确定病因，这对于治疗建议的确定十分重要。

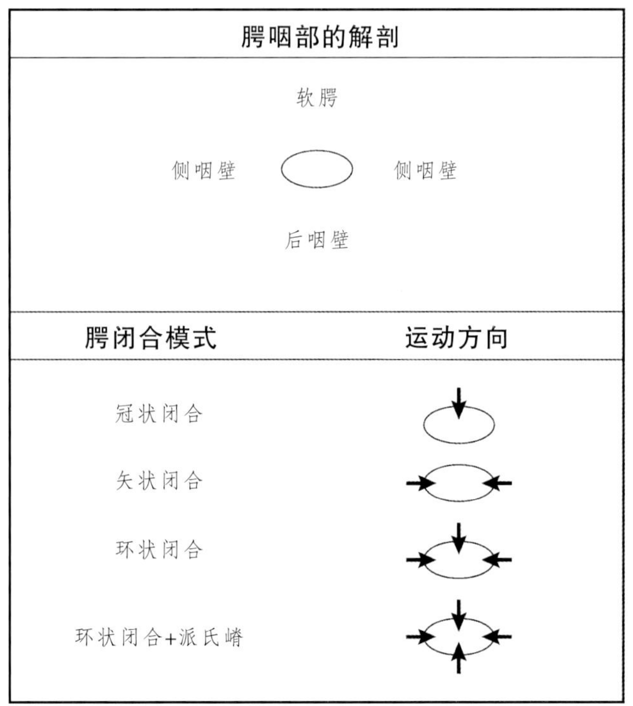

图 11.15 腭咽闭合模式包括冠状闭合、矢状闭合、环状闭合、环状闭合联合派氏嵴。(From Fisher DM, Sommerlad BC. Cleft lip, cleft palate, and velopharyngeal insu ciency. Plast Reconstr Surg 2011;128(4):342e–360e.)

最后，如果存在鼻音过重和(或)鼻腔空气弥散，确定其是由 VPI、腭咽闭合不全、腭咽错学、口鼻瘘，或联合存在中的哪种原因导致的十分重要，这在腭裂患儿中十分常见。两种类型的 VPI 都需要手术治疗，而腭咽错学需要语音治疗[9]。

■ 总结

语音病理学评估的最终目标是确定治疗方案，从而最有效地解决语音方面的问题。综合临床评估和仪器检查评估，确定语言障碍类型、病因，从而确定适当的治疗方式。由于异常的结构(例如，错殆、VPI、气道阻塞等)引起的语音异常需要进行物理治疗。那些由于功能异常而导致的障碍需要进行语音治疗。因此，鉴别诊断是十分重要的。

(蒋海越 牛峰 韩文卿 译)

参考文献

1. Kummer AW. Perceptual assessment of resonance and velopharyngeal function. Semin Speech Lang 2011b;32(2):159–167
2. Trost JE. Articulatory additions to the classical description of the speech of persons with cleft palate. Cleft Palate J 1981;18(3):193–203
3. Gani B, Kinshuck AJ, Sharma R. A review of hearing loss in cleft palate patients. Int J Otolaryngol 2012;2012:548698
4. Goudy S, Lott D, Canady J, Smith RJ. Conductive hearing loss and otopathology in cleft palate patients. Otolaryngol Head Neck Surg 2006;134(6):946–948
5. Handzić J, Radić B, Nevajda B, Hadi FA, Bagatin T, Vladika I. Characteristics of the hearing loss in unilateral cleft lip and palate-influence on communication. Coll Antropol 2011;35(Suppl 1):155–158
6. Mani M, Carlsson M, Marcusson A. Quality of life varies with gender and age among adults treated for unilateral cleft lip and palate. Cleft Palate Craniofac J 2010;47(5):491–498
7. Witt PD, D'Antonio LL. Velopharyngeal insufficiency and secondary palatal management. A new look at an old problem. Clin Plast Surg 1993;20(4):707–721
8. Trost-Cardamone JE. Coming to terms with VPI: a response to Loney and Bloem. Cleft Palate J 1989;26(1):68–70
9. Kummer AW. Cleft Palate and Craniofacial Anomalies: The Effects on Speech and Resonance. 3rd ed. Clifton Park, NY: Delmar Cengage; 2013
10. Scherer NJ, D'Antonio LL. Parent questionnaire for screening early language development in children with cleft palate. Clifton Park, NY: Cengage Learning, 2014
11. Smith BE, Kuehn DP. Speech evaluation of velopharyngeal dysfunction. J Craniofac Surg 2007;18(2):251–261, quiz 266–267
12. Templin MC. Templin-Darley Tests of Articulation. Darley, FL: University of Iowa; 1969
13. Bzoch KR. Clinical assessment, evaluation and management of 11 categorical aspects of cleft palate speech disorders. In Bzoch KR (ed.). Communicative disorders related to cleft lip and palate.

Austin, TX: Pro-Ed, 1997
14. Peterson-Falzone SJ, Hardin-Jones MA, Karnell MP. Cleft Palate Speech. St. Louis: Elsevier; 2010
15. Kummer AW. Assessment of velopharyngeal function. In: Lossee JE, Kirschner RE, eds. Comprehensive Cleft Care. New York: McGraw-Hill; 2009:589-605
16. Grunwell P, Brondsted K, Henningsson G, et al. A six-centre international study of the outcome of treatment in patients with clefts of the lip and palate: the results of a cross-linguistic investigation of cleft palate speech. Scand J Plast Reconstr Surg Hand Surg 2000;34(3):219-229
17. Henningsson G, Kuehn DP, Sell D, Sweeney T, Trost-Cardamone JE, Whitehill TL; Speech Parameters Group. Universal parameters for reporting speech outcomes in individuals with cleft palate. Cleft Palate Craniofac J 2008;45(1):1-17
18. Lohmander A, Olsson M. Methodology for perceptual assessment of speech in patients with cleft palate: a critical review of the literature. Cleft Palate Craniofac J 2004;41(1):64-70
19. Sell D, Harding A, Grunwell P. GOS.SP.ASS.'98: an assessment for speech disorders associated with cleft palate and/or velopharyngeal dysfunction (revised). Int J Lang Commun Disord 1999;34(1):17-33
20. Sell D, John A, Harding-Bell A, Sweeney T, Hegarty F, Freeman J. Cleft audit protocol for speech (CAPS-A): a comprehensive training package for speech analysis. Int J Lang Commun Disord 2009;44(4):529-548
21. Lohmander-Agerskov A, Havstam C, Soderpalm E, et al. Assessment of speech in children after repair of isolated cleft palate. Scand J Plast Reconstr Surg Hand Surg 1993;27(4):307-310
22. Sell D, Harding A, Grunwell P. A screening assessment of cleft palate speech (Great Ormond Street Speech Assessment). Eur J Disord Commun 1994;29(1):1-15
23. Kummer AW. Disorders of resonance and airflow secondary to cleft palate and/or velopharyngeal dysfunction. Semin Speech Lang 2011a;32(2):141-149
24. Sell D. Issues in perceptual speech analysis in cleft palate and related disorders: a review. Int J Lang Commun Disord 2005;40(2):103-121
25. Whitehill TL. Assessing intelligibility in speakers with cleft palate: a critical review of the literature. Cleft Palate Craniofac J 2002;39(1):50-58
26. Zraick RI, Liss JM. A comparison of equal-appearing interval scaling and direct magnitude estimation of nasal voice quality. J Speech Lang Hear Res 2000;43(4):979-988
27. Zraick RI, Liss JM, Dorman MF, Case JL, LaPointe LL, Beals SP. Multidimensional scaling of nasal voice quality. J Speech Lang Hear Res 2000;43(4):989-996
28. Kummer AW, Briggs M, Lee L. The relationship between the characteristics of speech and velopharyngeal gap size. Cleft Palate Craniofac J 2003;40(6):590-596
29. Kummer AW, Curtis C, Wiggs M, Lee L, Strife JL. Comparison of velopharyngeal gap size in patients with hypernasality, hypernasality and nasal emission, or nasal turbulence (rustle) as the primary speech characteristic. Cleft Palate Craniofac J 1992;29(2):152-156
30. Bzoch KR. Clinical assessment, evaluation and management of 11 categorical aspects of cleft palate speech. In: Bzoch KR, ed. Communicative Disorders Related to Cleft Lip and Palate. Austin: Pro-Ed; 1997:261-311
31. Haapanen ML. A simple clinical method of evaluating perceived hypernasality. Folia Phoniatr (Basel) 1991;43(3):122-132
32. Johns DF, Rohrich RJ, Awada M. Velopharyngeal incompetence: a guide for clinical evaluation. Plast Reconstr Surg 2003;112(7): 1890-1897, quiz 1898, 1982
33. Rudnick EF, Sie KC. Velopharyngeal insufficiency: current concepts in diagnosis and management. Curr Opin Otolaryngol Head Neck Surg 2008;16(6):530-535
34. Sweeney T, Sell D. Relationship between perceptual ratings of nasality and nasometry in children/adolescents with cleft palate and/or velopharyngeal dysfunction. Int J Lang Commun Disord 2008;43(3):265-282
35. Smith B, Guyette TW. Evaluation of cleft palate speech. Clin Plast Surg 2004;31(2):251-260, ix ix
36. Kummer AW, Clark SL, Redle EE, Thomsen LL, Billmire DA. Current practice in assessing and reporting speech outcomes of cleft palate and velopharyngeal surgery: a survey of cleft palate/craniofacial professionals. Cleft Palate Craniofac J 2012;49(2):146-152
37. Dudas JR, Deleyiannis FW, Ford MD, Jiang S, Losee JE. Diagnosis and treatment of velopharyngeal insufficiency: clinical utility of speech evaluation and videofluoroscopy. Ann Plast Surg 2006;56(5):511-517, discussion 517
38. Karnell MP. Instrumental assessment of velopharyngeal closure for speech. Semin Speech Lang 2011;32(2):168-178
39. Ramamurthy L, Wyatt RA, Whitby D, Martin D, Davenport P. The evaluation of velopharyngeal function using flexible nasendoscopy. J Laryngol Otol 1997;111(8):739-745
40. Shetty S, Frampton S, Patel N. Flexible nasendoscopy. Clin Otolaryngol 2009;34(2):169-171
41. Strauss RA. Flexible endoscopic nasopharyngoscopy. Atlas Oral Maxillofac Surg Clin North Am 2007;15(2):111-128

第12章 咽后壁瓣手术

J. Paul Willging，Aliza P. Cohen

引言

咽后壁瓣手术是在重建腭咽闭合中应用最广的手术治疗方法。咽后壁上的组织附着于软腭，仅保留供鼻通气的两侧开口，以形成鼻咽腔稳定的阻塞。理想状态下，两侧开口应在呼吸和发鼻辅音时保持开放，而在发口腔辅音时保持闭合。

咽成形术被用于矫正继发于腭咽闭合不良造成的高鼻音要追溯到19世纪下半叶。1876年，德国的Schoenborn[1]记录了首例真正的蒂在下的咽后壁瓣手术，该手术需要将咽后壁组织皮瓣与软腭缝合，皮瓣的蒂位于下方。10年后，Schoenborn[2]改良了手术方法，使得咽后壁瓣的蒂在咽部上方，以最大限度保证软腭的运动。1930年。Padgett[3]将咽瓣在美国推广，他将蒂在上的咽瓣手术应用于初期腭裂手术失败发音时不能产生正常共鸣的腭裂患者。20世纪50年代，咽后壁瓣手术被广泛用于矫正腭咽闭合不良。20世纪70年代，由于Hogan和Shrprintzen的贡献，手术成功率持续上升。Hogan[4]（1973年）引入了控制侧面开口大小的概念，而Shrprintzen等[5]（1979年）则主张应用定制皮瓣。总的来说，这些手术操作的改良成了当代腭咽手术的支柱。

手术指征

在鼻内镜下观察腭咽闭合时发现的中央裂隙，无论裂隙大小，最适合的矫正方法就是咽后壁瓣手术（图12.1）。为保证腭咽闭合，腭咽腔的各个组织壁都应对插入的咽瓣形成支撑。咽瓣前方的咽侧壁运动无力并不是很重要，因为咽侧壁的运动能力可以通过术后一段时间的语音治疗得到提高。

术前注意事项

外科医生必须警惕可能存在的气道阻塞原因。在术前确定这些原因能使术后发生阻塞性睡眠呼吸暂停的可能性降到最低。腺样体扁桃体肥大的患者必须在咽后壁瓣手术之前完成腺样体扁桃体切除术。两个手术之间的间隔应为6周。或者，在行咽后壁瓣手术的同时行扁桃体切除术。

对有下颌后缩病史的患者，应评估其上呼吸道的通畅程度并监测其是否有睡眠呼吸暂停。这些患者的气道评估通常需要根据夜间的多导睡眠监测完成，多导睡眠监测提供的信息有助于决定手术干预的时机。对有下颌后缩的年幼儿童施行咽后壁瓣手术可能会造成其上呼吸道严重阻塞，迫使我们要进行咽瓣断蒂、持续正压通气，甚至气管切开。相比之下，在这些患者生长发育一段时间后，再施行咽后壁瓣手术通常不会发生气道梗阻的并发症。尽管良好的语音恢复通常需要尽早进行手术干预，但是对下颌后缩的患者来说，还是建议适当推迟行咽后壁瓣手术的时间。

腭心面综合征（22q11.2染色体缺失）的患者患有腭咽闭合不良的发生率较高。这些患者的颈内动脉通常向内侧移位，这就使得咽后壁瓣手术复杂化。应用纤维内镜可以观察到这些移位的血管，以调整咽后壁瓣的手术方案。这些患者通常不需要接受颈部的MRI检查。

术前准备

术前的鼻咽内镜检查结果用于评估腭咽闭合程

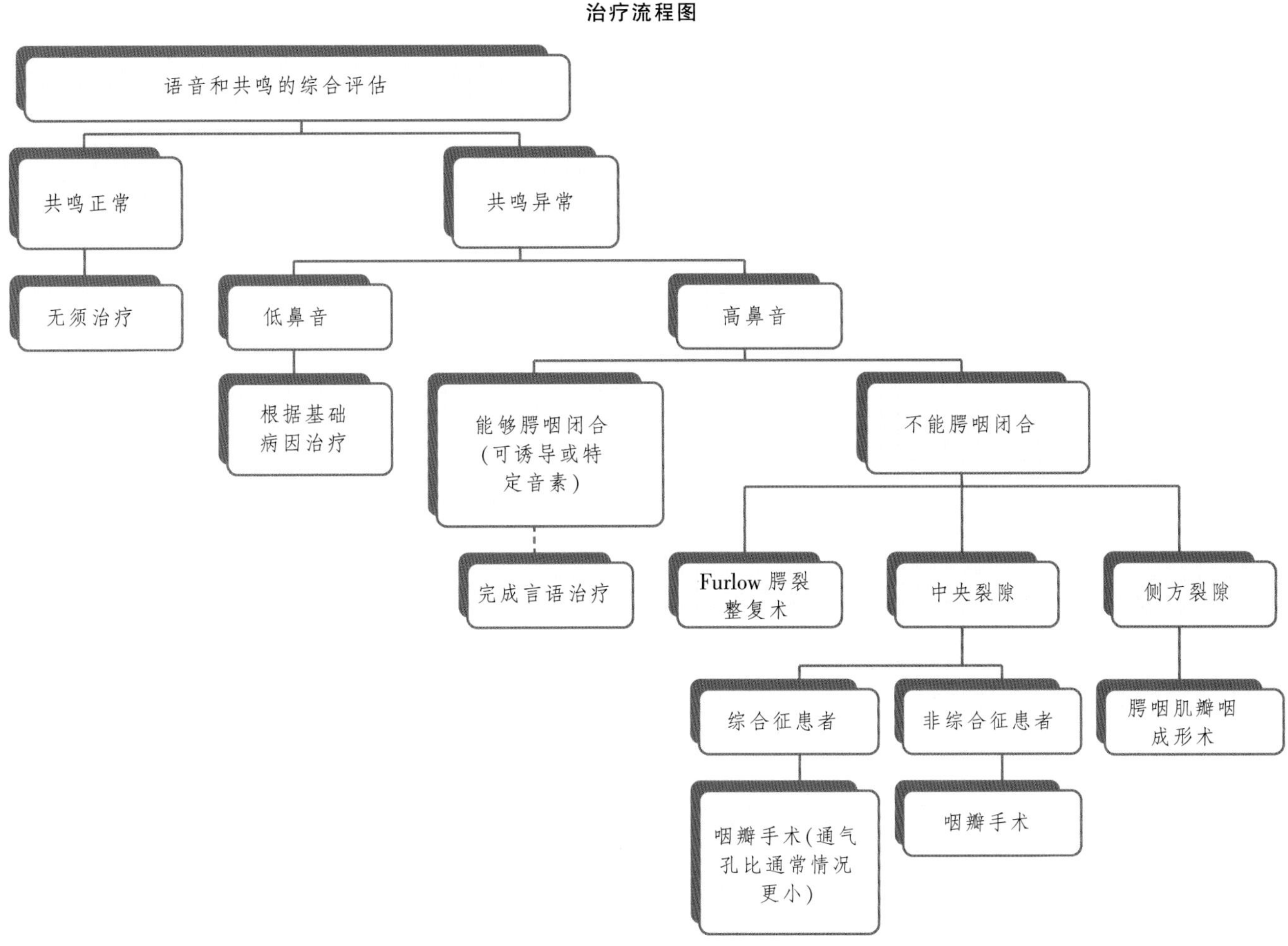

图 12.1　治疗腭咽闭合不全的流程图。Furlow 反向双 Z 腭裂整复术用于治疗微小裂隙或中线溢气泡的接触闭合，本章节不予讨论。

度、模式、咽侧壁的活动度以及尝试完成腭咽闭合的水平面(参见图 11.15)。镜下的解剖标志可用于确定患者的腭咽闭合水平面。

■ 手术操作

1.置入 Dingman 开口器，固定患者体位。

2.视诊和触诊咽后壁，确定术区有无重要血管。腭心面综合征患者的颈内动脉可能向内侧移位，血管位于椎前筋膜深面，不会影响手术操作，但在提起皮瓣时应特别注意。

3. 在咽后壁的预定切口线上注射含 1/100 000 肾上腺素的 1%利多卡因，以收缩血管利并于分离皮瓣。在腭咽闭合水平面的软腭后面进行相同的注射，位置在患儿软腭游离边缘向头侧 5mm 处。注射时应注意避免组织变形。

4.标准的咽瓣宽度通常从一个点走行，接近扁桃体支柱(图 12.2)。咽瓣向下应延伸，靠近扁桃体中点连线平面。检查咽瓣的长度应该先估计从咽后壁到软腭游离边缘的距离，然后从腭咽闭合水平面向下测量。应注意避免过度拉伸组织瓣，过度拉伸可能使得咽瓣在咽后壁上的附着低于腭咽闭合水平面。

5.制备蒂在上的咽后壁瓣，切至椎前筋膜后分离皮瓣，筋膜是亮白色，基本没有血管走行，通常在下部切口完成后使用钝性分离分离，皮瓣应分离至鼻咽腔水平。在分离皮瓣的过程中，可使用单极电刀进行止血。

6.蒂在上的咽后壁瓣的两侧切口在接近皮瓣基底部时，应设计为向侧方稍微弯曲的弧线，以利于形成侧面通气孔及尽可能地增加蒂部血供。

7.皮瓣分离的高度应至鼻咽腔，达到腭咽自然闭合的水平高度。如果皮瓣提起的高度不够，会导致咽后

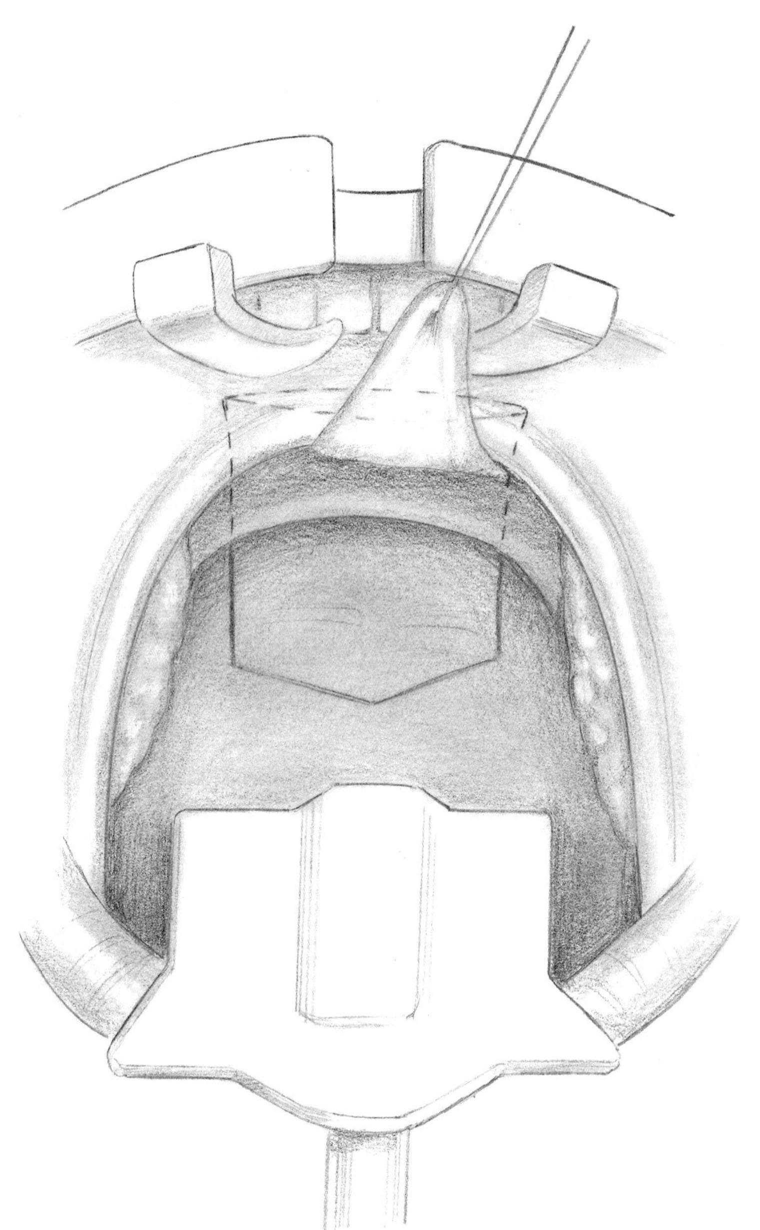

图 12.2 咽瓣的设计。腭垂向上收，咽瓣的顶部是 V 形的，下极位于扁桃体中线平面，宽度包括咽后壁的绝大部分(从腭咽弓到腭咽弓)。

壁瓣被软腭向下拖拽，导致腭咽功能受限。如果皮瓣位置较低，可能就不能准确地闭合腭咽。

8.供区的下 2/3 用 3–0 Vicryl 缝线(Ethicon, Somercille, NJ)缝合。基本无须破坏供区周围的黏膜，可将其直接与椎前筋膜缝合，以免形成黏膜隆起或形成无效腔。供区上部可能形成肉芽组织。供区上部过紧缝合会导致鼻咽部狭窄。

9.在软腭的后部制备受瓣口袋，切口必须位于腭咽闭合水平面，用直角 Beavor 刀片沿软腭中线切开，用镊子向前翻起软腭。切口线应位于软腭内，注意切勿沿舌扁桃体柱向下延伸切口。充分掀起软腭，以在直视下用腭裂剪完成侧面切口，腭裂剪一端位于软腭中线受瓣区前方，顺着腭咽闭合水平面滑行，旋转腭裂剪使其刀锋与软腭平面垂直。

10.鼻支架经鼻部放置于下咽部。这些支架用于确定侧面通气孔的大小，6 岁及以下患儿使用 3.5mm 气管内导管，8 岁及以上患儿使用 4.0mm 气管导管，6~8 岁的患儿应根据其体重和体型选择合适的气管导管。支架能够最终确定侧面通气孔的大小。

11.将咽后壁瓣植入软腭受瓣口袋，从侧面开始缝合，使用 3–0 Vicryl 缝线从侧面经软腭口腔面进针，由先前制备的软腭鱼嘴切口出针。

12.在咽后壁瓣的中外 1/3 交界处进针，缝线只能位于肌肉和黏膜下，不能将鳞状黏膜缝入此层。

13.缝针穿过软腭的鱼嘴切口，在距离最初进针点 2mm 之内的地方穿入口腔，完成水平褥式缝合。

14.用缝线将咽后壁瓣和软腭拉拢(不打结)，咽瓣进入软腭后，用口镜检查侧方通气孔的大小。咽后壁瓣应接触气管导管，在气管导管支架前后留有一定空间(图 12.3)，不能将咽后壁瓣缠绕在支架上，以避免形成鼻咽腔狭窄。松开缝线，对侧用同样的方法确定侧方通气孔大小并进行检查。

15.通过位于正中的类似于之前缝合方法的两针缝合，完成咽后壁瓣的植入。

16.从一侧开始打结，注意在完成咽后壁瓣植入时应避免形成组织绞窄，应保证皮瓣的游离端植入到位，使得咽后壁瓣的肌肉层与软腭深面的肌肉层接触。咽后壁瓣的鳞状黏膜不应植入软腭口袋内。

17.最后检查咽后壁瓣的位置和侧方通气孔的大小(图 12.4)。咽后壁瓣位于鼻咽腔，在口腔内应不能看到皮瓣。

18.气管导管支架置入口咽腔内，末端位于扁桃体中线平面。

19.修剪气管导管，并将其用胶带固定于上唇。

20.术后使用 6~8F 的吸痰管抽吸导管，吸痰管应比导管长 5mm，以保证导管的持续通畅。

■ 咽瓣的衬里覆盖

某些患者需要设计更宽的咽后壁瓣，但是，翻瓣之后的裸露组织面会造成咽瓣收缩。针对这种情况，就需要做咽瓣的衬里覆盖。第 1~8 步和第 17~20 步操作同

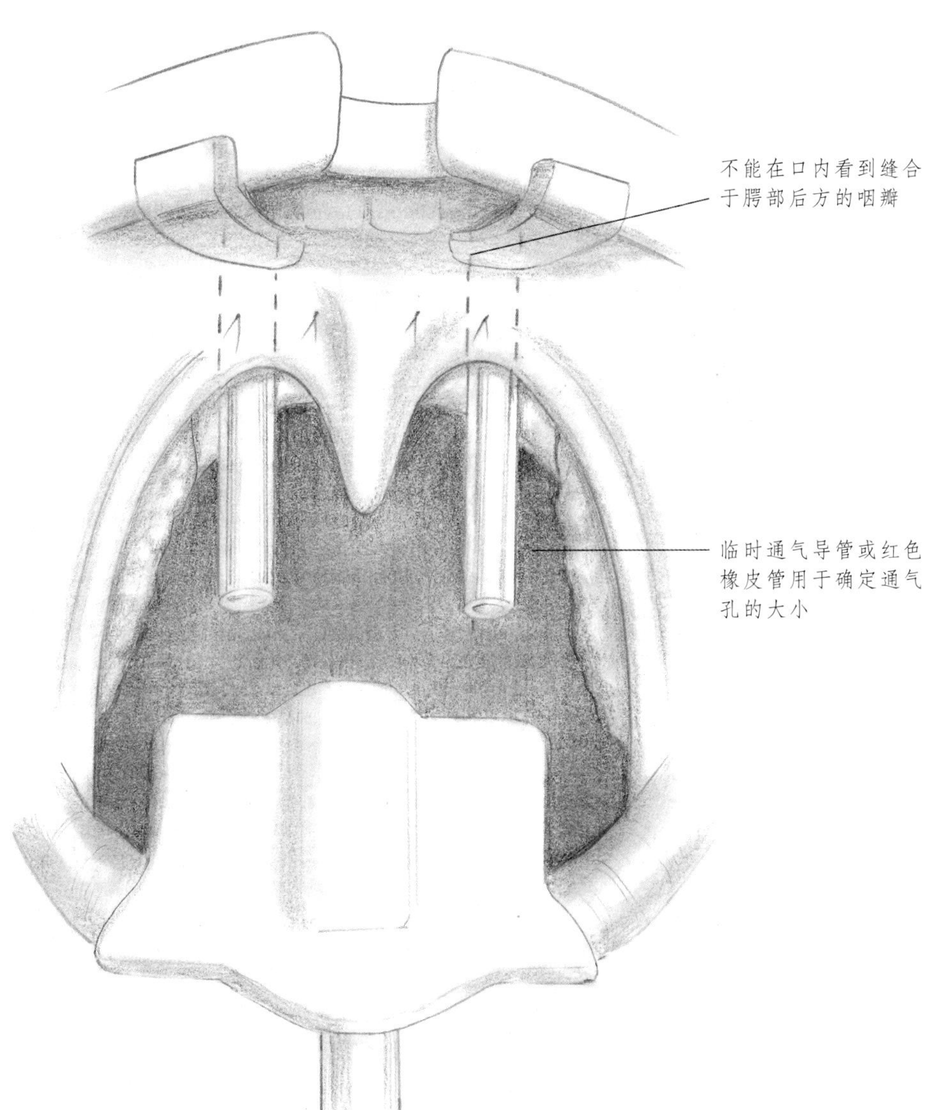

图 12.3　控制侧方通气孔。

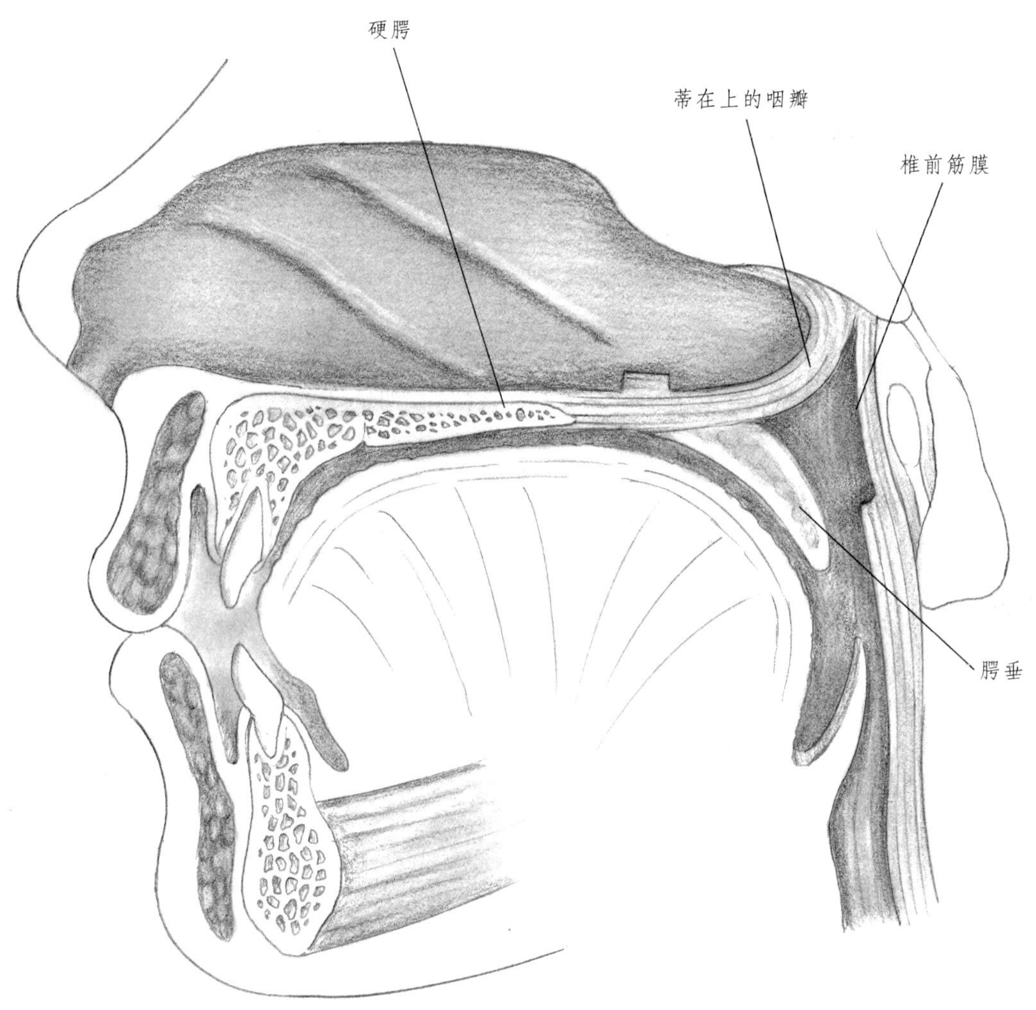

图 12.4 咽瓣的最后位置。

前，中间的操作步骤如下：

1.将软腭从中线剖开，切口长度自游离缘延伸 2cm。

2.在软腭的鼻腔面做水平切口，掀起黏膜瓣，其蒂部位于软腭的游离缘。

3.侧方切口用于游离软腭组织瓣，是组织瓣能向后翻折。

4.分两层缝合软腭。

5.咽瓣插入软腭，高度应至鼻咽腔，用于传统咽瓣类似的方法进行水平缝合。

6.软腭黏膜瓣向后翻折，与咽瓣的裸露面进行缝合。

■ 咽瓣的腭部预备技术

咽后壁肌黏膜瓣的制备方法同前。与软腭后份切口不同，软腭中线应全层切开至腭垂和硬腭后缘连线的中点。切开软腭后，黏膜瓣应沿着腭咽肌的走行切开，以制备 Hogan 描述的用于缩小通气孔的组织瓣。肌黏膜瓣的侧方用类似 Hogan 咽瓣法的顺序缝合以缩小咽瓣的侧方通气孔。

■ 术后护理

对患者的术后观察应持续到其被允许正常进食。术后最初 24 小时使用泰诺镇痛，之后可加用布洛芬。麻醉剂仅适用于 6 岁及 6 岁以上患儿。住院期间应使用静脉给药，围术期口服抗生素(阿莫西林/舒巴坦、克林霉素)应持续到术后一周。鼻腔导管应用生理盐水冲洗和尽可能的抽吸。患儿应使用肘部袖口用以保护导管。术后第一天早上拔除鼻腔导管，患儿能正常进食和通气后可办理出院手续，通常在术后 48 小时。

一些医生使用激素来减轻气道水肿和改善术后炎

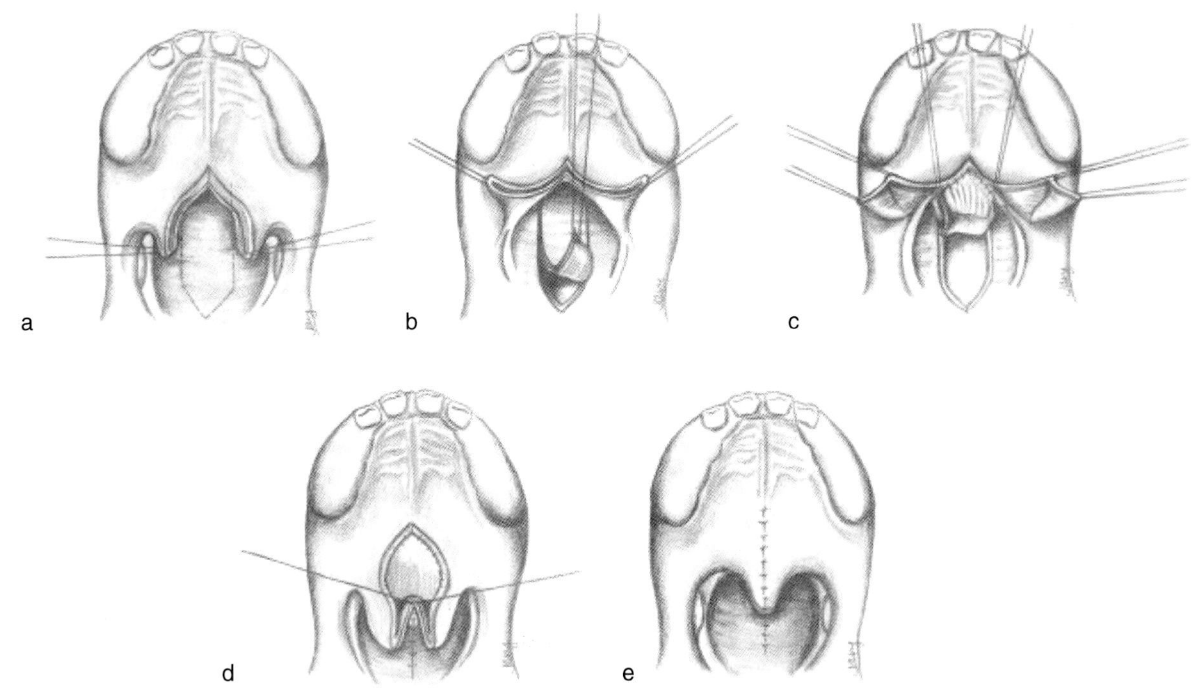

图 12.5　(a~e)腭部的解剖技术。(Used with permission from Woo AS. Velopharyngeal dysfunction. Semin Plast Surg 2012;26(4):170–177.)

症。作者建议不使用激素,因为其可能加大咽瓣从软腭裂开的风险。

术后随访安排在术后 3 周。为使咽瓣功能最大化,语音治疗应在此时开始并持续进行。术后 3 个月进行客观语音评估,如果测出高鼻音或鼻漏气应再做一次鼻咽镜检查。

■ 并发症

咽瓣的并发症通常与咽瓣本身有关。咽瓣太窄,最常见的就是由瘢痕收缩造成,侧方通气孔过大使得咽瓣就像一个尺寸不合的阻塞器。咽瓣位置过低,会导致其被软腭拖拽,阻碍腭咽闭合时的上抬,进而导致腭咽闭合不全和鼻漏气。咽瓣过宽,使得鼻咽腔狭窄,导致低鼻音,甚至可能造成阻塞性睡眠呼吸暂停。侧方通气孔附近的瘢痕持续收缩会导致通气孔狭窄,以及随后的气道问题(并发症的详细讨论参见第 14 章)。

■ 手术的必要性评估

重要的是,并不是所有有持续高鼻音的患者都需要接受咽瓣手术。因为发育迟缓、代偿构音和罹患综合征都会影响语音的恢复效果。正如本章节之前提到的,手术效果的客观评估需要在接收语音治疗课程后进行。如果存在异常构音或鼻漏气,就需要通过鼻咽镜观察腭咽闭合程度和判断问题的症结所在。

手术效果通过咽瓣在腭咽括约肌的位置来决定。咽瓣位置太低,会使得发音时气流从瓣上逸出。通气孔过大,会造成咽侧壁在向中心运动时不能完全闭合。咽侧壁的不对称运动或咽瓣歪斜向一侧会造成一侧通气不足。通气孔过小,会造成气道阻塞。呼吸阻塞的持续时间超过 3 个月,那么其通常不会自行恢复。作者认为,尽管持续正压通气可以解决阻塞的问题,但会造成患儿对机器的依赖,因此出现呼吸阻塞时应进行外科手术干预。

重做咽瓣手术,因周围组织的松弛使得手术能顺利完成。供区的关闭可能会更加困难,但这通常不会是个大麻烦。

■ 经验和教训

- 鼻咽镜检查能筛选患者和决定咽瓣的大小,也能通过辨别解剖标志来保证咽瓣能充分上抬完成腭咽闭合。

• 供区缝合过紧会导致鼻咽腔狭窄。供区关闭后使用口镜检查通气孔大小,可以减少并发症的发生。

• 咽瓣应充分上翻至鼻咽腔,如果在口腔内能观察到咽后壁瓣,说明咽瓣位置过低,不能很好地完成腭咽闭合。

• 导管用于确定咽瓣的侧方边界,应注意避免将咽瓣缠绕在导管上,咽瓣应向侧方移动至刚好触及导管。导管前方的空隙不会影响腭咽闭合。

■ 循证医学

用于重建腭咽闭合的方法众多,但在过去的几十年里,咽后壁瓣咽成形术一直是最常使用的手术方法。有些机构倾向于使用腭咽肌瓣咽成形术。尽管想评出两种方法孰优孰劣,但目前没有高等级证据的研究。值得注意的是,Ruda 最近的研究(Ⅳ级证据)表明,对每个患者而言,理想的结果可能不仅依赖于其临床表现,还依赖于手术医生的操作和经验。一些回顾性非随机研究(Ⅲ级和Ⅳ级证据)和一项前瞻性随机研究(Ⅱ级证据)试图从解决腭咽闭合不全和造成并发症的角度比较咽后壁瓣咽成形术与腭咽肌瓣咽成形术,而不拘泥于强调统计学差异。Collins 最近的 Meta 分析研究(Ⅲ级证据)表明,咽后壁瓣咽成形术的接受度更高,但并发症的发生率并没有统计学差异。受到咽瓣有关并发症报道的启发,Cole 等采用回顾性队列研究方法(Ⅲ级证据)来评价 222 例在 3.1~15 岁接受咽瓣手术的患者术后并发症的特点和发生率。他们认为,结合完善的术前检查、一丝不苟的手术操作、围术期的仔细观察,咽后壁瓣咽成形术是一个安全可靠的手术方法。

(丁桂聪 钟天航 译)

参考文献

1. Schoenborn K. Ueber eine neue Methode der Staphyloplastik. Verh Dtsch Ges Chir 1875:235-239
2. Schoenborn K. Vorstellung eines Falkes von Staphyloplastik. Verh Dtsch Ges Chir 1886;15:57
3. Padgett EC. The repair of cleft palates after unsuccessful operations, with special reference to cases with an extensive loss of palatal tissue. Arch Surg 1930;20:453-472
4. Hogan VM. A clarification of the goals in cleft palate speech and the introduction of the lateral port control (L.P.C.) pharyngeal flap. Cleft Palate J 1973;10:331-345
5. Shprintzen RJ, Lewin ML, Croft CB, et al. A comprehensive study of pharyngeal flap surgery: tailor made flaps. Cleft Palate J 1979; 16(1):46-55
6. Ruda JM, Krakovitz P, Rose AS. A review of the evaluation and management of velopharyngeal insufficiency in children. Otolaryngol Clin North Am 2012;45(3):653-669, viii
7. de Serres LM, Deleyiannis FW, Eblen LE, Gruss JS, Richardson MA, Sie KC. Results with sphincter pharyngoplasty and pharyngeal flap. Int J Pediatr Otorhinolaryngol 1999;48(1): 17-25
8. Pensler JM, Reich DS. A comparison of speech results after the pharyngeal flap and the dynamic sphincteroplasty procedures. Ann Plast Surg 1991;26(5):441-443
9. Williams HB, Woolhouse FM. Comparison of speech improvement in cases of cleft palate after two methods of pharyngoplasty. Plast Reconstr Surg Transplant Bull 1962;30:36-42
10. Witt PD, Myckatyn T, Marsh JL. Salvaging the failed pharyngoplasty: intervention outcome. Cleft Palate Craniofac J 1998; 35(5):447-453
11. Abyholm F, D'Antonio L, Davidson Ward SL, et al; VPI Surgical Group. Pharyngeal flap and sphincterplasty for velopharyngeal insufficiency have equal outcome at 1 year postoperatively: results of a randomized trial. Cleft Palate Craniofac J 2005; 42(5):501-511
12. Ysunza A, Pamplona MC, Molina F, et al. Surgery for speech in cleft palate patients. Int J Pediatr Otorhinolaryngol 2004;68(12): 1499-1505
13. Ysunza A, Pamplona C, Ramírez E, Molina F, Mendoza M, Silva A. Velopharyngeal surgery: a prospective randomized study of pharyngeal flaps and sphincter pharyngoplasties. Plast Reconstr Surg 2002;110(6):1401-1407
14. Collins J, Cheung K, Farrokhyar F, Strumas N. Pharyngeal flap versus sphincter pharyngoplasty for the treatment of velopharyngeal insufficiency: a meta-analysis. J Plast Reconstr Aesthet Surg 2012;65(7):864-868
15. Cole P, Banerji S, Hollier L, Stal S. Two hundred twenty-two consecutive pharyngeal flaps: an analysis of postoperative complications. J Oral Maxillofac Surg 2008;66(4):745-748

第 13 章
腭咽肌瓣咽成形术

Emily F. Boss，Kathleen C.Y. Sie

■ 引言

腭咽肌瓣咽成形术是少数被用于治疗儿童腭咽功能障碍(VPD)的手术方法之一。治疗 VPD 的方法名称类似,可能造成混淆。治疗 VPD 的手术方法可以通过每种手术方法处理的腭咽结构中的特定肌肉组织来命名。通常会涉及腭部(如,反向双 Z 成形术)、咽部(腭咽肌瓣咽成形术),或二者兼有(咽后壁瓣手术)。在 Furlow 反向双 Z 腭成形术中，腭帆提肌的肌肉组织从异常的矢状走行调整至更自然的水平方向，同时口腔瓣和鼻腔瓣交叉移位为反向的“Z”形。结果是软腭的延长对明显或不明显的腭隐裂患儿非常有效，其同样适用于接受过腭裂手术但其腭帆提肌呈矢状走行的患儿[1]。咽后壁瓣手术中,蒂在上的肌黏膜瓣被分离并插入腭部正中位置,所以能保证鼻腔气流通过侧方通气孔的同时持久地阻塞腭咽腔。许多外科医生仍然将蒂在上的咽后壁瓣手术作为治疗 VPD 的基本方式。

作者将腭咽肌瓣咽成形术用于治疗腭帆提肌水平走行的 VPD 患者。西雅图儿童医院开发的治疗方案见图 13.1。在本章,我们将详细讨论腭咽肌瓣手术。腭咽肌瓣咽成形术与咽后壁瓣手术的概念完全不同。它涉及两个竖直的、侧面的、蒂在上的咽部肌黏膜瓣在腭咽部后侧互相交叉形成一个中央通气孔。

正如它的名字一样,腭咽肌瓣咽成形术的目标是使腭咽括约肌得到增强。咽部肌黏膜瓣的移位在腭咽的尾部形成了一道减速带,使得活动的腭部在讲话时可以与之接触(图 13.2)。这种手术方法特别适用于腭咽闭合模式为冠状闭合的患者(图 13.3)。腭咽肌瓣咽成形术的优点主要在于咽后壁的增厚，因为肌电图研究对新形成的括约肌动态肌肉活动进行评估，显示其没有固有的肌肉活动[2]。

■ 历史回顾

腭咽肌瓣咽成形术自其最初的概念逐步发展至今。1950 年,Hynes 提出分离两侧蒂在上的腭咽肌肌黏膜瓣,旋转 90°,并缝合在刚好位于鼻咽环下方的横行切口上的手术方法[3]。Hynes 对 10 岁以上的患儿施行这种手术，用以避免腺样体肥大造成的言语障碍。此外,他还将腭咽肌瓣咽成形术用于治疗软腭裂患儿;当腭部完整时,其目的是改善鼻咽接触。之后,此方法出现了多种变化，最值得一提的是 Oricochea 在 1968 年的改良[4]。这种改良将两侧蒂在上组成腭咽弓的组织瓣与插入一个小的蒂在下的咽后壁瓣之中的腭咽肌组织结合到一起,在口咽腔形成三个通气孔。他进一步改变术式使得括约肌更加靠上[5]。1985 年,Jackson 改变了 Hynes 的术式,他将两个蒂在上的腭咽肌瓣在扁桃体上极水平旋转 90°[6]。最后,在 1998 年,Sie 等人提出的改良是后方的腭咽肌瓣在侧方被分离到腭咽弓后部,使得括约肌的位置更加靠上[7]。

近 20 年来,腭咽肌瓣咽成形术用于矫正 VPD 日趋广泛,许多研究指出其与基本方式咽后壁瓣手术具有可比性,甚至更加有效。腭咽肌瓣咽成形术使得外科医生可以根据不同患者的腭咽闭合不足的程度有针对性地设计手术方案。

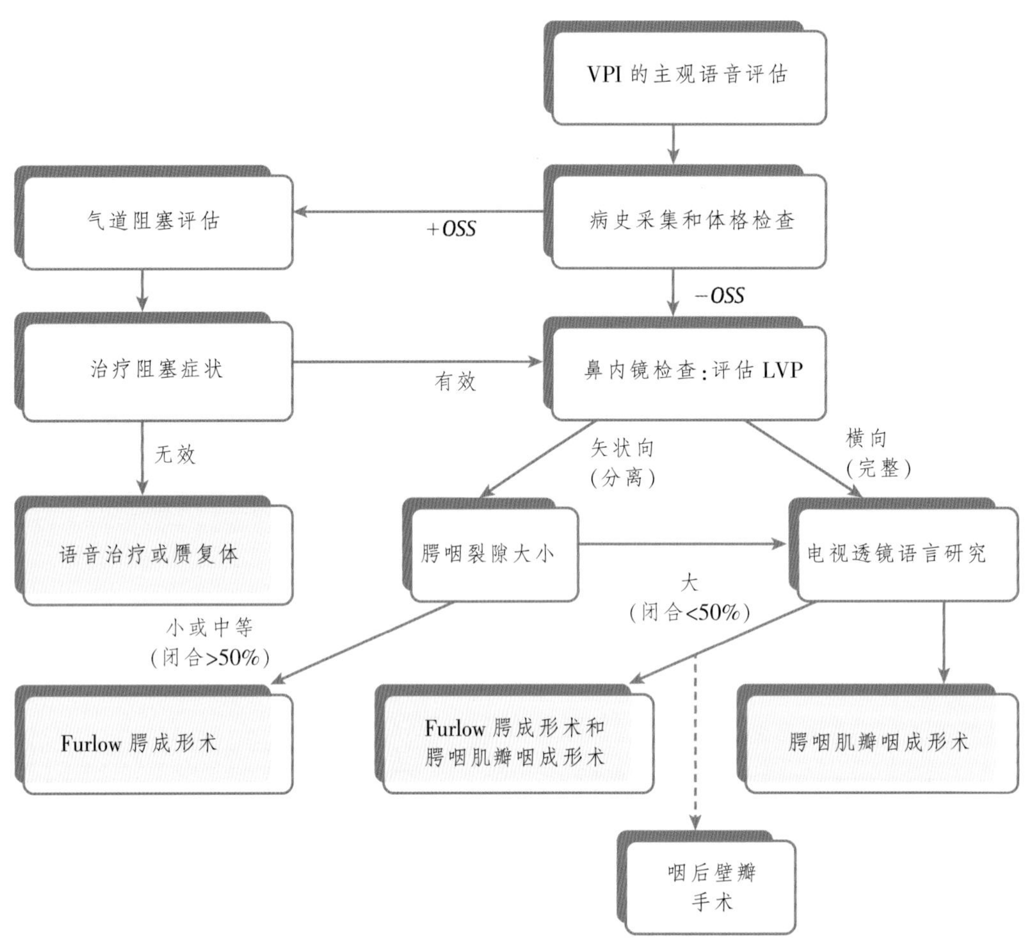

图 13.1 西雅图儿童医院开发的腭咽功能评估与治疗流程图。LVP,腭帆提肌;OSS,夜间观察;VPI,腭咽闭合不良。(注:作者更倾向于咽后壁瓣手术。)

■ 实施步骤

术前评估和计划

在决定施行腭咽肌瓣咽成形术之前,应完善相关腭咽功能的术前评估。如前所述,图 13.1 是患者评估和手术实施的治疗方案。这个方案是由西雅图儿童医院的资深专家(K.S.)和同事们共同设计的。

术前评估由患者详细的病史开始。医生必须详尽地收集涉及粗大运动、语音、神经发育、SDB、听力症状(提示咽鼓管功能异常)、鼻腔反流、鼻漏气和面部表情扭曲有关的信息。还应询问患者和其家族的唇腭裂病史,以及有无任何综合征病史。在头颈部的常规检查之外,医生还应对患者是否患有中耳积液、肺不张、鼻塞、腭部异常、患者的扁桃体大小、舌形态和运动、畸形的面部特征进行评估。

熟悉儿童腭咽功能的言语病理学家应对患儿进行全面的语音评估。基本上,我们建议对所有语音的要素进行“语音鉴别诊断”,从根本上辨别语音行为,如儿童失语症、发音不准,以及与 VPD 无关的腭咽失觉[8]。儿童语音从发声、咬字、口动顺序和腭咽功能等角度进行评价。语音判听进一步地描述了腭咽功能的主要表现:共鸣、鼻腔空气弥散和腭咽闭合不良相关的语音行为,如 VPI 特定语音、鼻音代替非鼻音、代偿构音和面部表情扭曲(参见第 11 章)。

在病史采集、体格检查、完善的语音评估之后,还应进行辅助检查。辅助检查可包括鼻纤维内镜、多角度电视透视(MVF)检查,或二者兼具。这两种方法的优缺点已在第 11 章进行了详细讨论。作者从鼻内镜开始进行辅助检查,可以鸟瞰腭咽闭合相关的各个组织。观察软腭的鼻腔面,腭隐裂或者矢状走行的腭帆提肌患者,

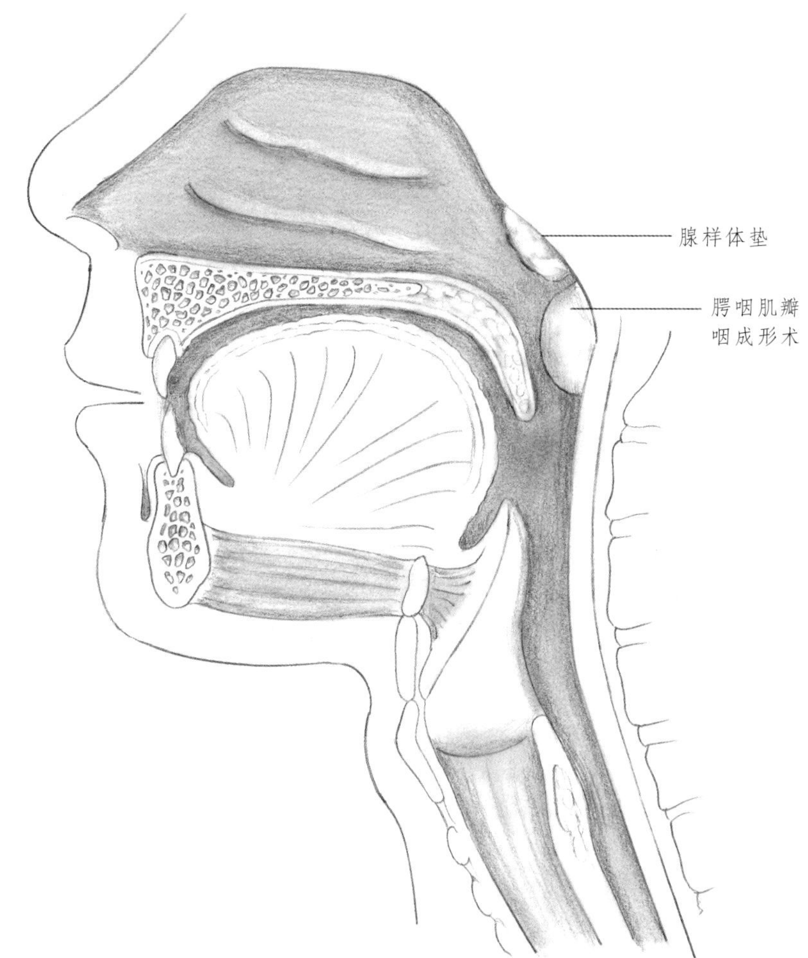

图 13.2 腭咽肌瓣咽成形术的矢状观。愈合的括约肌(横向肌黏膜瓣)在腭咽腔的咽后壁方向上增厚,当腭咽闭合时接近腭部。

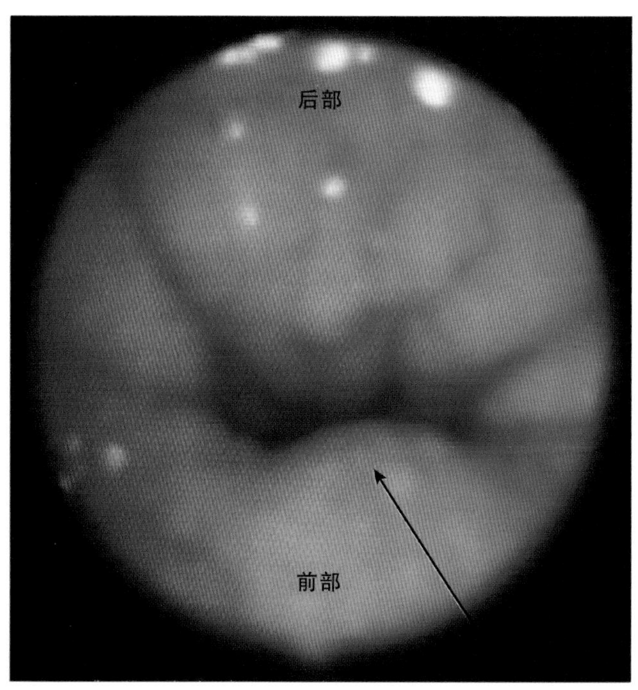

图 13.3 鼻咽镜下视图。腭咽肌瓣咽成形术术后理想的冠状闭合。腭垂的肌肉向中心向后部的咽后壁隆起,表明腭帆提肌的水平位置。

可在软腭上发现典型的沟或者中线分离(图 13.4)。裂隙大小用于记录腭部、咽侧壁、咽后壁向内运动的程度。通常需要使用腭咽裂隙和活动的特异性评测量表,如 Golding-Kushner 量表,通常显示评价者之间的一致性良好[9,10]。腺样体或者扁桃体造成的阻塞也能通过鼻内镜观察到。

当在鼻内镜下没有观察到腭部背面的缺口时,患者需要语音病理学家在 X 线透视检查室通过 MVF 进行评估。钡剂进入鼻道,就能得到发音时的透视片,通常需要 80~120 秒。MVF 可帮助了解咽腔深度、腭部长度,以及腭部与咽后壁从头至尾的接触点。MVF 也有利于鉴别腭咽失觉的特殊发音模式(如代偿性构音异常)和矛盾的腭咽运动。MVF 的缺点是患者需要暴露在小剂量辐射下,而且此项检查是鼻内镜检查之外的另增检查,可能对患者造成不便。因此,MVF 虽然能提供鼻内镜检查以外的信息,但是并没有广泛应用。

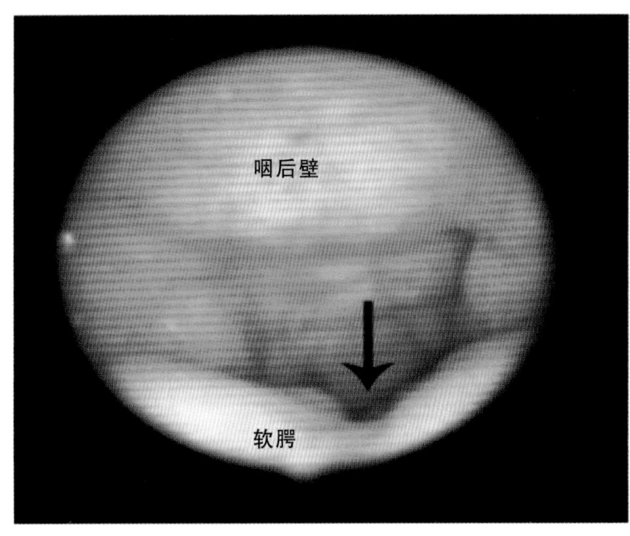

图 13.4 鼻咽镜观。内镜下观察软腭的鼻腔面，可以清楚看见一条沟，表明腭帆提肌纵向走行，或者腭隐裂。

软腭鼻腔面的正中沟提示存在腭帆提肌的矢状走行和(或)腭隐裂的存在。如果辅助检查没有发现正中沟，可使用腭咽肌瓣咽成形术矫正 VPD。当发现正中沟且腭咽闭合裂隙小于 50%时，可施行 Furlow 腭成形术；当腭咽闭合裂隙大于 50%或存在明显的黏膜下腭裂时，可同时施行腭成形术和腭咽肌瓣咽成形术。

睡眠呼吸障碍和扁桃体切除术

病史采集和体格检查时应注意区分上呼吸道阻塞和睡眠呼吸障碍(SDB)。要确定是否有打鼾、鼻窦炎、张口呼吸的症状，以及是否已经被诊断为阻塞性睡眠呼吸暂停(OSA)。检查口咽部时，应注意是否存在扁桃体肥大。根据病史采集和体格检查提示疑存在 SDB 的患儿都应该在术前进行多导睡眠监测以评估是否存在 OSA。此项评估还能预测经过针对 VPD 的手术治疗后发生 SDB 或 OSA 的风险。此外，明显肥大的扁桃体会加重 VPI，因为它阻碍了腭咽闭合中的软腭运动。有明显阻塞症状或者扁桃体肥大的患儿，应在接受腭咽肌瓣咽成形术之前的 2~3 个月接受扁桃体切除术。我们建议在术后 6~8 周重新接受鼻内镜检查，在术前重新评估腭咽闭合形态和腭咽裂隙的大小。

过大的扁桃体和腺样体会在术中影响咽后壁和鼻咽腔的暴露。当患儿存在腺样体扁桃体肥大，但却没有任何 SDB 的症状或者多导睡眠监测到有 OSA 时，可在行腭咽肌瓣咽成形术的同时施行腺样体扁桃体切除术以暴露术野。作者倾向于在术前不存在 SDB 的症状时施行这种手术方案。

手术步骤

口腔内置入 Dingman 开口器，用于拉开舌头，完整暴露口咽腔(图 13.5)。仔细地对腭部和腭垂进行视诊和触诊。此时为“沉默时刻”，触诊到畸形或者粗壮的感觉时提示有向内侧移位的颈内动脉。此项观察应在局部麻醉和切开之前进行。

红色橡皮管经鼻腔插入口咽部。接下来，用 2–0 丝线沿腭垂口腔面走行并固定于橡皮管上。经鼻提拉橡皮管，使得腭垂和腭部被向后向上拉起以暴露鼻咽腔。这样做比橡皮管固定于腭部并在口腔内拉起减少了对术野的阻挡(图 13.6)。丝线也可以穿过腭咽弓缝扎，拉开咽侧壁，进一步暴露术野。

设计肌黏膜瓣。用笔描计黏膜切口线。描计切口线应沿着腭咽弓后外侧向下延伸至扁桃体下极。根据术前确定的裂隙大小，肌黏膜瓣可包括腭咽弓和相邻咽后壁黏膜(最大的裂隙)，或者仅仅包括咽后壁肌肉组织(较小的裂隙)，或者二者结合(图 13.7)。在腭咽后外侧壁的黏膜下，包括鼻咽腔的尾部和腺样体垫，注射含血管收缩剂的局部麻醉药物(通常是 1%的利多卡因加 1/100 000 的肾上腺素)。

分离瓣时应先翻起带更靠上的组织瓣。皮瓣的内侧用 15 号刀片切开，之后用成角剪或专用剪水平向钝性分离至具有亮白色光泽的翼状筋膜。找到这层之后，垂直向锐性分离将肌肉从筋膜上沿着皮瓣的长度由上至下剥离。值得注意的是，剪刀应刀口向外以保证肌肉最大限度留在组织瓣上。然后，切开组织瓣的外侧。沿皮瓣外侧向上剥离肌肉时，应注意避免损伤颈动脉。最后，横断组织瓣下缘，以 4–0 可吸收缝线固定于组织瓣的末端，应同时包含肌肉和被覆黏膜。缝针留在缝线上以备后用，缝线固定在 Dingman 开口器上以悬吊组织瓣。这种牵拉可以很容易地完成皮瓣最上层的剥离(图 13.8)。对侧组织瓣的制备和分离方法相同。吸引、电烙可用于止血。

供区的下部用 4–0 铬制缝线间断缝合。一些外科医生选择保持供区开放以待二期愈合。

制备受区(图 13.9)。受区应设计在距腺样体垫尾部下缘 1~2mm 处。外科医生应尽可能向上设计供区位置。通过口咽腔观察，将旋转的肌黏膜瓣放置在软腭的正常解剖位置之上。用 15 号刀片切开水平黏膜带的上缘

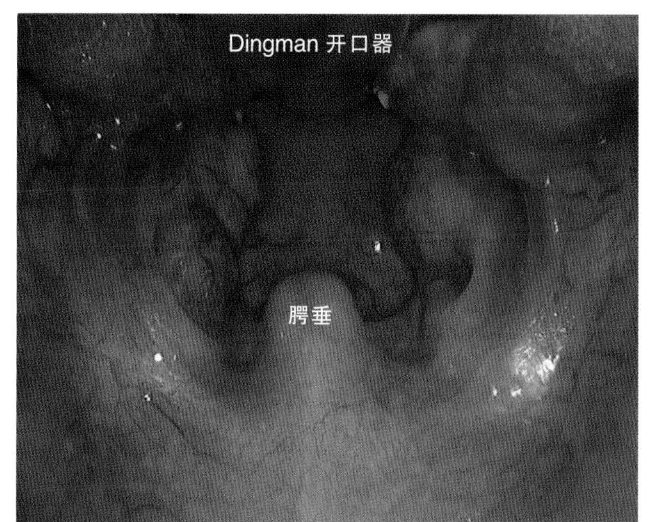

a

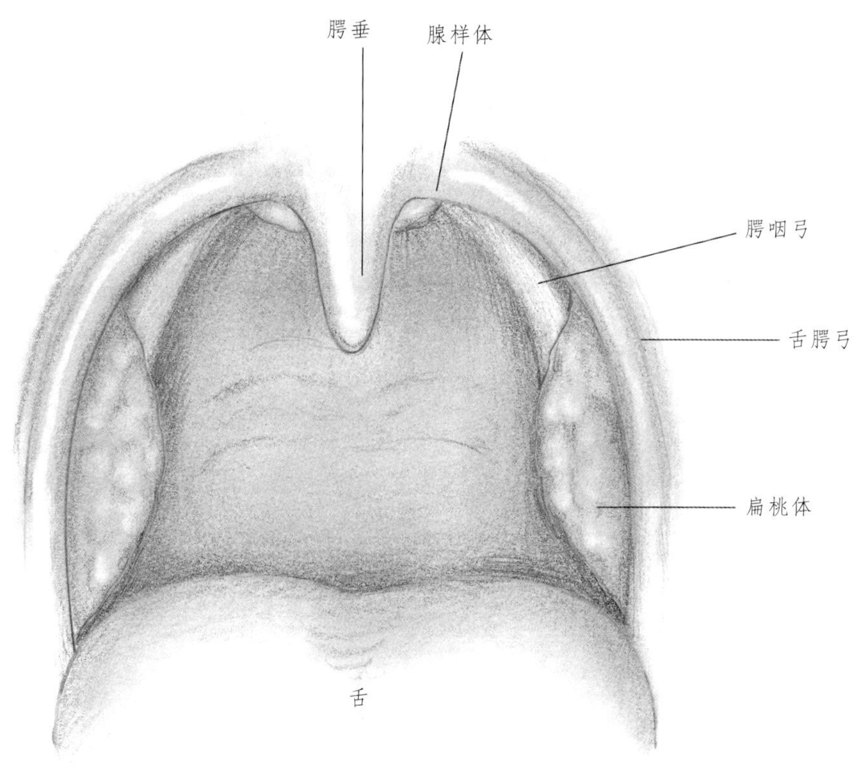

b

图 13.5　(a)外科医生视角。置入 Dingman 开口器后无阻塞的口咽腔。(b)相同视角垂直旋转后的示意图(图片源自外科医生视角)。

和下缘,用直角剪分离并完全暴露黏膜瓣,但不分离至翼状筋膜,因为这会使得组织瓣会向下移动(图 13.10)。两针 4-0 铬制缝线将咽基底筋膜间断缝合于受区黏膜上缘(图 13.11)。这些缝线对于固定水平转位后在上方的肌黏膜瓣很有帮助,因其在大瓣旋转之前提供了很好的视野。

一个悬吊的肌黏膜瓣现在水平旋转至受区，并用留在组织瓣末端的缝线将其固定至倒“U”形(对侧角)的顶端。皮瓣上部的最佳位置取决于患者咽后壁需要增厚的量。预留在黏膜上缘的缝线与已经向上旋转的皮瓣中部进行缝合固定,应确保达到黏膜对黏膜的接触。

用同样的方法将对侧皮瓣转位，并固定于皮瓣上部后方。将肌黏膜瓣下缘与受区黏膜下缘进行间断缝合。皮瓣下部侧方移动的程度将决定咽后壁需要增厚的量。更多的侧方分配将产生更好的括约肌效果。间断缝合以固定皮瓣上部和下部(图 13.12)。最后,将供区切口外侧上方的缺损拉拢缝合(图 13.13a)。将红色橡

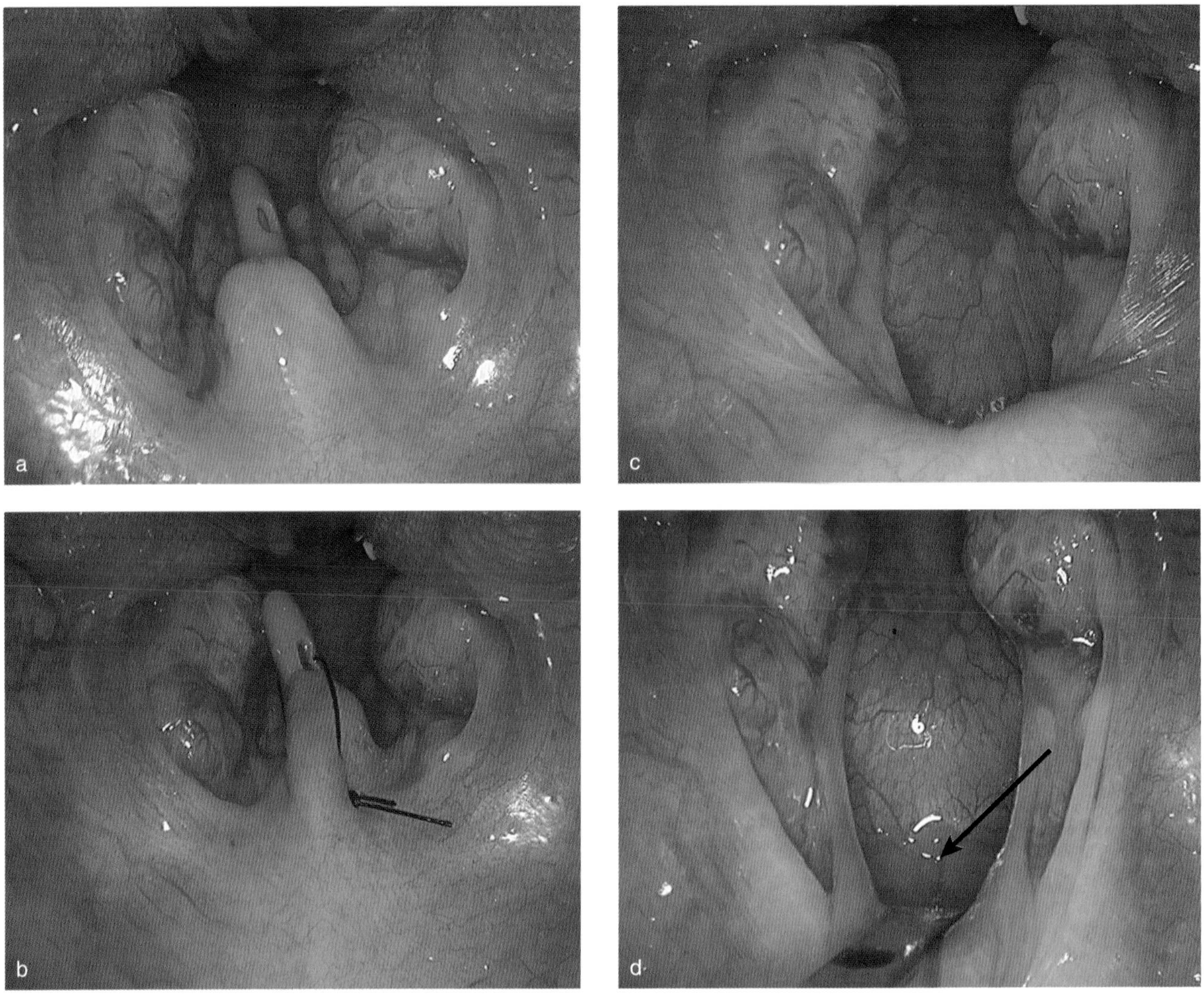

图 13.6 腭垂被固定于红色橡皮管上,被向后上方拉入鼻咽腔以充分暴露术野,可以看到腺样体的尾部。(a)红色橡皮管位于鼻腔,位于腭垂后方。(b)红色橡皮管用丝线缝合于腭垂和腭部的口腔面。(c)经鼻牵拉红色橡皮管,向上牵拉软腭和腭垂。(d)向上牵拉腭垂后暴露腺样体垫的尾部,箭头所指为括约肌插入位置。

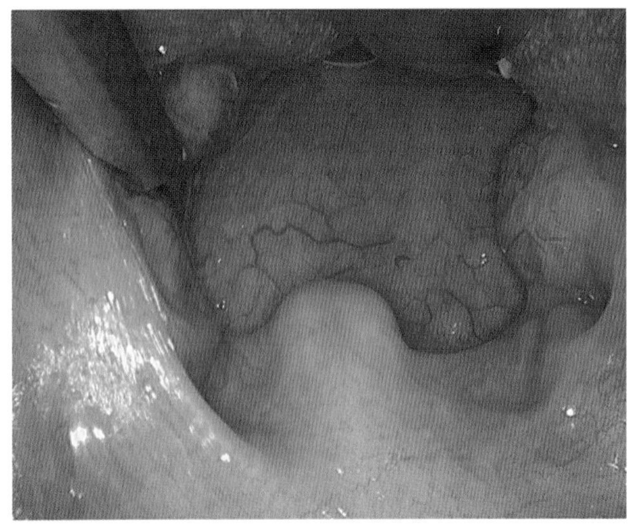

图 13.7 向外牵拉左侧扁桃体显现组织瓣理想状态下的延伸。缝扎固定有时可帮助术中牵拉。

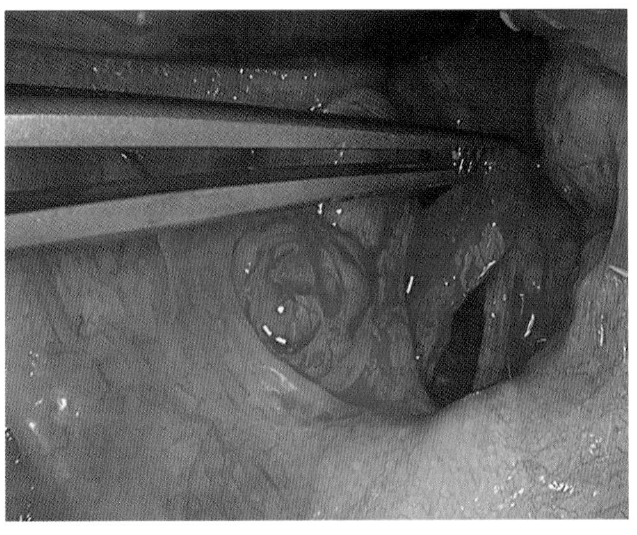

图 13.8 左侧肌黏膜瓣已被分离(镊子夹持)。

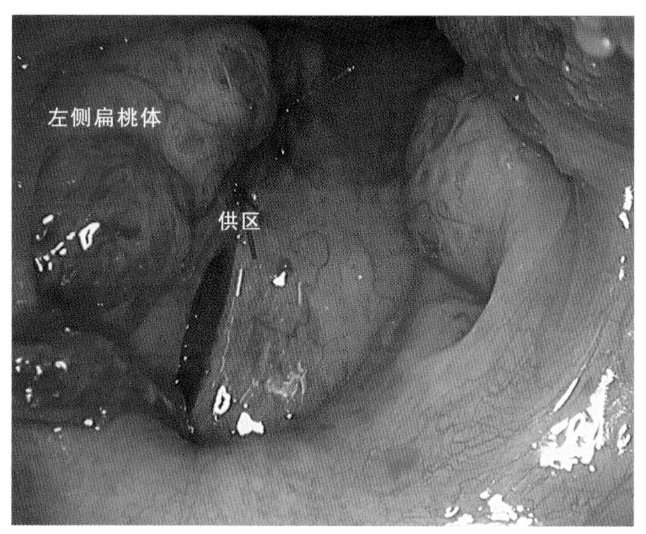

图 13.9　左侧皮瓣的供区闭合。

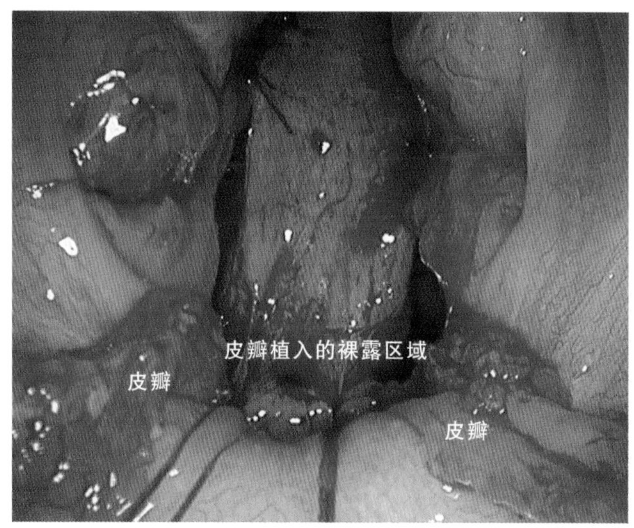

图 13.11　翻起两侧皮瓣，并进行预置缝线。

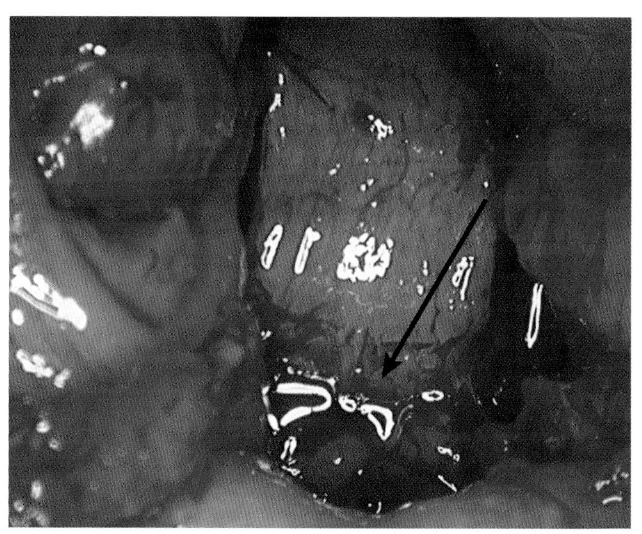

图 13.10　翻起两侧皮瓣，暴露受区黏膜（箭头所示）。

皮管仔细地推进至口中，复位腭垂至口咽腔，剪断缝线，松开橡皮管，完成手术（图 13.13b）。

腭咽肌瓣咽成形术的手术优势

腭咽肌瓣咽成形术的一个优势是其灵活多变性，使得外科医生可以根据患者腭咽裂隙大小和功能障碍个性化设计手术。例如，肌黏膜瓣可包括腭咽弓后部、咽后壁肌肉组织，或者二者兼具，这取决于咽后壁需要增厚的量。组织瓣的形状和尺寸，如到口咽腔的距离，或者距离内侧或外侧的距离都可以调整。此外，当两侧的皮瓣旋转就位之后，两个皮瓣重叠的程度和侧方的位置都可以用来增加或减少括约肌的组织量。受区去除的黏膜量可以根据侧方皮瓣的形状和咽后壁需要增厚的量来决定。

术后护理

患儿需整夜监测气道阻塞情况，并通过静脉补液。饮食需要限制。大多数外科医生倾向于在术后 2~3 周给予患者软食以防止新形成的括约肌在愈合之前裂开。术后即刻禁止使用经鼻设备（例如吸痰管或者鼻通气道）。口服抗生素应持续至术后 7 天，尽管很少证据支持这种方法。

长时间的术后护理是必要的。通常，患者需要在术后 1 个月复诊以评估伤口是否愈合。此时腭咽失觉的患者，例如代偿性构音异常或在术前判定为非 VPD 语音异常的患者，可以开始接受语音治疗。患者还要接受术后呼吸阻塞情况的评估。

主观语音评估应在术后 3 个月由语音病理学家完成。如果还存在 VPI 的症状，则还应进行仪器检测评估。如果存在 SDB 的症状，则应接受多导睡眠监测以评估是否存在术后 OSA。

并发症

腭咽肌瓣咽成形术术后最常见的并发症包括 OSA、口咽狭窄，或者仍然存在 VPI。在接受腭咽肌瓣咽成形术后，患者 SDB 或者 OSA 的症状会加重。其中部分患者可能需要吸氧或者使用非甾体类药物来控制

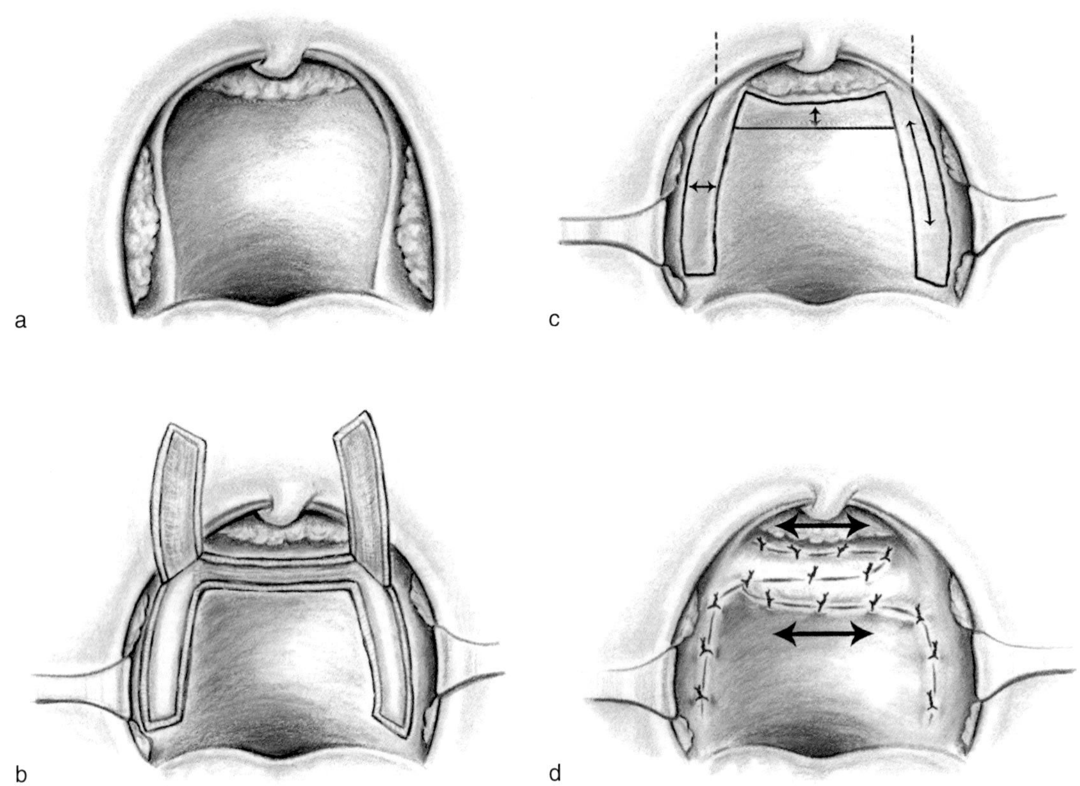

图 13.12 改良 Hynes 术式。(a)向外侧牵拉腭咽弓。(b)腭咽肌瓣的侧方切口位于腭咽弓的后方。(c)两侧肌黏膜瓣移位。(d)靠近皮瓣上部和下部的黏膜边缘。(Used with permission from Sie KC, Chen EY. Management of velopharyngeal insu ciency:development of a protocol and modi cations of sphincter pharyn-goplasty. Facial Plast Surg 2007;23(2):128–139.)

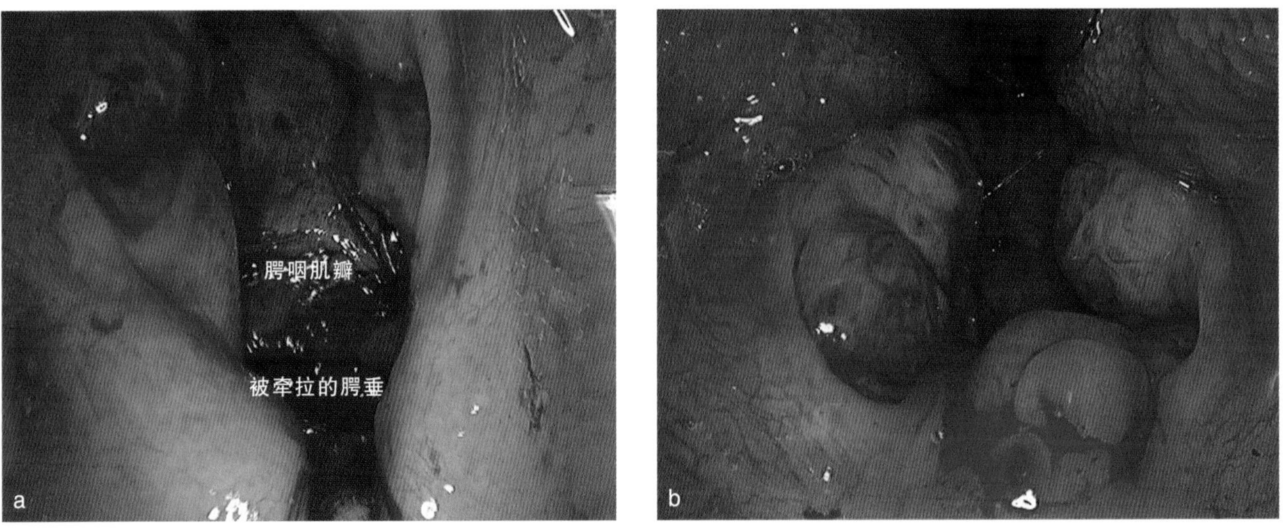

图 13.13 (a)腭咽肌瓣缝合到位的临床图片。腭垂被持续牵拉。(b)松开腭垂,不能看见腭咽肌瓣。

病情。大部分患者临床症状可得到改善。SDB 的症状随着伤口愈合和术后水肿的解决而在术后前 3 个月内得到缓解。如果在术后 3 个月的回访时仍存在这些症状,我们建议患者接受多导睡眠监测以评估 SDB 的严重程度。

术后有可能还存在 VPI。这些症状可能与肌黏膜瓣裂开或者大的腭咽间隙不能充分闭合有关。VPI 症状持续存在时,应首先考虑使用口内腭护板或阻塞器。如果症状长期存在,患者可能需要再次进行手术,但是我们必须在再次进行腭咽闭合评估前至少等待 6 个月。患有 DiGeorge 综合征或者腭心面综合征的患者需要再次手术的概率较大。括约肌再次整复手术包括使用含钙扩容注射剂(例如羟基磷灰石)、自体脂肪移植、软骨移植来增大括约肌或者咽部肌肉组织量[11-13]。没有充分到位的腭咽肌瓣是导致手术失败及引起术后持续存在 VPI 的主要原因(高达 50%)。通常是腭咽肌瓣没有根据腭咽闭合的诊断评估进行充分的向上旋转[14]。在术后检查中,如果能在口腔中看见腭咽肌瓣,那么造成这个结果的原因就是腭咽肌瓣的下方固位太低。

口咽狭窄是腭咽肌瓣咽成形术中较为少见且棘手的并发症(图 13.14)。解决这个并发症可能需要进行反复多次的瘢痕松解或再定位(参见图 14.2)。通常需要注射曲安奈德,缩小瘢痕组织,或者进行黏膜瓣的提升和移位。

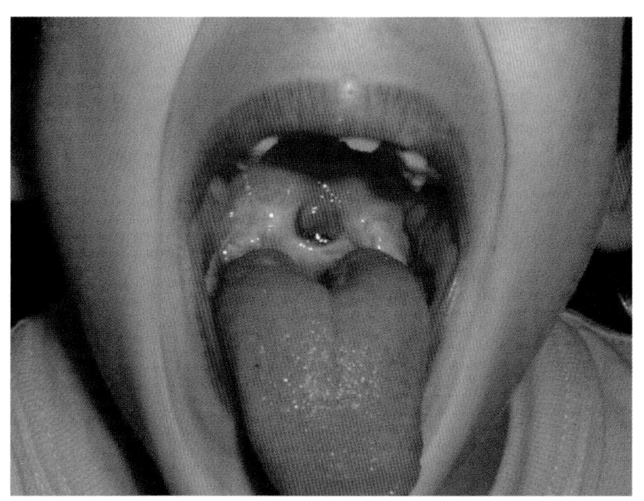

图 13.14 腭咽肌瓣咽成形术后口咽狭窄的临床图片。

■ 经验与教训

• 在选择腭咽肌瓣咽成形术作为治疗方案之前,应该对患儿的 VPI 进行评估,包括病史采集、体格检查、“语音鉴别诊断”和辅助检查(包括鼻内镜检查、MVF,或二者兼具)。

• 语音治疗对腭咽失觉(包括构音异常)或其他语音异常(如构音障碍、儿童失语症)的患儿非常重要,但是对于 VPI 无效。

• SDB 需要在接受 VPI 手术之前得到控制。

• 患有 SDB 的患儿需要(在腭咽肌瓣咽成形术 2~3 个月前)接受扁桃体切除术,或者因单纯扁桃体肥大影响术野时,在行腭咽肌瓣咽成形术的同时切除扁桃体。

• 在手术之前的沉默时刻仔细观察口咽腔,外科医生有可能会发现向中线移位或者增粗的颈动脉(与多种颅面综合征相关)。但是,在术前进行颈动脉成像是不必要的。

• 应用缝线固定的橡皮管拉起腭垂,加上在腭咽弓缝扎的缝线拉开咽侧壁,可以帮助暴露术野。

• 把腭咽弓的肌黏膜瓣和咽后壁瓣最大限度地从翼状筋膜上解剖下来。

• 去掉在距腺样体垫尾部下方 1~2mm 处设计的受区黏膜,有助于使括约肌达到足够高的位置。

• 可靠的括约肌和供区愈合,源自外科手术时黏膜的仔细对位缝合。

• 术后不应通过口内检查观察腭咽肌瓣(新形成的括约肌)。

• 腭咽肌瓣咽成形术为医生提供了多变的手术设计以满足不同患者的需求。外科医生可以根据患者腭咽孔裂隙的大小来调整肌肉瓣的紧实度、宽度、长度、侧方位置或者肌黏膜瓣的重叠程度。

• 术后护理包括整夜观察、小心饮食、术后 1 个月的伤口评估、再次语音治疗促进腭咽功能再学习,以及术后 3 个月的语音评估。

• 如果患儿在术后 3 个月仍然存在 VPI,应再次进行客观语音评估。

• 如果患儿在术后 3 个月存在 SDB 的症状,应进行多导睡眠监测。

■ 循证医学

腭咽肌瓣咽成形术的操作和效果已然成为众多研究争论的话题，然而，两项主要的前瞻性随机研究详细阐述了腭咽肌瓣咽成形术效果的可靠性与咽后壁瓣咽成形术不相上下[15,16]。Ysunza 等设计一项单中心试验，随机对 25 例腭咽闭合不全患儿施行腭咽肌瓣咽成形术，另外 25 例施行咽后壁瓣咽成形术（Ⅱ级证据）[15]。VPI 残留率在咽后壁瓣咽成形术组（12%）与腭咽肌瓣咽成形术组（16%）之间没有显著差异，两组都没有发现术后 OSA 患儿。Abyholm 等发表的一项多中心随机试验结果对两种手术方法在术后 3 个月和 12 个月的结果进行对比[16]。虽然在术后 3 个月，咽后壁瓣组的患儿高鼻音消失，但是在术后 1 年的语音结果比较没有显著差异。同样地，两组之间在术后长期存在 SDB 或者 OSA 方面没有差异。

VPI 的患儿接受语音病理学家的主观评估并接受鼻咽镜检查。腭咽闭合的得分和模式通过 Golding-Kusher 量表（Ⅲ/Ⅳ级证据）进行评测[8,9]。尽管某些唇腭裂中心在二次语音矫正手术前常规进行扁桃体切除术或选择性腺样体切除术，但仅有低级别的证据支持这种做法。作者建议，只有当存在 SDB 时，为了降低术后发生 OSA 的风险，可以在行腭咽肌瓣咽成形术的同时摘除扁桃体和腺样体（Ⅲ级证据）[3]。

（丁桂聪 钟天航 译）

参考文献

1. Furlow LT Jr. Flaps for cleft lip and palate surgery. Clin Plast Surg 1990;17(4):633–644
2. Ysunza A, Pamplona MC. Velopharyngeal function after two different types of pharyngoplasty. Int J Pediatr Otorhinolaryngol 2006;70(6):1031–1037
3. Hynes W. Pharyngoplasty by muscle transplantation. Br J Plast Surg 1950;3(2):128–135
4. Orticochea M. Construction of a dynamic muscle sphincter in cleft palates. Plast Reconstr Surg 1968;41(4):323–327
5. Orticochea M. A review of 236 cleft palate patients treated with dynamic muscle sphincter. Plast Reconstr Surg 1983;71(2):180–188
6. Jackson IT. Sphincter pharyngoplasty. Clin Plast Surg 1985;12(4):711–717
7. Sie KC, Tampakopoulou DA, de Serres LM, Gruss JS, Eblen LE, Yonick T. Sphincter pharyngoplasty: speech outcome and complications. Laryngoscope 1998;108(8 Pt 1):1211–1217
8. Purcell P, Kinter SL, Sie KC. Speech and resonance disorders in children. In: Wackym PA, Snow JB Jr, eds. Ballenger's Otorhinolaryngology Head and Neck Surgery. 18th ed. Hamilton, Ontario, Canada: BC Decker; 2013
9. Golding-Kushner KJ, Argamaso RV, Cotton RT, et al. Standardization for the reporting of nasopharyngoscopy and multiview videofluoroscopy: a report from an International Working Group. Cleft Palate J 1990;27(4):337–347, discussion 347–348
10. Sie KC, Starr JR, Bloom DC, et al. Multicenter interrater and intrarater reliability in the endoscopic evaluation of velopharyngeal insufficiency. Arch Otolaryngol Head Neck Surg 2008;134(7):757–763
11. Brigger MT, Ashland JE, Hartnick CJ. Injection pharyngoplasty with calcium hydroxylapatite for velopharyngeal insufficiency: patient selection and technique. Arch Otolaryngol Head Neck Surg 2010;136(7):666–670
12. Desgain O, de Burbure C, Mazy C, Verheyden PJ, Monnoye JP, Levie P. Autologous costochondral cartilage implant in two cases of velopharyngeal insufficiency. B-ENT 2006;2(1):39–42
13. Filip C, Matzen M, Aagenæs I, et al. Autologous fat transplantation to the velopharynx for treating persistent velopharyngeal insufficiency of mild degree secondary to overt or submucous cleft palate. J Plast Reconstr Aesthet Surg 2013;66(3):337–344
14. Pryor LS, Lehman J, Parker MG, Schmidt A, Fox L, Murthy AS. Outcomes in pharyngoplasty: a 10-year experience. Cleft Palate Craniofac J 2006;43(2):222–225
15. Ysunza A, Pamplona C, Ramírez E, Molina F, Mendoza M, Silva A. Velopharyngeal surgery: a prospective randomized study of pharyngeal flaps and sphincter pharyngoplasties. Plast Reconstr Surg 2002;110(6):1401–1407
16. Abyholm F, D'Antonio L, Davidson Ward SL, et al; VPI Surgical Group. Pharyngeal flap and sphincterplasty for velopharyngeal insufficiency have equal outcome at 1 year postoperatively: results of a randomized trial. Cleft Palate Craniofac J 2005;42(5):501–511

第 14 章

腭咽闭合不良手术并发症及特发人群

Caroline A. Banks，David R. White

■ 引言

腭咽闭合不良(VPI)是腭咽的不完全闭合，主要表现为鼻音过重、发音时鼻漏气和鼻腔反流。儿童中VPI的常见原因是明显的腭裂或黏膜下腭裂、腺样体切除后的功能不全，以及较少的先天性和后天的神经肌肉障碍。

VPI的治疗团队应用多学科的专家共同组成，包括一名语言病理学家和外科医生，并且经常需要外科手术和非手术方法的结合。非手术的选择包括语音治疗和假体治疗。外科治疗包括增加可注射或植入式的材料、腭延长或复位操作，以及更常见的咽后壁瓣(PF)或腭咽肌瓣咽成形术(SP)。在VPI治疗中，PF和SP均有很高的成功率，然而，其并发症在文献中也有很详细的描述。在避免鼻阻塞的同时，消除鼻音障碍，这是VPI手术治疗的一个主要挑战。本章描述了VPI手术术后并发症的预防和处理。

■ 围术期处理

概述

VPI进行外科手术治疗后，所报道的并发症的发生风险是不同的。早期较高的并发症发生率的报道引起了人们对VPI手术安全性的担忧[1-3]。为了证明手术VPI治疗的安全性，Fraulat等人[4]在PF治疗过程中观察了急性围术期并发症。作者对并发症发生率的预测因素进行了确定，其中包括相关的医疗并发症和手术的技术特征（如，PF成形术的联合或咽供区关闭失败）。他们还指出，年龄是术后梗阻的潜在风险因素，呼吸道阻塞的患者比没有任何气道狭窄的患者平均年龄要小。该并发症的1例有神经肌肉疾病的患者在发生呼吸衰竭之后死亡。此外，Witt等人[5]主要研究了SP后出现的阻塞性睡眠症状，并指出以下因素促成了气道狭窄：小颌畸形、下颌后缩畸形、围生期呼吸功能障碍史、行SP手术时年龄较小，以及并发上呼吸道感染。

术前准备

VPI的术前准备应该包括彻底的检查和仔细的患者选择。对于所有高危患者，包括Pierre Robin症候群，Treacher Collins综合征，或Goldenhar综合征，以及那些有打鼾史、呼吸暂停或其他提示有阻塞性睡眠呼吸暂停(OSA)症状在内的患者，都应该做多导睡眠监测[4,6,7]。术前的OSA被认为是大多数VPI手术的相对禁忌证，尤其是阻塞症状(如PF)。对于VPI手术来说，张力过低是一种相对的禁忌证，一些作者建议患有VPI神经肌肉疾病的患者应考虑非手术治疗[6,8]。

另一种术前准备是在进行VPI修复之前对腺样体肥大进行治疗。扁桃体肥大与PF术后的OSA症状有密切的联系。许多唇腭裂中心在第二次语言治疗手术前都提倡先行扁桃体切除和选择性腺样体切除术。这被认为可以减少术后睡眠障碍性呼吸和OSA的风险。此外，在上呼吸道感染期间，根据腺样体大小来限制空气逸出的变化在理论上是有益的。在一项关于PF手术的大型回顾性综述中，Ysunza等人[9]发现，有87%(13/15)的患者出现了术后OSA的症状，他们的扁桃体增大了。扁桃体肥大和扁桃体后移可在术后发生，并可引起侧部阻塞。因此，许多作者建议至少在行PF手术8周前对所有患者进行扁桃体切除和腺样体切除术[6,10]。在文献中,SP术前扁桃体切除术和腺样体切除术的治疗方案没有那么详细,而外科医生的实际操作模式不同。扁桃体术后的瘢痕形成存在一种理论上的风险，即会导致SP皮瓣活动受限;然而,这还没有被直接研究过。

虽然在其他健康的儿童中并没有进行血常规检查,但是如果存在出血或血小板功能障碍的担忧,应在进行VPI手术前完成适当的实验室检查并纠正出血异常。一些研究指出,年龄小是围术期并发症的潜在危险因素。Fraulin等人发现,在PF治疗后发生气道阻塞的患儿比没有出现这种情况的患儿更年轻(7.8岁对9.3岁)[4]。在对SP的回顾性研究中,所有发生气道狭窄的病例都为5岁或更小的患儿[5]。然而,有证据表明,SP可以在3岁的儿童中安全地实施[11]。应考虑对DiGeorge或称腭心面综合征患者的颈内动脉的位置进行评估(图14.1)。

术中管理

术中矫正也可以减少并发症的发生。PF手术后的开放性供区被认为是与整体并发症发生率增加有关的危险因素,尤其是有可能增加出血的风险[4]。许多作者主张在PF和SP术中关闭供区[4,6,10,12]。

关于联合手术是否会增加气道肿胀的风险，并因此增加围术期并发症的发生,还存在一些争论。在386例患者中,PF手术时的相关操作包括腭成形术、腭瘘修复、牙槽骨移植或上颌骨移植在内被发现是发生并发症的危险因素[4]。同样的,Wray等人[13]发现,在腭成形术联合PF的患者中,气道阻塞的发生比例更高。在最近的一项研究中,Milczuk等人[14]发现SP和Furlow的腭成形术可以安全地与一期手术操作联合，而不会增加气道并发症发生的风险。

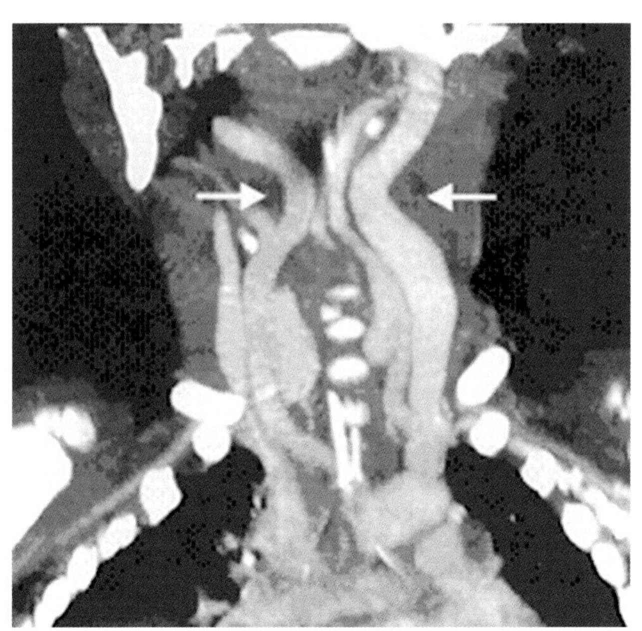

图14.1 CT造影显示腭心面综合征患者的内侧颈动脉。

术后处理

术后的VPI手术治疗是非常重要的，因为大多数并发症,包括气道阻塞和出血,都是在术后24小时内发生的[4,15]。在没有咳嗽或紧张的情况下从麻醉中苏醒,并避免深喉的吸音,此为理想的状况。文献介绍了PF和SP后不同程度的术后护理，包括重症监护室的住院治疗[4]、逐步降低的监护[6]、小儿外科手术的基本状况[16],以及在非复杂的SP手术过程中进行的门诊手术[17]。几乎所有的文章都建议在最初的手术后使用持续的脉搏血氧测量监测。鼻咽气管的使用在一系列手术中避免了气道阻塞[4],其他作者也描述了在术后即刻使用鼻支架,即使用气管内导管或红橡胶导管持续1~2天。

出血

术后出血是VPI手术后最常见的并发症之一。PF的早期系列研究报道出血率高达14%[1],然而,最近的研究表明,0~6%的患者在PF术后会发生出血[4,6,8,10,11,15,16,18]。类似的,0~4%的患者在SP术后会发生出血[11,14,17,18]。大多数病例发生在术后24小时内。干预措施包括对轻度出血患者的观察、输血和止血的外科手术[6,14,17,19]。通常情况下,除了轻微的、可以自愈的出血,所有的出血患者都应被带回手术室进行探查。大多数病例不需要输血,也没有发生急性术后出血去除皮瓣的病例报道。

■ 气道阻塞

急性气道阻塞

VPI手术后气道阻塞是公认的、可能致命的并发症,值得特别注意。气道狭窄可分为急性并发症(包括术后鼻阻塞或缺氧)和长期并发症(包括OSA、慢性鼻阻塞和持续的呼吸系统疾病)。PF手术后9%的患者会发生急性气道阻塞,但少于行SP手术的患者[1],大多数的研究报告显示,气道狭窄的发生率为0~3%[4,8,16,20]。大部分的

PF 围术期阻塞病例都发生在术后的 24 小时内[4,8,15]。Fraulin 等人[4]发现，在最初的 24 小时内，气道阻塞的情况更为严重，需要进行侵入性的治疗，包括重新插管或托下颌和机械通气。24 小时后出现梗阻的患者在睡眠和持续监测的情况下行保守治疗以重新定位。其他系列研究仅记录了前 24 小时中气道阻塞的轻微病例。在这些研究中，有限制或短暂的氧饱和度降低的患者对轻微的干预措施有反应，例如通过呼吸器面罩、刺激或俯卧位通气补充氧气[6,19]。PF 术后急性气道阻塞导致死亡很罕见，但一些研究也有报道[1,2,20]。

慢性气道阻塞

在大多数情况下，PF 术后发生急性气道狭窄通常会保守治疗；然而，有一小部分患者会发展为慢性气道阻塞。OSA 的病因可能是解剖学上气道变窄、炎症和水肿，以及短暂的咽肌张力减退共同造成的[15,21,22]。早期的研究显示，PF 术后 OSA 的发病率很高[23]。最近的研究结果显示，术后 OSA 的症状不太常见，发生率为 0~3%[6,10,16,20]。包括打鼾、张口呼吸和其他睡眠阻塞性事件在内的普通呼吸道疾病，多达 89%的患者都会出现[24]。在对行 PF 的 VPI 患者进行的前瞻性研究中，55%的患者在术后 5 个月出现了呼吸系统疾病。PF 术后 1 年，36%的患者出现了呼吸系统症状[25]。

虽然 PF 术后发生气道阻塞的情况有良好的记录，但 SP 术后相似的阻塞率还缺乏证据支持。Witt 等人[5]报道了 SP 术后气道功能障碍的发生率为 13.8%，8 例患者中有 5 例出现了 Pierre Robin 症候群，只有 2 例患者在术后 3 天出现了气道狭窄。从那时起，很多研究显示 SP 术后 OSA 的发生率较低，为 0~4%，但是这个比率有可能随着修正手术的增加而增加[7,12,17]。在过去，人们普遍认为，与 SP 相比，PF 术后阻塞阻的发生率较高。de Serres 等人[26]支持这一说法，他们报告说，所有术后出现睡眠症状的 PF 患者都确定存在 OSA，而多导睡眠图显示 SP 术后出现睡眠症状的患者没有发生 OSA。然而，在过去的 10 年里，随机的前瞻性研究没有显示出 PF 和 SP 术后的 OSA 发生率具有显著性差异[11,18]。

根据临床评估，对 PF 和 SP 的手术改良可降低术后 OSA 的发生率。鼻内镜和(或)电视透视检查可用于术前评估，以确定侧壁活动的程度和腭咽间隙的大小。一些作者建议，应该根据侧壁的活动性来调整 PF 的大小。为了降低术后发生梗阻的可能性，侧壁具有良好活动性的患者应该使用较窄的皮瓣[27]。Chegar 等人[6]将呼吸并发症发生率低的原因归结为在软腭上方使用高而短的皮瓣，以及为了避免咽狭窄而将功区垂直向前推进。SP 手术也是可定制的。

Sie 等人[7]描述了在患者体检时发现的小腭咽间隙与 SP 术后发生鼻阻塞之间的关系。该皮瓣的设计是在扁桃体支柱的后侧和外侧进行改良，以减少因皮瓣转位而造成的括约肌的关闭，从而减少气道阻塞。De Serres 等人[26]在这一研究中回应了 SP 术后发生阻塞症状和小的腭咽间隙的关系。在这项研究中，肌黏膜瓣被改良了，扁桃体柱没有被合并[26]。

气道阻塞的治疗

VPI 术后 OSA 的治疗还没有被广泛接受的治疗方案。临床怀疑 OSA 的患者应进行多导睡眠监测；然而，进行睡眠研究的时机并没有明确的定义。Sirois 及其同事[28]发现了 15%的患者在 PF 术后早期出现 OSA，在接下来的几个月里，他们的睡眠研究发现了 OSA 的解决办法。在此基础上，对选定的患者进行预期管理是合理的[15]。持续的正压通气(CPAP)对于那些拒绝手术的患者是一个有效的选择[5,10]。很少有患者因 OSA 需要进行皮瓣修正或移除手术[16,20]。

Por 等人[29]回顾性分析治疗 PF 术后气道阻塞的方法，即侧部的松解和 Z 成形术，以及联合或不联合 Furlow 腭成形术的 PF。PF 术后侧部松解在此之前已被描述过，并可能由于瘢痕挛缩导致复发性气道阻塞[30]。据报道，在某些情况下，PF 皮瓣的分裂可以使腭咽保持充足；然而，通过重新附着和随后的梗阻，皮瓣的去除可能会变得很复杂[31,32]。Por 等人[29]报道了 PF 分裂与 Furlow 的腭成形术联合后的改善效果。作者提出，通过重新定位腭肌和缩小咽壁，合并后的手术可以保持咽部的充足。此外，通过将切口从咽后壁的切口上重新定向，可以减少重新附着的机会。狭窄的 SP 导致的 OSA 可以修复(图 14.2)。

■ 鼻音过轻

术后的语音结果是由至少一位语言病理学家和唇裂外科医生的跨学科团队来评估的。这些客观评估可以包括许多经过验证的工具，如第 11 章所述。被选择的患者可能会根据传统的方法接受鼻内镜检查和(或)

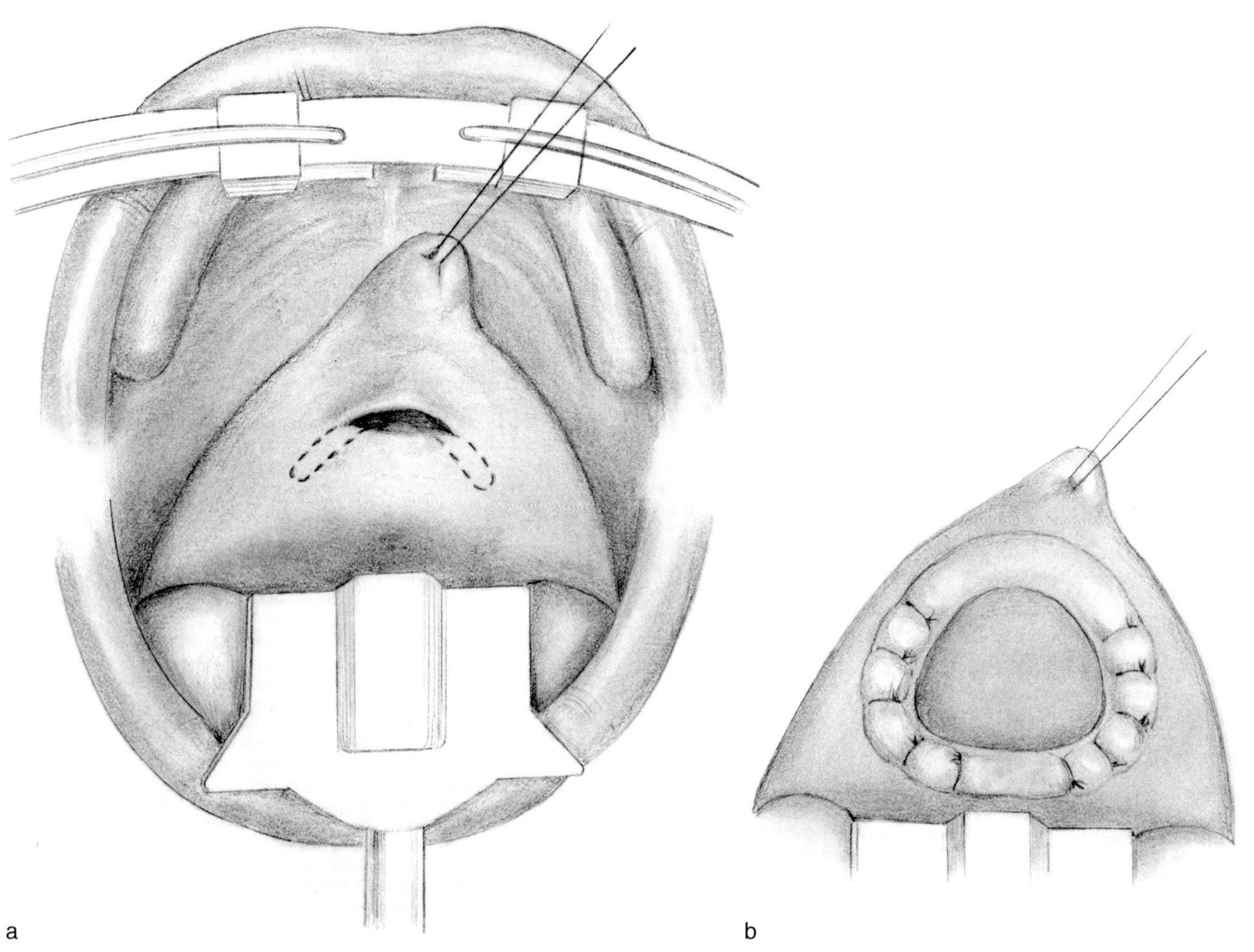

图 14.2 腭咽肌瓣咽成形术的改良以扩大中央端口。这个过程是解决腭咽肌瓣咽成形术后鼻塞症状或阻塞性睡眠呼吸暂停症状。(a)于咽部中央两侧用组织剪各做一个切口以扩大中央口直径。(b)扩大的中央口缝合后固定于口咽黏膜旁的鼻咽黏膜上。

电视透视检查(更罕见)。

虽然 PF 和 SP 都非常成功，但在手术后会发生鼻音过重或鼻音过轻。Canady 等人[8]报告了 16%的患者在 PF 术后 2~5 年出现较为严重的鼻音过轻。随着时间的推移,鼻音过轻似乎是稳定的。在对语音结果的纵向分析中,Cable 等人[33]得出结论:在术后的短期、中期、长期、远期随访中,鼻音过轻没有显著性差异。术后的鼻音过轻与严重的 VPI 的初步诊断有关，可能是由于在腭咽缺损处放置了较大的皮瓣。Chegar 等人[6]报告说,PF 术后出现鼻音过轻的 4 例患者(7%)都用了宽大或几乎阻塞的皮瓣。在其他的研究中,严重的 VPI 患者出现鼻音过轻的情况是一致的，这表明有明显腭咽间隙的患者与较大皮瓣的放置有关[26]。

PF 和 SP 术后鼻音过轻的发生率是否不同，在文献中存在着争议。Seagle 等人[34]报道在 PF(18%)术后的鼻音过轻的发生率是 SP(8%)的两倍。这一结果与其他比较试验发现的 PF 和 SP 术后鼻音过轻的发生率相同的结果不一致[11,26]。总的来说,VPI 术后鼻音过轻的发生率为 2%~22%，大多数情况下不需要进行修正手术[7,10,26,35,36]。Losken 等人[35]报告,SP 术后患者由于鼻音过轻和鼻阻塞导致 3%的修正率。

■ 持续的 VPI

定义和成功率

文献中报道了 VPI 手术的成功率是不确定的。大多数研究报告的成功率为 60%~97%(表 14.1)。广泛的范围在一定程度上是由于对成功的定义不同。几项研究将成功定义为解决了鼻音过重的问题;然而,有人认

表 14.1　腭咽闭合不良术后的结果比较

研究者	例数	手术	报道的成功率(%)	修正率(%)	鼻音过轻共鸣(%)	定义
Sullivan 等[10]	79	PF	97(77/79)	0	11(9/79)	腭咽功能正常或临界正常
Chegar 等[6]	54	PF	94(51/54)	2(1/54)	7(4/54)	VPI 完全解决
Canady 等[8]	87	PF	81(36/44)	NR	16(7/44)	术后 2~5 年明显或轻度的鼻音过重
Seagle 等[34]	11	PF	91(10/11)	9(1/11)	18(2/11)	鼻音过重解决
	24	SP	92(22/24)	4(1/24)	13(3/24)	
Ysunza 等[18]	25	PF	88(22/25)	NR	NR	正常口鼻共鸣,无鼻漏气
	25	SP	84(21/25)	NR	NR	
de Serres 等[26]	18	PF	22(4/18)	NR	22(4/18)	VPI 解决,无明显鼻音过轻
	16	SP	50(8/16)	NR	19(3/16)	
Abyholm 等[11]	52	PF	89(46/52)	2(1/52)	8(4/52)	鼻音过重消除
	45	SP	84(38/45)	11(5/45)	9(4/45)	
Sie 等[7]	24	SP	63(15/24)	17(4/24)	13(3/24)	共鸣正常,无鼻漏气
Riski 等[38]	139	SP	78(109/139)	12(16/139)	5(7/139)	鼻音过重共鸣解决,压流正常
Losken 等[35]	250	SP	87(218/250)	13(32/250)	3(7/250)	通过感性的言语评估和分析来改进对手术修正的需求
Carisle 等[12]	46	SP	87(40/46)	13(6/46)	NR	在语音治疗等保守治疗失败后,没有必要进行手术修正

NR,未报道;PF,腭咽皮瓣;SP,腭咽肌瓣;VPI,腭咽闭合不良。

Source: Adapted from Sie KC, Tampakopoulou DA, de Serres LM, Gruss JS, Eblen LE, Yonick T. Sphincter pharyngoplasty: speech outcome and complications. Laryngoscope 1998;108:1211–1217.

为解决了鼻音过轻的问题才算是成功的[6,8,12]。另外,其他文章将患者不需要修正手术定义为成功，这将明显地导致偏差[12,35]。当使用更多的限制性标准时,成功被定义为对 VPI 的完全的解决、具有正常的共振、无鼻音过轻,这样成功的概率可以接近 20%[26]。

几项研究比较了 PF 和 SP 的成功率。在对 34 例患者进行的回顾性研究中,de Serres 等人[26]发现 SP 和 PF 间 VPI 的解决方面没有统计学上的显著差异,但 SP 组有较高的趋势(50%对 22%)。Ysunza 及其同事[18]发表了一项前瞻性的随机试验,将 PF 与 SP 进行比较,试验显示术后 4 个月评估时残余 VPI 的概率并无差异。在 Abyholm 等人[11]的一项单独的多中心试验中,患者被随机分配到标准化的 PF 手术组或 SP 手术组。3 个月手术后的分析显示,PF 术后消除鼻音过重的患者是没有行 PF 术的两倍。然而,12 个月后,PF 与 SP 之间没有显著差异。Collins 等人[37]对两项随机试验的数据进行了 Meta 分析发现,PF 可能更有利于解决 VPI(优势比,2.95;95%置信区间;0.66~13.23)。然而,当置信区间为 1 时,零假设不能被拒绝。

风险因素和失败原因

de Serres 等人[26]回顾了与 PF 或 SP 术后 VPI 成功解决方法有关的几个因素，尽管结果没有统计学上的显著意义,但有一种趋势认为,术前严重的 VPI、腭裂的病史或较差的侧咽部运动与较差的预后相关。腭裂患者较高的修复术发生率也有类似的趋势。与冠状模式相比,环形闭合模式的患者成功率更高[36]。平均而言,需要修正手术的患者有更大的腭咽部、更多的共振失真,以及术前更高的鼻音评分[35,36]。Riski 等人[36]发现,在 6 岁之前,SP 的成功率明显更高,且在 18 岁之后成功率显著降低,原因是解剖学上的差异、语言治疗的机会,以及根深蒂固的语言习惯,这些都是年龄群体不同的可能解释。这与其他的发现不同,他们认为手术年龄和失败率之间没有关系[12,16,35,36]。患者的性行为似乎并没有影响手术的成功[12,35,38]。

作者列举了 VPI 手术后失败的几个原因。皮瓣裂开是最常见的并发症之一,会导致持续性 VPI,并需要在 PF 和 SP 后进行修正手术。VPI 术后皮瓣裂开的发生率为1%~4%[4,6,12,16,36]。不充分的PF宽度和不满意的侧部闭合是导致持续性VPI公认的原因[12,27,39]。

适当地定位SP皮瓣以使腭咽充分闭合。由于解剖的限制，过度向上推进SP的皮瓣是不可能的。多达11%的SP术后患者将皮瓣下部定位在咽后壁的位置。一些作者认为这是SP术后失败的主要原因[12,36]。罕见的情况下,SP后失败的原因是皮瓣在中线上没有充分接近[36]。

持续性VPI的治疗

持续性VPI的治疗遵循基本的VPI的治疗方案,包括语音治疗、腭部提升或闭孔的假体治疗、后壁增强或修正手术。假体设备的实用性主要受到长期维护的限制。研究提出了多种材料用于咽后壁的增加,包括合成和自体移植以及注射材料[40-44]。尽管注射式腭咽成形术在部分患者中可能会有短期的成功,但咽部的增强可以部分地缩小腭咽的间隙,这两种方法都没有手术修正的长期效果。

据报道,VPI手术后的修正率为2%~20%[6,11,12,39,45],但文献中对VPI手术修正技术细节的描述很少。修正手术可能会有高达50%的失败率,可能会因气道阻塞而变得复杂[36,46]。

已经有人对几项PF修订案进行了描述。Witt等人[39]提出了一项有缺陷的修正策略。对于那些腭部中央瓣裂开的患者来说,新的PF从咽后壁的供区分离。或者,如果主要的原因是皮瓣变薄且侧向端口扩大，后侧的边缘就会变大,并连接到中线以加强侧向端口。在这种情况下,38%的患者继续使用VPI并要求进行第二次修正操作。Barone等人[47]提出了一种替代方案,以修正过度的端口大小。第二个基于PF的优势是,从瘢痕的咽后壁进入这个端口。在单侧端口不足的情况下,他们主张使用“补丁皮瓣”。

Sullivan等人[10]建议去除PF,并在行二次PF之前等待软腭与咽愈合。使用单边或双边扁桃体黏膜支柱和腭咽肌来形成一个基于单侧腭咽肌瓣咽成形术,这被当作治疗PF术后侧面端口过大的另一种方法[46]。最近,Kelly等人[48]提出的使用AlloDerm悬带(LifeCell, Branchburg,NJ)通过黏膜下管道穿过之前PF或SP皮瓣的支干。然后,用悬带将端口调整到所需的孔径。虽然人们注意到了共振的改善,但AlloDerm的长期结果还有待确定。

修正SP有几种手术方法。Witt等人[39]描述了皮瓣裂开后对SP的修正技术。如果保留了足够的剩余皮瓣组织,则将其重新植入咽后壁。在中央端口巨大和皮瓣完整的情况下,端口的后缘被更新,并连接在中线以加强中央端口。根据上面的方案,15%的患者还会存在VPI,并需要进行二次修正。持续VPI的SP失败也有经鼻咽内括约肌的分离和加强而被成功治疗[35]。为了治疗SP后持续的VPI,Sie等人[7]通过形成新的侧位皮瓣以增强现有的括约肌而修正了3例患者中的2例。第3例持续性VPI的患者用PF进行救治。在文献中,修正手术的时间并不是标准化的,可能要等4~6个月,直到修正手术被认为可以进行。

■ 特殊人群

22q11.2缺失综合征,也称为腭心面综合征或Di-George综合征,是与VPI相关的最常见的综合征,值得特别介绍。在文献中,关于在VPI手术后的22q11.2缺失综合征和其他医疗问题的并发症和失败率的风险有相当大的争论。在这个患者群体中,VPI的治疗受到腭咽生理缺陷的影响,包括神经源性咽部运动障碍、异常的颅底定位和斜坡,以及可能存在的内侧化的颈动脉。Fraulin等人[4]发现,相关的医疗条件可以预测出任何一种并发症的总发病率(20%对10%),包括22q11.2缺失综合征,以及气道梗阻(13%对5%)。据报道,患有22q11.2缺失综合征的患者比非症状性患者更容易出现OSA症状。

一些作者描述了持续性VPI会增加风险，并且有22q11.2缺失综合征的患者通常需要进行修正手术[35]。然而，关于这个话题的研究并不一致。一项回顾性研究,比较了22 q11.2缺失综合征患者与非综合征患者之间的手术结果,结果发现组间的气道并发症并没有差异[14]。此外,Hofer等人[16]报告,在相关的医疗问题中,患者的围术期并发症发生风险没有增加,包括22q11.2缺失综合征的患者。进一步的证据支持22q11.2缺失综合征以及非综合征患者中VPI手术的安全性和有效性,22q11.2缺失综合征患者的修正手术率与非综合征患者相似[22],且22q11.2缺失综合征患者和非综合征患者的语音改善效果相似[14]。有22q11.2缺失综合征的VPI患者可以经PF和SP成功治疗,但有些作者认为,在这种情况下,有针对性的PF治疗效果更好[49]。还需要进一步的研究以对 22q11.2 缺失综合征的患者建立最佳的治疗方法。

文献中关于 22q11.2 缺失综合征术前检查的实践模式有所不同。常被引用的 22q11.2 缺失综合征要素是有可能出现内侧化的颈动脉位置，可能有咽部或扁桃体手术的危险。一系列术前成像可以评估颈动脉异常，包括磁共振成像[6]或计算机断层扫描血管造影术引导下的内镜检查[4]。其他的报告已经证明，不使用颈动脉的术前成像也可以安全地处理 22q11.2 缺失综合征，建议在术中切口前进行仔细的检查，并在颈动脉异常的情况下对皮瓣进行修正[7,49,50]。

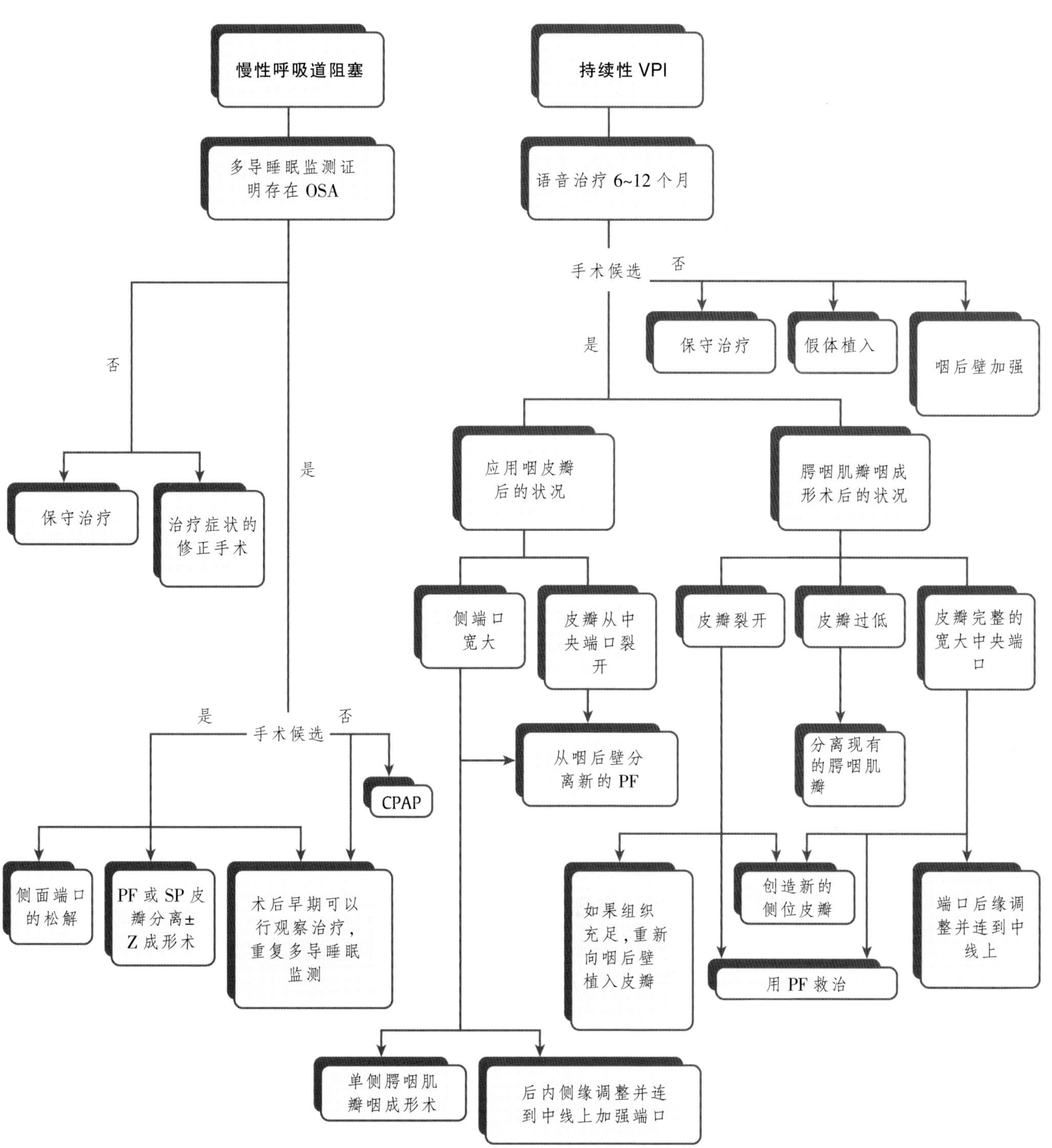

图 14.3 VPI 手术并发症。

■ 经验与教训

• VPI 患者术后并发症最常见的有出血、气道阻塞、皮瓣裂开和持续性 VPI(图 14.3)。

• PF 和 SP 结果类似,并发症发生率都较低。回顾性研究显示 PF 和 SP 术后 OSA 的发生率没有显著性差异。

• 术前多导睡眠监测适用于所有的高危患者,OSA 是手术的相对禁忌证。

• 术后慢性呼吸道阻塞的治疗包括观察治疗、CPAP、皮瓣去除。

• 持续性 VPI 的非手术治疗包括观察治疗、假体植入、咽后壁增强，书中已经描述过很多治疗持续性 VPI 的方法。

• 22q11.2 缺失综合征的 VPI 患者可经 PF 和 SP 成功治疗。

■ 循证医学

文献综述认为 PF 和 SP 都是安全有效的方法,并且并发症发生率无显著性差异(Ⅱ级证据)[11,18]。只有较低级别的证据描述了术后并发症的治疗。慢性呼吸道阻塞可通过观察、CPAP、皮瓣分离或侧面端口松解进行治疗(Ⅳ级证据)[5,15,162]。

PF 分离后的 Furlow 腭咽成形术可以改善结果(Ⅳ级证据)[29]。对于 PF 术后的持续性 VPI 患者有一些治疗方案,包括形成新的 PF、加紧或缩窄侧面端口(Ⅳ级和Ⅴ级证据)[39,46,47]。类似的,SP 术后的持续性 VPI 患者也有多种治疗方法，包括皮瓣的重新植入、创建新皮瓣及 PF 救治(Ⅳ级和Ⅴ级证据)[7,39]。

(袁捷　李东　译)

参考文献

1. Valnicek SM, Zuker RM, Halpern LM, Roy WL. Perioperative complications of superior pharyngeal flap surgery in children. Plast Reconstr Surg 1994;93(5):954–958
2. Kravath RE, Pollak CP, Borowiecki B, Weitzman ED. Obstructive sleep apnea and death associated with surgical correction of velopharyngeal incompetence. J Pediatr 1980;96(4):645–648
3. Graham WP III, Hamilton R, Randall P, Winchester R, Stool S. Complications following posterior pharyngeal flap surgery. Cleft Palate J 1973;10:176–180
4. Fraulin FO, Valnicek SM, Zuker RM. Decreasing the perioperative complications associated with the superior pharyngeal flap operation. Plast Reconstr Surg 1998;102(1):10–18
5. Witt PD, Marsh JL, Muntz HR, Marty-Grames L, Watchmaker GP. Acute obstructive sleep apnea as a complication of sphincter pharyngoplasty. Cleft Palate Craniofac J 1996;33(3):183–189
6. Chegar BE, Shprintzen RJ, Curtis MS, Tatum SA. Pharyngeal flap and obstructive apnea: maximizing speech outcome while limiting complications. Arch Facial Plast Surg 2007;9(4):252–259
7. Sie KC, Tampakopoulou DA, de Serres LM, Gruss JS, Eblen LE, Yonick T. Sphincter pharyngoplasty: speech outcome and complications. Laryngoscope 1998;108(8 Pt 1):1211–1217
8. Canady JW, Cable BB, Karnell MP, Karnell LH. Pharyngeal flap surgery: protocols, complications, and outcomes at the University of Iowa. Otolaryngol Head Neck Surg 2003;129(4):321–326
9. Ysunza A, Garcia-Velasco M, Garcia-Garcia M, Haro R, Valencia M. Obstructive sleep apnea secondary to surgery for velopharyngeal insufficiency. Cleft Palate Craniofac J 1993;30(4):387–390
10. Sullivan SR, Marrinan EM, Mulliken JB. Pharyngeal flap outcomes in nonsyndromic children with repaired cleft palate and velopharyngeal insufficiency. Plast Reconstr Surg 2010;125(1):290–298
11. Abyholm F, D'Antonio L, Davidson Ward SL, et al; VPI Surgical Group. Pharyngeal flap and sphincterplasty for velopharyngeal insufficiency have equal outcome at 1 year postoperatively: results of a randomized trial. Cleft Palate Craniofac J 2005;42(5):501–511
12. Carlisle MP, Sykes KJ, Singhal VK. Outcomes of sphincter pharyngoplasty and palatal lengthening for velopharyngeal insufficiency: a 10-year experience. Arch Otolaryngol Head Neck Surg 2011;137(8):763–766
13. Wray C, Dann J, Holtmann B. A comparison of three technics of palatorrhaphy: in-hospital morbidity. Cleft Palate J 1979;16(1):42–45
14. Milczuk HA, Smith DS, Brockman JH. Surgical outcomes for velopharyngeal insufficiency in velocardiofacial syndrome and nonsyndromic patients. Cleft Palate Craniofac J 2007;44(4):412–417
15. Cole P, Banerji S, Hollier L, Stal S. Two hundred twenty-two consecutive pharyngeal flaps: an analysis of postoperative complications. J Oral Maxillofac Surg 2008;66(4):745–748
16. Hofer SO, Dhar BK, Robinson PH, Goorhuis-Brouwer SM, Nicolai JP. A 10-year review of perioperative complications in pharyngeal flap surgery. Plast Reconstr Surg 2002;110(6):1393–1397, discussion 1398–1400
17. Kilpatrick LA, Kline RM, Hufnagle KE, Vanlue MJ, White DR. Postoperative management following sphincter pharyngoplasty. Otolaryngol Head Neck Surg 2010;142(4):582–585
18. Ysunza A, Pamplona C, Ramírez E, Molina F, Mendoza M, Silva A. Velopharyngeal surgery: a prospective randomized study of pharyngeal flaps and sphincter pharyngoplasties. Plast Reconstr Surg 2002;110(6):1401–1407
19. Cole F. Cardiac massage in the treatment of arrest of the heart; a study of three hundred fifty cases, with two original case reports.

AMA Arch Surg 1952;64(2):175-184
20. Peña M, Choi S, Boyajian M, Zalzal G. Perioperative airway complications following pharyngeal flap palatoplasty. Ann Otol Rhinol Laryngol 2000;109(9):808-811
21. Lesavoy MA, Borud LJ, Thorson T, Riegelhuth ME, Berkowitz CD. Upper airway obstruction after pharyngeal flap surgery. Ann Plast Surg 1996;36(1):26-30, Discussion 31-32
22. Wells MD, Vu TA, Luce EA. Incidence and sequelae of nocturnal respiratory obstruction following posterior pharyngeal flap operation. Ann Plast Surg 1999;43(3):252-257
23. Orr WC, Levine NS, Buchanan RT. Effect of cleft palate repair and pharyngeal flap surgery on upper airway obstruction during sleep. Plast Reconstr Surg 1987;80(2):226-232
24. Morris HL, Bardach J, Jones D, Christiansen JL, Gray SD. Clinical results of pharyngeal flap surgery: the Iowa experience. Plast Reconstr Surg 1995;95(4):652-662
25. Yamashita RP, Trindade IE. Long-term effects of pharyngeal flaps on the upper airways of subjects with velopharyngeal insufficiency. Cleft Palate Craniofac J 2008;45(4):364-370
26. de Serres LM, Deleyiannis FW, Eblen LE, Gruss JS, Richardson MA, Sie KC. Results with sphincter pharyngoplasty and pharyngeal flap. Int J Pediatr Otorhinolaryngol 1999;48(1):17-25
27. Shprintzen RJ, Lewin ML, Croft CB, et al. A comprehensive study of pharyngeal flap surgery: tailor made flaps. Cleft Palate J 1979;16(1):46-55
28. Sirois M, Caouette-Laberge L, Spier S, Larocque Y, Egerszegi EP. Sleep apnea following a pharyngeal flap: a feared complication. Plast Reconstr Surg 1994;93(5):943-947
29. Por YC, Tan YC, Chang FC, Chen PK. Revision of pharyngeal flaps causing obstructive airway symptoms: an analysis of treatment with three different techniques over 39 years. J Plast Reconstr Aesthet Surg 2010;63(6):930-933
30. Hoffman S. Correction of lateral port stenosis following a pharyngeal flap operation. Cleft Palate J 1985;22(1):51-55
31. Thurston JB, Larson DL, Shanks JC, Bennett JE, Parsons RW. Nasal obstruction as a complication of pharyngeal flap surgery. Cleft Palate J 1980;17(2):148-154
32. Ruda JM, Krakovitz P, Rose AS. A review of the evaluation and management of velopharyngeal insufficiency in children. Otolaryngol Clin North Am 2012;45(3):653-669, viii viii
33. Cable BB, Canady JW, Karnell MP, Karnell LH, Malick DN. Pharyngeal flap surgery: long-term outcomes at the University of Iowa. Plast Reconstr Surg 2004;113(2):475-478
34. Seagle MB, Mazaheri MK, Dixon-Wood VL, Williams WN. Evaluation and treatment of velopharyngeal insufficiency: the University of Florida experience. Ann Plast Surg 2002;48(5):464-470
35. Losken A, Williams JK, Burstein FD, Malick D, Riski JE. An outcome evaluation of sphincter pharyngoplasty for the management of velopharyngeal insufficiency. Plast Reconstr Surg 2003;112(7):1755-1761
36. Riski JE, Ruff GL, Georgiade GS, Barwick WJ. Evaluation of failed sphincter pharyngoplasties. Ann Plast Surg 1992;28(6):545-553
37. Collins J, Cheung K, Farrokhyar F, Strumas N. Pharyngeal flap versus sphincter pharyngoplasty for the treatment of velopharyngeal insufficiency: a meta-analysis. J Plast Reconstr Aesthet Surg 2012;65(7):864-868
38. Riski JE, Ruff GL, Georgiade GS, Barwick WJ, Edwards PD. Evaluation of the sphincter pharyngoplasty. Cleft Palate Craniofac J 1992;29(3):254-261
39. Witt PD, Myckatyn T, Marsh JL. Salvaging the failed pharyngoplasty: intervention outcome. Cleft Palate Craniofac J 1998;35(5):447-453
40. Lypka M, Bidros R, Rizvi M, et al. Posterior pharyngeal augmentation in the treatment of velopharyngeal insufficiency: a 40-year experience. Ann Plast Surg 2010;65(1):48-51
41. Brigger MT, Ashland JE, Hartnick CJ. Injection pharyngoplasty with calcium hydroxylapatite for velopharyngeal insufficiency: patient selection and technique. Arch Otolaryngol Head Neck Surg 2010;136(7):666-670
42. Lando RL. [Transplant of cadaveric cartilage into the posterior pharyngeal wall in treatment of cleft palate]. Stomatologia (Mosk) 1950;4:38-39
43. Hagerty RF, Hill MJ. Cartilage pharyngoplasty in cleft palate patients. Surg Gynecol Obstet 1961;112:350-356
44. Sipp JA, Ashland J, Hartnick CJ. Injection pharyngoplasty with calcium hydroxyapatite for treatment of velopalatal insufficiency. Arch Otolaryngol Head Neck Surg 2008;134(3):268-271
45. Sie KC, Chen EY. Management of velopharyngeal insufficiency: development of a protocol and modifications of sphincter pharyngoplasty. Facial Plast Surg 2007;23(2):128-139
46. Lin WN, Wang R, Cheong EC, Lo LJ. Use of hemisphincter pharyngoplasty in the management of velopharyngeal insufficiency after pharyngeal flap: an outcome study. Ann Plast Surg 2010;65(2):201-205
47. Barone CM, Shprintzen RJ, Strauch B, Sablay LB, Argamaso RV. Pharyngeal flap revisions: flap elevation from a scarred posterior pharynx. Plast Reconstr Surg 1994;93(2):279-284
48. Kelly DA, Plikatitis C, Blalock D, Argenta LC, David LR. AlloDerm revision for failed pharyngoplasty. J Craniofac Surg 2012;23(3):645-649
49. Ysunza A, Pamplona MC, Molina F, Hernández A. Surgical planning for restoring velopharyngeal function in velocardiofacial syndrome. Int J Pediatr Otorhinolaryngol 2009;73(11):1572-1575
50. Ross DA, Witzel MA, Armstrong DC, Thomson HG. Is pharyngoplasty a risk in velocardiofacial syndrome? An assessment of medially displaced carotid arteries. Plast Reconstr Surg 1996;98(7):1182-1190

第 15 章 人道主义治疗团

Sofia Lyfor-Pike，Patrick J. Byrne

■ 引言

国际志愿者治疗团对于全世界的口面裂畸形患者的治疗十分重要。对唇裂和(或)腭裂(CL±CP)患者进行包括矫正手术的适应治疗，在多学科合作护理的背景下，达到最优美学和功能的结果是最新共识。在发达国家中，治疗团队包括外科医生、语言专家、听力专家、牙科医生、正牙医生、心理医生、遗传学家和专业护士[1]。然而，全球对该疾病的诊疗质量因地理和社会经济状况的不同有着很大的差异[2]。在很多发展中国家，无法提供完整的多学科诊疗服务。先天性面裂畸形的儿童往往不被治疗，一生遭受生理、社会心理和经济上的压力[3]。同样，社会也会为他们带来消极影响。夭折、就医难、孤立、教育难、就业难限制了这些个体做出有意义的社会贡献。

全球的 CL/P 负担在人类和经济上占有重要比重。以往，手术条件在全球公众健康领域占有较低位置。近年来，人们逐渐认识到手术条件在人口疾病负担中所起的作用，尤其是在发展中国家，积压未经治疗的外科疾病很常见[4,5]。手术条件在全球疾病负担中占 11%(以失能调整生命年计)。其中，9%是先天性畸形；因此，先天性异常约占全球疾病总负担的 1%[5]。CL/P 是其中最常见的先天性畸形；总发生率在出生时约为 1/700[6]。因此，CL/P 给发展中经济体带来了巨大的经济负担。Alkire 等人表明，修复撒哈拉以南非洲范围 1 年内的所有 CL/P 病例的经济效益为 2.52 亿美元到 4.41 亿美元[7]。若以统计生命价值计算(付出最大金额以减少死亡的风险)，这一数字会达到 54 亿~97 亿美元。显然，努力改善全球治疗条件是符合成本效益的。

口面裂畸形的发生率在发展中国家更高吗？低社会经济水平与 CL±CP 的发生相关，然而，缺少连续证据证明这一点[8]。在发展中国家常见的疾病如营养不良和病毒性感染与口面裂畸形有关[8]。尤其孕产妇营养缺乏(包括叶酸、维生素 B_6、锌、核黄素及维生素 A)是与 CL/P 相关的影响因素[8-12]。维生素 B_6 缺乏症在菲律宾与裂畸形相关，这一影响也见于其他大米高摄入量的亚洲人群中，而且会增加裂畸形的发生率[10]。尽管关联关系存在，在很多贫穷国家由于新生儿监测系统的限制或缺乏，真正的唇裂、腭裂及唇腭裂的发生率无法获知。更何况，未治疗病例的患病率明显较高。

为了尝试提供一种更长远的方式，本章说明了国际人道主义裂畸形治疗团的作用，描述了完整的治疗团的组成，随后说明负面结果的预防和管理、随访和长期管理、可靠的治疗结果评估、诊疗标准化和技术实施等多种问题的解决方式。本章着重于纵向(治疗团)提供的诊疗服务模式。我们已经认识到建立永久性和持续诊疗的价值，许多治疗小组已经开始转向综合诊疗模式，以国内综合诊疗中心作为常年护理的永久资源。作者认为，事实上，发达国家应该尽一切努力提供连续性和多学科治疗。今天，移动和互联网技术的推进让我们可以更便利地进入发展中的世界。综合诊疗中心(其中一些可提供“虚拟”诊疗)应该成为一种常态。

■ 国际人道主义裂畸形治疗团的作用

目前，有多个小组通过国际人道主义治疗的努力诊疗 CL/P 患者，这些群体在哲学、构成和基础设施上有所不同，但他们都具有提高患者生活质量的共同目标。三个主要目标为：为 CL/P 儿童提供早期手术治疗；降低治疗门槛；提高 CL/P 患者的诊疗标准，向发达国家看齐。此外，学术界和非政府组织(NGO)在手术能力建设、外科培训和所在国医务人员继续医学教育方面也在寻求支持。

在发展中国家，已延误的裂畸形的治疗是最重要的待解决问题[13]。外科文献一贯建议个人 CL/P 治疗应以在两岁以内进行[14]。裂畸形修复时间晚不仅发音结果差，而且受损的家庭和社会关系也会导致长期潜在的心理影响[15]。发展中国家有裂畸形的成人患者往往需要照顾，而在发达国家这一现象没那么普遍，人道主义裂畸形治疗团引用这一现象强调了发展中国家治疗的明显延迟。治疗中心距离远、服务不尽人意、对治疗重视不够、迷信、时间成本和经济负担是不利因素[16]。在许多国家，为裂畸形患者提供诊疗服务缺少激励。在尼泊尔，据报道，延迟治疗率为 79%~98%[16,17]。不幸的是，在较大年龄(18 月龄之后)进行修复，并不能扭转已形成的代偿性言语缺失。初发年龄是决定需要广泛正畸和语音治疗的一个指标[18]。国际裂畸形治疗团在解决这一问题并制定变化指标中起到重要作用。日本的腭裂基金会成员证明，志愿者每年到越南 Ben Tre 省提供手术治疗，8 年间初次手术的腭裂成年患者的比例从 49.2%下降至 19%[18]。唇修复的中位年龄从 14 岁降至 1.3 岁，腭修复年龄从 13.5 岁降至 5.0 岁。

志愿者手术治疗团专门调集专业人员为偏僻地区提供诊疗，从而改善治疗途径。在发展中国家的困境有两个方面：一是缺乏诊疗能力；二是缺乏获取诊疗服务的途径(或两者均有)。从社区前往诊疗中心往往需要几个小时，患者不能承担误工损失，也支付不起交通费。偏僻的地理环境是充分及时诊疗中的一个重大障碍。最近，对柬埔寨的裂畸形管理评估中强调了在省级地区定期推广治疗方案的重要性。Butler 等人证明，即使有常年的治疗中心或儿童外科中心，初诊患者的平均年龄仍是 48 月龄[19]。旅途支出是延误就医的一个重要因素。鉴于此，一些团体安排例如公共运输等资源以帮助解决这一限制。

人道主义 CL/P 治疗团队由对看病难的忧虑和绝对的全球需要发展而来。在地点和次优环境中提供高级外科治疗的可行性已经确立。在可用时间和资源的限定下，很多团队尽可能地向更多的患者提供诊疗。这种想法受到来自数量与质量之间平衡疑问的影响。意识到受限于缺乏随访和治疗并发症的能力，导致意识形态发生了变化，即开始注重为每位患者提供最好的医疗服务。这提出一个新的挑战，即提高全民的诊疗质量，向发达国家看齐。这促进了扩大多学科治疗、发展纵向诊疗和使贫穷的国家拥有足够诊疗能力的转型。当今，为使优秀诊疗服务成为一种可持续的现实，我们应在改进认识、教育、基础设施、培训和资源等方面做出努力。

值得一提的是，国际志愿者会有许多不同“风格”。一些团队可能十分专注于服务，目标是尽可能安全和成功地治疗更多的患者。另一些团队专注于教育部分，即利用这个机会为当地的医务人员提供教育，甚至通过配合临床诊疗进行正式的医学继续教育。也有其他团队兼顾服务与教育两方面。定义战略重点在进行任务前十分重要。一般情况下，与当地组织进行某种形式的合作是十分必要的。合作形式多样，通常包括所在国的公共卫生部、学术中心、非政府组织或公共-私人合作关系之间的合作。

■ 成功的人道主义治疗团的组成

国际治疗的出行计划要比实际的出行提前进行。确认目的地需要仔细的审查和评估。应评估以下几个方面：该地区的需求是什么？该区域可进入度怎么样？可以提供哪些资源？如果有的话，当地的医疗人员可以提供哪些支持？当地的知识水平、疾病认知水平怎么样？医疗意外是怎样界定的？如何传播治疗团到达的消息？是否有可用的资金？当地的医生能起什么作用？通常，这些问题在访问当地时可以得到解决，并在旅行前进行完整规划。为推动合作，当地的联络员也十分重要。为协调治疗目标，当地合作组织也很重要。一个成功的人道主义治疗团需要考虑团队的组成、设备、患者筛选、麻醉和手术治疗。

团队组成

外科手术团队通常是由耳鼻咽喉头颈外科医生、面部整形和重建外科医生或口腔颌面外科医生带领的。团队的组成各不相同，但一般情况下，团队是由一位或多位外科医生、一位或多位麻醉医师(最好受过儿科培训),以及一位或多位护士(熟悉手术室和术后护理)组成的。人数取决于可用的手术室数量和预期的病例数量。因此,人员比例取决于确保患者安全的最佳条件。团队成员中熟悉当地语言的人员越多越好。为传递扩展多学科治疗,团队可扩大包括儿科医生、语音语言病理学家、听力学家、牙科医生、矫正医师、社会工作者、遗传学家和心理学家等[20]。此外,团队记录者、有医学知识的口译员也十分重要。团队可以包括多达8~14名专业人士。很多团队倾向于和当地的医务工作者合作。因此,如果可能的话,合作者最好综合当地的志愿者和国外人员。

对于团队中是否加入外科住院医师一直存有争论。国际特别工作组志愿者成员的组成方面也存在分歧[21]。反对者认为住院医师可能会干扰当地医生的指导或削弱提供的诊疗质量[21]。一些团队只接受持有其他外科医生推荐信的有丰富裂畸形修复经验的外科医生 。然而,大多数团队表示支持高年资住院医师加入团队, 支持他们作为倡导人道主义和全球宣传的未来领导人的重要性。作者认为可以通过严格遵守美国权限的细致规定减轻以上担心。鉴于此,每个团队成员和其之前所在的美国医院或多个医疗机构中一样, 在相同程度的自我管理或监督下处理相同的病例。

出行前规划

这里是后勤方面的考虑清单:

- 确定一名领队(最好是有经验的);
- 如果可能的话,确定有设施的当地组织;
- 研究和满足当地的权限需求;
- 满足当地相关卫生部门的需求;
- 获得可控物质运输和使用的许可;
- 基于当地国家具体条件(假期、选举、季节等)评估出行时间;
- 向团队人员传达关于当地文化、宗教禁忌和政治风向方面的内容;
- 为所有团队成员获得相应的签证和所有其他出行文件;
- 了解当地疾病风险,并制定预防策略。

在严格评估当地需求并着手开展这一项目后,后勤规划对于成功是非常重要的。一位经验丰富的领队会促进这一进程。在当地申请临时权限是关键的第一步。在当地组织和设施的推动下,这个过程因国家不同而差异极大。必须获得适当的权限,例如当地相关卫生部门的要求。如果要将管控药物带入当地,必须提前获得药物执法机构的允许。避免在当地节假日期间出行是很必要的[20]。团队的所有成员都应该自主了解当地国家的习俗和政治环境。与当地的医疗和政府机构达成合作会有帮助[20]。必须获得所有签证和相应的旅行证件。需要研究该地区的流行病风险,并应进行适当的疫苗注射(如乙型肝炎)、准备预防性药物(抗生素、抗疟药、抗反转录病毒药物)和预防措施[21,23]。清楚地确定团队成员十分重要。成员可能完全由出行团队组成,或更多情况下,包括国际志愿者和当地医务人员。这涉及手术室数量和完成病例数量的准确估计。人员比率是一个关键的安全问题。必须保证麻醉人员、巡回护士和清醒室人员足够。麻醉清醒期通常是一个挑战,因为在术后即刻的监护水平可能弱于其自己的机构。如果人员不足,应急计划是必要的。

当地组织应对即将开展的团队访问进行宣传。电台广播是可以频繁使用的最成功的媒介。本地的慈善机构组织可以帮助分发信息。在一些偏远地区,可以通过手机短信(在一些国家)或者通过由中央集权的政府或其他非政府组织的社区健康中心的直接通讯进行宣传。此外,可以通过与一些群体交流,如人流集中的组织(例如,运输企业、旅游景点或信仰组织),可以促进潜在的患者前来诊治。这一合作过程只有通过建立网络并让利益相关者参与到治疗 CL/P 儿童的共同目标中才能实现。如果有经过适当培训的人员,可以提前筛选潜在患者。近年来,志愿者外科医生通过电子邮件和潜在患者的照片与团队成员进行沟通从而可加快这一进程。

设施

当地设施资源差异极大。在一些地区,稳定的电力和流动水甚至是奢侈的。当地临床实验室的水平、血液制品是否可获得是很重要的。大多数设备可由志愿者运至当地,然而,笨重的难以运输的高压蒸汽灭菌设备、麻醉设施、足够的吸引器在当地能否获得十分重要[20]。下列有一些推荐携带的设施:

- 注射器;
- 针;
- 手套(无菌和非无菌);
- 肘固定器;

- 患者信息手环；
- 蚊帐；
- 两个喉镜和多个刀片；
- 不同型号的气管插管(从婴儿到成人)；
- 便携式脉冲血氧仪；
- 终末二氧化碳监测；
- 盖布；
- 隔离衣；
- 消毒液；
- 可吸收缝合线；
- 可充电便携灯；
- 数码相机；
- 笔记本电脑；
- 备用电池。

许多团队在他们到访之前运输相关设施到目的地。然而，有人推荐以上这些设施应该被队员作为随身行李携带，以避免单次先行运输所致的海关问题和配送问题[20]。建议在当地将这些物品保存在上锁的储存区域防止偷盗。

患者筛选

治疗团的访问可能在当地社会引起热烈的反应，可通过医疗条件吸引与裂畸形不相关的患者。清晰定义患者选择标准十分重要。筛选工作应具有非常具体的策略重点，能够反映访问的目的和目标。理想情况下，可由当地志愿者进行预筛选，可帮助确定可能被分诊到当地卫生部门、非政府组织或即将到来医疗团队的其他医疗情况。

为了挑选病例，有一个简明重要的系统可平衡下列目标：①利益最大化；②风险最小化；③安全范围内治疗患者越多越好。因为很多病例会长时间占用手术室，若选取这些病例，治疗团只能治疗很少患者。依据特定出行的行动策略，选取这样的患者可能并不合适。许多团队把患者按优先级别分类，即 2 岁以内的儿童优于其他儿童，儿童优于成人等[24]。微笑行动组织有一套很实用的优先病例筛选系统。为了使效果和安全性达到最大化，应该推荐复杂的病例到大的治疗中心。候选者的选择可由当地志愿者在团队到达之前开始。当然，随后一定要进行医学上的患者评估审查。在这时，要进行全面的体格检查，筛查儿童是否患有综合征或处于其他疾病状态[14]。作者使用的实践方法包括在当地由当周的手术团队进行初选。再由儿科医生和麻醉师进行评估。鉴于贫血和营养不良会影响手术效果，所以体重和血红蛋白水平应该被关注。在印度，来就医的患者中，9.5%的年轻患者贫血，13.3%的 5 岁以内的幼儿营养不良[25]。体重对于麻醉安全也十分重要。

麻醉

麻醉安全管理至关重要。团队中的麻醉专家应该同时擅长儿童和成人的医疗，并可在欠佳的环境中安心工作[14]。当地监测设备可能仅仅是听诊器，更强调了要备有便携式血氧计和潮气末二氧化碳监测的必要性[26]。儿童合适尺寸的气管插管十分重要，必须计算合适的内径[(年龄÷4)+4]。当父母无法提供具体年龄时，儿童的小手指是代替标志物[14]。

Hodges 和 Hodges[27]基于他们的经验为麻醉安全提出以下建议：

- 所有的腭裂都需要气管插管；
- 儿童年龄小于 12 月龄或体重小于 20kg 需要气管插管[即肌内注射氯胺酮后开放静脉通道(IV)]；
- 小于 10 岁的唇裂儿童不需要气管插管；若能合作可给予静脉麻醉，若不能合作肌内注射氯胺酮后开放Ⅳ通道；
- 大于 10 岁的唇腭裂儿童不需要气管插管；给予局部麻醉。

局部麻醉下进行唇裂修复可以很好地耐受，并且可以节省时间、费用和人力[17]。眶下神经阻滞也可使用并可辅助术后疼痛管理[25,28]。然而，作者在这些病例中均使用了全身麻醉，全身麻醉也是作者在大巴尔的摩医疗中心和约翰·霍普金斯医院对唇腭裂病例的常规处理。

术后诊疗

强调术后诊疗对治疗团的成功十分重要。用于术后观察的现场资源和人员的引用性各有不同（有的团队没有人员，有的团队有专门的麻醉后诊疗小组）。团队应该注意自身的专业条件并据此进行规划。一位外科护士或是复苏护士对于团队而言十分宝贵。一些手术、麻醉小组的团队规划建议团队中应包括儿科医生和家庭医生[如手术麻醉联盟(ASAP)和 2008 整形外科教育项目：欠发达地区的儿童诊疗整形外科志愿者指南]。短时间内保证气道畅通、麻醉后苏醒安全和失血监控是主要关心问题。如果苏醒治疗有限,术者和麻醉师在转运出手术室之前必须确保儿童完全苏醒[27]。如果当地医务者能监测患者，那需要有医学知识的翻译人员保证患者的传递(通常由当地医师担任)。确保复苏室人员足够应对预期病例数和手术室数量十分重要。并发症可能出现在下班时间,为了医务工作者能简单直接地交流,设计清晰的交流系统十分重要[23]。某些情况下,队员必须轮流守夜监测患者。术后早期我们应该关注缺水情况。儿童应该静脉维持直到可以保证口服替代。在此期间,详细的出院指导(使用肘固定、当心并发症等)和用当地语言向父母及患者宣教(二次手术的必要性、随访诊疗等)十分重要。

■ 不良结果预防及管理

预防是最重要的人道主义治疗团管理不良结果的原则。预防从根本上依赖于适当的规划。前文所述的各个方面都是为了最大限度规避风险。病例选择和日程安排对预防十分重要。团队应限制处理复杂病例的数量，并应避免导致大量失血且不能用治疗团可用设施进行可靠管理的截骨术[20]。年龄最小的患者应该在上午动手术,有出血风险最高的腭裂修复应最先进行。这样的安排在术后即刻恢复期间,团队仍然在附近工作[20]。一些作者建议不做咽后瓣成形术;还有人建议,术后1周内进行咽后瓣成形术，因为在患者恢复过程中团队仍然在当地[20,23]。当然,那些需要更长时间(一天到多天)观察的病例应在术后1周内完成。门诊手术应在预定的手术任务完成后进行。全面的预筛选对于患者来说是必不可少的。患者的分诊应基于预定的团队安全标准(即具有严重的共患疾病、营养不良、贫血或综合征高危患者的转诊)。

最常见的严重并发症是麻醉意外和气道阻塞[23]。这些并发症是致命的。其他的急性期的并发症包括严重失血和失水。坚持按章进行麻醉管理是关键。应审查紧急气道程序。为预防围术期舌头回缩阻塞气道,一些人建议预防性置入舌缝合[23]。对于咽后壁成形术的患者而言,固定鼻气道是十分推荐的。作者一般只在复苏室内使用麻醉镇痛药并进行连续脉冲血氧检测直到达到复苏标准,然后将患者转到普通病房。家属或护士会通宵陪同。舌缝合或者鼻气道并不常规使用,但是如果有任何情况发生,二者都可以在夜间对气道进行支持。重症监护并不经常可用，任何需要重症监护的患者由护士和医生的志愿者团队轮流值夜。

一些儿童的气管内径会比预期更小，适当的气管插管的尺寸可以预防潜在的主支气管插管并发症[14]。静脉液体可以预防管理严重的术后失水。在孟加拉国,推荐有失水高风险的儿童饮用清液体直到术前2小时。在每天结束时进行系统查房以做到早发现问题。若有问题,应积极处理;若疑有手术并发症,应在手术室就做到全面评估。

有一个十分重要但易被忽视的问题，即确保团队成员的良好状态可以预防不良后果。在易疲劳的环境下工作,对身体和心理都提出高要求。工作人员可能会发生胃肠系统和呼吸系统不适、缺水和(或)疲劳。若炎热的手术室里缺少通风系统,手术时可不使用隔离衣。必须严格地确保预防血源性感染的发生。国际上急需援助的地区很有可能是人类免疫缺陷病毒或者肝炎的高发区。可比韦(GlaxoSmithKline, Brentford, UK)或类似药物在暴露后应立即预防使用。另外,手术台上传递手术器械的人员必须说同种语言。若不能做到这一点,则需要有专门的器械翻译,或者术者自己翻译[23]。

术者必须确保诊疗和复苏室人员高工作量下的工作效率,确保术后团队没有因过量工作发生倦怠现象。很多团队考虑到术后团队和麻醉团队的持久工作能力应设定最晚病例开始时间(例如不在下午5:00之后再开始新手术)。这一规定对于有过高动力的意志强烈的团队十分重要,可以避免医疗团队过载导致患者和团队处于风险之中。

■ 后续治疗和长期管理

手术介入时加强对患者和家属的宣教是十分必要的。Patil 等人报道在当地已经接受唇裂修复的 CL/P 患者,延误腭裂修复的现象。进一步说,73%的该类患者忽视了治疗时间,86%的患者并不了解不坚持治疗的后果,86%的患者表示在初次手术时并没有收到足够的信息[29]。及时宣教对于成功治疗十分重要,而且初次医疗介入时可能是宣教的唯一机会。后续治疗比率较低。在当地有良好培训的医务工作者可以提高这一比率。然而,尽管当地有可使用的后续治疗的基础设施,这一比率仍然很低。回顾在尼日利亚的经历,Onah 等人表明,大多数患者3个月后不会返回进行随访。22%

的 CL/P 患者在成功的唇成形术后并不继续治疗[30]。在厄瓜多尔，只有 1/3 的患者坚持预约随访[22]。微笑行动组织分析在 19 个国际站点，患者 6~9 个月的术后随访率是 36.67%[31]。这个问题是复杂多因的，也是长期预后差的显著原因。

■ 结果分析

CL/P 团队坚持收集分析患者短期数据，如年龄、性别、裂畸形类型、术式、术者特点等。然而，CL/P 手术领域通常缺乏长期结果的客观报告。1998 年，北美的 247 个 CL/P 团队中，50%的团队拥有质量保证的项目衡量长期预后。大多数文献都反映了个人资料、个案研究、杂议，而细致严格的客观数据较少[32]。缺少数据使确定国际裂畸形志愿者团队的长期作用变得困难。这一问题不能归咎于大家意识的缺乏，而是获取数据困难重重，比如，与患者的接触时间短，以及如前文所述的随访率低，其他原因还有预后衡量标准共识的缺乏和数据收集基础设施的缺乏。

菲律宾进行了一项评估志愿者治疗团作用的可行性研究[32]。该研究指出，一位有资助的语言学家和向导用 1 年的时间追踪当地某一地理范围（宿雾群岛）内的 99 例术后患者。这 1 年中，53%的患者能够定位，44%参加了这项研究。作者指出，尽管这样收集预后数据是可行的，但仍有较大的错误。研究者指出，政局动荡、天气、自然条件和燃油费使每周定位患者更加困难。

CL/P 治疗团的成功可以从美学和功能两方面进行衡量。最初的标准是评估是否实现关闭（例如，口鼻前庭和腭瘘率）。后又增加美学标准评估预后，包括瘢痕形成、面部对称、鼻唇外观和颜面发育[31]。这些标准在评估手术方法、流程、提高质量中十分重要。微笑行动组织建议的评估美学的监测标准很成熟[2,31]。术前和术后照片由一些审美领域专家打分，并提供给结果评价小组（评分样本附在本书内）用于内部质控。然而，预后的客观结果并没有被发表。

长期功能结果包括语音评估（性质、共振、可理解度）、腭咽闭合不良、牙齿咬合、心理适应度、患者或家属满意度。这些标准中，应该最重视语音评估。在巴西马瑙斯，患者和家庭十分努力提高语音能力，并将其视为进行手术的主要动力[33]。在菲律宾，患者（68%）和他们的照顾者（49%）认为，提高语音是手术带来的最重要的改变[32]。比较而言，提升外观的比率分别为 26%（患者）和 24%（照顾者）。因为缺乏长期随访，只有少量研究报告语音结果。一项最近的研究报告了裂畸形治疗团在贝宁 15 年的语音结果[34]。应用 Borel-Maisonny 分类对腭裂修复 2 年后的术后语音进行评估。"社会上可接受的语音"得分率分别为腭裂患者 28.5%，单侧 CL/P 64%，双侧 CL/P 50%。语音结果评价的普适性是有限的。Borel-Maisonny 分类只是众多评估工具中的一种。缺少国际共识和合作阻碍了国际治疗站公认一种语音评估方式[35]。普适的语音评估依据独立于语言的普遍参数[36]。鼓舞人心的是，最近正向这一目标迈进[36,37]。

我们认为发展国际手术和国际人道主义裂畸形治疗团有很多益处，但仍需要确凿的证据。最终，必须有评价标准评估诊疗质量，判断是否与发达国家一致。2012 年，只有一项研究提供了确信的结果。作者发现，在厄瓜多尔，接受广泛认同且富有经验的北美外科医生腭裂修复的腭瘘发生率（54%）比美国颅面中心（2.6%）高约 20 倍[22]。治疗团中，厄瓜多尔医生手术的腭瘘率（57%）和北美医生（54%）并无大区别。需要进一步研究确定高腭瘘率的影响因素。潜在的影响因素可能是在厄瓜多尔缺少足够的正畸复合体制备和牙槽突植骨技术解决前牙槽骨腭裂。结果研究很重要，需要所有有志于全球治疗裂畸形的团队一起努力。

规范化诊疗

为了满足长期结果评估的需要，CL/P 手术领域急需标准化。直接结果评估的缺失影响了全球诊疗标准的制定（无法直接说明一种方法优于其他）[13]。一项欧洲裂畸形项目评估欧洲的裂畸形治疗团，发现 201 个团队中有 194 种不同的治疗流程[38]。尽管美国裂畸形研究小组很积极，标准化治疗在美国同样缺失[2,38]。

国内和国际组织致力于组织该领域专家为 CL/P 患者提供诊疗。美国腭裂和颅面协会为北美的 CL/P 团队制定了基本的简化标准（www.acpacpf.org）。国际唇腭裂组织每年就当前话题进行对话。世界卫生组织（WHO）为颅面畸形的地方性评估做出了贡献，并组织世界卫生国际合作颅面畸形研究组评估裂畸形的发病率和患病率[8]。

一些团队已经制定了国际人道主义裂畸形治疗团的指南。美国腭裂和颅面协会为国际治疗项目设立了 7 条标准(www.acpacpf.org/team_care/position_paper)。整形外科基金会起草整形外科志愿者指南(http://www.thepsf.org/humanitarian/volunteers-inplastic-surgery/vips-guidelines)，微笑行动组织有 14 条国际诊疗标准，其中包括 1 周的随访，以及 6 个月到 1 年的随访(www.operationsmile.org)。至今为止，尽管这些组织还没有专门的团队监管国际裂畸形治疗团，也没有国际共识，但我们已经意识到长期结果的重要性，基于证据的诊疗标准终将会实现。

■ 技术应用

“需要开发新的教育和治疗系统，该系统永不会牺牲诊疗质量，而是会增加护理人员数量。想到达到这一效果仍存在困难；然而，愿意跳出思维定式的有创造力的人将是能达成这些效果过程中的宝贵资源。”

—William P. Magee Jr.，医学博士，牙科博士

微笑行动组织创建者

2010 年 9 月[1]

正如新一代的外科医生继续和其导师一起无私努力一样，治疗团想要减轻全球 CL/P 疾病状况负担。无论环境如何，确保为每位个体提供最好的医疗将持续促进这一领域的发展。对应用技术新的认识和技术的发展将解决发展中国家 CL/P 患者多学科综合诊疗方面的障碍。通过为当地医疗者提供教育、增加多学科诊疗机会、改进随访、增加标准化数据收集，技术可用于维持外科手术的可持续传递模式。

计算机和网络基础数据在数字化信息共享工作中十分重要。患者的全病程数字成像被用于文件记载和评估。前文提到的微笑行动组织监测模式让全世界范围的专家会诊得以实现。远程教育也成为现实。网络技术可以随时随地传播教育资料，人们可以轻松获取信息[39]。2001 年，Zbar 等人指出网络技术在质量管控、医疗教育、记录存储、论坛讨论、月度评审等方面的应用。软件应用在信息共享和存储中发挥巨大作用。

此外，诊疗的限制不再仅仅是外科医生的限制。裂畸形患者多学科诊疗的重要性突出了发展中国家的空白。2006 年，在泰国仅仅有 40 名语音语言病理学家为 630 万人口提供服务[40]。科学技术也可以填补这一空白。Glazer 等人证实，在尼加拉瓜可通过远程语音治疗成功医疗 CL/P 患者[41]。通过使用以互联网为基础的电话会议，患者能够得到远程语音治疗，治疗后在语音特性和可理解方面都有提升，西班牙语音量表(情景探测西班牙语发音能力)评分也有所改善[41]。同样，可以利用互联网平台进行语音训练的父母教育(图 15.1)。

为了通过数据收集和记录提高诊疗结果评估，通过应用软件可以做到实时高效地把最新数据从实验地输送到数据处理中心。比如，通过二维数字影像分析唇裂畸形患者的牙弓关系。长期以来，牙弓关系的分析标准一直是对牙弓铸模应用 Goslon 衡量标准。然而，这些铸模的储存和携带都很困难。牙齿铸模的二维和三维数字影像与 Goslon 衡量标准相比，图片的获取率是相当的[42]。

人道主义裂畸形治疗团的未来

为全球的裂畸形患者提供诊疗，最初的困难是动员专业手术治疗团队到需要救助的偏远地区去。大量裂畸形治疗团队的成功表明这一困难已经基本被克服。正是因为这些国际志愿者的努力，每年都有大量的唇腭裂儿童接收到高水平的诊疗。

现在的挑战是将这一领域深化至更高的高度。我们的目标是让世界上每个儿童享有同等质量、同等疗效的医疗目标。直到不久之前，这一大胆的目标还是不可实现的。但现在，技术的飞速发展让疾病诊治的参与者

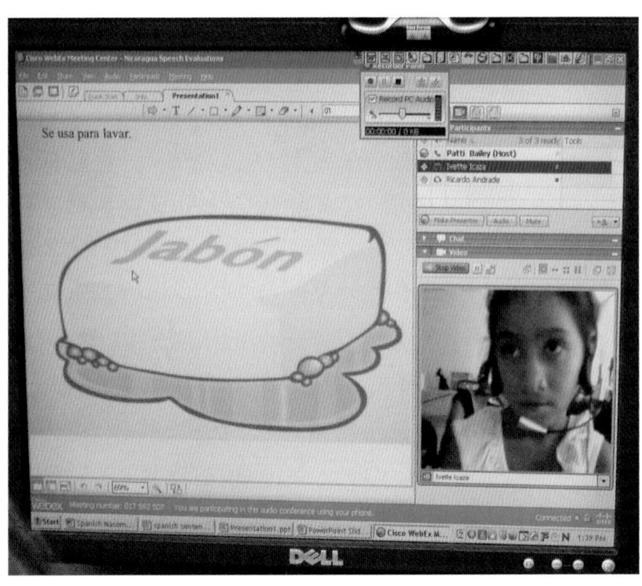

图 15.1　一名尼加拉瓜儿童接受远程语音治疗。(Courtesy of Chad A. Glazer, MD)

仅仅连接互联网就可以接受到来自世界的指导。最贫困国家的最贫困地区也有较高的发送信息功能的电话普及率。科技仍迅猛发展,智能设备紧随其后。这意味着,接诊患者和随访的很多挑战都将有答案。作者倡议:

- 发展标准化的治疗指南;
- 划定医务人员权限;
- 跟踪所有诊疗结果;
- 充分发展运作和连续诊疗(可借助远程医疗领域);
- 通过追踪关键性能指标和执行行动计划来提升系统质量,以解决未能达到可衡量指标的领域。

今天,不断发展的全球手术和国际人道主义治疗团面临的挑战是提供多学科诊疗、评估长期结果和应用科学技术。在此过程中,团队会推动对发展中国家裂畸形患者可持续高质量诊疗标准的建立。

(柴元皓 王晓卫 李庆阳 韩文卿 译)

参考文献

1. Magee WP Jr. Evolution of a sustainable surgical delivery model. J Craniofac Surg 2010;21(5):1321-1326
2. Bermudez LE, Lizarraga AK. Operation smile: how to measure its success. Ann Plast Surg 2011;67(3):205-208
3. Magee WP Jr, Vander Burg R, Hatcher KW. Cleft lip and palate as a cost-effective health care treatment in the developing world. World J Surg 2010;34(3):420-427
4. Murray CJ, Lopez AD. Evidence-based health policy—lessons from the Global Burden of Disease Study. Science 1996;274(5288):740-743
5. Debas HT, Gosselin R, McCord C, Thind A. Surgery. In Jamison DT, Breman JG, Measham AR, et al, eds. Disease Control Priorities in Developing Countries. 2nd ed. Washington, DC: World Bank; 2006
6. Mossey P. Global strategies to reduce the healthcare burden of craniofacial anomalies. Br Dent J 2003;195(10):613
7. Alkire B, Hughes CD, Nash K, Vincent JR, Meara JG. Potential economic benefit of cleft lip and palate repair in sub-Saharan Africa. World J Surg 2011;35(6):1194-1201
8. Mossey PA, Little J, Munger RG, Dixon MJ, Shaw WC. Cleft lip and palate. Lancet 2009;374(9703):1773-1785
9. Asling CW, Nelson MM, Dougherty HD, Wright HV, Evans HM. The development of cleft palate resulting from maternal pteroylglutamic (folic) acid deficiency during the latter half of gestation in rats. Surg Gynecol Obstet 1960;111:19-28
10. Munger RG, Sauberlich HE, Corcoran C, Nepomuceno B, Daack-Hirsch S, Solon FS. Maternal vitamin B-6 and folate status and risk of oral cleft birth defects in the Philippines. Birth Defects Res A Clin Mol Teratol 2004;70(7):464-471
11. Warkany J, Petering HG. Congenital malformations of the central nervous system in rats produced by maternal zinc deficiency. Teratology 1972;5(3):319-334
12. Rothman KJ, Moore LL, Singer MR, Nguyen US, Mannino S, Milunsky A. Teratogenicity of high vitamin A intake. N Engl J Med 1995;333(21):1369-1373
13. Human Genetics Programme, World Health Organization. Global Strategies to Reduce the Health-care Burden of Craniofacial Anomalies: Report of WHO Meetings on International Collaborative Research on Craniofacial Anomalies.
14. Aziz SR, Rhee ST, Redai I. Cleft surgery in rural Bangladesh: reflections and experiences. J Oral Maxillofac Surg 2009;67(8):1581-1588
15. Sell DA, Grunwell P. Speech results following late palatal surgery in previously unoperated Sri Lankan adolescents with cleft palate. Cleft Palate J 1990;27(2):162-168, discussion 174-175
16. Schwarz R, Bhai Khadka S. Reasons for late presentation of cleft deformity in Nepal. Cleft Palate Craniofac J 2004;41(2):199-201
17. Morioka D, Yoshimoto S, Udagawa A, Ohkubo F, Yoshikawa A. Primary repair in adult patients with untreated cleft lip-cleft palate. Plast Reconstr Surg 2007;120(7):1981-1988
18. Uetani M, Jimba M, Niimi T, et al. Effects of a long-term volunteer surgical program in a developing country: the case in Vietnam from 1993 to 2003. Cleft Palate Craniofac J 2006;43(5):616-619
19. Butler DP, Samman N, Gollogly J. A multidisciplinary cleft palate team in the developing world: performance and challenges. J Plast Reconstr Aesthet Surg 2011;64(11):1540-1541
20. Hollier LH Jr, Sharabi SE, Koshy JC, Schafer ME, O'Young J, Flood TW. Surgical mission (not) impossible—now what? J Craniofac Surg 2010;21(5):1488-1492
21. Yeow VK, Lee ST, Lambrecht TJ, et al; International Task Force on Volunteer Cleft Missions. International Task Force on Volunteer Cleft Missions. J Craniofac Surg 2002;13(1):18-25
22. Maine RG, Hoffman WY, Palacios-Martinez JH, Corlew DS, Gregory GA. Comparison of fistula rates after palatoplasty for international and local surgeons on surgical missions in Ecuador with rates at a craniofacial center in the United States. Plast Reconstr Surg 2012;129(2):319e-326e
23. Smoot EC III, Johnson M, Graham DR, Draper GA. Operating safely in an underdeveloped country. Cleft Palate Craniofac J 1992;29(5):444-450
24. Mars M, James DR, Lamabadusuriya SP. The Sri Lankan Cleft Lip and Palate Project: the unoperated cleft lip and palate. Cleft Palate J 1990;27(1):3-6
25. Gupta K, Bansal P, Dev N, Tyagi SK. Smile Train project: a blessing for population of lower socio-economic status. J Indian Med Assoc 2010;108(11):723-725
26. Hodges SC, Hodges AM. A protocol for safe anasthesia for cleft lip and palate surgery in developing countries. Anaesthesia 2000;55(5):436-441
27. Hodges AM, Hodges SC. A rural cleft project in Uganda. Br J Plast Surg 2000;53(1):7-11
28. Bösenberg AT, Kimble FW. Infraorbital nerve block in neonates for cleft lip repair: anatomical study and clinical application. Br J Anaesth 1995;74(5):506-508
29. Patil SB, Kale SM, Khare N, Math M, Jaiswal S, Jain A. Changing patterns in demography of cleft lip-cleft palate deformities in a developing country: the Smile Train effect—what lies ahead? Plast Reconstr Surg 2011;127(1):327-332
30. Onah II, Opara KO, Olaitan PB, Ogbonnaya IS. Cleft lip and palate repair: the experience from two West African sub-regional centres. J Plast Reconstr Aesthet Surg 2008;61(8):879-882
31. Bermudez L, Carter V, Magee W Jr, Sherman R, Ayala R. Surgical outcomes auditing systems in humanitarian organizations. World J Surg 2010;34(3):403-410
32. Sharp HM, Canady JW, Ligot FA, Hague RA, Gutierrez J, Gutierrez J. Caregiver and patient reported outcomes after repair of

cleft lip and/or palate in the Philippines. Cleft Palate Craniofac J 2008;45(2):163-171

33. Reeve ME, Groce NE, Persing JA, Magge SN. An international surgical exchange program for children with cleft lip/cleft palate in Manaus, Brazil: patient and family expectations of outcome. J Craniofac Surg 2004;15(1):170-174
34. de Buys Roessingh AS, Dolci M, Zbinden-Trichet C, Bossou R, Meyrat BJ, Hohlfeld J. Success and failure for children born with facial clefts in Africa: a 15-year follow-up. World J Surg 2012;36(8):1963-1969
35. Furr MC, Larkin E, Blakeley R, Albert TW, Tsugawa L, Weber SM. Extending multidisciplinary management of cleft palate to the developing world. J Oral Maxillofac Surg 2011;69(1):237-241
36. Henningsson G, Kuehn DP, Sell D, Sweeney T, Trost-Cardamone JE, Whitehill TL; Speech Parameters Group. Universal parameters for reporting speech outcomes in individuals with cleft palate. Cleft Palate Craniofac J 2008;45(1):1-17
37. Lohmander A, Willadsen E, Persson C, Henningsson G, Bowden M, Hutters B. Methodology for speech assessment in the Scandcleft project—an international randomized clinical trial on palatal surgery: experiences from a pilot study. Cleft Palate Craniofac J 2009;46(4):347-362
38. Shaw WC, Semb G, Nelson P, et al. The Eurocleft project 1996-2000: overview. J Craniomaxillofac Surg 2001;29(3):131-140, discussion 141-142
39. Zbar RI, Otake LR, Miller MJ, Persing JA, Dingman DL. Web-based medicine as a means to establish centers of surgical excellence in the developing world. Plast Reconstr Surg 2001;108(2):460-465
40. Prathanee B, Dechongkit S, Manochiopinig S. Development of community-based speech therapy model: for children with cleft lip/palate in northeast Thailand. J Med Assoc Thai 2006;89(4):500-508
41. Glazer CA, Bailey PJ, Icaza IL, et al. Multidisciplinary care of international patients with cleft palate using telemedicine. Arch Facial Plast Surg 2011;13(6):436-438
42. Dogan S, Olmez S, Semb G. Comparative assessment of dental arch relationships using goslon yardstick in patients with unilateral complete cleft lip and palate using dental casts, two-dimensional photos, and three-dimensional images. Cleft Palate Craniofac J 2012;49(3):347-351

索　引

其他